跟着24节气家庭养生

——适合中国人的饮食调养方法

张晓宇　编著

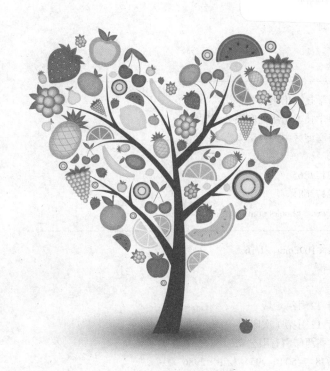

中国科学技术出版社

·北京·

图书在版编目（CIP）数据

跟着 24 节气家庭养生：适合中国人的饮食调养方法 / 张晓宇编著 .
—北京：中国科学技术出版社，2023.12
ISBN 978-7-5046-9954-1

Ⅰ.①跟… Ⅱ.①张… Ⅲ.①二十四节气—关系—
养生（中医） Ⅳ.① R212

中国国家版本馆 CIP 数据核字（2023）第 034596 号

责任编辑	张建平
装帧设计	中文天地
责任校对	邓雪梅
责任印制	马宇晨

出 版	中国科学技术出版社
发 行	中国科学技术出版社有限公司发行部
地 址	北京市海淀区中关村南大街 16 号
邮 编	100081
发行电话	010-62173865
传 真	010-62173081
网 址	http://www.cspbooks.com.cn

开 本	787mm×1092mm 1/16
字 数	556 千字
印 张	22
版 次	2023 年 12 月第 1 版
印 次	2023 年 12 月第 1 次印刷
印 刷	河北鑫兆源印刷有限公司
书 号	ISBN 978-7-5046-9954-1 / R·2986
定 价	75.00 元

二十四节气歌

《二十四节气歌》是为便于记忆"二十四节气"而编成的小歌谣，历代流传有多种版本，这里的版本引自《新华字典》(第11版)附录。

春雨惊春清谷天，夏满芒夏暑相连。

秋处露秋寒霜降，冬雪雪冬小大寒。

每月两节不变更，最多相差一两天。

上半年来六廿一，下半年是八廿三。

（注：廿：意为二十，读作 niàn）

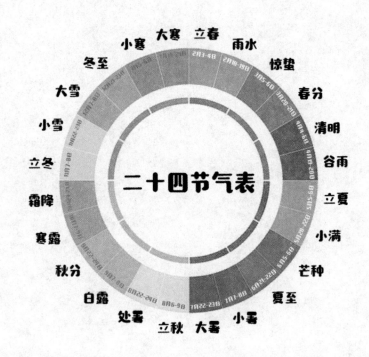

前言

　　24 节气作为我国特有的物候农时历，在我国可谓家喻户晓。它是我国劳动人民长期生产生活经验的积累和智慧的结晶，几千年来被用于指导农事活动，也被用来指导人们的日常生活，影响着亿万人的衣食住行，为中华民族的繁衍生息发挥了巨大的作用，成为中华民族传统文化的瑰宝之一。

　　24 节气形成于春秋战国时期，是在全年春、夏、秋、冬四个季节基础上，把一年划分成 24 个时段，每个季节有 6 个节气，每个节气 15 天左右。比如，春季有立春、雨水、惊蛰、春分、清明、谷雨；夏季有立夏、小满、芒种、夏至、小暑、大暑；秋季有立秋、处暑、白露、秋分、寒露、霜降；冬季有立冬、小雪、大雪、冬至、小寒、大寒。以此来说明天文、气候与农业、疾病的关系，告诉人们以岁时顺序来进行耕作和生活。

　　中医本质上与我国传统文化一脉相承。中医自古就有"药食同源""以食治病"的理论，强调"天人合一，顺应四时"的养生法则。《黄帝内经·素问》就精辟地指出："五谷为养，五果为助，五畜为益，五菜为充，全味合而服之，以补益精气。"根据中医理论，人体健康与自然气候变化息息相关。只有顺应节气，主动地适应自然变化的规律，不逆时而为，才能顺应自然规律。用 24 节气的饮食规则来指导选择应季食材，进行饮食搭配，得时而饮，适时而食，将食物赋以药用，才能合理调整日常饮食和生活方式，从而达到通过饮食防病治病、保健强身、延年益寿的目的。

　　本书在简略阐述了 24 节气与人体健康的关系，解释了顺应节气养生的奥秘之后，以春夏秋冬四季和 24 个节气为时间线，首先根据不同季节的特点，介绍了各个季节的饮食养生原则以及常用的时令食物，向读者推荐了全家老幼都适用的饮食调理佳品若干款。除此之外，还重点针对现代人一年四季经常遇到的诸如糖尿病、慢性胃炎、胃及十二指肠溃疡、高血压、高血脂、冠心病、感冒、咽喉炎、慢性支气管炎、支气管哮喘、神经衰弱、抑郁症、骨质疏松、风湿病、贫血、月经不调、更年期综合征、前列腺炎、性功能减退等各种常见病症，详尽介绍了千余个与节气相适应的饮食处方，既有历代行之有效的经典名方，又有来自民间的经验方，都是作者精心收集整理所得，不仅效果确实，而且取料便利、操作简单，让读者既能在享受美味之余获得更加健康的身体，还能在唇齿间感受气象万千的四季生活。

　　本书在编写时参考了大量相关文献，在此一并向作者致谢。书中如有差错讹误，请读者不吝指出，以便修订时改进。

目录

1 顺应季节和节气养生——适合中国人的调养方法

二十四节气是我们祖先用来指导农业生产的时刻表，也是我们中国人指导养生的指南针。

2 春季重在养肝——让身体春暖花开

肝与春季相应。春季人体新陈代谢与肝脏关系极大，只有保护肝脏旺盛的生理功能，才能适应自然界生机勃发的变化。

3 夏季重在养心——酷暑自有美馔消

心与夏季相通。夏季的气候特点有益于心的生理功能，并能保证其正常发挥。夏季人体阳气趋向体表，形成阳气在外、阴气内伏的生理状态。人体的内热向外排泄靠出汗，出汗受阻，体内大量内热蓄积，很容易中暑，因此，必须提高抗暑热的能力，适应夏季高温的气候，保证供给人体内外各脏器活动时所需要的营养，否则就会损心伤气，削弱人体的适应能力。

4 秋季重在养肺——秋凉好饭润肺肠

肺与秋季相应。肺与秋气相通，秋天肺的气血最充沛，功能最旺盛。但白露之后，寒气逐渐南下，由热转寒，阳气渐收，阴气渐长，人体也应适应自然环境从"夏长"到"秋收"的阴阳变化，注意保养内存之阳气，凡精神、起居、饮食、运动等养生皆不能离开"养收"这一原则。

5 冬季重在养肾——寒冬补益最当时

肾与冬季相应。冬季气候寒冷，草木凋零，是万物生机潜伏闭藏的季节，人应顺应自然界收藏之势，收藏阴精以润养五脏，使肾保持正常的生理功能，抗病延年，也为来年阳气生发打下基础。

1 顺应季节和节气养生
——适合中国人的调养方法

二十四节气是我们祖先用来指导农业生产的时刻表，也是我们中国人指导养生的指南针。每年有春、夏、秋、冬四个季节，每个季节又有六个节气，如春季有立春、雨水、惊蛰、春分、清明、谷雨；夏季有立夏、小满、芒种、夏至、小暑、大暑；秋季有立秋、处暑、白露、秋分、寒露、霜降；冬季有立冬、小雪、大雪、冬至、小寒、大寒。

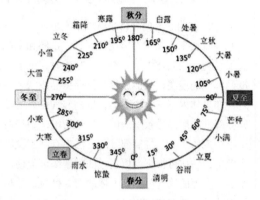

1.1 健康八分靠胃养
——饮食对脏腑的作用

众所周知，吃饭是人类生存的第一需要。通过饮食，人体可以摄取和补充所需营养物质，从而保持人体健康和精力充沛。中医认为药食同源，食物和中药一样，不仅有"性味"之分，还有"归经"的问题。其中，性是指中药或食物的寒、热、温、凉四种特性；味不仅是指辛、甘、苦、酸、咸五种口尝而直接感知的真实滋味，也用于反映中药或食物在补、泻、敛、散等方面的特性；归经主要是指中药或食物疗效的显现部位，即表示中药或食物作用对于人体部位的选择性，当然，这个部位是指中医中藏象和经络的部位，而不是西医的解剖部位。各种食物对于人体脏腑、经络、部位的选择，体现了食对于人体的不同营养作用。

由此可见，必须合理地安排饮食，保证各种营养的足够摄取供给，才能使人体保持气血充足和脏腑功能健全。而只有气血充足、五脏六腑功能健全、新陈代谢正常活跃，才能增强人体对自然界变化的应变能力，抵御内外各种致病因素的侵袭，从而保持身体的健康，保证旺盛的生命力。俗话说，"健康八分靠胃养"，就是指合理饮食对身体健康至关重要的作用。

1. 饮食对人体的滋养作用

中医现存较早的经典著作《难经》中载："人赖饮食以生，五谷之味，熏肤（滋养肌肤），充身，泽毛。"可见，我国在两千多年以前就已经非常重视食物对人体的营养作用。

饮食的滋养是人赖以生存的基础。据估算，一个人一生中摄入的食物可达自己体重的1000～1500倍，这些摄入食物中的营养物质（中医称为"水谷精微"）经过复杂的消化吸收过程，最终转化成组成人体的各种组织以及维持生理代谢所需的能量，以满足人体生命运动的需要。

中医是从整体观出发来认识饮食对人体的滋养作用的。按照中医的观点，各种各样的食物根据其不同的特性，是分别"入"某脏某经的，相应地通过某脏某经来发挥其各自的作用，从而滋养脏腑、经脉、气血，乃至四肢、骨骼、皮毛等。饮食被摄入人体后，分别经过胃的吸收和脾的运化，最后将精微物质输布到全身（水谷精微），从而滋养人体。这种后天从饮食中摄入的水谷精微，和先天禀受于父母的真气结合，形成了充满整个人体的正气，从而维持了人体的正常生命活动，同时也抵御了内外邪气（即致病因素）对人体的侵害。因此，战国时期的名医扁鹊曾经说："安身之本必资于饮食。不知食宜者，不足以存生。"

2. 饮食对疾病的预防作用

中医认为，人的身体之所以会发生疾病，其根本原因就在于人体自身出现了异常，正邪和阴阳失去了平衡。当人体内正气充足、旺盛时，就能充分抵御邪气的侵袭，从而使得身体保持健康状态。反之，如果体内正气亏少不足，抵御邪气侵袭的能力就会降低，因而导致疾病的发生。所以，一切有利于维护人体正气、抗御邪气的方法都有利于预防疾病发生，一切可损害人体正气的因素都可促使疾病发生。合理的饮食可保证人体的营养供应，使机体气血充实，五脏功能旺盛。正如《黄帝内经》所言："正气存内，邪不可干。"现代科学研究也已证明，如果人体缺乏某种食物成分的有效摄入，就有可能导致某种特定疾病的发生。比如，如果较长时间缺少蛋白质和碳水化合物类食物的摄入，肝脏功能就会发生障碍，导致多种器官功能异常；如果食物中较长时间缺乏某种维生素，就会引起夜盲症、脚气病、口腔炎症和溃疡、坏血病、软骨症等；如果食物中较长时间缺乏某些微量元素，也可导致特定疾病的发生，如缺钙可引起小儿佝偻病，缺磷可引起神经衰弱，缺碘可引起甲状腺肿，缺铁可引起贫血，缺锌可引起身体发育不良等。临床实践证明，有针对性地增加富含某些成分食物的摄入，能够有效地预防和治疗这些疾病。中医典籍中早在一千多年以前就有食用动物肝脏预防夜盲症，食用海带预防甲状腺肿大，食用谷皮和麦麸预防脚气病，食用水果和蔬菜预防坏血病等的详细记载。

此外，中医还创造性地巧妙利用某些食物的特异性作用，直接用于某些疾病的预防。比如，用葱白、生姜、豆豉、芫荽等预防感冒；用甜菜汁或樱桃汁预防麻疹；用鲜白萝卜、鲜橄榄预防白喉；用大蒜预防癌症；用绿豆汤预防中暑；用荔枝预防口腔炎症及胃炎引起的口臭；用红萝卜粥预防头晕，等等。

现代医学研究已证明，中医倡导的用饮食调养来预防疾病确有其科学依据，比如，大蒜里的大蒜素具有杀灭细菌和抑制病毒的作用，故可防治呼吸道感染和肠道传染病等；山楂、红茶、燕麦里的某些有效成分具有降低血脂的作用，故可预防血管硬化；苦瓜、芦笋、马齿苋里的某些有效成分具有抑制癌细胞分裂的作用，故对某些恶性肿瘤具有一定的防治作用。另外，对于饮食习惯和烹调方法在疾病预防中的作用，也日益引起专家的关注。因此，中医独特的饮食调养方法，既有其自身的中医理论指导，也正越来越多地得到现代科学的证明。

3. 饮食对衰老的延缓作用

生、长、壮、老、死是人类生命的自然规律，生命的最终凋亡是不可避免的，但注重包括饮食在内的中医养生保健，增强人体抵御外邪的能力，及时消除病因，使机体阴阳平衡和功能协调，从而延缓衰老，达到延年益寿的目的，是完全可能的。

中医在应用饮食调理进行抗衰防老方面，除因人、因时、因地、因病之不同，做到辨证用膳之外，还特别注重对肺、脾、肾三脏的调理。因为中医认为，肺"司呼吸""天气通于肺"；脾为"水谷之海""气血生化之源"；肾因为"肾藏精""受五脏六腑之精而藏之"，为人的"先天之本"。肺、脾、肾三脏的实质性亏损及功能衰退，常可导致多种衰老性疾病，比如，肺虚或肺肾两虚可导致咳喘；脾肺两虚可导致痰饮喘咳；脾虚或脾肺双虚可导致气短、倦怠、消化不良、营养障碍；肾虚可导致腰酸腿疼、小便失常、水肿、低热、消瘦以及健忘、牙齿松动、须发早白或脱落等，从而加速机体的衰老过程。

此外，中医抗衰防老常用的治则也多从补肺、补脾和补肾方面入手，有人对我国历代保健抗衰食谱中所包含的食物进行了统计，发现多数食物的功效都以补肺、补脾和补肾为主。

归入肺、脾、肾三经的保健抗衰常用食物包括扁豆、豌豆、薏米、蚕豆、粳米、糯米、小米、大麦、黑大豆、荞麦、黄豆、小麦、核桃、大枣、栗子、龙眼、荔枝、莲子、山药、藕、芡实、桑葚、山楂、乌梅、落花生、百合、白果、杏仁、荸荠、梨、罗汉果、橄榄、黑芝麻、枸杞子、生姜、芫荽、萝卜、芋头、冬瓜、大蒜、西瓜、苹果、荷叶、枣仁、白砂糖、蜂蜜、橘皮、蘑菇、银耳、木耳、紫苏叶、茶叶、香椿、茼蒿、木瓜、韭菜、南瓜、紫菜、海带、海藻、淡菜、海参、猪肤、牛乳、鹌鹑蛋、猪肝、牛肉、鹿肉、鹿胎、鹿鞭、鸡肉、鸭肉、鲤鱼、鲫鱼、鳝鱼、牡蛎肉等。

4. 食物对疾病的治疗作用

中医一个十分重要的观点是药食同源，认为食物与中药一样，都有治疗疾病的作用。事实上，许多中药本身就是常见的日常食物。食物人人每天都要吃，比药物与人的关系更为密切，而且没有副作用，所以历代中医医家都强调"药疗不如食疗"，把善用食物治病的医生为"上工"。在治疗过程中，往往都先以食疗，后以药疗，只有食疗不能取效时，才以药疗。

饮食的治疗作用主要包括以下三个方面：

（1）补益脏腑：各种组织、器官和机体整体功能低下是导致疾病的重要原因，中医将此种病理状态称为"正气虚"，其所引起的病证称为虚证。根据虚证所反映的症状和病机的不同，还可分为肝虚、心虚、脾虚、肺虚、肾虚以及气虚、血虚等，主要表现如心悸、气短、全身乏力、食欲低下、食入不化、咳嗽、虚喘、腰膝酸软等。

中医主张，体质虚弱或慢性虚证病人可用血肉有情之品来滋补，如鸡汤可用于虚劳，当归羊肉汤可用于产后血虚，牛奶饮可用于病愈后调理，胎盘粉可用于补肾强身，猪骨髓可用于补脑益智，动物脏器可用于滋补相应脏腑等。

此外，米、面、果、菜等也有补益脏腑气血、改善人体机的作用，比如粳米可补脾、和胃、清肺；荔枝能益血，身体虚弱、病后津伤者可用来滋养调摄；花生可健脾和胃、滋养调气，营养不良及乳汁缺乏者皆可用以补虚益气；黑芝麻有补血、生津、润肠、乌发之效；银耳有益气生津等作用，可用于肺脾两虚、津亏阴虚体弱者。

（2）调整阴阳：中医认为，人体的正常生理功能和健康状态只有在阴阳平衡时才能得以维持。日常生活中，饮食合理得当本身就可起到维持阴阳调和的作用。对因为阴阳失调所导致的疾病，正确利用饮食的性味也可进行合理调节，从而使机体恢复阴阳平衡的状态。中医一般根据阴阳失调的不同情况，采取扶阳抑阴、育阴潜阳、阴阳双补等多种方法，比如，阳虚者可用温补，选牛肉、羊肉、狗肉、干姜等甘温、辛热类食物补助阳气；阴虚者可用清补，选百合、淡菜、甲鱼、海参、银耳等甘凉、咸寒类食物养阴生津。

在日常生活中，偏热体质者或热性疾病者，可选用性质属寒的食物，比如瓜果、蔬菜性寒者偏多，如梨汁、藕汁、橘汁等可用于清热、止渴、生津；西瓜、茶水等可清热、利尿；萝卜、甘草可治外感喉痛；芫荽、荆芥能清热、解毒；赤小豆、白扁豆可清热除湿等。偏寒体质者或寒性疾病者，可选用性质属热的食物，比如调味品性热者偏多，如芫荽面和姜糖汤可温中发汗；辣椒和生姜可通阳健胃；胡椒和茴香可治胃寒疼痛；小茴香和石榴皮煎服可治疗痢疾；葱白和生姜煎服可治疗风寒外感；大茴香炒焦研末并用红糖调和后黄酒冲服可治疗疝气疼痛等。

（3）泻实祛邪：外部致病因素侵袭人体以及体内功能紊乱或亢进，都可使人发生疾病。如果病邪较盛，中医称之为"邪气实"，其证候则称为实证。如同时还有正气虚弱的表现，则是"虚实错杂"，此时既要针对病情进行全面调理，又要采取措施直接去除病因，即所谓"祛邪安脏"。比如用大蒜治痢疾，用山楂消食积，用鳗鱼治肺痨，用薏米祛痰湿，用藕汁治咳血，用赤豆治水肿，用猪胰治消渴，用蜂蜜润燥等。

此外，有些食物还有多方面的治疗作用，比如鸡蛋除营养价值高外，还有调节脏腑功能、清解热毒等作用。所以，李时珍说："鸡子黄补阴血，解热毒，治下痢甚验。"

1.2 中医主张顺应四季来饮食——"五宜"和"五补"

我国人民在长期的生活实践中，不但知道食物具有五种不同的味道，并且认识到五味各有不同作用，与五脏有着密切的关系，故有"五味归五脏"之说。

1.2.1 五宜五补

《黄帝内经》载："酸入肝，辛入肺，苦入心，咸入肾，甘入脾。"这是根据食物对人体生理和病理上所发生的影响而作出的归纳。先人们在长期的生活实践中，认识到饮食必须多样化，才能适应人体对各种营养成分的需要，也就是说五味不能偏嗜，饮食五味如有太过或不及，必然会造成脏腑阴阳的偏盛偏衰，从而产生疾病。因此利用五味之偏，以调整脏腑之间的偏性，是有依据的，比如用辛味散肺气之郁，甘味补脾胃之虚。故明代医学家缪希雍说："五脏苦欲补泻，乃用药第一义。"何谓苦欲补泻，就是组方用药要根据各脏生理病理，以及病变特点选其气味相投的药物、食物，投其脏腑所好，就是所谓"违其性故苦，遂其性故欲。欲者，是本脏之神所好也，即补也。苦者，是本脏之神所恶也，即泻也"。

为了更好地了解药物、食物与脏腑的关系，便于正确选用，这里把药物、食物的五味、五色、五谷、五畜、五行与五脏六腑的关系进行归纳，见下表。

上表概括了人体及自然界同类事物或现象在属性上的某些相互联系，明确了这种联系，可使我们正确掌握脏腑有关的生理联系，了解所出现的某些病理现象，从而可根据不同季节和五脏来使用食物，但绝不能把它当作一成不变的条规，生硬地套用，而应灵活地从实际出发进行配方选膳。

1.2.2 四季五补

中医主张：春季升补，夏季清补，秋季平补，冬季滋补。

春天，万物生发向上，处于复苏过程，此时五脏属肝，适宜升补，可用首乌肝片、人参米肚、乌发汤等；夏天，天气炎热，人体喜凉，此时五脏属心，适宜清补，可用解暑益气汤、银花露等；长夏，凉意渐起，此时五脏属脾，宜淡补，可用雪花鸡汤、苡仁肘子等；秋天，气候凉爽，此时五脏属肺，适宜平补，刻用参麦团鱼、二仁全鸭等；冬天，气候寒冷，人体收敛潜藏，此时五脏属肾，适宜温补，可用双鞭壮阳汤、附子羊肉汤等。

我国人民自古就有冬季进补的习惯，因为冬季人体阳气收藏，容易吸收营养成分，所以在冬季人们一般喜用附片羊腿、附子羊肉汤、双鞭壮阳汤、乾坤蒸狗等。

五行与四季五补的关系见下图。

五属五宜五补表

五行	木	火	土	金	水	备注
五时	春	夏	长夏	秋	冬	
五成	生	长	化	收	藏	
五脏	肝（胆）	心（小肠）	脾（胃）	肺（大肠）	肾（膀胱）	五色入五脏
五色	青	赤	黄	白	黑	五味入五脏
五味	酸	苦	甘	辛	咸	五脏宜食
五谷	麻	麦	秫米	稻	豆	五脏宜食
五菜	韭	薤	葵	葱	藿	五脏宜食
五果	李	杏	枣	桃	栗	五脏宜食
五畜	犬	羊	牛	鸡	猪	
五补	升补	清补	淡补	平补	温补	

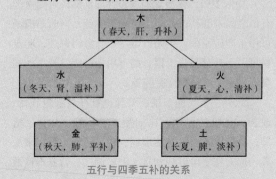

五行与四季五补的关系

1.3 食物有热性、寒性、温性、凉性和平性的区别

春夏秋冬是自然界的规律。就气候而论，春天温和，夏天炎热，秋天干燥，冬天寒冷，选择摄取营养物质时，就必须适应自然界的规律，选择相应的食物，如果选择的食物不当，阴阳就会失去平衡，人体就会生病。

中医认为，饮食养生首先要讲食物的"性"。"性"是指食物有寒、凉、温、热等不同的性质，中医称为"四性"或"四气"。能够治疗热证的药物，大多属于寒性或凉性；能够治疗寒证的药物，大多属于温性或热性。正如《神农本草经》所说："疗寒以热药，疗热以寒药。"《黄帝内经》说"寒者热之，热者寒之"，也是同样的意思。同理，凡热性或温性的食物，适宜于体质偏寒，或素体阳气不足，或患有寒性疾病的人；寒性或凉性食物，则适宜于体质偏热，或素体阴津不足，或患有热性疾病的人。或者说，体质偏寒，或素体阳气不足，或患有寒性疾病的人，忌食寒性、凉性的食物；体质偏热，或素体阴津不足，或患有热性疾病的人，忌食热性、温性的食物。寒与凉、热与温只是程度上的差异，即热盛于温，寒盛于凉。温热性食物一般具有温阳、散寒、壮阳、暖胃的作用；寒凉性食物一般具有清火、泻热、滋阴、生津的功效；而平性食物一般性质平和。

凡适用于热性体质和病症的食物，就属于凉性或寒性食物，如适用于发热、口渴、烦躁等症的西瓜；适用于咳嗽、胸痛、痰多等症的梨等，都属于寒凉性质的食物。

与凉性或寒性相反，凡适用于寒性体质和病症的食物，就属于温性或热性食物。如适用于风寒感冒、发热、恶寒、流涕、头痛等症的生姜、葱白、香菜；适用于腹痛、呕吐、喜热饮等症的干姜、红茶；适用于肢冷、畏寒、风湿性关节痛等症的辣椒、酒等，都是属于温热性质的食物。

平性食物的性质介于寒凉和温热性质食物之间，适合于一般体质，寒凉、热性病症的人也都可选用。平性食物多为一般营养保健之品，如米、面、黄豆、山芋、萝卜、苹果、牛奶等。

寒、凉食物适用于热性体质和病证（阳胜或阴虚）。其作用主要是疏散风热、清热泻火、凉血解毒、平肝潜阳等。

温、热食物则适用于寒性体质和病证（阴胜或阳虚），其主要作用是温里散寒，助阳益火、活血通络、行气解郁、芳香开窍等。

平性食物介于寒凉和温热之间，适合于一般体质，或寒、热病证均可，多用作营养保健。

从历代中医食疗著作所记载的 30 多种常用食物分析，发现其中以平性食物居多，温、热性次之，寒、凉性居后。一般来说，各种性质的食物除都具有营养保健功效之外，寒凉性食物属于阴性，有清热、泻火、凉血、解毒等功效；温热性食物属于阳性，有散寒、温经、通络、助阳等功效。

人的体质也有寒性体质、热性体质之分。一般平性的食物，各种体质的人都能食用；而寒性体质的人不能食用（或尽量少食）性寒、凉的食物，否则身体更加寒凉影响健康。而热性体质的人最好不食用热性食物及少吃温性食物，否则身体内有内热及上火，也容易生病。

以下是常见食物的"四性"分类，可供参考。

1. 寒性食物

淡豆豉、马齿苋、苦瓜、藕、食盐、甘蔗、柿子、茭白、蕨菜、荸荠、紫菜、海藻、海带、竹笋、慈姑、西瓜、甜瓜、香蕉、猪肠、桑葚、蛏肉、柚、冬瓜、黄瓜、田螺。

2. 热性食物

芥子、鳟鱼、肉桂、辣椒、花椒、胡椒。

3. 温性食物

高粱、糯米、韭菜、小茴香、刀豆、生姜、葱、芥菜、香菜、油菜、韭菜、大蒜、南瓜、木瓜、醋、龙眼肉、杏子、杏仁、桃、樱桃、石榴、乌梅、荔枝、栗子、大枣、胡桃仁、鹿肉、熊掌、羊肉、狗肉、猪肝、猪肚、火腿、猫肉、鸡肉、鳝鱼、虾、淡菜、鲥鱼、鲢鱼、海参、羊乳、鹅蛋。

4. 凉性食物

小米、大麦、绿豆、小麦、薏米、荞麦、腐竹、茄子、白萝卜、冬瓜子、冬瓜皮、丝瓜、油菜、菠菜、苋菜、柑、苹果、梨、枇杷、橙子、西瓜皮、芒果、橘、槐花、菱角、茶叶、蘑菇、猪皮、鸭蛋。

5. 平性食物

豌豆、黑大豆、赤小豆、蚕豆、黄豆、粳米、玉米、白薯、马铃薯、洋葱、藕节、黄花菜、荠菜、香椿、茼蒿、圆白菜、芋头、扁豆、胡萝卜、白菜、豆豉、百合、荷叶、橄榄、无花果、李子、葡萄、白木耳、木耳、香菇、黑芝麻、榛子、南瓜子、落花生、白果、莲子、桃仁、李仁、酸枣仁、猪肺、猪心、猪肉、猪肾、猪蹄、牛肉、鹅肉、白鸭肉、鹌鹑、鹌鹑蛋、蜂蜜、蜂乳、香榧子、芡实、燕窝、鸡蛋、鹅蛋、牛奶、白砂糖、黄鱼、泥鳅、鲳鱼、青鱼、鲫鱼、鲤鱼、龟肉、鳖肉、海蜇。

2 春季重在养肝

——让身体春暖花开

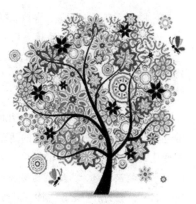

　　春季始于立春，止于立夏，包含立春、雨水、惊蛰、春分、清明、谷雨等6个节气。肝与春季相应。春季人体新陈代谢与肝脏关系极大，只有保护肝脏旺盛的生理功能，才能适应自然界生机勃发的变化。反之，肝脏机能失常，适应不了春季的气候变化，就会在以后出现一系列的病症，特别是精神病及肝病较易在春夏之季发病。中医认为，春季肝气旺盛升发，使人的精神焕发。如果肝气升发太过，就会出现面红耳赤、烦躁不安、四肢抽动等症；如果肝气郁而不能升发，就会出现肋痛、呕逆、腹痛便泄、积聚等症，这对心脏病、高血压病、脑血管硬化等病人极为不利。所以要养肝的生气，振奋肝的生机，长养人的身体活力，请莫错过春天的最佳时机。

2.1　春季饮食养生的原则

　　春季为人体五脏中的肝脏当令之时，饮食宜清淡，应适当食用辛温升散食物，而生冷黏杂之物则应少食，以免伤害脾胃。同时，还要防止"肝旺伤脾"，适当多吃甜味食物，少吃酸味食物。《千金要方》中记载："省酸增甘，以养脾气。"《摄生消息论》中记载："当春之时，食味宜咸宜甘，以养脾气。饮酒不可多，米面饼，不可多食，致伤脾胃，难以消化。"初春阳气初发，辛甘之品可助春阳，故宜食辛甘之品如生姜、葱、花生等。平补之品如小麦粉、荞麦、玉米等谷物，豆浆、豆腐、赤豆等豆类，橘子、金橘、香蕉、苹果、梨等水果，也宜适当吃一些。还要吃些海产品、鱼、蛋类。阴虚内热者，可吃鸭肉、海带、绿豆、甘蔗汁、荸荠、百合等。还要多选择含维生素B族、E族的主食与副食，以养脾气，增加肠胃功能。春季也是肝气旺而肝病多发季节，故宜适当多食猪肝、羊肝、鸡肝等动物肝脏予以补养。此外，酸性食物入肝，甜性食物入脾，为了预防肝旺伤脾，还可以吃一些性味甘平的大枣。

　　我国幅员辽阔，春季南北方气候温差较大，对人体的影响也不同，春季食养还需因地施膳。初春，北方寒气未退，仍宜用温补，随着气候渐暖，阳气渐升，温补逐渐减少。一般可选桂圆、红枣、栗子、荔枝、山药、猪肝、羊肚、鸡肉、鹌鹑等。南方春季常阴雨连绵，低温与天暖天气常交替出现，阴雨季节，湿气太多，湿邪困脾，故宜进健脾祛湿之品，如鲫鱼、青鱼、黄鳝、白扁豆、莲子、豆浆等。温蛰之日，可进凉补之品，如银耳、莲子、绿豆之类。现代医学认为，春季应提倡多食含维生素B族较多的食物和新鲜蔬菜。饮食中缺少维生素C也是引起"春困"的原因之一，故多食胡萝卜、菜花、卷心菜、甜椒、芹菜、马兰、春笋等新鲜蔬菜，对春季食养也十分有益。

2.2　春季常用时令食物

　　春季常用时令食物包括小麦、荞麦、玉米、黑芝麻、赤小豆、豆腐、豆浆、猪肝、羊肝、鸡肝、牛肝、猪肉、鸭肉、鸡蛋、鲫鱼、青鱼、鳝鱼、乌贼、海带、海蜇、慈姑、胡萝卜、芹菜、菠菜、卷心菜、大葱、姜、辣椒、橘子、金橘、香蕉、苹果、梨、甘蔗、大枣。

2.3　春季饮食调理佳品 13 款

春天到来，天气逐渐变暖，万物开始复苏，人体内的变化也与自然气候变化相一致，由冬季的固密收敛逐渐变为阳气初升，所以人的活动也多起来。中医认为，"由静转动、阳气渐升"是人体在春季的重要生理变化，是"人与天应"的结果。这种变化能够正常进行，则人体就健康无病；若进行得不正常，则机体内的平衡就被破坏，人体就易患病。中医还认为，春天阳气升发，树木萌芽，与五脏中"肝"的性质相呼应，有"在脏为肝"之说，而"肝克脾"，春季肝气升发就会在一定程度上影响脾的运化，所以有不少人在春季胃口不佳、饭量减少，如果出现这样的情况，就需要进行饮食调理。

春季合理进食，调养身体，需要根据气候寒温变化和个人身体等情况而定。由于春季的气候寒温变化较大且经常反复，人体内的阳气升发也变化明显，所以饮食性质也变化较多，原则上春季寒冷时不宜多食凉性食物；气候转暖，阳气升发的时候不宜过服温补之品；个人身体若偏阳气弱者，也不宜多食凉性食物；阴虚有热者则不宜过服温补之品。这些是基本原则。所以，春季常吃食物在性质上凉、平、温性质均有，这也是与寒温交替时人体的生理变化相一致的地方。

春季应突出养肝，以选择平性、凉性的食物为佳。下面介绍的饮食，都属于春季养生调理的常用之品，是 1～3 月份和春季 6 个节气均可食用的保健饮食，可根据自己身体状况，任意选择食用。

赤豆鲤鱼

用料　活鲤鱼 1 尾（约 1000 克），赤小豆 100 克，陈皮 10 克，草果 1 个，生姜、葱、胡椒、食盐、鸡汤、菜叶各适量。

制作方法　❶将活鲤鱼除去鳞、鳃和内脏，洗净待用。❷把赤小豆、陈皮、辣椒、草果洗净后，塞入鲤鱼腹内，将鱼放入大瓷碗，另加适量生姜、葱、胡椒、食盐，灌入鸡汤，上笼蒸制。❸蒸 30 分钟，待鲤鱼蒸熟后，即可出笼。另将葱丝或绿叶蔬菜用汤略烫，投入鱼汤即成。

食用方法　每天 1 次，佐餐食用或单独食用，吃鱼，吃豆，喝汤。

功效　利水消肿。适用于正常人春节调理脾胃，健脾熄风利水，也可用于消渴水肿、黄疸、脚气、小便不畅等症。

解析　本方为唐代孙思邈所创，赤小豆与鲤鱼均为利水消肿之品，二者同烹，"药借食力，食助药威"，对轻症水肿、黄疸、小便不畅有显著疗效。鲤鱼性凉，与性温之各药配伍，使整个药膳方性平，适宜各种体质人士服用。

姜汁菠菜

用料　菠菜 30 克，生姜 100 克，食盐、酱油、麻油、醋、花椒油各适量。

制作方法　❶将菠菜削去须根，保留红头，切成长段，用清水洗净；生姜洗净后，捣出姜汁。❷将锅内加清水 1000 毫升，置火上烧沸后，倒入菠菜略焯，2 分钟后捞出沥去水，装在盘内，晾凉。❸菠菜晾凉后，装在稍大的碗或小盆内，加入姜汁、食盐、酱油、醋、麻油、花椒油，使之入味，装入菜盘即成。

食用方法　佐餐食用。

功效　通肠胃，解酒毒，尤宜于春季调理肠胃之用。各种体质人士均可适用，尤宜于饮酒过多者。

解析　菠菜性味甘、凉。含有蛋白质、脂肪、糖类、钙、磷、铁、胡萝卜素、维生素等成分，具有滋阴润燥、养血止血之功效，与辛温之生姜发表散寒，健胃增食相结合，烹饪食用后，起到通调肠胃、解酒毒之功效。

天麻鱼头

用料　鲜鲤鱼1尾（1500克），天麻25克，川芎10克，茯苓10克，酱油、料酒、食盐、白糖、胡椒粉、香油、葱、生姜、水淀粉、清汤各适量。

制作方法　❶将鲜鲤鱼去鳞、鳃和内脏，洗净，将川芎、茯苓切成大片，用第2遍淘米水泡1小时，再将天麻放入泡过川芎、茯苓的淘米水中浸泡4～6小时，捞出天麻置米饭上蒸透，切成片待用。❷将川芎、茯苓、天麻片放入鱼头和鱼腹内，置大瓷碗内，然后放入葱、生姜，加入适量清水后，上笼蒸约30分钟。❸将鱼蒸好后，拣去葱和生姜。另用水淀粉、清汤、白糖、食盐、胡椒粉、酱油、料酒、香油烧开勾芡，浇在鱼上即成。

食用方法　既可佐餐，又可单食。

功效　平肝熄风、定惊止痛、行气活血。适用于春季虚火上扰导致的头晕头痛、眼黑肢麻、神经衰弱、高血压等病症。

解析　天麻性平味甘，归肝经，为平肝熄风之要药，对春季头痛有较好疗效。天麻用川芎、茯苓浸泡，用米饭蒸后，与凉性的鲤鱼配伍，则可引药上行，且使本方能平散肝经风火，鱼头有"以脏补脏"之功，故此方对头昏、头痛有良效。

玉竹心子

用料　猪心500克，玉竹50克，生姜、葱、食盐、花椒、白糖、香油、卤汁各适量。

制作方法　❶玉竹切成小节，加水熬取药液约1500毫升；生姜、葱、洗净切片。❷将猪心切片，与药液、生姜、葱、花椒同置锅内，武火煮沸后，再用文火慢煮至汁浓，加入食盐、白糖、香油，约5分钟即可。

食用方法　每天1次，佐餐食用。

功效　养阴润肺，宁心安神，适用于心肺阴血不足、心悸、心烦不眠等症。四季可用，春季偏多。胃有痰湿太重者不宜多服。

解析　玉竹有养阴润肺功效，猪心有养心安神作用，猪心可补人心，此谓"以脏补脏"，玉竹心子这道药膳具有宁心安神的作用，特别对阴气偏虚、心血不足导致的失眠、心悸者有显著疗效。

葱白炖豆腐

用料　豆腐1大块，淡豆豉30克，葱白50克。

制作方法　❶先将豆腐切小块后略煮，再放入淡豆豉、葱白煮熟。❷趁热饮汤，吃豆腐，盖被而卧，出微汗，即可祛除风寒。

食用方法　每天1次，佐餐食用。

功效　解表发汗，祛痰利尿。适用于早春季节外感风寒的咳嗽、伤风鼻塞等症。

解析　淡豆豉辛温，具有解表、除烦、宣郁、解毒之功效；葱白有发表、通阳、解毒的作用；而豆腐有益气和中、生津润燥、清热解毒的作用。豆豉、葱白、豆腐共烹，可增强其解表发汗、祛痰利尿之功效。经常食用，可预防、治疗外感风寒咳嗽、伤风鼻塞等症。

芝麻升麻猪肠面

用料　猪大肠50克，芝麻30克，升麻10克，面条150克，葱、姜、盐、黄酒各适量。

制作方法　❶将猪大肠用盐揉洗干净；升麻、黑芝麻装入大肠内，两端用线扎紧。❷将猪大肠放入砂锅内，加葱、姜、食盐、黄酒、清水适量，置武火烧沸后，转用文火炖3小时，至猪大肠熟透，捞起，倒掉芝麻、升麻，切成1厘米长的节。❸砂锅中再加入适量水，放入切好的猪大肠烧沸，下入面条，面熟即可。

食用方法　做早餐食用。

功效　升提中气。适用于脱肛、子宫脱垂、便秘等症。

解析　芝麻具有补肝肾，润燥缓急之效；升麻辛温偏燥，有升阳、发表、解毒功效；猪大肠有一定养阴益气的作用，三者同煮熟，弃芝麻与升麻而只用肠，则养阴益气之中有润肠升提之功，与面同食，可发挥养气阴、升提中气之效，尤宜春季阳气回升之时服用，效果更好。

杜仲腰花

用料　猪腰子 250 克，炙杜仲 15 克，料酒 25 毫升，葱、食盐、大蒜、生姜、白糖、花椒、猪油、菜油、水淀粉各适量。

制作方法　❶ 将猪腰子对剖两半，片去腰臊、筋膜，切成腰花；将炙杜仲放锅内，加清水适量，熬成药液 50 毫升；将姜切成片，葱切成节，备用。❷ 在药液中加入料酒、淀粉和食盐，拌入腰花内，再加白糖，调匀待用。❸ 将锅放在炉上，在武火上烧热，倒入猪油和菜油烧至八成熟，放入花椒，投入腰花、葱、生姜、蒜快速炒散，翻炒即成。

食用方法　每天 1 次，佐餐食用。

功效　补肝肾，降血压。适用于肾虚腰痛、步履不稳、老年耳聋、高血压等症。春季适用，秋冬亦可。肾精亏虚的中老年人最适宜。

解析　杜仲具有温补肝肾、强筋骨、安胎之功效；猪腰子有补肾作用。二者结合成杜仲腰花，增强补肝肾、降血压之功效。春季经常食用对肾虚腰痛、老年耳聋、高血压、孕妇胎动不安都有较好疗效。

玄参炖猪肝

用料　猪肝 500 克，玄参 15 克，菜油、葱、生姜、食盐、酱油、白糖、黄酒、水豆粉各适量。

制作方法　❶ 将猪肝洗净，与玄参同放入锅内，加水适量，煮 1 小时，捞出猪肝，切成小片备用。❷ 将酱油、白糖、料酒少许，兑加原汤少许，收汁，勾入水豆粉（汤汁明透）。❸ 将锅内加菜油，放入葱、生姜、猪肝片，稍炒一下，再加入汤汁，炒拌约 1 分钟即成。

食用方法　每天 1 次，佐餐食用。

功效　养肝明目。适用于肝阴不足之目干涩、昏花、夜盲、慢性肝病等症。肝肾阴虚火旺者最宜服食。

解析　玄参性寒凉，具有滋阴、降火、除烦、解毒之功效；猪肝有养肝明目的作用。二者共烹，食之可增强其养肝明目之功效。这道药膳对肝阴不足之目干涩、昏花、夜盲、慢性肝病等症有较好疗效，特别适于春季食用。

萝卜白菜汁

用料　白萝卜 250 克，白菜 250 克，白糖 30 克。

制作方法　❶ 将白萝卜去皮，洗净，切丝；白菜洗净，切丝；用洁净白布绞取汁液。❷ 将汁液放入茶杯中，加入白糖，拌匀即成。

食用方法　每天服 2 次，每次 15 ~ 20 克。

功效　消积，清热，化痰，解毒。适用于春季调理之用。可用于鼻衄等症的调治。忌食人参。

解析　萝卜性凉，具有健胃消积、止咳化痰、利尿之功效；白菜性凉，具有止咳、通便功效。二者加入白糖做成饮料，可增强其消食、清热、化痰、解毒之功效。对于春季阳升火动导致的鼻出血、丹毒、便秘、小便不畅、咳嗽等症有一定效果。

天麻猪脑羹

用料　猪脑 1 个，天麻 10 克，食盐少许。

制作方法　❶ 将天麻用川芎、茯苓各 10 克和淘米水泡 4 小时，洗净，然后在米饭上蒸熟，切成薄片，放入锅内，加水适量。❷ 将锅置武火上烧沸后，改用文火煮炖 1 小时，加食盐少许，再加入猪脑煮熟即成。

食用方法 分 3 次食完。

功效 补骨髓，益虚劳，除虚风。适用于春季调补，预防神经性偏头痛、眩晕、神经衰弱、脑鸣等症。

解析 天麻必须用川芎 5 克、茯苓 5 克在淘米水中浸泡 4 小时，在米饭上蒸熟，切片，方可食用，其功效为熄风、定惊，对头痛有较好疗效；猪脑有清头风、止眩晕作用。二者加盐煮食，可增强其补骨髓，益虚劳之功效。春季食用，对偏头痛、眩晕、脑鸣、神经衰弱有较好的预防作用。

首乌肝片

用料 猪肝 250 克，制何首乌 20 克，鸡蛋 1 个，水淀粉、料酒、精盐、生姜、葱、素油各适量。

制作方法 ❶ 将制何首乌放入砂锅中煮 30 分钟，取药液 100 毫升，猪肝洗净切薄片，放于碗中，将鸡蛋清打入，加入精盐、水淀粉腌制备用；葱切段、姜切片。❷ 将炒锅置于武火上，加素油烧热，将姜、葱放入翻炒出香味，再将猪肝放入锅中，武火快炒，加首乌药汁、精盐、料酒，炒熟即成。

食用方法 佐餐食用。

功效 补肝肾、益精血、抗早衰。适用于血虚体弱、遗精、脱发、须发早白等症。血脂过高人群不宜多食。

解析 制何首乌性味苦、甘、涩，微温，具有补肝、益肾、益血之功。以首乌药液炒制猪肝，更能达到补肝肾、益精血的功效。加之此道药膳性平，很适合大众滋补健身食用，对于体虚不宜热补的人群非常适用，比较适宜春季补肝之用。

清脑羹

用料 银耳 10 克，炒杜仲 10 克，冰糖 50 克。

制作方法 ❶ 将银耳放入温水内浸泡 30 分钟，然后择去杂质、蒂头、撕成小片状。❷ 将冰糖放入锅内，加少许水，用文火熬至糖呈微黄色时，滤去渣；炒杜仲放入锅内，加清水烧 20 分钟，倒出药汁，再加清水烧，这样反复 3 次，共取药汁 1000 毫升。❸ 将杜仲汁倒入锅内，加银耳、清水（适量），置武火上烧沸后，转用文火熬 2 小时，再加冰糖溶液。

食用方法 每天早晚空腹食用。

功效 补肾清脑。适用于肝肾阴虚的头晕、头痛、腰酸膝软等症的春季调补。

解析 银耳性凉润，具有滋阴、润肺、养胃、生津之功效；炒杜仲性温，具有补肾、强筋骨之功效。银耳、杜仲配以凉润之冰糖，有一定的润燥熄风之功效，能补肾清脑，春季服用对肝肾阴虚的头晕、头痛、腰酸膝软等症有一定调养作用。

姜醋

用料 生姜 100 克，米醋 250 毫升。

制作方法 将生姜洗净后，切成细丝，浸泡在米醋中，装入瓷罐内，密闭封存，备用。

食用方法 ❶ 胃病者，每次空腹服用 10 毫升。❷ 解鱼、蟹毒者，用姜醋作调料即可。

功效 温胃止痛，解鱼、蟹毒。适用于胃寒疼痛、虚寒性的慢性胃炎、蛔虫性腹痛等。

解析 生姜辛温，具有发表、散寒、止呕、开痰之功效。米醋酸温，有散瘀、止血、解毒、杀虫的作用。二者结合泡成美醋食用，可增强温胃止痛之功效。此外，本方尚能解鱼、蟹毒。古人认为，春宜食酸以养肝，春季经常食用姜醋对胃寒者是有好处的。

2.4 立春的饮食处方

立春是全年的第 1 个节气。立春后，大地开始转暖，气温逐渐上升，阳气生发，万物始生，许多致病菌开始活跃起来，致使人们罹患感冒、百日咳、白喉等疾病。立春养生要顺应这些特点，逐渐从"秋冬养阴"过渡到"春夏养阳"，注意保护阳气，关键就是要保持心情舒畅，防止"肝火上升"。

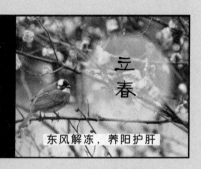
立春

东风解冻，养阳护肝

2.4.1 普通感冒

一般所说的感冒是指普通感冒或上呼吸道感染。感冒是一种常见的急性上呼吸道病毒性感染性疾病，多由鼻病毒、副流感病毒、埃可病毒、腺病毒等引起。起病较急，主要表现为鼻部症状，如喷嚏、鼻塞、流清水样鼻涕，也可表现为咳嗽、咽干、咽痒、咽痛或灼热感，甚至鼻后滴漏感。2 ~ 3 天后鼻涕变稠，常伴咽痛、流泪、味觉减退、呼吸不畅、声嘶等。一般无发热及全身症状，或仅有低热、不适、轻度畏寒、头痛。大多散发，冬、春季节多发，季节交替时多发。

中医认为，感冒是感受风邪或时行病毒后引起肺胃功能失调，出现鼻塞、流涕、喷嚏、头痛、恶寒、发热、全身不适等症状的一种外感病，故称"伤风"。根据感邪的不同，感冒可分为风寒感冒、风热感冒、暑湿感冒等。风寒感冒是感受风寒邪气所致，好发于冬春季节，以恶寒、发热不甚或不发热，流鼻清涕为主，治以辛温解表、宣肺散寒。风热感冒由感受风热邪气所致，好发于春季，以发热或高热、流脓涕为主，治以清凉解表、宣肺清热。暑湿感冒由感受暑湿邪气所致，好发于夏季，以头部昏重、深重倦怠为主。治以清暑、祛湿、解表。

一般治疗包括注意休息，多饮水，进食容易消化的食物，注意通风等。缓解症状可使用抗感冒药物治疗。居家的饮食自我调养也非常有效。

薄荷饮

用料　薄荷 10 克，白糖 15 克，水 30 毫升。

制作方法　❶ 将薄荷洗净，放入砂锅内加入水煮熬 25 分钟，停火。❷ 将熬好的薄荷水倒入杯内，加白糖，搅匀即可。

食用方法　每天 3 次，饮用。

功效　散风清热，清利头目，利咽，透疹。适用于感冒发热、头痛鼻塞、咽喉肿痛等症。

苏叶红糖茶

用料　苏叶 15 克，红糖 15 克，水 30 毫升。

制作方法　❶ 将苏叶洗净，放入砂锅内加入红糖和水，煮熬 25 分钟，停火。❷ 将苏叶红糖茶倒入杯内即可。

食用方法　每天 3 次，饮用。

功效　解表散寒，行气宽中。适用于感冒发热、无汗、鼻塞、头痛、胸闷、腹胀、咳喘等症。

桂枝红枣饮

用料　桂枝 20 克，红枣 6 枚，红糖 15 克，水 500 毫升。

制作方法　❶ 将桂枝、红枣洗净，放入砂锅内加入水煮熬 25 分钟，停火。❷ 将熬好的桂枝红枣水倒入杯内即可。

食用方法　加红糖饮服。

功效　解表散寒，温经通络。适用于风寒感冒、关节酸痛、水湿痰饮、胸闷、胸痛、经闭、腹痛等症。

白芷红枣饮

用料　白芷 20 克，红枣 6 枚，红糖 15 克，水 30 毫升。

制作方法　❶ 将白芷、红枣洗净，放入砂锅内加入水煮熬 25 分钟，停火。❷ 将熬好的白芷红枣水倒入杯内即可。

食用方法　加红糖饮服。

功效　发散风寒，止痛，通鼻窍。适用于外感风寒、头痛、鼻炎等症。

黑豆饮

用料　黑豆 100 克，白糖 15 克，水 30 毫升。

制作方法　将黑豆磨成豆浆，放入砂锅内加入水和白糖煮熬 15 分钟即可。

食用方法　每天 3 次，饮用。

功效　祛风，活血，利水。适用于风热感冒、水肿胀满、中毒等症。

糖醋生姜芽

用料　生姜芽 150 克，红糖 15 克，醋 15 毫升。

制作方法　❶ 将生姜芽洗净，切成薄片。❷ 将生姜片、红糖、醋腌制 3 小时，即可。

食用方法　每天 1 次，佐餐食用。

功效　祛风，燥湿，消肿，镇痛。适用于风寒感冒、寒湿腹痛、眉棱骨痛、牙痛等症。

姜葱米粥

用料　生姜 15 克，葱白 7 根，粳米 30 克。

制作方法　❶ 将生姜洗净后切成薄片，葱白剥去粗皮，切成段。❷ 将粳米淘洗后入锅，加清水 1 大碗。❸ 大火煮沸后下姜片，约 25 分钟，再下葱白，5 分钟后即成。

食用方法　空腹趁热食之。

功效　暖胃温阳，疏风散寒，对风寒感冒有防治作用。感冒时，立即喝一碗姜葱米粥，盖被而卧，微出汗就可不药而愈。适合体弱老年人，温养胃气，振奋阳气，抵御寒冷，预防感冒发生。

醋蛋粥

用料　糯米 50～100 克，生姜 3～5 片，醋 10～15 毫升，莲须葱白 5～7 根，鸡蛋 1 个。

制作方法　糯米和生姜放入砂锅煮粥，后入葱白、醋，打入散蛋，稍煮即可。

食用方法　趁热吃粥，吃完盖被入睡，微出汗为佳。

功效　风寒感冒初期效果最好，对厌食者也有疗效。

薄菊粥

用料　薄荷、菊花各 9 克，桑叶、淡竹叶各 6 克，粳米 100 克。

制作方法　❶ 先水煎上述 4 味中药 5～6 分钟，去渣留汁备用。❷ 水煮粳米粥至熟，加入药汁，稍煮沸即可。

食用方法　每天分 2 次服食。

功效　适用于治感冒风热初起，恶风寒，身热不甚，口渴，头痛，咽喉红肿、疼痛，鼻塞流涕，脉浮。

桂枝红枣粥

用料　桂枝 15 克，红枣 5 枚，粳米 100 克，水 500 毫升。

制作方法　❶ 将桂枝加清水适量，煮 25 分钟，停火，过滤去渣，留汁液。❷ 将粳米、红枣洗净，放入砂锅内加入清水，与桂枝液和大米煮熬 35 分钟，停火。❸ 桂枝红枣粥装入碗内即可。

食用方法　每天 1 次，佐餐食用。

功效　解表散寒，温经通络。适用于风寒感冒、关节酸痛、水湿痰饮、胸闷、胸痛、经闭腹痛等症。

白芷细辛粥

用料　白芷 15 克，细辛 10 克，粳米 100 克，水 30 毫升。

制作方法　❶ 将白芷，细辛洗净，碾成细粉。❷ 将白芷、细辛粉、粳米一起放入锅内，加水煮 30 分钟出锅。

食用方法　佐餐食用。

功效　祛风，燥湿，消肿，镇痛。适用于风寒感冒、寒湿腹痛、眉棱骨痛、牙痛等症。

菊花粥

用料　菊花 30 克，粳米 100 克。

制作方法　先将菊花煎汤，取法加米煮成粥。

食用方法　每天 1 次，佐餐食用。

功效　散风热，清肝火，明目。适用于秋季风热感冒、心烦咽燥、目赤肿痛等病症。对心血管疾病也有较好的防治作用。

扁豆花粥

用料　白扁豆花 20 克，生谷、麦芽各 10 克，生薏米 50 克。

制作方法　先用薏米、生谷芽、麦芽熬粥，粥将熟时加入白扁豆花，再煮沸 3 分钟。

食用方法　每天 1 次，佐餐食用。

功效　解暑化湿，健脾和胃。适合老年人暑湿感冒、身重、胸腹满闷、恶心、食欲不振等。

桂枝炖鲜藕

用料　鲜藕 30 克，桂枝 20 克，红枣 6 枚，葱 3 克，姜 5 克，盐 3 克，鸡精 2 克。

制作方法　❶ 将桂枝、红枣洗净，鲜藕切成 2 厘米的块。❷ 将藕、桂枝、红枣、葱、姜、盐、鸡精放入砂锅内加水炖 25 分钟即可。

食用方法　每天 1 次，佐餐食用。

功效　解表散寒，温经通络。适用于风寒感冒、关节酸痛、水湿痰饮、胸闷、胸痛、经闭腹痛等症。

2.4.2　百日咳

百日咳是一种急性呼吸道传染病，是由百日咳杆菌引起的呼吸道的炎症性病变。本病的突出表现是阵发性、痉挛性咳嗽，咳嗽终末可出现深长的鸡啼样吸气性吼声，且咳嗽逐渐加重，通常病程可持续 2 ~ 3 个月，故有"百日咳"之名。本病起始症状类似普通感冒，除咳嗽外，可有流涕、喷嚏、低热，也可只有干咳。之后，当其他症状逐渐消失时，咳嗽反而加重，日轻夜重，而且呈痉咳状，表现为阵发性、痉挛性咳嗽。有的人咳嗽剧烈时，双手握拳屈肘、双眼圆睁、面红耳赤、涕泪交流、唇色发紫等，表情极为痛苦。有的人还可有大小便失禁。我国自从广泛实施百日咳菌苗免疫接种后，本病的发生率已经大为减少。

百日咳中医称为"顿咳""疫咳"等，以阵发性顿咳、伴有吼声为特征，病程较长，不易速愈。中医认为，本病是由于感受疫之邪，从口鼻而入，侵袭肺卫，肺失清肃，或痰涎内阻，气机不畅所致。

治疗首先要隔离病人，保持空气新鲜，避免一切可诱发痉咳的因素。必要时给予止痉、排痰及抗生素治疗。同时必须加强营养，尤其可适当进行饮食调养，有利于康复。

冰糖银耳羹

用料　干银耳 10 克，冰糖 15 克，清水适量。

制作方法　❶ 将干银耳洗净，用温水泡发，去蒂头，撕成瓣状；冰糖打碎成屑。❷ 将银耳放入炖杯内，加入清水适量，置武火上烧沸，再用文火炖煮 40 分钟，加入冰糖屑即成。

食用方法　每天1次，佐餐食用。

功效　滋阴，润肺，止咳。适用于阴虚咳嗽、肺燥热等症。

白及燕窝汤

用料　白及10克，燕窝6克，冰糖15克，清水适量。

制作方法　❶将白及洗净，切薄片；燕窝放入温水泡发，用镊子夹去燕毛，洗净；冰糖打碎成屑。❷将白及、燕窝放入炖杯内，加入清水适量，置武火上烧沸，再用文火炖煮30分钟，加入冰糖屑即成。

食用方法　佐餐饮用。

功效　滋阴，润肺，止咳。适用于阴虚咳嗽、肺燥热、心烦等症。

五味人参饮

用料　五味子10克，人参6克，冰糖15克，清水适量。

制作方法　❶将五味子去杂质，洗净；人参润透、切薄片；冰糖打碎成屑。❷将五味子、人参片同放瓦锅内，加入清水，置武火上烧沸，再用文火煮25分钟，停火，过滤，去渣，留药液。❸在药液里加入冰糖屑即成。

食用方法　每天1次，饮用。

功效　滋阴补气。适用于阵咳减轻、汗多、气虚等症。

桔梗杏仁饮

用料　桔梗10克，杏仁6克，冰糖15克，水适量。

制作方法　❶将桔梗润透、切片；杏仁去皮尖，洗净；冰糖打碎成屑。❷将桔梗杏丝同放瓦锅内，加入清水，置武火上烧沸，再用文火煮25分钟，停火，过滤，去渣，留药液。❸在药液里加入冰糖屑即成。

食用方法　每天2次，佐餐饮用。

功效　润肺止咳。适用于百日咳初期、流涕、咳嗽等症。

川贝杏仁饮

用料　川贝6克，杏仁6克，冰糖15克，水适量。

制作方法　❶将川贝母研粉；杏仁去皮尖，洗净；冰糖打碎成屑。❷将川贝母、杏仁同放瓦锅内，加入清水，置武火上烧沸，再用文火煮25分钟，停火，过滤，去渣，留药液。❸在药液里加入冰糖屑即成。

食用方法　每天3次，饮用。

功效　祛肺热，止咳嗽。适用于百日咳反复阵发性咳嗽、夜间较重、痰多等症。

杏仁乌梅粥

用料　杏仁10克，乌梅6克，冰糖15克，大米60克，清水适量。

制作方法　❶将杏仁用沸水氽去皮、除去尖，洗净；乌梅洗净；冰糖打碎成屑。❷将杏仁、乌梅大米同放瓦锅内，加入清水，置武火上烧沸，再用文火煮35分钟，加入冰糖屑即成。

食用方法　每天2次食用。

功效　润肺止咳。适用于阵咳（夜间尤甚）、流涕等症。

首乌甘草粥

用料　何首乌10克，甘草6克，冰糖15克，大米60克，清水适量。

制作方法　❶将何首乌用黑豆煮熟，切薄片；甘草洗净，润透，切片；冰糖打碎成屑。❷将甘草、何首乌、大米同放瓦锅内，加入清水，置武火上烧沸，再用文火煮35分钟，加入冰糖屑即成。

食用方法　每天3次食用。

功效　补肝肾，止咳嗽。适用于肝肾虚损、阵咳、流鼻涕等症。

百部杏仁粥

用料 百部 10 克,杏仁 10 克,冰糖 15 克,大米 60 克,清水适量。

制作方法 ❶ 将杏仁用沸水氽去皮、除去尖,洗净;百部洗净;冰糖打碎成屑。❷ 将杏仁、百部、大米同放瓦锅内,加入清水,置武火上烧沸,再用文火煮 35 分钟,加入冰糖屑即成。

食用方法 每天 1 次,食用。

功效 清肺热,止咳嗽。适用于阵咳(夜间尤甚)、流涕等症。

川贝百部粥

用料 百部 10 克,川贝母 6 克,冰糖 15 克,大米 60 克,清水适量。

制作方法 ❶ 将杏仁用沸水氽去皮、除去尖,洗净;百部洗净;冰糖打碎成屑。❷ 将杏仁、百部、大米同放瓦锅内,加入清水,置武火上烧沸,再用文火煮 35 分钟,加入冰糖屑即成。

食用方法 每天 1 次,食用。

功效 清肺热,止咳嗽。适用于阵咳、多汗、流涕等症。

川贝母大蒜粥

用料 紫独头大蒜 20 克,川贝母 6 克,冰糖 15 克,大米 60 克,清水适量。

制作方法 ❶ 将大蒜去皮、洗净、切片;川贝母研粉;大米淘洗干净;冰糖打碎成屑。❷ 将大蒜、川贝母、大米同放瓦锅内,加入清水,置武火上烧沸,再用文火煮 35 分钟,加入冰糖屑即成。

食用方法 每天 1 次,食用。

功效 清肺热,止咳嗽。适用于阵咳、痰多、痉挛等症。

2.4.3 白喉

白喉是一种急性呼吸道传染病,是由白喉杆菌引起的呼吸道炎症性病变。本病典型症状包括发热、气憋、声音嘶哑、犬吠样咳嗽,咽喉、扁桃体及其周围组织可出现灰白色伪膜。轻者仅有中低热、乏力、食欲差、恶心、呕吐、头痛、咽痛等症状,扁桃体稍红肿,其上有点状或小片状伪膜,几天后症状可自然消失;严重者可有高热、烦躁不安、呼吸急促、面色苍白、口腔腐臭味、呕吐、脉细速、血压下降、心律失常等症状,扁桃体和咽部水肿、充血明显,伪膜蔓延成大片,有的还波及上腭、悬雍垂、咽后壁和鼻咽部,甚至延及口腔黏膜。本病世界各地都有发生,四季均可发病,以秋、冬季较多。我国广泛推行白喉类毒素接种,发病率、死亡率显著降低。

白喉病属"温病"范畴。中医认为,白喉的病因为温疫疠气或疫毒燥热时邪,当素体肺肾阴虚加之干燥气候的影响,如秋冬久晴不雨,则邪易从口鼻而入,直犯肺胃,酿成阴虚阳热而发病。

病人应卧床休息和减少活动,注意口腔和鼻部卫生,同时应用抗生素或抗病毒药物。也可在家采用饮食调理,配合治疗,一般可以很快康复。

生地板蓝根茶

用料 生地黄 15 克,板蓝根 10 克,白糖 15 克,水 30 毫升。

制作方法 ❶ 将生地黄、板蓝根洗净,切成薄片。❷ 把生地黄、板蓝根放入瓦锅内,加入清水,用武火烧沸,再用文火煮 25 分钟,滗出药液,再加清水 200 毫升,继续煎煮 20 分钟,停火,过滤,把两次药液混合,加入白糖即可。

食用方法 代茶饮用。

功效 祛毒化火。适用于咽喉疼痛、心烦、心热、颈痛难转等症。

生地麦冬茶

用料 生地黄 15 克，麦冬 10 克，白糖 15 克，水 30 毫升。

制作方法 ❶将生地黄、麦冬洗净，麦冬用刀拍破，取出硬梗不用；生地黄切成薄片。❷把生地黄、麦冬放入瓦锅内，加入清水，用武火烧沸，再用文火煮 25 分钟，滗出药液，再加清水 200 毫升，继续煎煮 20 分钟，停火，过滤，把两次药液混合，加入白糖即可。

食用方法 代茶饮用。

功效 滋阴润肺。适用于喉干口燥、便秘等症。

杏仁甘草茶

用料 杏仁 6 克，甘草 6 克，白糖 15 克，水 30 毫升。

制作方法 ❶将杏仁、甘草洗净，甘草切成薄片。❷把杏仁、甘草放入瓦锅内，加入清水，用武火烧沸，再用文火煮 25 分钟，滗出药液，再加清水 200 毫升，继续煎煮 20 分钟，停火，过滤，把两次药液混合，加入白糖即可。

食用方法 代茶饮用。

功效 止咳祛痰。适用于咽干喉紧、痰多、咳嗽等症。

桑叶葛根茶

用料 桑叶 6 克，葛根 10 克，白糖 15 克，水 30 毫升。

制作方法 ❶将桑叶、葛根洗净，葛根切成薄片。❷把桑叶、葛根放入瓦锅内，加入清水，用武火烧沸，再用文火煮 25 分钟，滗出药液，再加清水 200 毫升，继续煎煮 20 分钟，停火，过滤，把两次药液混合，加入白糖即可。

食用方法 代茶饮用。

功效 清热解毒。适用于发热恶寒、咽喉疼痛等症。

金银瓜条

用料 金银花 6 克，青黄瓜 30 克，鸡精 2 克，白糖 10 克，盐 2 克，醋 6 毫升，芝麻油 10 毫升。

制作方法 ❶将金银花洗净，用适量清水煎煮 15 分钟，滗出药液，备用；将黄瓜洗净，不去皮，切 4 厘米长的条块。❷将黄瓜、金银花药液、鸡精、白糖、盐、醋、芝麻油同放拌菜盆内，拌匀即成。

食用方法 每天 2 次，食用。

功效 清热解毒。适用于热毒、心烦、咽干、喉痛等症。

北沙参粥

用料 北沙参 10 克，大米 60 克，白糖 15 克，水适量。

制作方法 ❶北沙参洗净，润透，切片；大米淘洗干净。❷将北沙参、大米同放锅内，加入清水，置武火烧沸，再用文火煮 35 分钟，加入白糖即成。

食用方法 每天 2 次，食用。

功效 散热祛毒。适用于头痛、咽痛等症。

生地玄参粥

用料 生地黄 10 克，玄参 10 克，大米 60 克，白糖 15 克，水适量。

制作方法 ❶生地黄、玄参洗净，润透，切片；大米淘洗干净。❷将生地黄、玄参、大米同放锅内，加入清水，置武火烧沸，再用文火煮 35 分钟，加入白糖即成。

食用方法 每天 2 次，食用。

功效 散热祛火。适用于心热、心烦、咽干、颈脖难转等症。

麻黄杏仁粥

用料 麻黄 10 克，杏仁 10 克，大米 60 克，白糖 15 克，水适量。

制作方法 ❶ 麻黄、杏仁洗净，润透；大米淘洗干净。❷ 将麻黄、杏仁、大米同放锅内，加入清水，置武火烧沸，再用文火煮 35 分钟，加入白糖即成。

食用方法 每天 2 次，食用。

功效 祛痰止咳。适用于咽干、喉痛等症。

山药丹参煮苦瓜

用料 山药 20 克，丹参 10 克，苦瓜 30 克，鸡精 2 克，白糖 10 克，盐 2 克，芝麻油 15 毫升，清水适量。

制作方法 ❶ 将山药、丹参洗净，切薄片；苦瓜洗净，去瓤，切 2 厘米宽、4 厘米长的块。❷ 将苦瓜、山药、丹参同放锅内，加清水适量，用武火烧沸，文火煮 25 分钟，加入鸡精、白糖、盐、芝麻油即成。

食用方法 每天 2 次，食用。

功效 清热解毒，祛瘀活络。适用于语言謇涩、肢体麻痹等症。

党参麦冬炖子鸭

用料 党参 20 克，麦冬 10 克，子鸭肉 500 克，料酒 10 克，姜 5 克，葱 10 克，鸡精 2 克，盐 3 克，清水适量。

制作方法 ❶ 将党参、麦冬洗净；子鸭宰杀后，去毛、内脏及爪；姜切片，葱切段。❷ 将党参、麦冬、子鸭肉、料酒、姜、葱同放炖锅内，加清水适量，用武火烧沸，文火煮 45 分钟，加入盐、鸡精即成。

食用方法 每天 1 次，食用。

功效 滋阴，补气，补血。适用于精神不振、心悸、心烦、浮肿等症。

2.5 雨水饮食处方

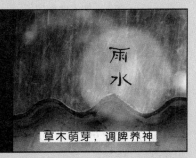

雨水是全年第 2 个节气。雨水开始，冰雪开化，和风拂面，气温逐渐回升，降水也逐渐增多，同时一些致病菌也趁机出动危害人体，此时人们易罹患腮腺炎、痔疮、月经不调等疾病。雨水养生三要素要记住，即防"倒春寒"、健脾祛湿和准备养阳。

草木萌芽，调脾养神

2.5.1 腮腺炎

腮腺位于头部两侧面颊近耳垂处。腮腺炎最常见的是细菌和病毒感染引起的腮腺炎。细菌性腮腺炎主要表现为发热以及腮腺局部红、肿、热、痛，病变化脓后，挤压腮腺可见脓液自导管口流出。病毒性腮腺炎中最常见为流行性腮腺炎，是由腮腺病毒感染引起的传染病，其特征为腮腺的非化脓性肿胀，并可侵犯各种腺组织或神经系统及肝、肾、心、关节等几乎所有器官，常可引起脑膜脑炎、睾丸炎、卵巢炎、胰腺炎等并发症，病后可获持久免疫力。

中医认为，腮腺炎（痄腮）多为风温邪毒侵袭，从口鼻而入，壅阻经脉，郁而不散，结于腮部所为。治以疏风散结、清热解毒、软坚消肿、活血止痛为主。

腮腺炎治疗必须针对病因进行，流行性腮腺炎需要对病人进行隔离。一般应卧床休息，注意口腔清洁，避免酸性食物，保证液体摄入量，选用有效抗菌药物。还可配合热敷、饮食调理等方法，都有很好的辅助效果。

金银连翘饮

用料 金银花、连翘各 6 克，白糖 15 克，水适量。

制作方法 ❶将金银花、连翘洗净。❷将金银花、连翘同放锅内，加入清水，置武火上烧沸，再用文火煮 25 分钟，停火，过滤，去渣，留取药液。❸在药液里加入白糖即成。

食用方法 每天 3 次，饮用。

功效 清热解毒，消炎止痛。适用于发热、腮肿、恶寒等症。

金银板蓝根饮

用料 金银花 6 克，板蓝根 10 克，白糖 15 克，水适量。

制作方法 ❶将金银花、板蓝根洗净。❷将金银花、板蓝根同放锅内，加入清水，置武火上烧沸，再用文火煮 25 分钟，停火，过滤，去渣，留取药液。❸在药液里加入白糖即成。

食用方法 每天 3 次，饮用。

功效 清热解毒，消炎止痛。适用于腮腺炎、心烦等病症。

银花薄荷饮

用料 金银花 6 克，薄荷 5 克，白糖 15 克，水适量。

制作方法 ❶将金银花、薄荷洗净。❷将金银花、薄荷洗净后一同放锅内，加入清水，置武火上烧沸，再用文火煮 25 分钟，停火，过滤，去渣，

留取药液。❸在药液里加入白糖即成。

食用方法 每天 3 次，饮用。

功效 清热解毒，消炎止痛。适用于头痛、发热、畏寒、腮肿等症。

玄参板蓝根饮

用料 玄参、板蓝根各 10 克，白糖 15 克，水适量。

制作方法 ❶将玄参、板蓝根洗净。❷将玄参、板蓝根同放锅内，加入清水，置武火上烧沸，再用文火煮 25 分钟，停火，过滤，去渣，留取药液。❸在药液里加入白糖即成。

食用方法 每天 3 次，饮用。

功效 清热解毒，消肿止痛。适用于腮肿渐消、余毒未清等症。

丹参黄芪饮

用料 丹参 10 克，黄芪 15 克，白糖 15 克，水适量。

制作方法 ❶将丹参、黄芪洗净。❷将丹参、黄芪润透切薄片，一同放锅内，加入清水，置武火上烧沸，再用文火煮 25 分钟，停火，过滤去渣，留取药液。❸在药液里加入白糖即成。

食用方法 每天 3 次，饮用。

功效 活血化瘀，补气补血。适用于气血亏损、血瘀阻留等症。

沙参麦冬饮

用料 沙参、麦冬各 10 克，白糖 15 克，水适量。

制作方法 ❶将沙参洗净，润透，切薄片；麦冬去心，洗净。❷将沙参、麦冬同放锅内，加入清水，置武火上烧沸，再用文火煮 25 分钟，停火，过滤去渣，留取药液。❸在药液里加入白糖即成。

食用方法 每天 3 次，饮用。

功效 滋阴补虚，气血双补。适用于阴虚、气虚、血虚、心烦等症。

金银花煮黄瓜

用料 金银花 6 克,黄瓜 30 克,盐 3 克,鸡精 3 克,水适量。

制作方法 ❶ 将金银花洗净;沥干水分;黄瓜洗净,切 4 厘米长的条。❷ 将金银花、黄瓜同放锅内,加入清水,置武火上烧沸,再用文火煮 25 分钟,加入盐、鸡精即成。

食用方法 每天 3 次,食用。

功效 清热解毒。适用于热毒、腮肿、心烦等症。

绿豆菜心粥

用料 绿豆 100 克,白菜心 3 个。

制作方法 先将绿豆洗净,加水适量煮成稀烂,然后将白菜心放入再煮 20 分钟即成。

食用方法 每天分 2 次食用,连吃 4～5 天。

功效 清热解毒。适用于小儿腮腺炎。

沙参麦冬粥

用料 沙参、麦冬各 10 克,大米 60 克,白糖 15 克,水适量。

制作方法 ❶ 将沙参洗净,润透,切薄片;麦冬去心,洗净;大米淘洗干净。❷ 将沙参、麦冬、大米同放锅内,加入清水,置武火上烧沸,再用文火煮 35 分钟,停火,过滤,去渣,留取药液。❸ 粥内加入白糖即成。

食用方法 每天 3 次,食用。

功效 滋阴补虚,气血双补。适用于阴虚、气虚、血虚、心烦等症。

银花薄荷粥

用料 金银花 6 克,薄荷 5 克,白糖 15 克,水适量。

制作方法 ❶ 将金银花、薄荷洗净,用纱布包好,扎紧口;大米淘洗干净。❷ 将金银花、薄

荷药袋、大米一同放锅内,加入清水,置武火上烧沸,再用文火煮 35 分钟,停火,去药袋不用,在粥内加入白糖即成。

食用方法 每天 3 次,食用。

功效 清热解毒,消炎止痛。适用于头痛、发热、畏寒、腮肿等症。

2.5.2 月经不调

月经不调是女性常见疾病,表现为月经周期的异常或出血量的异常,如闭经、月经过多或持续时间过长或淋漓出血,可伴月经前、经期时的腹痛及全身症状。月经不调的病因可能是器质性病变或是功能失常,也可能与一些外部因素有关,如感冒、精神刺激、饮食不节等。

中医认为,月经不调的主要原因有外感病邪、房劳多产、内伤七情、饮食不节、体质因素、劳倦过度等。

西医治疗月经不调一般是采用性激素和孕激素类药物,但单纯使用激素调经往往效果不理想。中医则通常采取辨证治疗,从补肾、扶脾、疏肝、调理气血着手,用相应的中药进行调理治疗,可以起到标本兼治的作用,对身体的不良影响也很小。按照中医观点,经水出诸肾,月经不调除了与肾功能有关外,与脾、肝、气血、冲脉、任脉、子宫也相关,故调理月经的根本在于补肾。通过调理使得肾气充足,精血旺盛,则月经自然通调。补肾法以填补精血为主。脾的功能是化生血液,补脾胃可以充足身体的血源。扶脾法以健脾升阳为主。而疏肝理气的目的则在于调畅气机,疏通气血,如果气血调和,则月经通调。因此,对月经不调的人来说可以根据自身情况选取对肾、脾及肝等有益的食物进行日常的调理。

莲子红枣粥

用料 莲子 30 克,粳米 150 克,红枣 3 枚,

红糖 15 克。

制作方法 ❶将莲子洗净，浸泡 1 夜，去莲心；粳米洗净；红枣去核，洗净。❷将莲子、粳米同放入锅内，加适量水，置武火上烧沸，再用文火煮 35 分钟，加入红糖即成。

食用方法 每天 1 次，食用。

功效 养心安神，补脾止泻，益精固肾。适用于脾虚腹泻、月经不调、痛经、白带异常等。

莲子煮猪肚

用料 猪肚 1 个，莲子 50 克，姜 5 克，料酒 10 毫升，葱 10 克，盐 3 克，味精 2 克，鸡油 25 毫升。

制作方法 ❶将莲子洗净，去莲心；猪肚反复冲洗干净；将莲子放入猪肚内，扎紧猪肚口。❷将盛莲子的猪肚放入炖锅内，加水 3000 毫升；同时加入姜、葱、料酒。置武火上烧沸，再用文火炖煮 55 分钟，加入盐、味精、鸡油即成。

食用方法 每天 1 次，食用。

功效 宁心安神，滋补气血。适用于气血不足、失眠等症。

莲子炖乌鸡

用料 乌鸡 1500 克，莲子 30 克，姜 5 克，料酒 10 毫升，葱 12 克，盐 3 克，鸡精 2 克。

制作方法 ❶将莲子洗净，去莲心；乌鸡宰杀后，去毛、内脏及爪；姜拍松；葱切段。❷将莲子、鸡、料酒、姜、葱同放入锅中，加水适量，置武火上烧沸，用文火炖 45 分钟，加入盐、鸡精即成。

食用方法 每天 1 次，食用。

功效 养心安神，补脾止泻，益精固肾。适用于脾虚腹泻、月经不调、痛经、白带异常等。

蛤蟆油炖乌鸡

用料 乌鸡 1500 克，蛤蟆油 10 克，姜 5 克，

料酒 10 毫升，葱 10 克；盐 2 克，鸡精 2 克。

制作方法 ❶将蛤蟆油除去筋膜、黑仔，用温水泡发；乌鸡宰杀后，去毛、内脏及爪；姜拍松；葱切段。❷将蛤蟆油、鸡、料酒、姜、葱同放入锅中，加水适量，置武火上烧沸，用文火炖 30 分钟，加入盐、鸡精即成。

食用方法 每天 1 次，食用。

功效 补肾益精，滋阴退热。适用于阴虚火旺、月经不调、痛经、白带异常等。

红花烧鱿鱼

用料 鱿鱼 30 克，红花 10 克，西芹 100 克，姜 5 克，料酒 10 毫升，葱 12 克，盐 3 克，鸡精 2 克，精油 35 毫升。

制作方法 ❶将红花洗净，去杂质；鱿鱼发透，切 2 厘米宽，4 厘米长的块；西芹切 3 厘米见方的块；姜切片；葱切段。❷将炒锅置武火烧热，加入素油，烧六成热时，入鱿鱼炒至变色，下入料酒、姜、葱，水少许，炒熟，入盐、鸡精即成。

食用方法 每天 1 次，食用。

功效 活血化瘀，通经活络。适用于经闭、痛经、月经不调、腹痛肿块、跌打损伤等。

红花蒸鲫鱼

用料 鲫鱼 30 克，红花 10 克，酱油 6 毫升，姜、醋各 5 克，料酒 10 毫升，葱 12 克，盐 3 克，鸡精 2 克，鸡油 25 毫升。

制作方法 ❶将红花洗净，去杂质；鲫鱼宰杀后，去鳃、鳞及肠杂，洗净，抹上盐、鸡精、醋、酱油，码半小时，然后将鲫鱼放入蒸盆内，加入红花；姜、葱洗净，切丝。❷将盛有鲫鱼、红花的蒸盆放入武火大汽蒸笼内，蒸 7 分钟即成。

食用方法 每天 1 次，食用。

功效 活血化瘀，通经活络，适用于经闭、痛经、月经不调、腹痛肿块、跌打损伤等。

归芪炖鸡

用料 乌鸡 1000 克，当归 10 克，黄芪 20 克，姜 5 克，料酒 10 毫升，葱 10 克，盐 3 克，鸡精 3 克。

制作方法 ❶ 将当归、黄芪润透，切薄片；乌鸡宰杀后，去毛、内脏及爪；姜拍松；葱切段。❷ 将当归、黄芪、鸡、料酒、姜、葱同放入锅中，加水适量，置武火上烧沸，用文火炖 30 分钟，加入盐、鸡精即成。

食用方法 每天 1 次，食用。

功效 补气血，益肝肾。适用于月经不调、痛经、白带异常等症。

蛤蟆油炖鳗鱼

用料 鳗鱼 500 克，蛤蟆油 10 克，姜 5 克，料酒 10 毫升，葱 10 克，盐 2 克，鸡精 2 克。

制作方法 ❶ 将蛤蟆油除去筋膜、黑仔，用温水泡发；鳗鱼宰杀后，去鳃、鳞及内脏，剁成 4 厘米长的段；姜拍松；葱切段。❷ 将蛤蟆油、鳗鱼、料酒、姜、葱同放入锅中，加水适量，置武火上烧沸，用文火炖 35 分钟，加入盐、鸡精即成。

食用方法 每天 1 次，食用。

功效 补肾益精，滋阴润肺。适用于阴虚潮热、月经不调、痛经、肺痨咳嗽等。

龟胶炖鲈鱼

用料 鲈鱼 500 克，龟胶 15 克，姜 5 克，料酒 10 毫升，葱 12 克，盐 3 克，鸡精 2 克。

制作方法 ❶ 将鲈鱼宰杀后，去鳃、鳞及内脏；龟胶碾成细粉；姜拍松；葱切段。❷ 将龟胶、鲈鱼、料酒、姜、葱同放入锅中，加水适量，置武火上烧沸，用文火炖 25 分钟，加入盐、鸡精即成。

食用方法 每天 1 次，食用。

功效 滋阴补血，补肝益脾。适用于阴虚火旺、月经不调、痛经等。

2.5.3　痔疮

痔疮是由于直肠下端的血管丛出现病理性扩张引起的肛门常见疾病。根据其发生部位，痔疮有内痔、外痔和混合痔之分。内痔是因为肛门局部的血管丛及动静脉吻合支发生的扩张膨大改变或移位导致的。外痔是因为肛门齿状线外侧的皮下血管丛的扩张或血栓形成导致的。混合痔则是兼有内痔和外痔的混合体。痔疮的确切发病机制尚未完全明确，可能与多种致病因素有关，比如肛门周围静脉丛的异常扩张、血栓的形成、直肠静脉回流的受阻。内痔发生的初期常常表现为大便时带血、滴血，但便后出血一般自行停止，严重者，大便时或久站、负重时痔核脱出，需要用手辅助才能还纳，同时伴有肛门齿状线部位的黏膜糜烂、肛裂等。当内痔合并发生局部的血栓、嵌顿、感染时，则出现肛门疼痛。外痔一般发生在肛门外面，大便时可有肛门疼痛，有的人还伴有肛门瘙痒。大部分痔疮都是混合痔，可同时有内痔和外痔的症状，表现为便血、肛门疼痛、肛门瘙痒、肛门坠胀感等。

中医认为，痔疮形成的原因有内因和外因两个方面，内因是正气不强、脾气亏虚，外因包括外感六淫、大便干结、饮食不节、久坐负重、久泻久痢、妊娠等。

痔疮如果没有症状表现，通常无需治疗。如果有症状，一般都采取保守治疗，包括饮食干预（如食疗）、生活方式改变（如良好排便习惯养成）和药物治疗（中药内服与外用、药液坐浴）等。如果保守治疗无效，则需要进行手术治疗。

浙贝瘦肉汤

用料 猪瘦肉 150 克，鲜浙贝 20 克，荸荠 150 克，料酒 10 毫升，盐 2 克，鸡精 2 克，水适量。

制作方法 ❶ 将浙贝洗净；荸荠不去皮洗净；猪瘦肉洗净，切 4 厘米长的丝；姜切片，葱切段。❷ 将浙贝、荸荠、猪瘦肉、料酒一同放入锅内，加入清水、料酒，置武火上烧沸，再用文火煮 35 分钟，加入盐、鸡精即成。

食用方法　每天 1 次，食用。

功效　消炎止血。适用于内痔、外痔等症。

黄芪当归瘦肉汤

用料　猪瘦肉 350 克，黄芪 30 克，当归 15 克，料酒 10 毫升，盐 2 克，鸡精 2 克，水适量。

制作方法　❶将当归、黄芪洗净、润透切成片；猪瘦肉洗净，切 4 厘米长的丝；姜切片，葱切段。❷将当归、黄芪、猪瘦肉、料酒一同放入锅内，加入清水适量，置武火上烧沸，再用文火煮 35 分钟，加入盐、鸡精即成。

食用方法　每天 1 次，食用。

功效　气血双补。适用于内痔、外痔等症。

生地麻仁炖猪肠

用料　猪大肠 500 克，生地黄 20 克，火麻仁 10 克，花椒 4 克，盐、鸡精、料酒各适量。

制作方法　❶将生地黄洗净，切成薄片；猪大肠反复冲洗干净，切 3 厘米长的段；姜切片，葱切段。❷将生地黄、猪大肠、火麻仁、花椒、料酒一同放入锅内，加入清水适量，置武火上烧沸，再用文火煮 35 分钟，加入盐、鸡精即成。

食用方法　每天 1 次，食用。

功效　消炎凉血。适用于内痔、外痔等症。

马齿苋瘦肉汤

用料　猪瘦肉 150 克，鲜马齿苋 150 克，料酒 10 毫升，盐 2 克，鸡精 2 克，水适量。

制作方法　❶将马齿苋洗净，切 4 厘米长的段；猪瘦肉洗净，切 4 厘米长的丝；姜切片，葱切段。❷将马齿苋、猪瘦肉、料酒一同放入锅内，加入清水置武火上烧沸，再用文火煮 35 分钟，加入盐、鸡精即成。

食用方法　每天 1 次，食用。

功效　消炎止血。适用于内痔、外痔等症。

茯苓地榆瘦肉汤

用料　猪瘦肉 350 克，茯苓 30 克，地榆 15 克，料酒 10 毫升，盐 2 克，鸡精 2 克，水适量。

制作方法　❶将茯苓润透切块；地榆洗净、润透切成片；猪瘦肉洗净，切 4 厘米长的丝；姜切片，葱切段，补气。❷将茯苓、地榆、猪瘦肉、料酒一同放入锅内，加入清水适量，置武火上烧沸，再用文火煮 35 分钟，加入盐、鸡精即成。

食用方法　每天 1 次，食用。

功效　清热利湿。适用于内痔、外痔等症。

党参龙眼肉炖猪肉

用料　猪瘦肉 500 克，龙眼肉 20 克，党参 25 克，花椒 4 克，盐、鸡精、料酒各适量。

制作方法　❶将龙眼肉、党参洗净；猪瘦肉洗净，切 4 厘米长、2 厘米宽的块；姜切片，葱切段。❷将龙眼肉、党参、猪瘦肉、花椒、料酒一同放入锅内，加入清水适量，置武火上烧沸，再用文火炖 35 分钟，加入盐、鸡精即成。

食用方法　每天 1 次，食用。

功效　补气，止血。适用于内痔、外痔及气血不足等症。

当归龙眼肉炖猪肉

用料　猪瘦肉 500 克，龙眼肉 20 克，当归 15 克，花椒 4 克，盐、鸡精、料酒各适量。

制作方法　❶将龙眼肉、当归洗净；猪瘦肉洗净，切 4 厘米长、2 厘米宽的块；姜切片，葱切段。❷将龙眼肉、当归、猪肉、花椒、料酒一同放入锅内，加入清水适量，置武火上烧沸，再用文火煮 35 分钟，加入盐、鸡精即成。

食用方法　每天 1 次，食用。

功效　补血，止血。适用于内痔、外痔等症。

牛蒡子根瘦肉汤

用料　猪瘦肉 150 克，牛蒡子根 30 克，料酒 10 毫升，盐 2 克，鸡精 2 克，水适量。

制作方法　❶ 将牛蒡子根洗净，切 4 厘米长的段；猪瘦肉洗净，切 4 厘米长的丝；姜切片，葱切段。❷ 将牛蒡子根、猪瘦肉、料酒一同放入锅内，加入清水适量，置武火上烧沸，再用文火煮 35 分钟，加入盐、鸡精即成。

食用方法　每天 1 次，食用。

功效　清热止血。适用于内痔、外痔等症。

龙眼肉炖肥猪肉

用料　肥猪肉 500 克，龙眼肉 20 克，花椒 4 克，盐、鸡精、料酒各适量。

制作方法　❶ 将龙眼肉洗净；肥猪肉洗净，切 4 厘米长、2 厘米宽的块；姜切片，葱切段。❷ 将龙眼肉、肥猪肉、花椒、料酒一同放入锅内，加入清水适量，置武火上烧沸，再用文火煮 35 分钟，加入盐、鸡精即成。

食用方法　每天 1 次，食用。

功效　消炎止血。适用于内痔、外痔等症。

2.6　惊蛰饮食处方

惊蛰是全年第 3 个节气。惊蛰一到，春雷始鸣，天气回暖，冬眠的动物开始苏醒，植物开始发芽、开花。随之而来的致病菌，会使人体产生疾病。此时节易罹患肝病、冠心病、皮肤病。惊蛰节气的养生需要根据自身体质差异进行合理的调养。

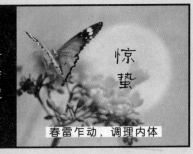

惊蛰

春雷乍动，调理内体

2.6.1　冠心病

冠心病是指心脏冠状动脉粥样硬化导致心肌缺血和缺氧而引起的心脏病，主要表现为心绞痛、心肌梗死、心肌缺血或坏死。本病多发于 40 岁以上的人，男性多于女性，且以脑力劳动者居多，在欧美国家是最常见的心脏病之一，我国近年来发病率也在不断上升。高脂血症、高血压和吸烟是冠心病最重要的致病因素。

冠心病属中医"胸痹""心痛"范畴，其病位在心，发病与心、肝、肾、脾诸脏的盛衰有关，可在心气、心阳、心血、心阴不足或肝、肾、脾失调的基础上，兼有痰浊、血瘀、气滞、寒凝等病变，总属本虚标实之病症。

通过合理的饮食来防治冠心病的发生和发展已被证明是行之有效的方法。饮食治疗的原则是合理搭配营养，食物尽可能多样，使各种营养物质合理供给，增强机体的抗病能力，避免营养失调。

红花田七饮

用料　红花 9 克，琥珀 3 克，田七 3 克，沉香 3 克，白糖 15 克。

制作方法　❶ 把红花择去杂质，放入瓦罐内，加入清水；田七、沉香、琥珀分别洗净，打成细粉。❷ 把装红花的瓦罐放中火上烧沸，用文火煎煮 25 分钟，滗出汁液，再加入清水，煎煮 20 分钟，除去药渣，合并两次药液，放入白糖拌匀；把田七、沉香、琥珀粉混匀与药液同饮。

食用方法 每天 2 次，早晚饮用。

功效 活血化瘀，补养肝肾。适用于瘀阻心络型冠心病病人食用。孕妇忌食。

阿胶洋参饮

用料 阿胶 10 克，西洋参 10 克，冰糖 5 克。

制作方法 ❶ 把阿胶切成小丁；西洋参洗净，切片；冰糖打碎。❷ 把阿胶、西洋参放入炖杯内，加入清水、冰糖；炖杯置中火上煮 15 分钟即成。

食用方法 代茶随饮。

功效 补气血，宁心神。适用于气血两虚型冠心病病人。湿热内郁、中满吐逆、痰热咳嗽者忌食。

黄芪甘草饮

用料 甘草 3 克，黄芪 10 克，白糖 30 克。

制作方法 ❶ 把黄芪洗净，去杂质，切片；甘草洗净，切成薄片。❷ 把黄芪、甘草放入锅内，加入清水，把锅置中火上烧沸，再用文火煮 15 分钟，过滤，除去药渣，留汁。❸ 在药汁内加入白糖拌匀即成。

食用方法 代茶饮用。

功效 滋补心肝，理气明目。适用于心肝失调及冠心病病人。脾虚泄泻者忌食。

二参红枣饮

用料 人参 10 克，北沙参 10 克，红枣 5 枚。

制作方法 ❶ 把红枣洗净，去核；人参、北沙参洗净，润透切片。❷ 把红枣、人参、北沙参放入砂锅内，加入清水；砂锅置中火上烧沸，再用文火煮 45 分钟即成。

食用方法 代茶饮用。

功效 益胃生津，补气补血。适用于气血两虚型冠心病病人。实邪、气滞、怒火盛者忌食。

天麻蒸鸽蛋

用料 鸽蛋 4 枚，天麻 10 克，精盐 3 克，麻油 5 毫升，葱 5 克。

制作方法 ❶ 把鸽蛋打入蒸盆内，搅散；葱洗净，切花，天麻烘干，打成细粉。❷ 把葱花、天麻粉、精盐、麻油放入鸽蛋蒸盆内，拌匀，加适量清水。❸ 把蒸盆置武火大汽蒸笼内蒸 15 分钟即成。

食用方法 每天 1 次，适量食用。

功效 补养肝肾，养心安神。适于心肝失调、心悸多梦及冠心病病人。

妙香炒牛舌

用料 牛舌 400 克，妙香（酸枣仁）12 克，冬菇 30 克，葱 10 克，黑木耳 20 克，酱油 10 毫升，精盐 3 克，料酒 10 毫升，芡粉 20 克，姜 5 克，素油 50 毫升。

制作方法 ❶ 把妙香烘干，研成细粉；牛舌洗净，用沸水焯透，刮去外层皮膜，切薄片；黑木耳洗净，发透，去蒂根，撕成瓣状；姜、葱洗净，葱切段，姜切丝。❷ 把牛舌放碗内，加入妙香粉、料酒、精盐、酱油、芡粉、姜、葱各一半，加适量水调成稠状。❸ 把炒勺放在中火上烧热，加入素油，烧至六成热时，下入姜、葱另一半爆香，再放入牛舌片，翻炒 2 分钟，加入黑木耳、冬菇，炒熟勾入芡粉即成。

食用方法 每天 1 次，适量食用。

功效 滋补肝肾，宁心安神。适用于心肝失调、心悸多梦及冠心病病人。凡有实邪郁火及滑泄者忌食。

党参煲鸡心

用料 鸡心 30 克，党参 15 克，黄芪 15 克，陈皮 3 克，料酒适量，精盐 3 克，胡萝卜 100 克，素油 30 毫升，鸡汤 30 毫升。

制作方法 ❶ 把陈皮、党参、黄芪洗净，陈皮切成 3 厘米见方的块；党参切片；黄芪切片；胡萝卜去皮，洗净，切成 4 厘米见方的块；鸡心洗净，切成两半，放入沸水锅内氽一下，捞出，沥干水分。❷把炒锅置中火上烧热，加入素油，烧至六成热时，加入鸡心、胡萝卜、料酒、精盐、党参、陈皮、黄芪、鸡汤，烧沸，再用文火煲至浓稠即成。

食用方法　每天 1 次，适量食用。

功效　补心气，益气血，疏肝解郁。适用于心肝失调及冠心病病人。实邪、气滞、怒火盛者忌食。

二参煲兔肉

用料　兔肉 100 克，丹参 10 克，人参 10 克，料酒 10 毫升，精盐 3 克，葱 10 克，姜 5 克，素油 30 毫升，上汤适量。

制作方法　❶将人参洗净，润透，切成片；丹参润透切成片；兔肉洗净，切成 3 厘米见方的块，放入沸水锅内氽一下；姜、葱洗净，姜拍松，葱切段。❷把人参、丹参、兔肉放入碗内，加入料酒、精盐拌匀，腌渍 30 分钟。❸把炒锅置中火上，倒入素油，烧至六成热后，下入姜、葱、兔肉爆香，加入上汤、人参、丹参，用武火烧沸，文火煲 45 分钟，调入精盐即成。

食用方法　每天 1 次，适量食用。

功效　滋阴养心，补益气血，疏肝行气。适于心肝失调及冠心病病人。

石斛玉竹粥

用料　石斛 20 克，玉竹 20 克，粳米 100 克。

制作方法　❶把石斛洗净，切段；玉竹切成 4 厘米长的段；粳米淘洗干净。❷把石斛、玉竹、粳米、清水放入锅内。❸把锅置武火上烧沸，用文火煮 45 分钟即成。

食用方法　每天 1 次，当早餐食用。

功效　滋阴润燥，生津止渴。适用于心肝失调及冠心病病人。内寒痰嗽、中寒便滑者忌食。

人参山药粥

用料　山药 12 克，人参 10 克，粳米 50 克。

制作方法　❶把人参浸润后切片；粳米淘洗干净，放入锅内；山药洗净，切片，同放锅内。❷在锅内加清水，置武火上烧沸，改用文火煮 45 分钟即成。

食用方法　每天 1 次，早餐食用。

功效　生津，活血，化瘀。适用于痰瘀内滞型冠心病病人。实邪病人忌食。

杏仁银耳羹

用料　杏仁 12 克，薤白 10 克，银耳 15 克，冰糖 20 克。

制作方法　❶把杏仁、薤白放入盆内洗净，润透；银耳用温水发透，除去根蒂，撕成瓣状；冰糖打碎。❷把杏仁、薤白、冰糖同放蒸杯内，加入清水；蒸杯置蒸笼内，用武火大汽蒸 45 分钟即成。

食用方法　2 天 1 次，每次 1 杯。

功效　滋阴补血，止咳化痰。适用于痰瘀型冠心病病人。阴虚咳嗽及便溏泄者忌服。

川贝雪梨粥

用料　川贝母 12 克，雪梨 1 只，粳米 50 克。

制作方法　❶把川贝母洗净，去杂质；雪梨洗净，去皮和核，切成 1 厘米见方的小块；粳米淘洗干净。❷把粳米、川贝母、梨放入锅内，加入清水，锅置武火上，用武火烧沸，用文火再煮 40 分钟即成。

食用方法　每天 1 次，早餐食用。

功效　清热止渴，祛痰化瘀。适用于痰瘀型冠心病病人。脾胃虚寒及有湿痰者忌食。

黄芪佛手猪心汤

用料　猪心 1 只，黄芪 15 克，佛手 10 克，料酒 10 毫升，素油 30 毫升，姜 5 克，葱 10 克，精盐 3 克，菜胆 100 克，上汤 500 毫升，胡椒粉 1 克。

制作方法 ❶ 把黄芪洗净，润透切段；佛手洗净，润透切片；猪心洗净切片，用沸水余一下；姜、葱洗净，姜拍松，葱切段；菜胆洗净，切成 4 厘米长的段。❷ 把炒勺置中火上烧热，加入素油，烧至六成热时，下入姜、葱炒香，加入上汤，烧沸，加入猪心、黄芪、佛手，煮 15 分钟后，再下入菜胆烧沸煮 3 分钟，加精盐、胡椒粉即成。

食用方法 每天 1 次，适量食用。

功效 宣痹通阳，祛痰化瘀。适用于痰瘀型冠心病病人。实邪、气滞、怒火盛者忌食。

百合妙香猪心

用料 猪心 1 个，百合 15 克，妙香（酸枣仁）10 克，料酒 10 毫升，精盐 3 克，姜 3 克，葱 6 克。

制作方法 ❶ 将猪心洗净，切片薄片；百合洗净撕成瓣状；妙香炒香；姜、葱洗净，姜拍松，葱切段。❷ 将猪心、妙香、百合、姜、葱、料酒同放炖锅内，加入清水，置武火上烧沸，再用文火煮 30 分钟，加入精盐，搅匀即成。

食用方法 每天 1 次。既可单食，也可佐餐。

功效 宁心安神。适用于心肝失调及冠心病病人。胃有痰湿气滞、阴病内寒者忌食。

党参枣仁煮羊心

用料 羊心 150 克，党参 10 克，酸枣仁 10 克，葱 6 克，料酒 10 毫升，精盐 4 克，胡椒粉 2 克，姜 4 克。

制作方法 ❶ 将羊心洗净，切成薄片，在沸水锅内余一下；酸枣仁洗净，炒开口；姜、葱洗净，姜拍松，葱切段；党参润透，切段。❷ 将羊心、党参、酸枣仁、姜、葱、料酒同放炖锅内，加清水置武火上烧沸，再用文火煮 30 分钟，加入精盐、

胡椒粉，搅匀即成。

食用方法 每天 1 次，佐餐或单食。

功效 强心，安神，通窍。适用于心肝失调及冠心病病人。

丹参炖乌鸡

用料 乌鸡 1 只，丹参 10 克，红花 6 克，川贝母 15 克，料酒 10 毫升，精盐 4 克，姜 3 克，葱 6 克，胡椒粉 2 克。

制作方法 ❶ 将乌鸡宰杀后，去毛、内脏及爪；丹参润透，切成薄片；川贝母去杂质，打成大颗粒；红花去净杂质；姜、葱洗净，姜拍松，葱切段。❷ 将乌鸡、川贝母、红花、丹参、姜、葱、料酒同放炖锅内，加入清水，置武火上烧沸，再用文火炖 55 分钟，加入精盐、胡椒粉搅匀即成。

食用方法 每天 1 次，单独食用。

功效 活血祛痰，养气通络。适用于痰瘀型冠心病病人。无瘀血者慎服。

丹参川贝乌骨鸡

用料 乌骨鸡 1 只，丹参 10 克，川贝母 10 克，冬菇 20 克，料酒 10 毫升，精盐 3 克，葱 10 克，姜 5 克，上汤适量，胡椒粉少许。

制作方法 ❶ 把乌骨鸡宰杀后，去毛内脏，洗净，切成 4 厘米见方的块，放入沸水锅内余去血水；冬菇润透，洗净，切成两瓣；丹参润透，切成 3 厘米长的段；姜、葱洗净，姜拍松，葱切段。❷ 把乌骨鸡肉、丹参、川贝母、冬菇、料酒、姜、葱放入锅内，加入上汤，用武火烧沸，再用文火煮 1 小时，调入精盐、胡椒粉即成。

食用方法 每天 1 次，适量食用。

功效 活血通阳，止咳化瘀。适用于痰瘀型冠心病病人。无瘀血者慎服。

天麻首乌炒肝片

用料 猪肝 150 克，何首乌 15 克，天麻 10 克，

料酒 10 毫升，鸡蛋 1 个，葱 10 克，姜 5 克，荧粉 20 克，素油 50 毫升，花菜 10 克，精盐 3 克，胡椒粉少许。

制作方法 ❶ 将天麻、何首乌烘干，研成细粉；猪肝洗净，切片；花菜洗净，撕成大朵花；姜、葱洗净，姜切丝，葱切段。❷ 把猪肝片放入碗内，加入荧粉、鸡蛋、少许姜葱，注入少许鸡汤拌匀。❸ 把炒勺置武火上，加入素油，烧至六成热时，下入剩余葱、姜爆香，下入猪肝片，加入何首乌、天麻粉、精盐炒匀，然后加入花菜和剩下的鸡汤，待花菜熟透调入胡椒粉、精盐即成。

食用方法 每天 1 次，适量食用。

功效 滋补肝心，宁心安神。适于心肝虚损之心脏病病人。凡有实证、热证、感冒病人忌食。

二仁煮枇杷

用料 枇杷 150 克，杏仁 10 克，薏苡仁 10 克，冰糖 15 克。

制作方法 ❶ 将杏仁用开水烫后去皮尖；薏苡仁打碎成细小颗粒；枇杷洗净，去皮，切成薄片；冰糖打碎成屑。❷ 将冰糖、薏苡仁、枇杷同放炖杯内，加入清水，置武火上烧沸，再用文火煮 35 分钟即成。

食用方法 每天 1 次，单独食用。

功效 润肺，止咳，祛痰。适用于痰瘀内滞型冠心病病人。阴虚咳嗽及便溏泄者忌服。

当归党参炖山鸡

用料 山鸡 1 只，当归 9 克，党参 15 克，红枣 10 枚，料酒 10 毫升，姜 5 克，葱 10 克，精盐 3 克，胡椒粉少许。

制作方法 ❶ 把当归洗净，切段；党参洗净，润透切片；山鸡宰杀后，去毛、内脏及爪，剁成块，入沸水锅中氽去血水；姜、葱洗净，姜拍松，葱挽结；红枣洗净，去核。❷ 把山鸡块放在炖锅内，加入党参、当归、料酒、姜、葱、红枣，再加入清水；炖锅置武火上烧沸，再用文火炖 50 分钟，除去姜、葱不用，调入精盐、胡椒粉即成。

食用方法 每天 1 次，适量食用。

功效 补中益气，活血通络。适用于气血两虚型冠心病病人。湿盛中满、泄泻者忌食。

虫草蒸乳鸽

用料 乳鸽 1 只，冬虫夏草 10 克，红枣 10 枚，料酒适量，精盐 3 克，葱 10 克，姜 5 克，鸡汤 200 毫升，胡椒粉适量。

制作方法 ❶ 把冬虫夏草洗净，用酒浸泡 30 分钟；红枣洗净去核；乳鸽宰杀后，去毛、内脏及爪，放入沸水锅内氽去血水；姜、葱洗净，姜拍松，葱切段。❷ 把冬虫夏草、乳鸽、红枣、姜、葱同放蒸杯内，加入鸡汤；把蒸杯置武火大汽蒸笼内，蒸 50 分钟，调入精盐、胡椒粉即成。

食用方法 每天 1 次，适量食用。

功效 补虚损，益气血。适用于气血两虚型冠心病病人。

红枣湘莲雪蛤羹

用料 雪蛤 10 克，红枣 5 枚，湘莲 15 克，冰糖 10 克。

制作方法 ❶ 把雪蛤用温水发透，去黑色筋膜；红枣洗净，去核，湘莲洗净，润透，去心；冰糖打碎。❷ 把湘莲、红枣、雪蛤、冰糖同放蒸杯内，加入清水蒸 1 小时即成。

食用方法 每天 1 次，单独食用。

功效 滋阴健脾，补气补血。适用于气血两虚型冠心病病人。湿热内郁、中满吐逆、痰热咳嗽者忌食。

人参排骨煲

用料 排骨 200 克，鲜人参 20 克，鲜蘑菇 50 克，黑木耳 30 克，料酒 10 毫升，葱 10 克，姜 5 克，精盐3克，酱油10毫升，鸡蛋1个，荧粉20克，上汤30毫升，素油150毫升，耗油少许。

制作方法 ❶把鲜人参洗净，顺切成薄片；排骨洗净，切成2厘米见方的块，鲜蘑菇洗净、切片；黑木耳用水发透，去蒂根，撕成瓣状；姜、葱洗净，姜拍松，葱切段。❷把锅置中火上烧热，加入素油，烧至六成热时，下入排骨滑透，用漏勺捞起，沥干油；把油倒出，留下约30克，再烧热，下入姜、葱煸香，下入滑过的排骨和蘑菇、鲜人参、黑木耳，上汤倒入煲内，用文火煲30分钟即成。

食用方法 每天1次，适量食用。

功效 补气补血。适用于气血两虚型冠心病病人。凡有实证、热证、感冒病人忌食。

当归炖鳖鱼

用料 鳖鱼1只，当归15克，人参10克，料酒10毫升，精盐4克，姜4克，葱8克，胡椒粉3克。

制作方法 ❶将人参洗净，润透，切成薄片；当归润透，切成薄片；鳖鱼宰杀后，去内脏及爪，剁成块，放入沸水锅内汆去血水；姜、葱洗净，姜拍松，葱切段。❷将鳖鱼、人参、当归、姜、葱、料酒同放炖锅内，加入清水置武火上烧沸，再用文火炖55分钟即成，加精盐、胡椒粉调味即可食用。

食用方法 每天1次，适量食用。

功效 滋补气血。适用于气血两虚型冠心病病人。湿盛中满、泄泻者忌食。

橘络炖蹄筋

用料 猪蹄筋30克，橘络15克，红花6克，料酒10毫升，精盐4克，胡椒粉2克，姜4克，葱8克，香油25克。

制作方法 ❶将猪蹄筋用温水发涨，切成4厘米长的段；橘络、红花择去杂质；姜、葱洗净，姜切片、葱切段。❷将猪蹄筋、料酒、姜、葱同放

炖锅内，加入清水；置武火上烧沸，再用文火炖50分钟，加入红花、橘络煮沸，调入精盐、胡椒粉、香油即成。

食用方法 每天1次，适量食用。

功效 化瘀，通络。适用于瘀阻心络型冠心病病人。便溏者忌食。

白术红枣粥

用料 白术20克，粳米150克，红枣6枚，白糖15克。

制作方法 ❶将白术洗净，润透，切碎；粳米淘洗干净；红枣洗净，去核。❷将粳米、白术、红枣同放锅内，加入清水置武火上烧沸，再用文火煮55分钟，加入白糖搅匀即成。

食用方法 每天1次，正餐食用。

功效 滋补气血。适用于气血两虚型冠心病病人。湿盛中满、泄泻者忌食。

首乌杜仲粥

用料 何首乌10克，杜仲10克，党参15克，粳米100克，红糖30克。

制作方法 ❶把何首乌洗净，烘干，打成细粉；杜仲洗净，用盐水炒后切丝；党参洗净，切片；粳米淘洗干净。❷将粳米、何首乌粉、杜仲丝同放锅内，加入适量清水，再放入党参片。❸把锅置武火上烧沸，再用文火煮50分钟后，加入红糖拌匀，煮至粥熟即成。

食用方法 每天1次，早餐单食。

功效 补气血，益肝肾。适用于气血两虚型冠心病病人。凡有实证、热证、感冒病人忌食。

参枣糯米饭

用料 党参15克，红枣10枚，糯米500克。

制作方法 ❶将党参洗净，烘干，打成细粉；红枣洗净，去核；糯米淘洗干净。❷将糯米、红枣、党参粉同放电饭煲内，加入清水适量，饭熟即

可食用。

食用方法 每天 1 次，当主食用。

功效 生津除烦，双补气血。适用于气血两虚型冠心病病人。实邪、气滞、怒火盛者忌食。

2.6.2 肝病

肝病是指发生在肝脏的病变，是常见的危害性极大的一类疾病，常见的肝病有肝炎、肝硬化、肝脓肿、原发性肝癌等。肝炎主要以慢性肝炎为主，按病因分为慢性病毒性肝炎、自身免疫性肝炎、药物毒性肝炎、遗传性肝病以及其他原因不明的慢性肝炎。而病毒性肝炎以乙型肝炎最为常见，是一种世界性传染疾病，据调查，全世界携带乙肝表面抗原的人数超过 2.8 亿，我国目前有慢性乙型肝炎约 3000 万人。肝病的表现通常是很隐晦的，最突出的症状就是疲倦乏力和不思饮食。常见症状有腹部胀痛或不适、恶心、厌油腻、食后胀满或有黄疸、口干、大便或干或溏、小便黄，或有低热、头昏、耳鸣、面色萎黄无华等。导致肝病的因素，一是不良的生活习惯，如过量饮酒、长期熬夜；二是不良的饮食习惯，比如吃不卫生的食物或者饮食不规律，饥一顿饱一顿；三是过度劳累，如繁重的体力劳动或脑力劳动使身体长期处于超负荷状态，导致机体抵抗力下降而发病。此外，受风寒、营养不良、创伤、精神刺激及药物毒性作用也是引起肝病的病因。

中医认为，体质下降、饮酒、过食肥甘厚味、食积、郁闷等，都可能引起肝功能改变。

治疗肝病，一是药物治疗，如使用抗病毒药；二是提高免疫力，如注意休息、控制情绪、加强营养等；三是饮食调理。

青皮车前白糖饮

用料 车前草 30 克，白糖 20 克，青皮 20 克。
制作方法 ❶ 将车前草、青皮洗净，放砂锅内，加水适量。❷ 将砂锅置武火上烧沸，再用文火煎煮 20 分钟，去药渣，加入白糖即成。

食用方法 代茶饮用。

功效 清热祛湿，利尿通淋。适用于病毒性肝炎病人，特别是有口干、口渴、小便深黄、胸中烦闷等症状的病人。正常人经常饮用有清热利尿的作用。

金钱岗松茶

用料 岗松 20 克，白糖 10 克，金钱草 20 克。
制作方法 ❶ 将岗松、金钱草洗净，切 5 厘米长的段，放入砂锅内加水适量。❷ 将砂锅置武火上烧沸，再用文火煎煮 25 分钟，滤去药渣，加入白糖搅匀即成。

食用方法 代茶饮用。

功效 祛风行气，通淋利尿，止痒。适用于急性病毒性肝炎病人。泄泻者忌食。

沙参鸡骨草饮

用料 鸡骨草 30 克，白糖 20 克，沙参 20 克。
制作方法 ❶ 将鸡骨草豆荚全部摘除（本品种子有大毒，切忌服用。鸡骨草用前必须将豆荚除去）。洗净，切 3 厘米长的段；沙参浸润后切片。❷ 将鸡骨草、沙参放入砂锅内，加水适量，用武火烧沸，再转用文火煎 25 分钟，滤去药渣，加入白糖搅匀即成。

食用方法 每天 2 次，适量饮用。

功效 清热解毒，消肿散瘀。适用于急性病毒性肝炎病人。泄泻者忌食。

金银马鞭草茶

用料 马鞭草 20 克，金银花 20 克，白糖 20 克。
制作方法 ❶ 马鞭草洗净，切成 2 厘米长的段；金银花洗净。❷ 将马鞭草、金银花放入砂锅内，加水适量，用武火烧沸，再转用文火煎 25 分钟，滤去药渣，放入白糖搅匀即成。

食用方法　每天 2 次，适量饮用。

功效　清热解毒，通经散瘀，利尿止痒。适用于急性病毒性肝炎小便不利的病人。泄泻者忌食。

翠衣猕猴饮

用料　猕猴桃 30 克，翠衣（西瓜皮）50 克，白糖 20 克。

制作方法　❶猕猴桃洗净，去皮；翠衣去表皮。二者一起绞取汁液，将白糖放入翠衣猕猴桃汁液中。❷准备温开水适量，冲入猕猴桃液中，搅匀即成。

食用方法　每天 2 次，适量饮用。

功效　清热，止渴，通淋。适用于急性病毒性肝炎病人。

鲍鱼红糖饮

用料　生鲍鱼 120 克，红糖 60 克，植物油少许。

制作方法　❶鲍鱼养在清水盆中，滴入植物油，3 日后即可使用。❷将鲍鱼壳洗净，敲破取肉，洗去泥沙，放入砂锅内，注入清水适量，用武火烧沸，再用文火煮 25 分钟，用纱布滤去渣，加入红糖煮溶即成。

食用方法　适量饮用。

功效　补气血，温胃和血。适用于急性黄疸型肝炎脘腹冷痛、体弱病人。糖尿病病人慎食。

陈皮桑葚枸杞茶

用料　桑葚 15 克，枸杞 15 克，陈皮 6 克，白糖 20 克。

制作方法　❶桑葚去杂质，洗净；枸杞去杂质；陈皮润透，切丝。❷将桑葚、枸杞、陈皮放入砂锅内，加水适量，置武火上烧沸，转用文火煮 25 分钟，滤去药渣，加入白糖，搅匀即成。

食用方法　代茶饮用。

功效　疏肝养血。适用于病毒性肝炎属肝郁气滞型病人食用。胃寒者忌服。

夏枯茅根豆浆

用料　白茅根 30 克，豆浆 250 毫升，夏枯草 20 克，白糖 20 克。

制作方法　❶白茅根、夏枯草洗净，放入砂锅内，加水适量，置文火上煎 25 分钟，滤去药渣，留汁液待用。❷将豆浆放入砂锅内，用文火煮 5 分钟，加入夏枯草、白茅根汁液，烧沸，加入白糖搅匀即成。

食用方法　每天 3 次。

功效　生津止渴，清热利尿。适用于急性病毒性肝炎病人。脾胃虚寒者忌用。

茯苓鹌鹑汤

用料　鹌鹑 3 只，茯苓 20 克，料酒 10 毫升，精盐 5 克，葱 5 克，姜 5 克，鸡精 2 克。

制作方法　❶茯苓洗净，切成小块；鹌鹑宰杀后，去毛、内脏及爪，姜切片，葱切段。❷将鹌鹑放入炖锅内，加入茯苓、料酒、姜、葱，注入清水适量。❸炖锅置武火上烧沸，再转用文火炖 50 分钟，加入精盐、鸡精调味即成。

食用方法　每天 2 次，适量食用。

功效　健脾利湿，利水消肿。适用于急性病毒性肝炎病人。虚寒精滑者忌食。

黄芪豆蔻牛奶饮

用料　牛奶 250 毫升，白豆蔻 10 克，黄芪 10 克，白糖 2 克。

制作方法　❶白豆蔻去壳，研成细粉；黄芪洗净切片；牛奶用中火烧沸，加入黄芪、白豆蔻粉，用文火煮 5 分钟，停火。❷将白糖加入牛奶内，搅匀即成。

食用方法　随量饮用。

功效　滋补气血，消食行气。适用于急性病毒性肝炎营养不足病人。阴虚血燥者忌服。

砂仁鸭片汤

用料　鸭脯肉 100 克，黄豆芽 30 克，砂仁 6克，姜 5 克，葱 5 克，精盐 5 克，鸡蛋 1 个，生粉20 克，花生油 30 毫升，酱油 10 毫升。

制作方法　❶砂仁去壳，打成细粉；黄豆芽去须根，洗净；姜切片，葱切段；鸭脯肉洗净，切3 厘米长、2 厘米宽的薄片，放入碗内，打入鸡蛋，加生粉、酱油、精盐、砂仁粉腌匀。❷将砂锅置武火上烧热，加入花生油烧至六成热时，下姜、葱爆香，掺入清水适量，用武火烧沸，加入鸭脯肉、豆芽，转用文火煮 20 分钟，调入盐即成。

食用方法　每天 2 次，适量食用。

功效　清热解毒，行气化湿。适用于急性病毒性肝炎病人。阴虚有热者忌食。

茅根鸭蛋羹

用料　鸭蛋 1 个，白茅根 30 克，白糖 20 克。

制作方法　❶白茅根洗净，放入炖锅内，加水适量，用武火烧沸，再转用文火煮 25 分钟，滤去药渣，留汁液待用；鸭蛋磕入碗内打散，待用。❷锅置武火上烧沸，注入白茅根药液，用中火烧沸，将鸭蛋徐徐倒入药液内，边倒边搅，使其成蛋花，煮沸，加入白糖搅匀即成。

食用方法　每天 2 次。

功效　滋阴润燥，清热利尿。急性病毒性肝炎病人饮用。脾胃虚寒者忌服。

西瓜大蒜散

用料　西瓜（约 4000 克）1 个，大蒜 500 克。

制作方法　❶将西瓜掏空，大蒜装入西瓜盅，盖上锡纸，用黄泥封固。❷西瓜置微火上煨干，研成细粉即成。

食用方法　每天 2 次，温开水送服。

功效　清热解毒，除烦止渴，利小便。适用于

急性肝炎热毒较盛病人。

二根西瓜饮

用料　西瓜瓤 500 克，白茅根 30 克，板蓝根30 克，白糖 20 克。

制作方法　❶板蓝根、白茅根洗净，放入锅内，注入适量清水，置武火上烧沸，再转用文火煎 25 分钟，滤去渣留药液。❷西瓜瓤去籽，榨汁；将西瓜汁与药液混匀，加入白糖即成。

食用方法　每天 2 次，随量饮用。

功效　生津止渴，清热解毒。适用于急性病毒性肝炎热毒内陷病人高热时饮用。脾胃虚寒者忌服。

陈皮白鸭汤

用料　白鸭肉 500 克，陈皮 5 克，郁金 9 克，制香附子 9 克，白芍 9 克，姜 5 克，葱 5 克，精盐5 克。

制作方法　❶将陈皮、郁金、制香附子、白芍装入纱布袋内，扎紧口；姜拍松，葱切段。❷将鸭肉洗净，切 3 厘米见方的块，置沸水锅内汆去血水，捞出沥水再放入炖锅内，掺入清水适量，放入药包、姜、葱，置武火上烧沸，转用文火炖 70 分钟，调入精盐，捞出药包，即可盛汤食用。

食用方法　每天 2 次，适量食用。

功效　疏肝理气。适用于急性病毒性肝炎，表现为肝郁气滞、胁下隐痛、胸闷等病人。气虚者慎食。

青皮蒸乳鸽

用料　乳鸽 1 只，青皮 6 克，制香附子 9 克，姜 5 克，葱 5 克，精盐 5 克，料酒 10 毫升。

制作方法　❶青皮润软，切丝；制香附子去杂质，洗净；乳鸽宰杀后，去毛、内脏及爪，放入料酒、盐，腌 15 分钟；姜切片，葱切段。❷将乳鸽、姜、葱、精盐、料酒、青皮、制香附子放入蒸

杯内，加水适量；蒸杯置蒸笼内，用武火大汽蒸 60分钟即成。

食用方法　每天 2 次，适量食用。

功效　行气健脾，疏肝解郁。适用于急性病毒性肝炎肝郁气滞病人。有湿热者忌食。

茯苓赤小豆粥

用料　赤小豆 50 克，茯苓粉 20 克，大米 100克，白糖少许。

制作方法　先把赤小豆用温水泡半天，再与米煮粥，粥熟后，加入茯苓粉和少许白糖，搅拌均匀即成。

食用方法　空腹食之，可随意吃，每天数次。

功效　健脾化湿，清热解毒。适用于急性肝炎病人的低脂膳食调养。

芡实粉粥

用料　芡实粉 60 克，粳米 100 克。

制作方法　先将粳米煮成稀粥，再把芡实粉打成糊状，加入粥中拌均匀，煮 3 沸即成。

食用方法　空腹食之。

功效　健脾止泻，益肾固精。适用于慢性肝炎。

紫茄大米粥

用料　紫茄子 1 千克，大米 150 克。

制作方法　将茄子洗净，切碎，同大米共煮粥。

食用方法　空腹食之，可连食数日。

功效　清热，祛湿。适用于黄疸型肝炎。

陈皮鸭丝粥

用料　鸭脯肉 50 克，大米 100 克，陈皮 9 克，精盐 3 克。

制作方法　❶陈皮润透切片；鸭脯肉洗净，切成丝；大米淘洗干净。❷将大米放入锅内，注

入清水适量，用武火烧沸，加入鸭脯肉、陈皮、精盐，转用文火煮 45 分钟即成。

食用方法　每天 1 次，适量食粥。

功效　行气健脾，补气补血。适用于急性病毒性肝炎肝郁气滞病人。有湿热者忌食。

田七红花蒸墨鱼

用料　墨鱼 200 克，田七 9 克，红花 6 克，桃仁 9 克，姜 5 克，葱 5 克，精盐 5 克，料酒 10毫升。

制作方法　❶田七、桃仁洗净；墨鱼洗净，切 3 厘米见方的块；红花择净杂质；姜切片，葱切段。❷将墨鱼放在蒸盆内，加入料酒、姜、葱和田七、桃仁、红花，注入清水少许。❸蒸盆置武火大汽蒸笼内蒸 35 分钟，调入盐即成。

食用方法　每天 1 次，适量食用。

功效　活血祛瘀，消肿止痛。适用于急性病毒性肝炎属气郁而血络瘀滞病人。阴虚火旺者不宜单独食用红花。孕妇忌服。

赤豆青口汤

用料　赤小豆 60 克，青口 120 克，冰糖 60 克。

制作方法　❶赤小豆洗净，浸透。❷将青口洗净肠沙，放入砂锅内，加清水、赤小豆用中火煮45 分钟，滤去青口，留赤小豆，加入冰糖溶化，即可食用。

食用方法　每天 2 次。

功效　清热利水，止痛消肿。适用于急性黄疸型肝炎小便不利、水肿病人。久食令人消瘦。

猪苓海带汤

用料　海带 120 克，猪苓 20 克，盐 2 克，鸡精 1 克，料酒 10 毫升，姜 5 克，葱 5 克。

制作方法　❶海带洗净切丝；猪苓润透，切片。❷将海带丝放入砂锅内，加水、猪苓、姜、葱、料酒用中火烧沸，撇去浮沫，用文火煮 15 分

钟，用纱布过滤药渣，调入盐、鸡精搅匀，即可饮用。

食用方法　每天 2 次。

功效　清热利水，凉血止痛。适用于急性黄疸型肝炎血热病人。无水湿者忌服。

玉米须煲圆贝

用料　圆贝肉 200 克，玉米须 60 克，姜 5 克，葱 5 克，盐 2 克，西芹 100 克，生粉 5 克，花生油 30 毫升。

制作方法　❶ 玉米须洗净，放入砂锅内，加入适量清水，用武火烧沸，转用文火煮 25 分钟，去渣，留汁液待用。❷ 将鲜圆贝肉洗净，切薄片，加盐、生粉腌匀；姜切片，葱切段；西芹洗净，去筋，切成菱形块。❸ 炒锅置武火上烧热，放入花生油，烧至六成热时，下姜、葱爆香，随即放入圆贝肉、西芹、盐及玉米须汁液，煮 5 分钟，调入盐即成。

食用方法　每天 2 次，适量食用。

功效　利尿泄热，平肝利胆。适用于急性黄疸型肝炎病人。脾胃虚寒泄泻者忌食。

胡萝卜河蚌汤

用料　河蚌肉 200 克，胡萝卜 200 克，绍酒 10 毫升，姜 5 克，葱 5 克，盐 5 克，酱油 5 毫升，白糖 1 克，花生油 20 毫升，湿生粉 2 克，清汤适量。

制作方法　❶ 胡萝卜洗净，切 3 厘米见方的块；河蚌肉用清水漂去泥后，洗净，切片；姜切片，葱切段。❷ 将炒锅置武火上烧热，放入花生油，烧六成热时，下入姜、葱爆香，随即加入清汤、河蚌肉、胡萝卜、绍酒、精盐、白糖、酱油，用武火烧沸，再用文火煲 10 分钟，调入湿生粉即成。

食用方法　每天 1 次，适量食用。

功效　清热解毒，消肿止痛。适用于急性黄疸型肝炎病人。

豆豉马蹄田螺汤

用料　田螺肉 1000 克，淡豆豉 30 克，马蹄 30 克，番茄 1000 克，白糖 2 克，姜 5 克，葱 5 克，精盐 5 克，花生油 20 毫升。

制作方法　❶ 淡豆豉洗净；田螺肉用清水漂去泥，洗净，切片；马蹄去皮，洗净，切片；番茄洗净，切片；姜切片，葱切段。❷ 将炒锅置武火上烧热，放入花生油，烧六成热时，下入姜、葱爆香，加入田螺肉、淡豆豉、马蹄、精盐、白糖，注入清水适量，用武火煮 8 分钟，加入番茄即成。

食用方法　每天 1 次。

功效　清热解毒，补益气血。适用于急性黄疸型肝炎体弱血虚病人。

枸杞蛤蜊汤

用料　蛤蜊肉 1000 克，枸杞 20 克，小白菜 200 克，姜 5 克，葱 5 克，精盐 5 克，花生油 20 毫升。

制作方法　❶ 枸杞去杂质，洗净；蛤蜊肉用清水漂去泥，洗净，切片；小白菜洗净，切 3 厘米长的段；姜切片；葱切段。❷ 将炒锅置武火上烧热，倒入花生油，烧至六成热时，下入姜、葱爆香，加入蛤蜊肉炒匀，注入清水适量，用武火烧沸，放入枸杞、精盐、小白菜、用文火煮 6 分钟即成。

食用方法　每天 1 次，适量食用。

功效　补肝肾，清热解毒。适用于急性黄疸型肝炎同时患有肾病的病人。外邪实热、脾虚有湿及泄泻者忌服。

豆腐鳅鱼汤

用料　泥鳅 30 克，豆腐 30 克，料酒 10 毫升，姜 5 克，葱 5 克，精盐 5 克，花生油 20 毫升，胡椒粉适量。

制作方法　❶ 泥鳅放入清水内，待吐净泥土，宰杀，去鳃及内脏，洗净。❷ 豆腐洗净，切 5 厘米见方的块；姜切片，葱切段。❸ 将炒锅置武火上烧热，放入花生油，烧至六成热时，下入葱、姜、泥鳅爆香，注入清水适量，烧沸，加入料酒、豆腐、精盐，煮15分钟，调入胡椒粉即成。

食用方法　每天1次，适量食用。

功效　清利湿热，利水消肿。适用于急性黄疸型肝炎同时有小便不利、水肿等病人。胃寒者忌食。

栀子牛奶饮

用料　牛奶250毫升，栀子30克，冰糖60克。

制作方法　❶ 栀子洗净后打破，置炖锅内，加水适量，用武火烧沸，文火煮30分钟，滤渣留汁液。❷ 冰糖打碎，放入栀子汁液内，使其溶化。❸ 牛奶放入奶锅内，用武火烧沸，加入栀子汁液即成。

食用方法　每天2次，适量饮用。

功效　利湿热，解热毒。适用于急性黄疸型肝炎，同时有水肿、小便不利病人。胃寒者忌食。

2.6.3 痱子、汗斑和雀斑等皮肤病

痱子是夏季或炎热环境下常见的一种炎症性和表浅性皮肤病。高温、闷热的环境可使大量汗液不容易蒸发，皮肤角质层被浸渍、肿胀，汗腺导管变窄或阻塞，发生汗液滞留，汗液外渗到周围组织，于是形成丘疹、水疱或脓疱。痱子一般好发于皮肤的皱襞部位。

汗斑又称为花斑癣，是一种由马拉色菌感染表皮角质层引发的皮肤浅表真菌病，一般无症状，皮肤的损害特征为散在或融合的色素减退或色素沉着斑，上面有糠秕一样的脱屑，好发于胸部、背部、上臂、腋下，有时也可波及面部。

雀斑是发生在面部皮肤上的黄褐色点状色素沉着斑，是一种常染色体显性遗传性疾病。太阳暴晒皮肤可诱发和加重皮损。大多数在3~5岁时出现皮损，女性较多。雀斑的数目通常随年龄增长而逐

渐增多。雀斑好发于鼻部和两颊，可波及颈部、肩部、手背等暴露部位，非暴露部位一般没有皮疹，无自觉症状。夏季在太阳暴晒后皮疹的颜色加深、数目增多，到了冬季则皮疹减轻或消失。

中医认为，痱子、汗斑和雀斑等皮肤病主要因风湿侵袭皮肤，使局部气血凝滞所致。

治疗痱子、汗斑和雀斑等皮肤病，在使用药物（如汗斑用抗真菌药物）的同时，要注意皮肤的清洁卫生；皮肤的汗液、油脂要及时清洗，保证皮肤清洁干爽；衣物要定时的清洗和消毒。此外，适当的饮食调理可以迅速消除或有效改善痱子、汗斑和雀斑的症状。

珍珠饮

用料　珍珠母20克，丝瓜络10克，僵蚕10克，白茯苓10克，白菊花10克，玫瑰花3朵，红枣10枚，白糖30克。

制作方法　❶ 将珍珠母捣碎；丝瓜络、僵蚕、白茯苓、白菊花、玫瑰花、红枣洗净，同放炖锅内，加清水适量。❷ 将炖锅置武火上烧沸，再用文火煎煮25分钟，停火，过滤去渣，留汁液，在汁液内加入白糖即成。

食用方法　每天2次，每次饮150毫升。

功效　清热，解毒，润肤。适用于雀斑病人。

鸡血藤饮

用料　鸡血藤50克，川芎15克，红花15克，生地30克，丹参50克，浮萍50克，荆芥穗15克，连翘28克，生甘草15克，白糖30克。

制作方法　❶ 将以上药物放入瓦锅内，加清水适量。❷ 将瓦锅置武火上浇沸，再用文火煎煮25分钟，停火，过滤去渣，留汁液，在汁液内加入白糖搅匀即成。

食用方法　每天2次，每次饮150毫升。

功效　凉血，祛瘀，解毒。适用于雀斑病人。

昆布绿豆汤

用料　昆布 250 克，绿豆 60 克，百合 20 克，冬瓜 250 克，盐 4 克。

制作方法　❶ 将昆布洗净，用水漂去盐分，切成细丝；绿豆、百合洗净，去泥沙；冬瓜洗净，去皮，切 4 厘米长、2 厘米宽的块。❷ 将昆布、绿豆、百合、冬瓜同放炖锅内，加清水适量，置武火上炖煮 10 分钟，再用文火煮 30 分钟，加入盐即成。

食用方法　每天 1 次，每次吃昆布、绿豆、百合、冬瓜 150 克，佐餐或单独食用。

功效　清热，解毒，止痒。适用于痱子病人。

冬瓜苡仁粥

用料　冬瓜 250 克，薏苡仁 30 克，大米 100 克，白糖 30 克。

制作方法　❶ 将冬瓜洗净，去皮，切 2 厘米见方的块；薏苡仁、大米淘洗干净去泥沙。❷ 将大米、薏苡仁、冬瓜同放炖锅内，加清水适量，置武火上炖沸，再用文火炖煮 35 分钟，加入白糖搅匀即成。

食用方法　每天 1 次，每次吃粥 150 克。

功效　清热，解毒，利尿，止痒。适用于痱子病人。

菠菜煮田螺

用料　田螺肉 250 克，菠菜 250 克，芥菜 150 克，料酒 6 毫升，盐 3 克，鸡油 30 毫升。

制作方法　❶ 将菠菜洗净，切 4 厘米长的段；芥菜洗净，也切成 4 厘米长的段；田螺肉洗干净，切薄片。❷ 将炒锅置武火上烧热，加入鸡油，烧至六成热时，下入田螺，炒变色。加入清水烧沸煮 15 分钟，放入料酒、菠菜、盐即成。

食用方法　每天 1 次，每次吃菠菜，田螺肉 150 克，喝汤。

功效　清热，解毒，祛斑。适用于汗斑病人。

何首乌炖猪爪

用料　猪爪 250 克，何首乌 20 克，料酒 6 毫升，盐 4 克，姜 10 克，葱 10 克。

制作方法　❶ 将何首乌洗净；猪爪洗净；切成 4 大块；姜切片，葱切段。❷ 将何首乌、猪爪、姜、葱、料酒同放入锅内，加水适量，置武火上烧沸，再用文火烧煮 50 分钟，加入盐即成。

食用方法　每天 1 次，每次吃何首乌、猪爪 15 克，喝汤。

功效　补肝肾，乌须发。适用于白发症病人。

2.7　春分饮食处方

春分是全年第 4 个节气。此季节春暖花开，人们精神焕发，喜外出春游，踏青访友。但各种疾病相应而生，易发生的疾病有高血压、神经衰弱症、妇科病等。由于春分这天正好昼夜平分，阴阳各半，此节气的特点是阴阳平衡，故养生也要讲求"平和"，以和为贵，以平为期。

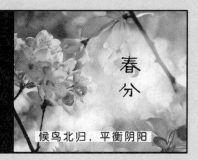

候鸟北归，平衡阴阳

2.7.1　神经衰弱症

神经衰弱症是一种常见的神经症，好发于生活不规律及精神长期处于紧张状态的人。病人常感脑力和体力不足，容易疲劳，工作效率低下，失眠、梦多，头晕头痛，心悸气短，容易激动，注意力不集中，记忆力下降，阳痿、早泄等。与本病发生有关的因素有过度的脑力劳动，体质虚弱，性格不开朗，休息和睡眠长期无规律，思想矛盾持久不能解决，以及伴随这些因素的思想负担和不愉快情绪。因此，个性有缺陷、有慢性躯体疾病者，在外界因素影响下较易发病。

本病属中医学"失眠""郁证""头痛""心悸"等病证范畴，多由情志所伤，肝失条达；思虑劳倦太过，伤及心脾，体质虚弱，心肾失交所致。治疗应分清虚实，虚者宜补其不足，益气养心，滋补心肾；实者宜泻其有余，宜消导和中，清除痰火。

洋参枣仁茶

用料 西洋参6克，酸枣仁10克，白糖15克。

制作方法 ❶酸枣仁去杂质，烘干打成细粉；西洋参润透切薄片。❷西洋参、酸枣仁、白糖放入炖杯内，加水200毫升。❸炖锅置武火烧沸，再用文火煮15分钟即成。

食用方法 代茶饮用。

功效 生津止渴，宁心安神。适用于神经衰弱、烦渴、心悸、失眠者。

莲心白芍茶

用料 莲子心5克，白芍10克，首乌藤15克，竹茹5克，白糖30克。

制作方法 ❶莲子心、白芍片、首乌藤、竹茹洗净放入炖杯内加水250毫升。❷炖杯置武火上烧沸，再用文火煮25分钟，除去药渣，在汁液内加入白糖即成。

食用方法 代茶饮用。

功效 宁心安神。适用于神经衰弱受到刺激后，失眠、梦多、神志不安病人。

柏归茶

用料 柏子仁10克，全当归10克，蜂糖15克。

制作方法 ❶柏子仁烘干，打碎成粉；全当归洗净切片和段。❷柏子仁、当归、蜂糖同放炖杯内加入清水200毫升。❸炖杯置武火上烧沸，再用文火煮25分钟即成。

食用方法 代茶饮用。

功效 养心，安神，润肠，通便。适用于神经衰弱、阴虚血燥、脱发、便秘病人。

枣仁洋葱煲猪舌

用料 猪舌150克，酸枣仁15克，天麻30克，大枣15克，姜10克，葱15克，盐5克，素油30毫升。

制作方法 ❶酸枣仁烘干打成细粉，天麻润透切片，大枣洗净去核、切片，猪舌洗净切片，姜切片，葱切段。❷炒锅置武火上烧热，加入素油六成热时，把姜、葱放入爆香，加入猪舌、酸枣仁、大枣、天麻，加入清水30毫升，文火煲30分钟即成。

食用方法 每天1次，每次吃猪舌50克。

功效 补心脾，宁心神。适用于神经衰弱、夜不能眠、多梦、易醒、神疲乏力、记忆力减退者。

茯神神仙鸭

用料 鸭肉100克，茯神20克，姜5克，葱10克，盐5克，料酒10毫升，酱油5毫升。

制作方法 ❶茯神洗净；鸭肉洗净，切3厘米见方的块；姜切片，葱切段。❷鸭肉和茯神放入蒸盆内，抹上酱油、盐、味精，上笼蒸45分钟即成。

食用方法 每天1次，每次吃鸭50克，佐餐食用。

功效 补气血，安神宁心。适用于神经衰弱者。

竹茹煮花枝

用料 墨鱼150克，竹茹5克，枣仁20克，玉竹30克，苦瓜250克，盐3克。

制作方法 ❶竹茹洗净，枣仁洗净，装入纱布袋内，玉竹洗净切4厘米段；生姜切片，葱切段，墨鱼洗净切4厘米见方的块；苦瓜洗净去瓤，切4厘米见方的块。❷花枝、竹茹、枣仁药袋与玉竹、墨鱼、苦瓜、同放炖锅内，加水600毫升加入盐。❸炖锅置武火烧沸再用文火炖煮35分钟即成。

食用方法 每天1次，每次吃花枝50克。

功效 滋阴补血，宁心安神。适用于神经衰弱、失眠、心悸、头晕等病人。

陈阿胶煲鸽蛋

用料 鸽蛋4枚，陈阿胶10克，西蓝花100克，姜5克，葱10克，盐4克，素油30毫升。

制作方法 ❶鸽蛋放炖锅内，加水200毫升煮熟，去壳待用；阿胶放碗内烊化待用。❷西蓝花洗净撕成瓣状，姜切片，葱切段。❸锅置武火上烧热，加入素油烧至六成热时，加入姜葱爆香，下入西蓝花，加水30毫升，放入阿胶、鸽蛋，用文火煲25分钟即成。

食用方法 每天1次，每次吃鸽蛋2枚，随意吃西蓝花。

功效 补气血，宁心神。适用于神经衰弱失眠、头晕多梦、神疲乏力病人。

枣仁丹参蒸石斑

用料 石斑鱼500克，酸枣仁10克，丹参10克，料酒20毫升，姜5克，葱10克，盐4克，酱油20毫升。

制作方法 ❶酸枣仁烘干，打成细粉，丹参润透切片，石斑鱼洗净，去鳞、鳃、内脏；姜切片，葱切段。❷石斑鱼放入蒸盆内，抹上酱油、料酒、盐，加入姜、葱，再加水30毫升，放上酸枣仁、丹参片在鱼身上。❸鱼置蒸笼内武火蒸25分钟即成。

食用方法 每天1次，每次吃鱼100克，佐餐食用。

功效 补气血，通经络，宁心神。适用于神经衰弱、失眠、手指麻木、头晕病人。

天麻牛肉煲土豆

用料 牛肉500克，土豆（马铃薯）50克，天麻20克，料酒20毫升，姜10克，葱15克，盐5克，素油50毫升。

制作方法 ❶天麻烘干打成细粉；牛肉洗净切4厘米见方的块；土豆洗净切4厘米见方的块；姜切片，葱切段。❷炒锅置武火上烧热，加入素油烧六成热时，加入姜、葱爆香，下入牛肉、土豆、盐、天麻粉，加入清水400毫升，用文火煲45分钟即成。

食用方法 每天1次，每次食牛肉30~50克。

功效 补肝肾，宁心神，补气血。适用于神经衰弱病人。

酸枣仁芹菜蒸鸡蛋

用料 鸡蛋2个，酸枣仁10克，芹菜150克，盐4克，酱油20毫升，芝麻油6毫升。

制作方法 ❶酸枣仁烘干打成细粉；芹菜洗净切颗粒；鸡蛋打入碗内。❷酸枣仁粉、芹菜、盐、酱油放入鸡蛋碗中，加清水150毫升搅匀。❸鸡蛋置蒸笼内，武火蒸25分钟即成。

食用方法 每天1次，分两次食完。

功效 补气血，宁心神。适用于神经衰弱病人失眠、头痛等症。

菖蒲大枣炖海带

用料 海带200克，石菖蒲10克，大枣6枚，猪肉100克，盐5克。

制作方法 ❶石菖蒲洗净，润透拍松；大枣去核，海带洗净切丝；猪肉洗净切4厘米见方块。❷把海带、猪肉、石菖蒲、大枣、盐，同放炖锅内，加水500毫升。❸把炖锅置武火烧沸，再用文火炖煮40分钟即成。

食用方法　每天 1 次，食海带 50 克。

功效　消痰软坚，宁心安神。适用于神经衰弱者。

柏子仁菊花蜜

用料　柏子仁 10 克，菊花 4 克，蜂蜜 15 毫升。

制作方法　❶柏子仁烘干，打成粉，菊花洗净去杂质。❷柏子仁、菊花放炖杯内加入蜂蜜水 200 毫升。❸炖杯置武火上烧沸再用文火煎煮 25 分钟即成。

食用方法　代茶饮用，每天 1 杯。

功效　养心安神，健身悦身。适用于神经衰弱病人。

灵芝蹄筋汤

用料　猪蹄筋 250 克，菌灵芝 15 克，黄精 20 克，鸡血藤 10 克，黄芪 20 克，姜 10 克，葱 15 克。

制作方法　❶菌灵芝洗净，润透，切片；黄精切片；鸡血藤洗净，润透切片；黄芪切片；猪蹄筋发透，切 4 厘米长的段。❷猪蹄筋、菌灵芝、黄精、鸡血藤、黄芪、姜、葱、盐同放炖锅内，加水 600 毫升。❸炖锅置武火上烧沸，再用文火炖煮 1 小时即成。

食用方法　每天 1 次，每次吃蹄筋 30～50 克。

功效　补肺益肾，宁心安神。适用于神经衰弱失眠、食欲缺乏、白细胞减少病人。

菌灵芝黄芪炖猪瘦肉

用料　猪瘦肉 250 克，菌灵芝 15 克，黄芪 30 克，姜 5 克，葱 10 克，盐 4 克。

制作方法　❶菌灵芝润透切片；黄芪润透切片；猪瘦肉洗净切 4 厘米见方的块；姜切片，葱切段。❷猪瘦肉、菌灵芝、黄芪、姜、葱、盐放入炖锅内加入水 600 毫升。❸炖锅置放武火上烧沸，再用文火炖煮 45 分钟即成。

食用方法　每天 1 次，每次吃猪瘦肉 30～50

克，随意喝汤。

功效　补肾益精，宁心安神。适用于神经衰弱、心悸、气喘病人。

二仁汤

用料　柏子仁 10 克，酸枣仁 15 克，大米 250 克。

制作方法　❶酸枣仁、柏子仁装入纱布袋内；放入炖杯内；加水 50 毫升。用文火煮 25 分钟除去药袋留药汁待用。❷大米淘洗干净，放入电饭煲内，加水 800 毫升，放入药液，如常规煲粥煲熟即成。

食用方法　每天 1 次，早餐食用，每次食粥 50 克。

功效　养肝，宁心，敛汗。适用于神经衰弱者失眠、梦多、烦渴等症。

二茯粥

用料　茯苓 10 克，茯神 10 克，大米 250 克。

制作方法　❶茯苓打成细粉，同茯神用 50 毫升水煎煮 20 分钟去渣待用。❷大米淘洗干净，装入电饭煲内，加清水 500 毫升，放入茯苓粉和茯神药液。❸如常规煲粥煲熟即成。

食用方法　每天 1 次，每次吃 50 克粥。

功效　补脑，健脾，宁心，安神。适用于神经衰弱病人小便不利、眩晕健忘等症。

茯苓枣仁糕

用料　茯苓 10 克，酸枣仁 10 克，面粉 250 克，发酵粉适量。

制作方法　❶茯苓、酸枣仁烘干打成细粉。❷把茯苓酸枣仁放入面粉和匀，加入清水合成面团，加入发酵粉，发好后，搓成面剂子，切成 5 厘米一块的糕状；把糕放入蒸笼内用武火大汽蒸 15 分钟即成。

食用方法　每天 1 次，早餐食用，每次食茯苓糕 50 克。

功效　健脾和胃，宁心安神。适用于神经衰弱、失眠、心悸、眩晕、健忘者。

阿胶鸡子黄

用料　鸡子黄 1 个，阿胶 9 克，白糖 20 克。

制作方法　❶阿胶烊化；鸡蛋去白留黄，放入碗中。❷用沸水把阿胶、鸡子黄冲散，加入白糖煮沸即成。

食用方法　每天 1 次，单服，吃完。

功效　补血和血，滋阴润肺。适用于神经衰弱阴虚不足、烦躁不宁病人。

龙眼大枣莲米粥

用料　龙眼肉 20 克，大枣 6 枚，莲米 30 克，大米 150 克。

制作方法　❶龙眼肉洗净，去杂质；大枣洗净，去核；莲米发透去心；大米淘洗干净。❷莲米放入炖杯内，加水 100 毫升，煮 40 分钟后待用。❸大米、龙眼、大枣、熟莲米、同放炖锅内，加水 600 毫升，用文火煮 40 分钟即成。

食用方法　每天 1 次，每次吃粥 50 克。

功效　益心神，补气血。适用于神经衰弱失眠、心悸、贫血病人。

牛奶阿胶粥

用料　牛奶 200 毫升，阿胶 10 克，大米 50 克，白糖 20 克。

制作方法　❶大米淘洗干净，阿胶烊化（用清水和阿胶共放碗内蒸化，水 30 毫升）；牛奶烧沸。❷大米放入铝锅内，加水 800 毫升，置武火上烧沸，再用文火煮 40 分钟，加入牛奶、阿胶、白糖搅匀即成。

食用方法　每天 1 次，吃完。

功效　滋阴润肺，补血和血，生津止渴。适用于神经衰弱、烦渴、心悸、失眠病人。

葱白蜂蜜煮阿胶

用料　葱白 10 克，蜂蜜 15 毫升，阿胶 10 克。

制作方法　❶葱白洗净切段和蜂蜜共放炖杯内加水 200 毫升。❷阿胶放入碗内加水 20 毫升，蒸化待用。❸炖杯置武火烧沸再用文火煮 15 分钟后加入炖化之阿胶拌匀即成。

食用方法　每天 1 次，每次 1 杯，吃饭前服用。

功效　滋阴补血，润肠通便。适用于神经衰弱阴虚便秘病人。

胡萝卜阿胶炖猪肉

用料　猪瘦肉 150 克，阿胶 10 克，胡萝卜 150 克，盐 5 克，姜 10 克，葱 15 克。

制作方法　❶胡萝卜洗净切 3 厘米见方的块，猪瘦肉洗净切 4 厘米见方的块，姜切片，葱切段。❷猪肉胡萝卜阿胶、姜、葱、盐同放炖锅内，加水 500 毫升。❸炖锅置武火上烧沸再用文火煮 45 分钟即成。

食用方法　每天 2 次，佐餐食用，每次吃肉 25 克，随意吃胡萝卜，喝汤。

功效　养血行气。适用于神经衰弱症阴血不足者。

龙眼花生炖昆布

用料　昆布（海带）150 克，猪瘦肉 150 克，龙眼肉 20 克，花生 100 克，盐 4 克。

制作方法　❶龙眼肉花生洗净，去杂质，把昆布洗净切成 4 厘米见方的块；猪瘦肉洗净切 4 厘米见方的块。❷猪瘦肉、昆布、龙眼肉、花生、盐同放炖锅内加清水 600 毫升。❸炖锅置放武火上烧沸，再用文火煮 45 分钟即成。

食用方法　每天 1 次，每次吃瘦肉 50 克，随意吃海带，花生米。

功效　益心脾，安心神。适用于神经衰弱失眠、贫血、心悸、体虚乏力病人。

龙眼枸杞雪蛤羹

用料　雪蛤 10 克，龙眼肉 20 克，枸杞 20 克，冰糖 20 克。

制作方法　❶龙眼肉、枸杞洗净，去杂质；雪蛤发透，去黑籽筋膜；冰糖打碎。❷龙眼肉、枸杞、雪蛤、冰糖同放炖杯内加水 200 毫升。❸炖杯置武火烧沸，用文火煮 5 分钟即成。

食用方法　每天 2 次，分两次食完。

功效　滋阴补血，宁心安神。适用于神经衰弱体虚乏力、失眠、心悸、贫血病人。

牛奶龙眼雪蛤

用料　龙眼肉 20 克，雪蛤 10 克，牛奶 250 毫升，白糖 1 克。

制作方法　❶龙眼肉洗净，去杂质，雪蛤发好去黑籽及筋膜，牛奶煮熟。❷雪蛤、龙眼肉放入炖杯内，加水 100 毫升，置武火上烧沸，文火炖 30 分钟加入熟牛奶，然后把白糖加入搅匀烧沸，停火即成。

食用方法　每天 2 次，分两次吃完。

功效　补气血，益心神。适用于神经衰弱失眠、多梦、头痛、眩晕病人。

2.7.2　高血压病

高血压是一种十分常见的慢性病，是指以动脉血压增高为主要特征，并伴有心、肾、脑等器官的功能性或器质性损害的心血管疾病。目前血压增高的标准是收缩压 ≥ 140 毫米汞柱，舒张压 ≥ 90 毫米汞柱。正常人的血压随内外环境变化在一定范围内波动。在整体人群，血压水平随年龄逐渐升高，以收缩压更为明显，但 50 岁以后的舒张压呈现下降趋势，脉压差也随之加大。高血压是心脑血管疾病最主要的危险因素。

中医认为，高血压病与情志失调、饮食失节、内伤虚损等有关，属于中医眩晕、头痛、中风等范畴。

高血压治疗，应在改善生活方式的基础上，首选使用降压药物控制血压，一般效果很好。病人还应注意自我血压的监测和管理，以控制血压，降低心脑血管意外的发生率。此外，适当的饮食调理也对控制血压很有好处。

桑叶菊花饮

用料　桑叶 6 克，菊花 6 克，白糖 20 克。

制作方法　❶桑叶、菊花去杂质，洗净。❷将桑叶、菊花放入杯内，加入白糖，冲入沸水浸泡 5 分钟即成。

食用方法　代茶频饮。

功效　疏风清热，清肝明目，降血压。适用于高血压症肝阳上亢型病人。

菊槐绿茶饮

用料　菊花 6 克，槐花 6 克，绿茶 6 克。

制作方法　❶菊花、槐花洗净。❷将菊花、槐花、绿茶放入杯内，冲入沸水，加盖，泡 5 分钟后即成。

食用方法　代茶饮用。

功效　生津止渴，降低血压。适用于高血压症风痰上逆型病人。

菊楂决明饮

用料　菊花 3 克，山楂 15 克，草决明 15 克。

制作方法　❶菊花洗净；山楂洗净、切片；草决明研碎。❷将菊花、山楂、草决明放入瓦罐内，加入适量清水。❸瓦罐置武火上烧沸，转用文火煎 10 分钟即成。

食用方法　代茶饮用。

功效　疏风清热，解毒降压。适用于高血压症风痰上逆型病人。脾胃虚寒泄泻者忌饮。

枸杞桑菊饮

用料　枸杞9克，桑叶9克，菊花9克，决明子6克，白糖30克。

制作方法　❶枸杞、桑叶、菊花、决明子去杂质，放入炖杯内，加入清水。❷炖杯置中火上烧沸，用文火煮15分钟，滗出汁液；加入清水，再煮10分钟。❸合并两次药液，加入白糖拌匀，入锅烧沸即成。

食用方法　代茶饮用。

功效　疏风清热，平肝明目，通便降压。适用于高血压症肝阳上亢型病人兼有便秘者。

菊花白糖饮

用料　杭白菊9克，白糖20克。

制作方法　❶菊花去蒂，除去杂质，洗净。❷将菊花放入杯内，加入白糖，冲入沸水浸泡5分钟即成。

食用方法　代茶频饮。

功效　疏风，清热，平肝，明目。适用于高血压症肝阳上亢型病人。

五汁蜂蜜饮

用料　马蹄500克，梨500克，藕500克，甘蔗1000克，葡萄500克，蜂蜜30毫升。

制作方法　❶梨洗净，去皮，去核，切块；马蹄去皮，洗净；葡萄去皮，籽；藕去皮，洗净；将梨、马蹄、葡萄、藕同放榨汁机中，榨取汁液；甘蔗去皮，切块，榨汁。❷甘蔗汁与其他汁液混合。❸将混合汁液放入锅内，加入清水适量后再加入蜂蜜拌匀，置武火上烧沸，改用文火煮片刻，即可食用。

食用方法　温水送服，糖尿病者忌服。

功效　清热解毒，生津止渴，降低血压。适用于高血压症肝阳上亢型病人。脾胃虚寒及虚弱者慎饮。

核桃三物饮

用料　核桃仁15克，山楂15克，杏仁15克，牛奶250毫升，冰糖10克。

制作方法　❶核桃仁洗净，磨成浆；山楂洗净，切片；杏仁研粉；冰糖打碎。❷将牛奶放入炖杯内，加入核桃仁浆、山楂片、杏仁粉、冰糖屑，烧沸，转用文火炖20分钟即成。

食用方法　宜作早餐、宵夜饮用。

功效　补气血，降血压。适用于高血压症风痰上逆型病人。脾胃虚弱者忌饮。

猕猴桃决明茶

用料　猕猴桃2个，草决明15克，绿茶3克。

制作方法　❶草决明研碎，放入砂锅内，加入绿茶，用水煎15分钟，取适量汁液，待用。❷猕猴桃去皮，绞取汁液，将猕猴桃汁液与草决明汁液混匀即成。

食用方法　代茶频饮。

功效　清热止渴，降低血压。适用于高血压症风痰上逆型病人。胃寒者忌饮。

菊花山楂茶

用料　菊花10克，山楂6克，白糖10克。

制作方法　❶菊花去杂质，洗净；山楂洗净，去核，切片。❷将菊花、山楂、白糖同放瓦罐内，加入适量清水。❸瓦罐置武火上烧沸，转用文火煎10分钟即成。

食用方法　代茶饮用。

功效　清热解毒，降低血压。适用于高血压症肝阳上亢型病人。脾胃虚弱者忌饮。

山楂降压汤

用料　猪瘦肉200克，山楂15克，花生油30毫升，姜5克，葱10克，精盐2克，上汤1000毫升。

制作方法　❶山楂洗净（若是山楂果，拍松），待用。❷猪瘦肉洗净，入沸水锅中余去血水，切成4厘米长、2厘米宽的块；姜洗净，去皮，切片；葱洗净，切段。❸锅置武火上烧热，倒入花生油，下入姜、葱爆香，掺入上汤，烧沸后下入猪瘦肉、山楂、精盐，用文火炖90分钟即成。

食用方法　佐餐，适量饮用。

功效　滋阴潜阳，化食降脂，降血压。适用于高血压症肝阳上亢型病人。脾胃虚弱者忌食。

天麻蒸鹌鹑

用料　鹌鹑2只，天麻12克，料酒10毫升，姜5克，葱10克，精盐2克，鸡汤适量。

制作方法　❶天麻用淘米水浸泡3小时，切片；鹌鹑宰杀后除去毛、内脏及爪，入沸水锅中余去血水；姜去皮，切片；葱洗净，切花。❷将料酒、精盐抹在鹌鹑上，将鹌鹑放入蒸杯内，加入鸡汤，放入姜片、葱花和天麻片。❸蒸杯置蒸笼内，用武火大汽蒸2小时即成。

食用方法　佐餐，适量食用。

功效　平肝熄风，定惊潜阳。适用于高血压症肝阳上亢型病人。

菊花炒鸭片

用料　鸭脯肉30克，鲜菊花30克，鸡蛋3个，鸡汤适量，精盐3克，白糖2克，料酒10毫升，胡椒粉2克，麻油3毫升，葱10克，姜5克，水豆粉（湿淀粉）30克，干豆粉（干淀粉）20克，花生油1000毫升。

制作方法　❶菊花用清水冲洗，放冷水中漂净；鸭脯肉去皮，切成薄片；姜去皮，切片；葱洗净，切段。❷鸭脯肉放入碗内，打入蛋清，加精盐、料酒、胡椒粉、干豆粉，调匀上浆；另用一碗加入精盐、白糖、鸡汤、胡椒粉、水豆粉、麻油调成芡汁。❸炒锅烧热，放入花生油，烧三成热时，放入鸭脯肉滑透，起锅，原锅留15毫升油，下葱、姜

爆香，放鸭脯肉入锅，烹入料酒炒匀，把调好的芡汁搅匀倒入锅中，撒入菊花瓣，翻炒均匀即成。

食用方法　佐餐，适量食用。

功效　补养五脏，祛风明目，降压止痛。适用于高血压症肝阳上亢型病人。

芭蕉山楂羹

用料　芭蕉2支，山楂10克。

制作方法　❶芭蕉去皮，捣成泥；山楂洗净，切片，去核。❷将山楂放入炖锅内，加入清水，用中火煮15分钟，放入芭蕉泥拌匀，即可食用。

食用方法　适量食用。

功效　平肝阳，益肠胃，降血压，治便秘。适用于高血压症肝阳上亢型兼便秘病人。脾胃虚弱者忌食。

首乌蒸鳖

用料　鸭肉200克，鳖1只，何首乌15克，桑葚12克，姜5克，葱10克，精盐3克，鸡汤200毫升。

制作方法　❶将何首乌烘干，研成细粉，桑葚去杂质，洗净；鳖宰杀后，去头、内脏及爪，入沸水锅中余去血水；鸭肉洗净，切块，加入精盐、料酒与鳖肉同腌；葱洗净，切段；姜去皮，切片。❷将鳖肉切成4块，抹上精盐，放入姜、葱，盖上鳖甲，置蒸盆内，加入鸭肉、鸡汤，撒上何首乌粉，周围放上桑葚。❸蒸盆放蒸笼内，用武火大汽蒸120分钟即成。

食用方法　佐餐，适量食用。

功效　滋阴熄风，补益肝肾。适用于高血压症肝阳上亢型病人。大便溏泄者及有湿痰者忌食。

牡蛎煲花枝

用料　花枝（鲜墨鱼）200克，牡蛎10克，西芹100克，花生油250毫升，精盐2克，姜5克，葱10克，鸡汤200毫升，芡粉20克，鸡蛋1个。

制作方法 ❶ 牡蛎研粉；花枝洗净，切成 4 厘米见方的块；西芹洗净，切成 3 厘米长的段；姜去皮，切片；葱洗净，切段。❷ 花枝放在碗中，打入鸡蛋清，加入芡粉、牡蛎粉、精盐拌成糊状。❸ 将炒锅置武火上烧热，倒入花生油，烧三成热时，下花枝滑透，并立即捞起，沥油。❹ 炒锅留适量油重置火上，下入葱、姜爆香，放入西芹炒熟，随即下入滑过油的花枝，掺入鸡汤，调入精盐，倒入煲锅内煲 15 分钟即成。

食用方法 佐餐，适量食用。

功效 滋阴补血，平肝熄风，降低血压。适用于高血压症肝阳上亢型病人。脾胃虚寒者忌食。

凤爪玉米须

用料 凤爪 500 克，玉米须 15 克，姜 5 克，精盐 2 克，料酒 10 毫升。

制作方法 ❶ 玉米须洗净，装入纱布袋内，扎紧口；凤爪洗净，剁成两半，入沸水锅中氽去血水；姜去皮，切片。❷ 将凤爪放入炖锅内，加入药袋、姜、精盐、料酒、清水，置武火上烧沸，转用文火炖 1 小时即成。

食用方法 佐餐，适量食用。

功效 平肝阳，补气血，降血压。适用于高血压症肝阳上亢型病人。

松花淡菜粥

用料 淡菜（为浅海贻贝生物，有壳）50 克，松花蛋 1 个，大米 50 克。

制作方法 松花蛋去皮切块，淡菜去壳洗净，同大米共煮作粥，可加点盐调味，食淡菜饮粥。

食用方法 每晨空腹服食。

功效 清心降火。适用于高血压、耳鸣、眩晕、牙齿肿痛等症。

发菜蚝豉粥

用料 蚝豉（即牡蛎肉）60 克，瘦猪肉 60 克，发菜 3 克，大米适量。

制作方法 发菜、蚝豉水发洗净，瘦肉末制成肉丸。用瓦锅加适量清水煮沸，加入大米，放进发菜、蚝豉同煲至大米开花为度，再放入肉丸煮熟。

食用方法 吃肉食粥，每日早空腹食。

功效 降压，通便，养颜，悦色。适用于高血压、动脉硬化、老年性便秘。

沙参银耳粥

用料 沙参 10 克，银耳 10 克，粳米 100 克。

制作方法 ❶ 沙参洗净，切片；银耳发透，去蒂根，撕成瓣状；粳米淘洗干净。❷ 将粳米、沙参、银耳同放锅内，加适量清水，如常规煲熟即可。

食用方法 早餐或宵夜食用。

功效 滋阴润肺，降低血压。适用于高血压症风痰上逆型病人。脾胃虚弱者忌食。

芹菜芦荟粥

用料 芹菜 100 克，芦荟 20 克，粳米 100 克。

制作方法 ❶ 芹菜洗净，切颗粒；芦荟洗净，切片；粳米淘洗干净。❷ 将粳米放入锅内，加入清水，置武火上烧沸，转用文火煮 40 分钟，放入芹菜、芦荟，再煮 10 分钟即成。

食用方法 作早餐、宵夜食用。

功效 生津止渴，降低血压。适用于高血压症风痰上逆型病人。脾胃虚弱者忌食。

天麻双花粥

用料 天麻 10 克，白菊花 6 克，金银花 10 克，白糖 15 克，茯苓 5 克，川芎 5 克，粳米 100 克。

制作方法 ❶ 天麻用茯苓、川芎、二泔水

（第二次淘米水）适量，浸泡2昼夜，捞出，蒸40分钟，取出切成薄片，备用（川芎、茯苓不用）。
❷ 金银花、菊花去杂质，洗净；粳米淘洗干净。
❸ 将粳米、金银花、白菊花、天麻同放锅内，加入适量清水，置武火上烧沸，转用文火煮55分钟，加入白糖，搅匀即成。

食用方法　佐餐，适量食用。

功效　平肝熄风，定惊潜阳。适用于高血压症肝阳上亢型病人。

牡蛎炖豆腐

用料　豆腐30克，牡蛎肉30克，石决明粉10克，小白菜50克，料酒10毫升，精盐3克，胡椒粉2克，姜4克，葱8克，香油2毫升。

制作方法　❶ 牡蛎肉洗净，切成薄片；豆腐切成厚片；姜去皮，切片；葱洗净，切段；小白菜洗净。❷ 将牡蛎肉、石决明粉、豆腐、姜、葱、料酒同放炖锅内，加入清水，置武火上烧沸，转用文火煮10分钟，加入小白菜、精盐，搅匀，撒上胡椒粉，淋入香油，烧沸即成。

食用方法　佐餐，适量食用。

功效　平肝潜阳，降压止痛。适用于高血压症肝阳上亢型病人。胃寒者忌食。

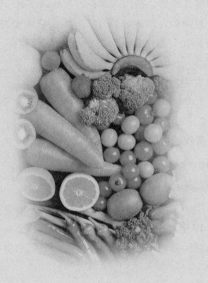

大枣蒜茸菠菜

用料　大枣6枚，大蒜15克，菠菜30克，葱10克，酱油10毫升，麻油5毫升，精盐3克，姜10克。

制作方法　❶ 大枣洗净，去内核，切成丁；大蒜去皮，洗净，捣成蒜泥；姜洗净，绞成姜汁；葱洗净，切花；菠菜洗净，入沸水锅中焯熟，捞起，挤干水分，待用。❷ 将菠菜放入大碗内，加入大枣丁、蒜泥、姜汁、葱花、酱油、精盐、麻油，拌匀即成。

食用方法　佐餐，适量食用。

功效　滋阴润肺，养血止血，降低血压。适用于高血压症风痰上逆型病人。

银耳炒苋菜

用料　苋菜200克，银耳20克，姜5克，葱10克，精盐3克，花生油30毫升，大蒜10克。

制作方法　❶ 银耳用温水发透，去蒂，撕成瓣状；苋菜洗净，入沸水锅中略焯，捞出沥干水分；姜去皮，切片；大蒜去皮，切片；葱洗净，切段。❷ 炒锅置武火上烧热，倒入花生油，下入葱、姜、大蒜爆香，随即放入银耳、苋菜炒熟，调入精盐，搅匀，即可食用。

食用方法　佐餐，适量食用。

功效　滋阴止咳，降低血压。适用于高血压症风痰上逆型病人。风寒咳嗽者忌食。

银耳拌海蜇

用料　海蜇100克，大蒜20克，银耳50克，醋10毫升，精盐3克，姜5克，葱10克，麻油6毫升。

制作方法　❶ 大蒜去皮，洗净，剁成茸；银耳浸润，洗净，去根蒂，切成丝，入沸水锅中焯透；海蜇发透，洗净，切成丝；姜去皮，切丝，葱切花。❷ 将银耳放入盆里，加入大蒜、海蜇、醋、精盐、姜、葱、麻油，拌匀即成。

食用方法　佐餐，适量食用。

功效　养血，降压，化痰。适用于高血压症风痰上逆型病人。胃寒、便溏及腹泻者忌食。

菠菜炒鲜鱿

用料　鲜鱿 100 克，菠菜 30 克，大蒜 10 克，酱油 10 毫升，精盐 3 克，葱 10 克，花生油 25 毫升，蛋清 1 个，生粉 2 克，姜 10 克。

制作方法　❶大蒜去皮，洗净，切片；菠菜洗净；鲜鱿洗净，切长片，加精盐、酱油、蛋清、生粉腌渍；姜去皮，切片；葱洗净，切段。❷将炒锅置武火上烧热，倒入花生油，烧三成热时，加入大蒜、姜、葱爆香，再加入菠菜炒熟，倒入鲜鱿，加精盐、味精调味，炒匀即成。

食用方法　佐餐，适量食用。

功效　滋阴养血，降低血压。适用于高血压症风痰上逆型病人。便溏及腹泻者忌食。

牛膝煲牛筋

用料　水发牛筋 200 克，牛膝 10 克，西芹 100 克，香菇 30 克，姜 5 克，大蒜 10 克，葱 10 克，精盐 3 克，花生油 15 毫升，上汤适量。

制作方法　❶牛膝洗净，润透，切成 4 厘米长的段；香菇发透，去蒂，切成薄片；西芹洗净，切成 4 厘米长的段；水发牛筋洗净，切成 4 厘米长的条，入沸水锅中氽去血水；姜去皮，切片；葱洗净，切段；大蒜去外衣，切片。❷将锅置武火上烧热，倒入花生油，下入姜、葱、大蒜爆香，随即下入水发牛筋、西芹、香菇、牛膝，略炒，放入精盐、上汤，倒入煲仔内，用文火煲 30 分钟即成。

食用方法　佐餐，适量食用。

功效　补气血，降血压，强筋骨。适用于高血压症风痰上逆型病人。凡中气下陷及脾虚泄泻者忌食。

茯苓炸大虾

用料　大虾 30 只，茯苓 30 克，杏仁 15 克，荬粉 50 克，精盐 3 克，面粉 50 克，鸡蛋 1 个，花生油 1000 毫升。

制作方法　❶茯苓、杏仁研成细粉；大虾洗净；漂去多余盐分，沥干水，待用。❷大虾放入盆内，加入茯苓粉、精盐、面粉、杏仁粉、荬粉，打入鸡蛋，拌匀挂浆。❸将锅置武火上烧热，倒入花生油，烧八成热时，锅离开火口，把大虾逐个炸黄，熟透，捞出，装盘即成。

食用方法　适量食用。

功效　通经络，降血压，化瘀血。适用于高血压症风痰上逆型病人。虚寒精滑者忌食。

大蒜烧白鳝

用料　白鳝 1 条，大蒜 250 克，姜 5 克，葱段 5 克，生粉 2 克，料酒 10 毫升，精盐 3 克，米酒 5 毫升，花生油 25 毫升，酱油 10 毫升，鲜汤适量。

制作方法　❶白鳝去内脏、脊骨及头，用少许精盐腌去黏液，并放入开水中焯去血腥，切片，用精盐、生粉、米酒、姜腌渍；大蒜去皮，洗净。❷锅置武火上，倒入花生油，烧至八成热时，下入白鳝片爆熟，捞出沥油；另起油锅，下入姜、大蒜、葱爆香，放入白鳝片、料酒、掺入少许鲜汤，放入精盐、酱油烧至入味，用湿生粉勾芡，起锅即可。

食用方法　佐餐，适量食用。

功效　补脾和胃，理气消食。适用于防治高脂血症、动脉粥样硬化症、肥胖症；亦可用于脚气病、营养不良属脾虚者。

洋参雪蛤汤

用料　雪蛤 100 克，西洋参 10 克，山楂 10 克，料酒 10 毫升，姜 5 克，精盐 3 克，鸡精 2 克。

制作方法　❶西洋参洗净，润透，切片；山

楂洗净，润透；雪蛤洗净，发透，去黑筋；姜去皮，切片。❷ 将雪蛤放入炖锅内，放入西洋参、山楂、姜片、料酒、精盐、鸡精，加入清水。❸ 将炖锅置武火上烧沸，转用文火炖1小时，即可食用。

食用方法 佐餐，适量食用。

功效 滋阴补血，降低血压。适用于高血压症风痰上逆型病人。脏寒、郁火、中阳衰微及胃有寒湿者忌食。

党参雪蛤鲍鱼汤

用料 鲍鱼100克，雪蛤15克，党参15克，大蒜10克，姜5克，精盐3克，白糖1克，花生油15毫升。

制作方法 ❶ 雪蛤发透，去黑仔及筋膜；鲍鱼发透，剖十字花刀；党参洗净，切片；大蒜去皮，切片；姜去皮，切片。❷ 将炒锅置武火上烧热，加入花生油，烧六成热时，放入姜、大蒜爆香，加入鸡汤，下入鲍鱼，放入党参片、雪蛤、文火炖45分钟，放入精盐、白糖，调味即成。

食用方法 佐餐，适量食用。

功效 补气血，降血压。适用于高血压症风痰上逆型病人。感冒、便溏者忌服。

淮杞党参煲田螺

用料 田螺250克，苦瓜100克，淮山药15克，枸杞子15克，党参10克，姜5克，葱10克，大蒜10克，精盐3克，料酒10毫升，鸡汤适量，花生油15毫升。

制作方法 ❶ 淮山药洗净，润透，切片；枸杞子去杂质，洗净；党参洗净，切片；苦瓜洗净，去籽，切成4厘米见方的块；田螺洗净，切片，放入精盐、料酒腌渍；姜去皮，切片；葱洗净，切段；大蒜去皮，切两半，待用。❷ 将锅置武火上烧热，倒入花生油，下入大蒜、姜、葱爆香，掺入鸡汤，放入田螺、党参、淮山药、枸杞子、精盐，用

武火烧沸后，转用文火煲30分即成。

食用方法 佐餐，适量食用。

功效 滋阴补血，降低血压。适用于高血压症风痰上逆型病人。实邪症病人忌食。

旱莲三鲜羹

用料 鲜瑶柱50克，花枝（鲜墨鱼）50克，鲜鱿鱼50克，墨旱莲10克，大蒜20克，胡椒粉2克，花生油10毫升，精盐2克，鸡汤适量。

制作方法 ❶ 墨旱莲洗净；瑶柱洗净，切成小颗粒；花枝、鱿鱼洗净，剁成小颗粒，待用。❷ 将炒锅置武火上烧热，倒入花生油，下入大蒜爆香，掺入鸡汤，烧沸，放入瑶柱、花枝、鱿鱼、墨旱莲，用文火煮35分钟，用精盐调味，即可食用。

食用方法 佐餐，适量食用。

功效 滋阴补肺，益气补血。适用于高血压症风痰上逆型病人。大便溏泄者及有湿痰者忌食。

首乌人参炖圆贝

用料 圆贝6只，鲜人参15克，何首乌10克，火腿肉5克，鸡肉500克，姜5克，大蒜10克，精盐3克，葱10克，上汤350毫升。

制作方法 ❶ 鲜人参洗净，切片；何首乌洗净，切片；圆贝洗净，取肉，一切两半；鸡肉洗净，切块，入沸水锅中余去血水；火腿肉切片；大蒜去皮，切片；姜去皮，切片；葱洗净，切段。❷ 将何首乌、鲜人参、圆贝、鸡肉、火腿片、大蒜、姜、葱、精盐同放炖盅内，加入上汤，隔水用中火炖180分钟，即可食用。

食用方法 佐餐，适量食用。

功效 补气，益肝，降压。适用于高血压症风痰上逆型病人。凡有实证、热证、感冒病人忌食。

菊花龙凤汤

用料 白花蛇1条，鸡1只，菊花10克，大蒜20克，姜5克，葱10克，精盐3克，鸡汤适量。

制作方法 ❶ 白花蛇用黄酒泡透，切成段；菊花洗净；鸡宰杀后，去内脏、爪、洗净，切 4 厘米见方的块，入沸水锅中氽去血水；大蒜去皮，切片；姜去皮，切片；葱洗净，切段。❷ 将白花蛇置炖锅内，加入鸡块、大蒜、姜、葱、精盐、鸡汤、菊花、精盐，置武火上烧沸，转用文火炖 2 小时，即可食用。

食用方法 佐餐，适量食用。

功效 祛风，除湿，降压。适用于高血压症风痰上逆型病人。脾胃虚弱者忌食。

双花猪脑羹

用料 猪脑 2 只，菊花 10 克，金银花 10 克，料酒 10 毫升，姜 5 克，葱 5 克，大蒜 10 克，精盐 3 克，鸡汤 250 毫升，花生油 10 毫升。

制作方法 ❶ 金银花、菊花洗净；猪脑去红腺筋膜，洗净，入沸水锅中氽去血水；姜、大蒜去皮，剁碎；葱洗净，切花。❷ 将炒锅置武火上烧热，倒入花生油，下入姜、葱、大蒜爆香，掺入鸡汤，放金银花、菊花、料酒、猪脑烧沸，调入精盐即成。

食用方法 佐餐，适量食用。

功效 疏风清热，平肝明目，补脑降压。适用于高血压症风痰上逆型病人。

菊花老龟汤

用料 乌龟 1 只，鲜菊花 50 克，精盐 3 克，蛋清 1 个，姜 5 克，大蒜 10 克，料酒 3 毫升，鸡汤 400 毫升，生粉 5 克。

制作方法 ❶ 鲜菊花洗净；乌龟宰杀后，洗净，剔去爪、头、尾，切块，加精盐、料酒、生粉、蛋清腌渍；姜去皮，切片；大蒜去皮，切片。❷ 炖锅内加入鸡汤，置武火上烧沸，下入乌龟、姜、大蒜，用文火煮 30 分钟，加入精盐搅匀，撒上菊花，即可食用。

食用方法 佐餐，适量食用。

功效 疏风清热，降低血压。适用于高血压症风痰上逆型病人。

茯苓天麻炖鲍鱼

用料 鲍鱼 200 克，天麻 20 克，茯苓粉 10 克，菜胆 50 克，料酒 8 毫升，精盐 3 克，胡椒粉 2 克，姜 4 克，葱 8 克，香油 2 毫升，上汤适量。

制作方法 ❶ 天麻洗净，用第二次淘米水发透，切片；鲍鱼洗净，发透，切成 3 厘米见方的薄片；菜胆洗净；姜去皮，切片；葱洗净，切段。❷ 将鲍鱼、茯苓粉、天麻、姜、葱、料酒同放炖锅内，加入上汤，隔水炖 180 分钟，放入精盐、菜胆、香油、胡椒粉，烧沸即成。

食用方法 佐餐，适量食用。

功效 平肝熄风、降低血压。适用于高血压症风痰上逆型病人。

2.7.3 妇科病

妇科疾病即为女性生殖系统的疾病，包括外阴疾病、阴道疾病、子宫疾病、输卵管疾病、卵巢疾病等。引起妇科病的原因不外乎生理和病理两方面的原因。生理原因包括：❶ 女性外阴皮肤娇嫩，汗腺丰富，皱褶多，隐蔽不暴露，透气性差，容易被细菌等病原体攻击。❷ 女性生殖器、腹腔与外界相连，细菌可从阴道进入子宫。❸ 阴道中有大量的乳酸杆菌，可以分解糖原产生乳酸，使阴道呈酸性环境，不利于有害细菌的生长。然而，当局部抵抗力下降时，一些细菌和病原体会导致感染。❹ 阴道口靠近尿道口和肛门，易被尿液和粪便污染。❺ 由于月经、妊娠等原因，子宫颈长期浸泡在刺激性分泌物中，上皮脱落，容易导致子宫颈内膜褶皱，腺体内隐藏着多种病原体。

病理原因包括：❶ 经期不注意卫生，使用不洁卫生垫，经期发生性行为等。❷ 妇科手术，如人流、分娩等，会损伤宫颈和阴道，引起感染。❸ 女性外阴和阴道黏膜是参与性活动的重要器官，性生活会对局部组织造成损伤或交叉感染。

中医认为，导致妇科疾病的因素主要有六淫侵袭、七情过极、劳逸过度、房事不节、环境变迁等，同时，由于女性有经、带、胎、产等不同于男子的生理特点，在经、带、胎、产期中易于伤血，使机体常处于血不足而气有余的病理状态。

治疗妇科疾病时要从整体观念出发，分不同情况进行。适当的饮食调理也会有利于疾病的康复。

桑寄首乌鸭蛋汤

用料 鸭蛋2个，首乌15克，桑寄生15克，枸杞子15克，红枣（去核）6枚，红糖30克。

制作方法 ❶将首乌洗净，浸透，切片；桑寄生、枸杞子洗净浸泡；将鸭蛋煮熟去壳。❷将首乌、桑寄生放入锅内，加清水适量，武火煮沸后，放入鸭蛋，改用文火煮30分钟后，加入枸杞子、红枣、红糖煮10分钟即成。

食用方法 饮汤，吃蛋。每天1次。

功效 养血补肾，黑发悦颜。适用于血虚体弱、脱发不生、头晕目花、未老先衰、四肢麻木、孕妇血虚、胎动不安、产后乳汁不足等症。大便溏泄及有湿痰者忌服。

人参黄芪白莲汤

用料 人参15克，黄芪15克，大枣（去核）12枚，白莲子（去心）30克，枸杞子30克，冰糖末15克。

制作方法 ❶将人参、黄芪洗净，切3厘米段；白莲子洗净，浸泡一晚；大枣去核洗净；枸杞子浸润。❷将人参、黄芪、大枣、枸杞子、白莲子放入砂锅内，加清水适量，置武火上烧沸后改文火煮30分钟，加入冰糖末即成。

食用方法 每天1次，于月经前连用5～7次。

功效 益气养血。适用于月经超前、量多、色淡、质地清稀及神疲倦怠、食欲缺乏、气短心悸、乏力、小腹有空坠感等症。有实邪、气滞、怒火盛者忌服。

杜仲黑豆煮鸡蛋

用料 鸡蛋2个，黑豆100克，杜仲10克，黄酒20毫升。

制作方法 ❶将黑豆洗净，浸泡一夜；鸡蛋煮熟去壳；杜仲洗净，用盐水炒后打成细末。❷黑豆、鸡蛋放入锅内，加入清水适量，将锅置武火上烧沸，改用文火煮30分钟后加入杜仲粉、黄酒即成。

食用方法 每天1次，单独食用。

功效 温阳祛寒，补血通经。适用于月经延期、腰酸乏力、小便清长、舌质淡红、苔薄白、脉沉细等症。阴虚火旺者忌食。

川芎鸡血藤蛋汤

用料 鸡蛋2个，川芎9克，鸡血藤30克，精盐3克，胡椒粉2克。

制作方法 ❶将川芎、鸡血藤浸润切片；鸡蛋煮熟后去壳。❷将川芎、鸡血藤、鸡蛋放入锅内，加入清水适量，锅置武火上烧沸后，改用文火煮30分钟，加入盐、胡椒粉即成。

食用方法 每天1次，单独食用。

功效 活血行瘀，通经止痛。适用于妇女月经不调、经闭、痛经等症。阴虚火旺者忌食。

银耳紫珠旱莲汤

用料 银耳12克，紫珠草9克，墨旱莲9克，白糖15克。

制作方法 ❶将银耳洗净，去根蒂，撕成小块；紫珠草、墨旱莲洗净。❷将银耳、紫珠草、墨旱莲放入砂锅中，加清水适量，煮40分钟后加入白糖即成。

食用方法 每天1次，单独食用。

功效　收敛止血。适用于妇女崩漏、咯血、衄血、尿血、便血等症。风寒咳嗽者忌食。

三味鸡蛋汤

用料　鸡蛋 2 个，益母草 100 克，陈皮 10 克，当归 10 克，川芎 9 克。

制作方法　❶ 将益母草洗净；陈皮浸润切丝；川芎浸润切片；当归浸润切段；鸡蛋煮熟，去壳；❷ 将益母草、陈皮、当归、川芎、鸡蛋放入砂锅中，加清水适量，煮 30～40 分钟即可。

食用方法　每天 1 次，单独食用。

功效　行气活血，补血调经。适用于血瘀型月经滞后、量少色淡、小腹空痛、神疲乏力、头晕目眩、心悸不寐等症。湿热者忌服。

桑续鸡蛋汤

用料　鸡蛋 2 个，桑寄生 15 克，续断 30 克，菟丝子 15 克，精盐 3 克。

制作方法　❶ 将桑寄生洗净；续断洗净切段；菟丝子洗净；鸡蛋煮熟去壳备用。❷ 将桑寄生、续断、菟丝子、鸡蛋放入砂锅中，加清水适量，置武火上烧沸，改用文火煮 20 分钟后加入盐即成。

食用方法　饮汤，吃鸡蛋，每天 1 次。

功效　补益肝肾，强壮筋骨，养血安胎。适用于肝肾亏虚、胎动不安、胎漏、阴道下血、腰膝酸痛、四肢麻木、筋骨萎弱等症。阴虚火旺者忌食。

茯苓薏米汤

用料　茯苓 30 克，薏苡仁 20 克，精盐 3 克，味精 3 克，香油 3 毫升。

制作方法　❶ 将茯苓浸润，切片；薏苡仁洗净备用。❷ 将茯苓、薏苡仁放入锅内，加水适量，置武火上烧沸，改文火煎成浓汤，调入精汤、味精，滴入香油即可食用。

食用方法　每天煎 1 次，单独食用。

功效　健脾、抗癌、益胃。适用于胃癌、食

管癌、子宫癌、乳腺癌等症的辅助治疗。精滑者忌服。

归芪鸡蛋汤

用料　鸡蛋 4 个，当归 10 克，黄芪 6 克，红枣 12 枚，精盐 3 克，胡椒粉 3 克。

制作方法　❶ 鸡蛋煮熟去壳；红枣（去核）洗净；当归、黄芪洗净切片。❷ 把全部用料放入锅内，加清水适量，武火煮滚后，改文火煲 30 分钟，加精盐、胡椒粉调味成咸汤或加糖调成甜品。

食用方法　佐餐食用。

功效　益气养血，润泽肌肤。适用于气虚而产、面色萎黄、肌肤无华或妇女产后行经后血虚头晕、血虚劳热等症。湿盛中满、泄泻者忌服。

红糖阿胶糯米粥

用料　糯米 100 克，阿胶 12 克，红糖 15 克。

制作方法　❶ 将糯米洗净，去杂质；阿胶切小丁。❷ 将糯米放入砂锅内，加入清水适量，置于武火上烧沸，改用文火熬煮 30 分钟后，加入阿胶丁、红糖，融化后即成。

食用方法　早餐食用。

功效　养血，止血，安胎。适用于妊娠胎动不安、先兆流产、月经过多等症。脾胃虚弱者慎服。

红花三七煮鸡蛋

用料　鸡蛋 2 个，红花 30 克，三七 15 克，白糖 20 克。

制作方法　❶ 将三七洗净，切片；红花洗净；鸡蛋煮熟后去壳备用。❷ 将红花、三七、鸡蛋放入锅中，加入清水适量，置于武火上烧沸，改用文火熬煮 30 分钟后加入白糖即成。

食用方法　早餐食用。

功效　活血补血，舒筋活络。适用于月经不调、经闭、贫血、腰膝酸痛等症。阴虚火旺者忌食。

砂仁鱼肚糯米粥

用料　鱼肚 30 克，砂仁 15 克，糯米 50 克，老姜 10 克，香葱 10 克，精盐 2 克，胡椒粉 2 克，料酒 10 毫升。

制作方法　❶将鱼肚用温油发透，温水浸泡至软，切小块；糯米淘洗干净；砂仁洗净，拍破；姜拍松，葱切花。❷锅置于武火上，加入清水，烧沸后下入鱼肚、砂仁、姜、葱、糯米，改用文火煮50 分钟，调入精盐、胡椒粉即可。

食用方法　早餐食用。

功效　补中益气，养血，补肾益精。适用于妇女脾肾虚弱、腰酸、白带过多等症。

参汁枸杞蒸蛋

用料　鸡蛋 2 个，人参 3 克，枸杞子 30 克，精盐 2 克，花生油 20 毫升。

制作方法　❶将枸杞子洗净，浸润备用；鸡蛋去壳打入碗内，搅拌均匀；人参洗净后，用水煎煮后，去渣留汁。❷将鸡蛋、人参汁、盐搅拌均匀，上面撒上枸杞子后，上笼蒸 20 分钟后加入花生油即成。

食用方法　佐餐食用。

功效　大补元气，固脱生津，安神。适用于白带过多、劳伤虚损、食少、倦怠、反胃吐食、虚咳喘促、惊悸、健忘、眩晕头痛、妇女崩漏、气血津液不足等症。阴虚火旺者忌食。

砂仁蒸瓜方

用料　冬瓜 30 克，砂仁 3 克，精盐 3 克，料酒 10 毫升，姜 10 克，葱 10 克，香油 5 毫升，豆粉 5 克。

制作方法　❶先将冬瓜去皮洗净，切成 3 厘米见方的块，置碟上加入砂仁、盐、姜、葱、料酒、香油。❷将瓜上笼蒸 20 分钟后，用水芡粉勾汁，淋在瓜上即成。

食用方法　佐餐食用。

功效　醒脾开胃，利湿止呕。适用于妊娠呕吐。阴虚有热者忌食。

盐制芝麻

用料　黑芝麻 120 克，精盐 30 克。

制作方法　❶将芝麻去泥沙、洗净，放入锡箔纸中包好备用。❷将盐放入小砂锅内，芝麻包放入盐中，将锅置武火上烧 8 分钟，取出芝麻即可。

食用方法　1 天内分 3 次食完，连服数日。

功效　强身，养血，通乳。适用于产后乳汁缺乏、腰膝酸软等症。便溏者忌食。

姜汁醪糟炖生蚌

用料　蚌肉 150 克，酒糟 150 克，姜汁 30 毫升，白糖 10 克。

制作方法　❶把蚌肉去泥沙洗净备用。❷酒糟放入锅中，加入适量清水，置旺火上烧沸后下入蚌肉、姜汁、白糖，煮熟即成。

食用方法　佐餐食用。

功效　热血，除湿，滋阴。适用于白带多、月经量多、四肢寒冷等症。阴虚痰咳者忌食。

鳖甲红花蒸螃蟹

用料　螃蟹 500 克，鳖甲 20 克，红花 5 克，米酒 2 汤匙，生姜 15 克，大葱 10 克，盐 10 克，鸡精 5 克。

制作方法　❶将螃蟹洗净，砍成 4 块放入碟中；红花洗净；鳖甲洗净，打粉；姜、葱切丝备用。❷将米酒、盐、鸡精、红花和螃蟹拌匀放入碟中，鳖甲粉、生姜、大葱放在螃蟹上，将螃蟹放入蒸屉内武火蒸 10 分钟即成。

食用方法　食蟹肉并饮汁。

功效　养筋益气，活血解结，散瘀。适用于产妇恶露排出不畅、下腹隐隐作痛等。

银耳焖鲶鱼

用料 鲶鱼 1 条，银耳 20 克，陈皮 5 克，精盐、胡椒粉少许，料酒 12 毫升，姜 10 克，葱 10 克。

制作方法 ❶ 鲶鱼开膛洗净，去鳃、内脏后剁成块，用精盐、料酒腌 30 分钟；银耳用清水浸透，发开去根蒂，洗净，撕成小片；陈皮用清水浸泡，洗干净，切成块。❷ 先将银耳、陈皮放入煲内，加入清水，置武火上烧沸，然后改用中火继续焖 40 分钟，加入鲶鱼、姜、葱、料酒、胡椒粉，捞出陈皮不用，调入精盐即可盛碗食用。

食用方法 佐餐食用。

功效 活血祛瘀，消肿散结，补益气血。适用于跌打瘀伤或妇女产后小腹疼痛、恶露瘀血多等症。风寒咳嗽者忌食。

黄芪蒸乌鸡

用料 乌鸡 1 只，黄芪 6 克，葱 10 克，姜 10 克，精盐 4 克，料酒 10 毫升。

制作方法 ❶ 将黄芪洗净切成短段。❷ 乌鸡宰后去内脏；把黄芪装入鸡腹内，放入姜、葱、料酒、盐入锅蒸 30 分钟即成。

食用方法 每周 2 次，佐餐食用。

功效 温中补虚，益气生血。适用于病后气血不足、老人体弱、癌症手术后身体虚弱、妇科肿瘤重度虚弱等症。实证及阴虚者忌服。

花生焖猪脚

用料 猪脚 1 只（切块），花生 250 克，无花果 50 克，精盐 3 克，姜 10 克，葱 10 克，料酒 2 毫升，酱油 5 毫升。

制作方法 ❶ 先将猪脚烧去毛，洗净，剁成块；花生、无花果、姜、葱洗净；姜拍松，葱挽结。❷ 炖锅内注入清水，放入猪脚、无花果、花生、姜、葱、料酒、焖 3 小时，然后再放入精盐、酱油

即可。

食用方法 每周 2 次，佐餐食用。

功效 益气养血，补虚生乳。适用于产后乳汁缺乏者。

阿胶鸡蛋汤

用料 鸡蛋 1 个，阿胶 10 克，精盐 3 克，香油 2 毫升。

制作方法 ❶ 阿胶用一碗水煮溶；鸡蛋去壳搅匀，倒入阿胶中，煮成蛋花汤。❷ 锅中放入清水，倒入蛋花汤、精盐、香油，蛋液凝固即成。

食用方法 佐餐食用。

功效 滋阴润燥，养血安胎，宁心除烦。适用于妊娠胎动不安、烦躁不宁等症。脾胃虚弱者慎服。

茯苓姜汁炒章鱼

用料 新鲜章鱼 250 克，茯苓 15 克，姜汁 5 毫升，大葱 15 克，精盐 3 克，料酒 3 毫升，生粉 3 克，花生油 20 毫升。

制作方法 ❶ 将新鲜章鱼洗净切块；茯苓浸润后切片，葱切段备用。❷ 锅内加入花生油置武火上，油温六成热时，放入大葱、章鱼、茯苓，炒香后加入精盐、生粉、姜汁、料酒勾汁收浓即可起锅装盘。

食用方法 佐餐食用。

功效 开胃，益气，补血。适用于病后体虚、产后血虚、贫血等症。精滑者忌服。

阿胶鸭蛋汤

用料 鸭蛋 1 个，阿胶 25 克，红糖 15 克。

制作方法 ❶ 将鸭蛋煮熟，去壳；阿胶切粒备用。❷ 将清水注入锅中，锅置武火上烧沸后加入阿胶、红糖煮沸，最后加入鸭蛋煮 15 分钟即成。

食用方法 单独食用。

功效 补气血，滋阴润肺。适用于心血虚损、

心悸、燥咳、崩漏、先兆流产、产后虚弱等症。脾胃虚弱者慎服。

鸡蛋银耳羹

用料 鸡蛋1个，银耳80克，冰糖80克。

制作方法 ❶银耳放入盆内，加入温水适量，浸泡约30分钟，待其发透后，摘去蒂头，择净杂质，用手将银耳分成片状，然后倒入洁净的铝锅内，加水适量，置大火烧沸后，移小火上继续熬2～3小时，待银耳煮烂为止。❷将冰糖放入另一锅中，加水适量，置小火上溶化成汁，用纱布过滤；将鸡蛋清倒入少量搅匀，倒入锅内搅拌，烧沸后除去浮沫，将糖汁倒入银耳锅内，搅匀即可食用。

食用方法 餐后或单独食用。

功效 养阴润肺，生津，补脑强心，和血止血。适用于癌症、肺热或肺虚咳嗽、肺结核、咯血、妇女血崩、胃出血、痔疮出血等症。风寒咳嗽者忌服。

阿胶炖豆腐

用料 豆腐250克，阿胶30克，精盐3克，香油1毫升。

制作方法 ❶将阿胶切粒；豆腐切成块。❷置武火上，注入鲜汤，下入阿胶煮沸，再下入豆腐，调入精盐烧沸后滴入香油即可食用。

食用方法 佐餐食用。

功效 补气血，滋阴润肺。适用于产后血虚、先兆流产等症。脾胃虚弱者慎服。

杜仲蒸羊肝

用料 羊肝150克，杜仲20克，精盐3克，姜10克，葱10克，料酒10毫升，生粉3克，花生油少许。

制作方法 ❶将杜仲切丝，用盐水炒干；羊肝去筋膜，切片，加入生粉、精盐、料酒、花生油拌匀；姜、葱洗净，姜切片，葱切段。❷将羊肝放入蒸盘，放入杜仲、姜、葱，将蒸盘放入蒸锅内，蒸15分钟即可。

食用方法 佐餐食用。

功效 补肝肾，健脾，除湿，安胎。适用于肾虚腰痛、妇女白带过多、先兆流产、胎动不安等症。阴虚火旺者忌服。

苎麻根鲤鱼粥

用料 鲤鱼500克，苎麻根30克，糯米100克，清水适量，精盐3克，姜10克，葱10克。

制作方法 ❶将鲤鱼去鳞，洗净，切片；苎麻根洗净，切段；糯米淘洗干净；葱、姜洗净切花。❷将清水注入锅中，置武火上，加入糯米、苎麻根煲50分钟后加入鱼片、精盐、葱、姜，炖熟即可食用。

食用方法 早餐食用。

功效 安胎。适用于妊娠腹痛、胎动不安等症。便溏者忌食。

枸杞肉丝糯米粥

用料 猪瘦肉60克，枸杞子20克，糯米100克，鱼胶30克，葱5克，姜5克，精盐3克，料酒、生粉适量。

制作方法 ❶将枸杞子浸润发透；糯米洗净；葱（去须）洗净，切花；姜洗净，切丝；鱼胶用温油发透，用温水浸泡至软，切丝；猪瘦肉洗净，切成肉丝，用生粉、精盐、料酒腌好。❷把糯米、鱼胶放入锅内，加清水适量，文火煮成粥，放肉丝、姜、葱煮沸，加入枸杞子、精盐即可食用。

食用方法 早餐食用。

功效 补益气血，滋肾健脾。适用于消瘦虚弱、不思饮食、子宫寒冷等症。脾湿痰多者不宜。

核桃火麻粥

用料 火麻仁 15 克，核桃仁 30 克，粳米 50 克，精盐 3 克，清水适量。

制作方法 ❶火麻仁洗净，加少许水捣烂；核桃仁洗净；粳米洗净去杂质备用。❷将粳米放入锅内，加清水适量，置武火上烧沸，改用文火熬煮 30 分钟后加火麻仁、核桃仁、精盐煮 10 分钟即可。

食用方法 佐餐食用。

功效 润燥，滑肠，通淋。适用于老人肠燥便秘、妇女产后便秘、膀胱湿热、小便淋沥等症。便溏者忌食。

北芪杜仲糯米粥

用料 北芪 30 克，糯米 50 克，精盐 3 克，杜仲 10 克。

制作方法 ❶将北芪洗净，润透，切片；杜仲盐水炒后打粉；糯米淘洗干净。❷将清水注入锅中，加入水、糯米、北芪、杜仲粉煮熟，调入精盐即可食用。

食用方法 早餐食用。

功效 益气补脾，安胎消肿。适用于妊娠腹痛、胎动不安等症。阴虚火旺者不宜多食。

松子核桃粥

用料 松子仁 30 克，核桃仁 50 克，大米 150 克。

制作方法 ❶将松子仁、核桃仁洗净；大米淘洗干净。❷锅内注入清水，放入大米、松子仁、核桃仁煮 40 分钟即可。

食用方法 早餐食用。

功效 润肠通便，益智。适用于便秘、产后恶露排出不畅等症。便溏者忌食。

2.8 清明饮食处方

清明是全年第 5 个节气。清明时节，时而风，时而雨，有时还会出现"倒春寒"。风多、雨多是清明节前后的气候特征，但人们扫墓踏青，户外活动增多，如果不加留心，就容易受到风邪的侵犯。在这个节气易出现心脑血管病、荨麻疹、青春痘等疾病。

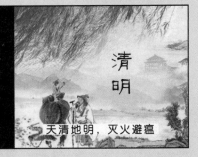

清明

天清地明，灭火避瘟

2.8.1 荨麻疹

荨麻疹又称风疹块，是因为某些原因导致皮肤的小血管扩张、渗透性增加而发生的一种皮肤局部水肿，一般可在 2 ~ 24 小时内自行消退，但可反复出现新的皮疹。荨麻疹的病因非常复杂，大部分病人找不到具体原因，尤其是慢性荨麻疹。归纳起来，引起荨麻疹的常见因素包括食物及食物添加剂、感染、用药、机械刺激、过冷过热、日晒、昆虫叮咬、精神因素、内分泌改变、遗传因素等。

中医认为，荨麻疹的病因，内因为素体禀赋不耐、卫外不固，外因为风寒湿热诸邪乘袭、搏结于肌表腠理而发病，久之气血耗伤、气血两虚、营卫不固，而易复发。

桑叶知母饮

用料　桑叶 10 克，防风、荆芥、薄荷、赤芍、黄柏、紫草各 10 克，菊花 6 克，生地黄、金银花各 20 克，甘草 5 克，白糖 30 克。

制作方法　❶ 以上药物（除薄荷外）洗干净放入瓦锅内，加水适量。❷ 瓦锅置武火上烧沸，再用文火煎煮 25 分钟，再下入薄荷，煮 3 分钟，停火，过滤去渣，留汁液，在汁液内加入白糖即成。

食用方法　每天 3 次，每次饮 150 毫升。

功效　祛风，清热，解毒，止痒。适用于荨麻疹皮肤瘙痒，疼如针刺的病人饮用尤佳。

地骨皮饮

用料　地骨皮 9 克，生地黄 15 克，骨碎补、露蜂房、地肤子各 6 克，白蒺藜、胡麻仁、豨草、荷叶各 10 克，羌活、蝉衣、牡丹皮各 3 克，白糖 30 克。

制作方法　❶ 胡麻仁炒香，牡丹皮清炒；其余药物洗干净，放入瓦锅内，加水适量。❷ 锅置武火上烧沸，再用文火煎煮 25 分钟，停火，过滤留汁液，加入白糖搅匀即成。

食用方法　每天 3 次，每次饮 150 毫升。

功效　清热利湿，止痒。适用于荨麻疹血燥型病人。

附子赤芍饮

用料　熟附片 10 克，生大黄、生甘草各 5 克，黄连、黄芩、黄芪各 9 克，当归、赤芍、白芍、防风各 10 克，乌梅 5 克，白糖 30 克。

制作方法　❶ 熟附片洗净，放入炖杯内煮 30 分钟待用。❷ 把其余药物洗净与熟附片同放炖锅内，加入清水适量，置武火上烧沸，再用文火煎煮 25 分钟，滤去渣，留汁液，在汁液里加入白糖搅匀即成。

食用方法　每天 1 次，每次饮 150 克。

功效　清理湿热，止痒。适用于慢性荨麻疹病人。

防风蝉蜕饮

用料　防风 12 克，生地黄、熟地黄、白蒺藜、生黄芪各 20 克，当归、川芎、皂角刺、苦参、泽泻、蝉蜕各 12 克，白糖 30 克。

制作方法　❶ 以上药物洗干净，放入瓦锅内，加水适量。❷ 瓦锅置武火上烧沸，再用文火煎煮 25 分钟，停火，过滤去渣，留汁液，加入白糖搅匀即成。

食用方法　每天 3 次，每次饮 150 毫升。

功效　祛风凉血，调营和卫。适用于急性荨麻疹病人。

巴戟饮

用料　巴戟天 12 克，附子、鹿角片各 6 克，肉桂 3 克，淫羊藿、山药、山茱萸肉、泽泻、茯苓各 10 克，熟地黄、仙茅各 15 克，炙甘草 5 克，白糖 30 克。

制作方法　❶ 附子放入炖杯内，加清水煮 30 分钟待用。❷ 煮过的附子与其余药物同放炖锅内，加水适量，置武火上烧沸，再用文火煎煮 25 分钟，停火，过滤去渣，留汁液，加入白糖搅匀即成。

食用方法　每天 3 次，每次饮 150 毫升。

功效　散风寒，止痒。适用于寒冷型荨麻疹病人。

蕲蛇蜂房饮

用料　蕲蛇 10 克，丹参 15 克，防风、防己、玉竹、苦参、炒赤芍、茯苓各 10 克，露蜂房 12 克，乌梅 6 克，甘草 5 克，全蝎粉 3 克，白糖 30 克。

制作方法　❶ 以上药物（除全蝎粉外）洗干净，放入瓦锅内，加水适量。❷ 瓦锅置武火上烧沸，再用文火煎煮 25 分钟，停火，过滤留汁液，在汁液内加入白糖即成。❸ 服药时，加入全蝎粉饮之。

食用方法　每天 3 次，每次服 150 毫升，全蝎粉 1 克。

功效　祛风，清热，止痒。适用于荨麻疹风湿热郁阻型、患病久治不愈者。

白鲜皮饮

用料　白鲜皮 15 克，藿香、炒荆芥、炒防风、焦山楂、焦神曲、乌梅各 10 克，金银花、连翘、大腹皮各 15 克，木香 5 克，益母草 25 克，白糖 30 克。

制作方法　❶ 以上药物放入瓦锅内，加水适量。❷ 瓦锅置武火上烧沸，再用文火煎煮 25 分钟，停火，过滤去渣，留汁液，加入白糖搅匀即成。

食用方法　每天 3 次，每次服 150 毫升。

功效　祛风、清热、止痒。适用于荨麻疹风湿热滞型病人。

荆芥僵蚕饮

用料　炙麻黄、荆芥各 5 克，僵蚕、白蒺藜、生地黄、牡丹皮、赤芍各 10 克，地肤子、槐花各 12 克，白糖 30 克。

制作方法　❶ 以上药物洗干净，放入瓦锅内，加水适量。❷ 瓦锅置武火上烧沸，再用文火煎煮 25 分钟，停火，过滤留汁液，加入白糖搅匀即成。

食用方法　每天 3 次，每次 150 毫升。

功效　疏风清热，止痒。适用于顽固性荨麻疹。

生地黑豆汤

用料　生地黄 20 克，防风 6 克，山楂 6 克，黑豆 100 克，盐 4 克。

制作方法　❶ 生地黄洗净，切片；防风、山楂、黑豆淘洗干净。❷ 黑豆、生地黄、山楂、防风同放炖锅内，加水适量，置武火上烧沸，再用文火

炖煮 45 分钟，加入盐即成。

食用方法　每天 1 次，每次吃黑豆 80 克，喝汤，既可佐餐又可单食。

功效　祛风清热，止痒。适用于荨麻疹风胜热盛型病人。

赤芍冬瓜汤

用料　赤芍 10 克，菊花 6 克，蜂蜜 30 克，冬瓜（带皮）500 克。

制作方法　❶ 赤芍、菊花洗净，冬瓜洗净，切成 4 厘米长、3 厘米宽的块。❷ 赤芍、冬瓜同放炖锅内，加水适量，置武火上烧沸，再用文火炖煮 35 分钟，加入菊花、蜂蜜再煮 5 分钟即成。

食用方法　每天 1 次，每次吃冬瓜 100 ~ 150 克，喝汤，既可佐餐，又可单食。

功效　祛风、清热、明目、止痒。适用于风胜热盛型荨麻疹病人。

二豆汁

用料　黄豆 30 克，绿豆 30 克，白糖 30 克。

制作方法　❶ 黄豆、绿豆打成细粉。❷ 黄豆、绿豆细粉放入盆内，加入冷开水 1000 毫升，搅匀沉淀，滗出汁液，加入白糖，装入茶瓶内即成。

食用方法　每天 3 次，每次饮 100 毫升。

功效　泻火，凉血，解毒，止痒。适用于食物中毒或服药后发病荨麻疹病人。

甘草绿豆汤

用料　生甘草 15 克，绿豆 60 克，生石膏 15 克，白糖 30 克。

制作方法　❶ 绿豆淘洗干净，去泥沙杂质；生甘草切片；石膏打成粉。❷ 绿豆、石膏、甘草同放炖杯内，加水适量，置武火上炖煮 30 分钟，停火，过滤，留汁液，在汁液内加入白糖搅匀即成。

食用方法　每天 3 次，每次饮 100 毫升。

功效　泻火，清热，解毒，止痒。适用于食物

药物引起之荨麻疹。

芝麻秆糯米粥

用料 芝麻秆 12 根，糯米 200 克。

制作方法 将芝麻秆切碎入砂锅内，加水 2000 毫升，煎至剩一半，用纱布过滤，取其清汁煮糯米粥。

食用方法 分 2 次服完。

功效 散风热。适用于疹出不匀或瘾疹不透病人。

紫苏红糖粥

用料 紫苏 9 克，红糖 30 克，大米 100 克。

制作方法 ❶紫苏洗净，大米淘洗干净，去泥沙杂质；红糖切碎。❷大米、紫苏同放瓦锅内，加水适量，置武火上烧沸，再用文火煮 30 分钟，加入红糖即成。

食用方法 每天 1 次，每次吃粥 100 ～ 150 克。

功效 疏风散寒，止痒。适用于风寒外袭型荨麻疹病人。

米醋煮木瓜

用料 木瓜 100 克，生姜 10 克，米醋 150 毫升。

制作方法 ❶木瓜洗净，生姜洗净拍破。❷米醋、木瓜、生姜放入瓦锅内，加水 100 毫升，用文火煮至稠干，将木瓜及生姜放入碗中即成。

食用方法 每天 3 次，每次吃 1/3，吃木瓜、生姜。

功效 疏风散寒，温胃止痒。适用于风寒外袭型荨麻疹病人。

五味炖猪肘

用料 猪肘肉 500 克，五味子 6 克，党参 15 克，大枣 10 枚，料酒 6 毫升，姜 4 克，盐 3 克。

制作方法 ❶猪肘去毛，洗净，切 4 厘米见方的块，党参洗净，切 4 厘米长的段；大枣洗净去核；五味子淘洗干净，去泥沙杂质。❷猪肘子肉、大枣、党参、五味子、生姜、料酒同放炖锅内，加水适量，置武火上烧沸，再用文火炖煮 50 分钟，加入盐即成。

食用方法 每天 1 次，每次吃党参、红枣、猪肘肉 100 ～ 150 克，喝汤。

功效 固表，祛风，补气，止痒。适用于卫阳不固型荨麻疹病人。

党参枸杞炖白鸭

用料 白鸭 1 只，党参 20 克，枸杞 20 克，料酒 6 毫升，姜 4 克，盐 5 克。

制作方法 ❶鸭宰杀，去毛、内脏及爪。党参洗净，切 4 厘米长的段；枸杞洗净，除去蒂及杂质；姜拍破。❷生姜、党参、枸杞、鸭肉一同放入炖锅内，加清水适量，放入料酒，置武火上炖 45 分钟，加入盐即成。

食用方法 每天 1 次，每次吃鸭肉、党参、枸杞 100 ～ 150 克，喝汤。

功效 固表，补气，止痒。适用于卫阳不固型荨麻疹病人。

参麦蒸团鱼

用料 团鱼 1 只（500 克），党参 20 克，浮小麦 20 克，红枣 20 克，枸杞 20 克，料酒 6 毫升，姜 6 克，盐 4 克。

制作方法 ❶将团鱼宰杀后，去内脏、头、尾及爪；党参洗净切 4 厘米长的段；浮小麦、枸杞洗净，去杂质；红枣洗净、去核，生姜切片。❷将团鱼、料酒、生姜、党参、浮小麦、红枣、枸杞同放蒸盆内，加入盐，上汤 100 克。❸将蒸盆放入大汽蒸笼内蒸 30 分钟即成。

食用方法 每天 1 次，每次吃团鱼肉、党参、红枣、枸杞 100 ～ 150 克，佐餐食用。

功效　滋阴，补虚，止痒。适用于阴虚火旺型荨麻疹病人。

三黑煮蜂蜜

用料　黑芝麻5克，黑枣15克，黑豆60克，蜂蜜60克。

制作方法　❶黑豆淘洗干净，去泥沙；黑枣洗净去核；黑芝麻炒香。❷黑豆、黑枣、黑芝麻放入炖锅内，加入清水适量，置中火上烧沸，用文火煮30分钟，加入蜂蜜再煮5分钟即成。

食用方法　每天2次，每次吃黑豆、黑芝麻、黑枣30克，单独食用。

功效　滋阴，补气，止痒。适用于阴虚火旺型荨麻疹病人。

归芪炖猪瘦肉

用料　猪瘦肉500克，当归10克，黄芪20克，姜6克，料酒6毫升，盐4克。

制作方法　❶当归洗净，切片；黄芪洗净，浸泡切片，姜切片；猪瘦肉洗净，切4厘米见方的块。❷猪瘦肉、当归、黄芪、姜、料酒、同放炖锅内，加水适量，置武火上炖沸，再用文火炖煮45分钟，加入盐即成。

食用方法　每天1次，每次吃肉100克，喝汤。

功效　补气，补血，气血双补。适用于气血两虚型荨麻疹病人。

红枣蒸乳鸽

用料　乳鸽1只，红枣20克，料酒4毫升，盐3克。

制作方法　❶红枣洗净，去核；乳鸽宰杀后去毛、内脏及爪，切片4厘米见方的块。❷乳鸽、红枣、料酒、盐放入杯内，加水适量，置武火蒸笼内，大汽蒸30分钟，出笼即成。

食用方法　每天1次，每次吃乳鸽1只，喝汤。既可佐餐，又可单食。

功效　补气血，美容颜。适用于气血两虚型荨麻疹病人。

何首乌煮猪心

用料　猪心1只，何首乌10克，浮小麦10克，红枣15克，甘草5克，料酒6毫升，姜5克，盐3克。

制作方法　❶猪心洗净，切成薄片；何首乌、浮小麦、红枣、甘草洗净。❷猪心片、何首乌、浮小麦、红枣、甘草、姜片、料酒同放炖锅内，加水适量，置武火上烧沸，再用文火炖煮30分钟，加入盐即成。

食用方法　每天1次，每次吃猪心、红枣、何首乌100克，喝汤。

功效　补血宁心，止痒。适用于心阴不足型荨麻疹病人。

山药薏米煲泥鳅

用料　泥鳅250克，山药15克，薏苡仁20克，玉米须30克，料酒6毫升，盐3克。

制作方法　❶山药洗净切薄片；薏苡仁淘洗干净去杂质，泥鳅洗净去内脏和头。❷泥鳅、山药、薏苡仁、料酒同放炖锅内，加水适量，置武火上烧沸，再用文火炖煮30分钟，加入盐即成。

食用方法　每天1次，每次吃鳅鱼100克，喝汤。

功效　补脾胃，祛湿热，止痒。适用于荨麻疹脾胃湿热型病人。

鲫鱼炖豆腐

用料　鲫鱼250克，豆腐250克，砂仁10克，料酒6毫升，盐3克，鸡油25毫升。

制作方法　❶鲫鱼去内脏、鳃洗净；豆腐切成4厘米长、2厘米宽的块；砂仁研成粉。❷鲫鱼、料酒、豆腐、砂仁同放炖锅内，加清水适量置武火上烧沸，再用文火炖煮25分钟，加入盐、鸡油即成。

食用方法　每天 1 次，每次吃鲫鱼、豆腐 100
克，喝汤。

功效　健脾胃，除热湿，止痒。适用于荨麻疹
脾胃虚弱、湿热病人。

使君子炖猪瘦肉

用料　瘦猪肉 250 克，使君子 9 克，山楂 15
克，料酒 6 毫升，盐 3 克。

制作方法　❶使君子去壳，将使君子仁一切
两半；山楂切片；猪瘦肉洗净，切 4 厘米长的薄
片。❷使君子、山楂放入炖锅内，加水适量，置
武火上烧沸，再用文火炖煮 25 分钟，加入猪瘦肉，
再煮 25 分钟，加入盐即成。

食用方法　每天 1 次，吃使君子、猪肉，
喝汤。

功效　驱虫，消滞，止痒。适用于虫积伤脾
病人。

南瓜子瘦肉汤

用料　猪瘦肉 250 克，南瓜子 50 克，山楂 15
克，料酒 6 毫升，盐 3 克。

制作方法　❶南瓜子打碎（带皮）；猪瘦肉洗
净切薄片，山楂洗净切片。❷南瓜子、山楂、猪瘦
肉放入炖锅内，加水和料酒，置武火上烧沸，再用
文火炖煮 30 分钟，加入盐即成。

食用方法　每天 2 次，每次吃猪肉 100 克，
喝汤。

功效　驱虫，化食，止痒。适用于虫积伤脾荨
麻疹病人。

蜂蜜槟榔饮

用料　蜂蜜 30 克，槟榔 15 克。

制作方法　❶槟榔打碎，放入炖杯内，加水
适量。❷炖杯置武火上烧沸，再用文火炖煮 25 分
钟，加入蜂蜜，搅匀即成。

食用方法　每天 2 次，每次 1 杯。

功效　杀虫，消积，下气，利水，止痒。适用
于虫积伤脾荨麻疹病人。

红花炖鱿鱼

用料　鱿鱼 250 克，红花 10 克，乌梅 10 克，
山楂 15 克，料酒 6 毫升，盐 4 克，鸡油 30 毫升。

制作方法　❶红花、乌梅、山楂洗净，去泥
沙杂质；鱿鱼洗净，切薄片。❷鱿鱼、乌梅、红
花、山楂、料酒同放炖锅内，加水适量，置武火上
烧沸，再用文火炖煮 25 分钟，加入盐、鸡油搅匀
即成。

食用方法　每天 1 次，每次吃红花、山楂、乌
梅、鱿鱼 100 克，喝汤。

功效　活血化瘀，调摄冲任。适用于妇女月经
不调引起之荨麻疹病人。

冬瓜煮子鸭

用料　子鸭 1 只，冬瓜 500 克，薏苡仁 30 克，
料酒 6 毫升，盐 3 克。

制作方法　❶子鸭宰杀，去毛、内脏及爪。
冬瓜洗净（带皮），切 4 厘米长、2 厘米宽的块；
薏苡仁淘洗干净。❷子鸭、料酒、薏苡仁、冬瓜同
放炖锅内，加水适量，置武火上烧沸，再用文火炖
煮 50 分钟，加入盐即成。

食用方法　每天 1 次，每次吃鸭肉、冬瓜
150 克。

功效　祛湿，消肿，止痒。适用于荨麻疹
病人。

百合煮田螺

用料　田螺 250 克，百合 30 克，料酒 6 毫升，
盐 3 克，鸡油 25 毫升。

制作方法　❶百合洗净，去泥沙杂质；田螺
去壳、内脏，洗净，切成薄片。❷百合、田螺肉
同放炖锅内，加清水适量，放入料酒，置武火上

烧沸，用文火炖煮 40 分钟，加入盐、鸡油即成。

食用方法　每天 1 次，每次吃田螺肉、百合 100 克，喝汤。

功效　清热，解毒，止痒。适用于荨麻疹病人。

2.8.2　青春痘

青春痘又叫痤疮、粉刺，是一种发生于毛囊皮脂腺的慢性炎症性皮肤病，男女青春期多发，但青春期结束后一般能自然减轻或痊愈。本病以好发于面部的丘疹、脓疱、结节等皮损为特征，常影响面部容貌，因而对青少年的心理和社交影响很大。痤疮的发生与皮脂分泌过多、毛囊皮脂腺导管堵塞及细菌感染等因素密切相关。

中医认为，痤疮是由内外合邪而成，外受风热、湿热之邪，蕴阻肌肤，内多由肺、脾胃、肝肾功能失调以及久病痰瘀互结凝滞肌肤而成。

海浮石饮

用料　海浮石 30 克，桑白皮 10 克，金银花 10 克，黄芩 10 克，枇杷叶（去背上茸毛）10 克，黄连 3 克，生甘草 3 克，夏枯草 12 克，白糖 30 克。

制作方法　以上药物洗干净，放入瓦锅内，加水适量，置武火上烧沸，再用文火煎煮 25 分钟，停火，过滤去渣，留汁液，加入白糖搅匀即成。

食用方法　每天 1 次，每次饮 150 毫升。

功效　清热解毒，消肿。适用于痤疮病人。

枳实饮

用料　枳实 9 克，荆芥 6 克，黄连 6 克，薄荷 6 克，栀子 12 克，川芎 9 克，黄芩 12 克，连翘 12 克，白芷 9 克，桔梗 9 克，防风 9 克，白糖 30 克。

制作方法　❶ 以上药物放入瓦锅内，加水适量。❷ 瓦锅置武火上烧沸，再用文火煎煮 25 分钟，停火，过滤去渣，留汁液，加入白糖搅匀

即成。

食用方法　每天 2 次，每次饮 150 毫升。

功效　清热，解毒，祛风，消炎。适用于痤疮病人。

黄芩山栀饮

用料　黄芩 15 克，茵陈 25 克，黄连 5 克，薏苡仁 20 克，生大黄 5 克，生山栀子 15 克，白糖 30 克。

制作方法　❶ 除生大黄外，其余药物洗干净，放入炖锅内，加水适量，置武火上烧沸，再用文火煎煮 25 分钟，加入大黄，煎煮 5 分钟，停火，过滤，留汁液。❷ 在汁液内加入白糖搅匀即成。

食用方法　每天 2 次，每次服 150 毫升。

功效　清肺热，凉血，消肿。适用于痤疮肺热、血热病人。

白果沙参饮

用料　白果 10 克，生石膏 20 克，玉竹 9 克，北沙参 15 克，百合 20 克，山药 15 克，核桃仁 15 克，莲子 20 克，白糖 30 克。

制作方法　❶ 以上药物（生石膏用纱布包紧扎口）放入瓦锅内，加水适量。❷ 瓦锅置武火烧沸，再用文火煎煮 25 分钟，停火，过滤，留汁液，加入白糖搅匀即成。

食用方法　每天 2 次，每次饮 150 毫升。

功效　清肺热，泄积热。适用于痤疮肺、胃积热病人。

山药菠菜汤

用料　瘦猪肉 100 克，山药 20 克，菠菜 30 克，素油 25 毫升，盐 3 克。

制作方法　❶ 山药发透，切薄片，菠菜洗干净，去泥沙，切成 4 厘米长的段；猪肉切片。❷ 将炒锅置武火上烧热，加入素油，烧至六成热时，

下入猪瘦肉，炒变色，加入清水适量，烧沸，下入山药，煮20分钟，下入菠菜煮熟，加入盐即成。

食用方法　每天1次，吃山药、菠菜30克，喝汤。

功效　清热，利尿，健脾，补血。适用于痤疮病人。

玉竹煮心子

用料　猪心1只，玉竹30克，料酒6毫升，盐3克，鸡油25毫升。

制作方法　❶玉竹洗净，浸泡，切成4厘米长的薄片；猪心洗净，用沸水汆去血水，捞起沥干水分，切成薄片。❷猪心、玉竹放入锅内，加水适量，置武火上烧沸，再用文火煎煮25分钟，加入盐即成。

食用方法　每天1次，每次吃玉竹、猪心，喝汤。

功效　滋阴，宁心。适用于痤疮病人。

薏米粥

用料　薏米50克，白糖15克。

制作方法　薏米洗净，加水煮作粥，调白糖服食。

食用方法　每天1次，连用1个月。

功效　健脾，利湿，清热。适用于青春痘。

山楂荷叶粥

用料　山楂15克，荷叶10克，大米100克，白糖30克。

制作方法　❶山楂洗净，切片；荷叶洗净，大米淘洗干净，去泥沙。❷大米、荷叶、山楂同放锅内，加水适量，置武火上烧沸，再用文火煮30分钟，除去荷叶，加入白糖搅匀即成。

食用方法　每天1次，每次吃粥150克。

功效　清热，解毒，化积，软坚。适用于痤疮痰瘀凝结型。

菊花粥

用料　菊花6克，枇杷叶10克，生石膏20克，大米100克，白糖30克。

制作方法　❶菊花洗净；枇杷叶刷去背面毛茸，洗净；生石膏捣碎。❷菊花、生石膏、枇杷叶放入纱布袋内扎紧口；大米淘洗干净，去泥沙。❸药包、大米同放锅内，加水适量，置武火上烧沸，再用文火煮30分钟，除去药包，加入白糖搅匀即成。

食用方法　每天1次，每次吃粥150克。

功效　清热，解毒，消肿。适用于痤疮病人。

白果粥

用料　白果30克，大米100克，白糖30克。

制作方法　❶白果去壳，去心，洗干净；大米淘洗干净，去泥沙。❷白果、大米同放锅内，加入清水，置武火上烧沸，再用文火煮30分钟，加入白糖即成。

食用方法　每天1次，每次吃粥150克。

功效　生津，止渴，清热。适用于痤疮病人。

海藻粥

用料　海藻15克，杏仁12克，薏苡仁20克，大米100克，白糖30克。

制作方法　❶杏仁去皮，洗净；海藻、薏苡仁洗净，去泥沙；大米淘洗干净。❷大米、薏苡仁、海藻、杏仁同放锅内，加水适量，置武火上烧沸，再用文火煮35分钟，加入白糖即成。

食用方法　每天1次，每次吃粥150克。

功效　除湿，散结，消肿。适用于痤疮病人。

桃仁贝母粥

用料　桃仁10克，贝母12克，大米100克，白糖30克。

制作方法 ❶桃仁、贝母洗净，打碎；大米淘洗干净，去泥沙杂质。❷大米、贝母、桃仁同放锅内，加入清水适量，置武火上烧沸，再用文火煮30分钟，加入白糖即成。

食用方法 每天1次，吃粥150克。

功效 活血化瘀，消痰软坚。适用于痤疮痰瘀凝结病人。孕妇忌服。

冰糖百合

用料 冰糖30克，百合30克，绿豆50克。

制作方法 ❶冰糖打碎成屑；百合、绿豆洗净去泥沙，杂质。❷百合、绿豆放入炖杯内，加水适量，置武火上烧沸，再用文火炖煮30分钟，加入冰糖屑即成。

食用方法 每天1次，每次吃1杯。

功效 清热，解毒，消炎。适用于痤疮病人。

薏苡仁荷叶汤

用料 荷叶（鲜）半张，猪瘦肉250克，薏苡仁50克，料酒6毫升，盐3克。

制作方法 ❶薏苡仁淘洗干净；荷叶洗干净；猪瘦肉洗干净，切薄片。❷薏苡仁、荷叶同放锅内，加入清水适量，置武火上烧沸，再用文火煮30分钟，除去荷叶，加入猪肉、盐煮熟即成。

食用方法 每天1次，每次吃猪肉，薏苡仁150克，喝汤。

功效 除湿，清热，解毒。适用于痤疮病人。

山楂荷叶煮香蕉

用料 山楂35克，香蕉2只，荷叶半张，冰糖30克。

制作方法 ❶山楂洗净，切片；香蕉去皮，切3厘米长的段；荷叶洗干净；冰糖打碎成屑。❷冰糖、山楂、荷叶放入炖锅内，加入香蕉、清水适量，用中火煮25分钟即成。

食用方法 每天1次，每次吃香蕉2只，喝汤。

功效 清热化痰，化瘀散结。适用于痤疮病人。

荷叶薏仁煲冬瓜

用料 冬瓜500克，荷叶（鲜者）半张，薏苡仁30克，盐3克。

制作方法 ❶荷叶洗干净；薏苡仁去泥沙淘洗干净；冬瓜去皮，洗净，切4厘米长、2厘米宽的块。❷薏苡仁、荷叶、冬瓜同放炖锅内，加水适量，置武火上烧沸，再用文火炖35分钟，除去荷叶，加入盐即成。

食用方法 每天1次，每次吃薏苡仁、冬瓜200克，喝汤。

功效 除湿，清热，解毒。适用于痤疮病人。

马齿苋拌鱼腥草

用料 鱼腥草250克，马齿苋250克，盐、芝麻油各4克，白糖6克。

制作方法 ❶将马齿苋洗净，鱼腥草洗净，放入盆内。❷把白糖、盐放入马齿苋、鱼腥草盆内，拌匀即成。

食用方法 每天1次，每次吃鱼腥草、马齿苋150克，佐餐食用。

功效 泻热除湿，解毒消肿。适用于痤疮病人。

玉米杏仁粥

用料 马蹄100克，玉米100克，甜杏仁15克，冰糖30克。

制作方法 ❶杏仁去皮尖，洗净；马蹄去皮，洗净，切碎；玉米打碎；冰糖打碎成屑。❷玉米、马蹄、杏仁放入炖锅内，加清水适量，置武火上烧沸，再用文火煮35分钟，加入冰糖屑即成。

食用方法 每天1次，每次吃粥150克。

功效 清热化痰，散结消肿。适用于痤疮

病人。

山药烧胡萝卜

用料 胡萝卜250克，山药15克，素油30毫升，盐3克。

制作方法 ❶山药用清水发透切薄片；胡萝卜去皮洗净切片。❷炒锅置武火上烧热，加入素油，烧至六成热时，下入山药、胡萝卜，加少量水，炒熟，加入盐即成。

食用方法 每天1次，每次吃山药、胡萝卜150克，佐餐食用。

功效 健脾，补中，润肤。适用于痤疮病人。

2.8.3 心脑血管病

心脑血管疾病是心脏血管和脑血管疾病的统称，泛指由于高脂血症、血液黏稠、动脉粥样硬化、高血压等所导致的心脏、大脑及全身组织发生的缺血性或出血性疾病。心脑血管疾病是一类严重威胁人类，特别是50岁以上中老年人健康的常见病，具有高患病率、高致残率和高死亡率的特点。即使应用最先进、完善的治疗手段，仍可有50%以上的脑血管意外幸存者生活不能完全自理。全世界每年死于心脑血管疾病的人数高达1500万，居各种死因首位。

中医认为，心脑血管疾病是各种原因导致的脏腑功能失调的复杂病理过程，是由于长期饮食不规律、暴饮暴食、进食肥甘厚味、吸烟饮酒、思虑过度，导致心火旺盛、痰湿久郁生热、热极生风、正气自虚、血液运行迟缓、瘀血阻络导致的经络闭塞，出现心脑血管供血不足，导致胸闷、心慌、气短、头晕、目眩、眼花、耳鸣，严重者会出现口眼㖞斜、半身不遂、心绞痛等症状。

荷叶粥

用料 荷叶（干品）20克，粳米150克，白糖15克。

制作方法 ❶荷叶洗净，切成3厘米宽、4厘米长的块；粳米淘洗干净。❷将荷叶、粳米放入锅内，加水800毫升，用武火烧沸，再用文火煮35分钟，去荷叶，加白糖即成。

食用方法 每天2次，食用。

功效 降血压，解暑热。适用于高血压、高血脂、肥胖症、胸闷、小便短赤等症。

红花粥

用料 红花10克，粳米150克，白糖15克。
制作方法 ❶红花洗净；粳米淘洗干净。❷将红花、粳米放入锅内，加水800毫升，用武火烧沸，再用文火煮35分钟，加入白糖即成。

食用方法 每天2次，食用。

功效 活血祛瘀，通经活络。适用于心脑血管病、血栓等症。

大蒜粥

用料 大蒜20克，粳米150克，白糖15克。
制作方法 ❶将大蒜去皮，切成薄片；粳米淘洗干净。❷将粳米、大蒜放入锅内，加水800毫升，用武火烧沸，再用文火煮35分钟，加入白糖即成。

食用方法 每天2次，食用。

功效 行滞气，暖脾胃，消症结，降血压。适用于饮食积滞、脘腹冷痛、脑血管硬化、头晕、头昏、脑血栓等症。

大蒜红花粥

用料 大蒜30克，红花10克，粳米150克，白糖15克。

制作方法 ❶大蒜去皮，切成薄片；红花洗净，沥干水分；粳米淘洗干净。❷将粳米、大蒜、红花放入锅内，加水800毫升，用武火烧沸，再用文火煮35分钟，加糖即成。

食用方法 每天2次，食用。

功效 活血化瘀，降血压、血脂。适用于淤血、脑血栓、头晕、头痛、四肢麻木、高血压、高血脂等症。

丹参桃仁粥

用料 丹参 15 克，桃仁 15 克，粳米 150 克，白糖 15 克。

制作方法 ❶ 将丹参润透，切成薄片；桃仁洗净，去皮尖；粳米淘洗干净。❷ 将丹参、桃仁、粳米放入锅内，加水 800 毫升，用武火烧沸，再用文火煮 35 分钟，加入白糖即成。

食用方法 每天 2 次，食用。

功效 活血祛瘀，凉血消痈。适用于脑血管硬化、心绞痛、脑血栓等症。

桃仁粥

用料 桃仁 10 克，粳米 150 克，白糖 15 克。

制作方法 ❶ 桃仁去皮尖洗净；粳米淘洗干净。❷ 将粳米、桃仁放入锅内，加水 800 毫升，用武火烧沸，再用文火煮 35 分钟，加入白糖即成。

食用方法 每天 2 次，食用。

功效 活血祛瘀，润肠。适用于瘀血疼痛、经闭经痛、肿块、伤痛、肠痈等症。

丹参枸杞粥

用料 丹参 15 克，枸杞 20 克，粳米 150 克，白糖 20 克。

制作方法 ❶ 将丹参润透，切成薄片；枸杞淘洗干净，去果柄、杂质；粳米淘洗干净。❷ 将丹参、枸杞、粳米放入锅内，加水 800 毫升，用武火烧沸，再用文火炖煮 35 分钟，加入白糖即成。

食用方法 每天 2 次，食用。

功效 补肝肾，明眼目，祛瘀血，凉血消痈。适用于脑血管硬化、高血脂、高血糖等症。

丹参菠菜粥

用料 菠菜 150 克，粳米 150 克，丹参 15 克，白糖 15 克。

制作方法 ❶ 将丹参润透，切成薄片；菠菜去老梗黄叶，洗净，切成 2 厘米长的段；粳米淘洗干净。❷ 将丹参、粳米放入锅内，加水 800 毫升，用武火烧沸，再用文火炖煮 35 分钟，加入菠菜，烧沸，再加入白糖，搅匀即成。

食用方法 每天 2 次，食用。

功效 祛瘀血，凉血，通便。适用于瘀血、胸闷、冠心病、心绞痛、脑血管硬化等症。

丹参瘦肉粥

用料 猪瘦肉 50 克，丹参 15 克，料酒 4 毫升，粳米 150 克，盐 2 克，葱 3 克。

制作方法 ❶ 将丹参润透，切成薄片；猪瘦肉洗净，切成 1 厘米见方的块；葱洗净，切成花；粳米淘洗干净。❷ 将粳米、葱花、料酒、丹参、猪肉放入锅内，加水 800 毫升，用武火烧沸，再用文火煮 35 分钟，加入盐即成。

食用方法 每天 2 次，食用。

功效 活血祛瘀，凉血消痈。适用于脑血管病、脑血栓、心绞痛等症。

丹参芹菜粥

用料 芹菜 250 克，丹参 15 克，葱 5 克，盐 2 克，鸡精 2 克，粳米 150 克。

制作方法 ❶ 将丹参润透，切成薄片；芹菜去老梗、黄叶，洗净，切成 2 厘米长的段；葱切花；粳米淘洗干净。❷ 将粳米、丹参、芹菜、葱花放入锅内，加水 800 毫升，用武火烧沸，再用文火煮 35 分钟，加入盐、鸡精，搅匀即成。

食用方法 每天 2 次，食用。

功效 祛瘀血，降血压。适用于高血压、高血脂、脑血管硬化、脑血栓等症。

桃仁荸荠粥

用料　荸荠 50 克，桃仁 15 克，白糖 15 克，粳米 150 克。

制作方法　❶桃仁去皮尖，洗净；粳米淘洗干净；荸荠洗净，去皮，切成片。❷将桃仁、荸荠、粳米放入锅内，加水 800 毫升，用武火烧沸，再用文火煮 35 分钟，加入白糖即成。

食用方法　每天 2 次，食用。

功效　活血祛瘀，润肠清热，助消化。适用于血瘀、肿块、血栓、便秘、肠痈等症。

桃仁苦瓜粥

用料　苦瓜 100 克，粳米 150 克，桃仁 10 克，白糖 15 克。

制作方法　❶桃仁去皮尖，洗净；苦瓜去瓤，洗净，切成 2 厘米见方的块；粳米淘洗干净。❷将桃仁、苦瓜、粳米放入锅内，加水 800 毫升，用武火烧沸，再用文火煮 35 分钟，加入白糖即成。

食用方法　每天 2 次，食用。

功效　活血化瘀，清热解毒。适用于血瘀、烦热等症。

山楂粥

用料　粳米 150 克，山楂 30 克，白糖 15 克。

制作方法　❶山楂洗净，切薄片；粳米洗净。❷将山楂、粳米放入锅内，加水 800 毫升；用武火烧沸，再用文火煮 35 分钟，加入白糖即成。

食用方法　每天 2 次，食用。

功效　消食化积，祛瘀降血脂。适用于高血脂、高血压、食积不消、内积不化等症。

田七大蒜粥

用料　粳米 150 克，田七 10 克，大蒜 30 克，白糖 15 克。

制作方法　❶将田七研成细粉；大蒜去皮切片；粳米淘洗干净。❷将田七粉、粳米、大蒜放入锅内，加水 800 毫升，用武火烧沸，再用文火煮 35 分钟，加入白糖即成。

食用方法　每天 2 次，食用。

功效　活血化瘀，止血止痛，降血压、血脂。适用于瘀血、内外出血、高血脂、高血压、冠心病等症。

桃仁南瓜粥

用料　南瓜 100 克，粳米 150 克，桃仁 10 克，白糖 15 克。

制作方法　❶桃仁去皮尖，洗净；南瓜去皮瓤，切成 3 厘米见方的块；粳米淘洗干净。❷将粳米、南瓜、桃仁放入锅内，加水 800 毫升，用武火烧沸，再用文火煮 35 分钟，加入白糖即成。

食用方法　每天 2 次，食用。

功效　活血祛瘀，退热止痢。适用于血瘀、经闭等症。

益母草大蒜粥

用料　粳米 150 克，益母草 15 克，大蒜 20 克，白糖 15 克。

制作方法　❶将益母草洗净，加水 500 毫升，煮沸 25 分钟，停火，过滤，去药渣，留药液；大蒜切片；粳米淘洗干净。❷将粳米、大蒜、药液放入锅内，加水 800 毫升，用武火烧沸，再用文火煮 35 分钟，加入白糖即成。

食用方法　每天 2 次，食用。

功效　活血消肿，降血压、血脂。适用于冠心病、月经不调、经行胀痛、产后血瘀、脑血管病、高血压、高血脂等症。

桃仁月季花粥

用料　粳米 150 克，桃仁 10 克，月季花 10 克，白糖 15 克。

制作方法 ❶摘下月季花花瓣，漂洗干净；桃仁去皮；粳米淘洗干净。❷将粳米、月季花花瓣、桃仁放入锅内，加水 800 毫升，用武火烧沸，再用文火煮 35 分钟，加入白糖即成。

食用方法 每天 1 次，食用。

功效 祛瘀血，调经，消肿。适用于月经不调、瘀血、血管硬化、血栓、高血压、高血脂等症。孕妇忌服。

西红花大蒜粥

用料 西红花 10 克，大蒜 30 克，粳米 150 克，白糖 15 克。

制作方法 ❶大蒜去皮，切薄片；西红花洗净，去杂质；粳米淘洗干净。❷将大蒜、西红花、粳米放入锅内，加水 800 毫升，用武火烧沸，再用文火煮 35 分钟，加入白糖即成。

食用方法 每天 2 次，食用。

功效 活血祛瘀，降血压、血脂。适用于血瘀、高血压、脑血管病、血栓、头晕、头痛等症。孕妇忌服。

大蒜丹参枸杞粥

用料 大蒜 30 克，丹参 15 克，枸杞 15 克，粳米 150 克，白糖 15 克。

制作方法 ❶大蒜去皮，切成薄片；丹参润透，切成薄片；枸杞去果柄、杂质，洗净；粳米淘洗干净。❷将大蒜、枸杞、丹参、粳米放入锅内，加水 800 毫升，用武火烧沸，再用文火煮 35 分钟，加入白糖即成。

食用方法 每天 2 次，食用。

功效 活血祛瘀，降血压、血脂，补肝肾，明眼目。适用于血瘀、气滞、高血压、高血脂、脑血栓、脑卒中等症。

西红花瘦肉粥

用料 猪瘦肉 50 克，西红花 10 克，大蒜 20

克，料酒 5 毫升，盐 2 克，鸡精 2 克，葱 5 克。

制作方法 ❶西红花洗净，去杂质；大蒜去皮切片；猪肉洗净，切成 1 厘米见方的块；葱切花；粳米淘洗干净。❷将大蒜、西红花、粳米、猪肉放入锅内，加入清水 800 毫升，用武火烧沸，用文火煮 35 分钟，加入盐、鸡精、葱花、料酒即成。

食用方法 每天 2 次，食用。

功效 祛瘀血，补气血。适用于血瘀、脑血栓、头昏、头晕、肢体麻木等症。孕妇忌服。

鸡血藤大蒜粥

用料 鸡血藤 15 克，大蒜 30 克，粳米 150 克，白糖 15 克。

制作方法 ❶将鸡血藤润透，切薄片；大蒜去皮，切薄片；粳米淘洗干净。❷将鸡血藤、大蒜、粳米放入锅内，加水 800 毫升，用武火烧沸，再用文火煮 35 分钟，加入白糖即成。

食用方法 每天 2 次，食用。

功效 活血，补血，祛瘀，降血脂。适用于血虚、风湿痹痛、头痛、头晕、肢体麻木、高血脂、高血压等症。

大蒜牛膝粥

用料 大蒜 20 克，牛膝 15 克，粳米 150 克，白糖 15 克。

制作方法 ❶牛膝洗净，切成 2 厘米长的段；大蒜去皮，切薄片；粳米淘洗干净。❷将牛膝、大蒜、粳米放入锅内，加水 800 毫升，用武火烧沸，再用文火煮 35 分钟，加入白糖即成。

食用方法 每天 2 次，食用。

功效 活血祛瘀，补肝肾，强筋骨。适用于腰膝酸软、筋骨疼痛、月经不调、闭经、脑血管病等症。

灵芝大蒜粥

用料 菌灵芝 15 克，大蒜 30 克，粳米 150 克，白糖 15 克。

制作方法 ❶ 将菌灵芝研成细粉；大蒜去皮，切片；粳米淘洗干净。❷ 将菌灵芝、大蒜、粳米放入锅内，加水 800 毫升，用武火烧沸，再用文火煮 35 分钟，加入白糖即成。

食用方法 每天 1 次，食用。

功效 益精气，安心神，祛瘀血，降血脂。适用于瘀血、高血脂、失眠、消化不良、心悸、冠心病等症。

大蒜郁金粥

用料 大蒜 25 克，郁金 15 克，粳米 150 克，白糖 15 克。

制作方法 ❶ 将郁金润透，切薄片；大蒜去皮，切片；粳米洗净。❷ 将郁金、大蒜、粳米放入锅内，加水 800 毫升，用武火烧沸，再用文火煮 35 分钟，加入白糖即成。

食用方法 每天 2 次，食用。

功效 祛瘀血，降血压、血脂。适用于头晕、头痛、肢体麻木、胸闷、胸痛、舌质紫暗或有斑点、高血脂等症。

川芎大蒜粥

用料 川芎 10 克，大蒜 30 克，粳米 150 克，白糖 15 克。

制作方法 ❶ 将大蒜去皮，切片；川芎研成细粉；粳米淘洗干净。❷ 将大蒜、粳米、川芎粉放入锅内，加水 800 毫升，用武火烧沸，再用文火煮 35 分钟，加入白糖即成。

食用方法 每天 2 次，食用。

功效 活血祛瘀，行气止痛，降血压、血脂。适用于头晕、头痛、肢体麻木、高血压、高血脂、脑血管病等症。

姜黄大蒜粥

用料 姜黄 15 克，大蒜 30 克，粳米 150 克，白糖 15 克。

制作方法 ❶ 姜黄润透，切薄片；大蒜去皮，切片；粳米淘洗干净。❷ 将姜黄、大蒜、粳米放入锅内，加水 800 毫升，用武火烧沸，再用文火煮 35 分钟，加入白糖即成。

食用方法 每天 2 次，食用。

功效 活血，行气，降血压、血脂。适用于高血脂、高血压，脑血管硬化、头痛、头晕、胸闷、胸痛、冠心病等症。

延胡索大蒜粥

用料 延胡索 15 克，大蒜 30 克，粳米 150 克，白糖 15 克。

制作方法 ❶ 延胡索润透，切薄片，烘干，研成细粉；大蒜去皮，切薄片；粳米淘洗干净。❷ 将延胡索、粳米、大蒜放入炖锅内，加水 800 毫升，用武火烧沸，再用文火煮 35 分钟，加入白糖即成。

食用方法 每天 1 次，食用。

功效 活血行气，降血压、血脂，止痛。适用于气血瘀滞、心腹疼痛、冠心病、脑血管病、心绞痛等症。

首乌大蒜粥

用料 制首乌 15 克，大蒜 20 克，粳米 150 克，白糖 15 克。

制作方法 ❶ 将制首乌研成细粉；大蒜去皮，切片；粳米淘洗干净。❷ 将制首乌粉、粳米、大蒜放入锅内，加清水 800 毫升，用武火烧沸，再用文火煮 35 分钟，加入白糖即成。

食用方法 每天 2 次，食用。

功效 补肝肾，乌须发，祛瘀血，降血脂。适用于肝肾虚损、须发早白、高血脂病等症。

2.9 谷雨饮食处方

谷雨是全年第 6 个节气，也是春季的最后一个节气。此节气在春夏相交，降雨增多，空气中的湿度逐渐加大，人们易罹患痛风病、坐骨神经痛、三叉神经痛等疾病。此时养生应针对其气候特点进行调养，饮食上需注重养脾，宜少食酸味食物，多食甘味食物。

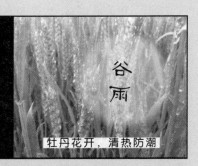
牡丹花开，清热防潮

2.9.1 痛风

痛风是一种常见的发生在关节的炎症性疾病，各个年龄段的人都有可能患本病，男性多于女性。本病病人常常会在夜晚突然发生关节剧烈疼痛，发病急骤，关节部位局部可出现疼痛、肿胀和红肿，一般疼痛会慢慢减轻，直至消失，有的可持续几天，有的则长达几周。痛风的发生与血中尿酸的浓度密切相关。痛风引发的急性关节疼痛是由于在关节腔等处形成尿酸盐沉积，进而刺激局部神经引起的。发病的诱因往往是食用了含有大量嘌呤的食物。

痛风属于中医的"痹症""湿浊"范畴。由于人体湿浊内生过多，造成脾肾功能失调，脾失健运，肾不能分清泌浊，则湿浊流注关节、肌肉，造成气血运行不畅，经络阻塞而形成痹痛。

对于痛风主要有药物治疗和饮食治疗两种方法。治疗痛风的药物主要有非甾体类抗炎药、糖皮质激素。饮食治疗是比较普遍和健康的治疗方法，比如减少食用高嘌呤食物、高脂类食物，如肉类、野味、海鲜、含酵母食物和饮料等，同时限制饮酒。

荆芥饮

用料　赤芍 25 克，白术、葛根、麻黄、桂枝各 15 克，荆芥、川芎、防风、羌活、升麻、独活、冰糖各 20 克，甘草 10 克，当归尾 200 克。

制作方法　❶将赤芍等中药洗净，装入纱布袋内，扎紧口；冰糖打碎成屑。❷将中药包放入锅内，加水 800 毫升，置武火上烧沸，再用文火煮 25 分钟，停火滗出药液；如上法再煎煮 1 次，合并 2 次药液，加入冰糖屑即成。

食用方法　当茶饮用。

功效　发汗，活血，镇痛，除湿。适用于感冒发热、头痛怕风、痛风等。

独活饮

用料　独活、桑寄生、秦艽、防风、细辛、酒川芎、茯苓、牛膝、桂心、炒杜仲、人参各 6 克，酒当归、酒白芍、熟地黄、甘草各 5 克，冰糖 25 克。

制作方法　❶将独活等中药洗净，装入纱布袋内，扎紧口；冰糖打碎成屑。❷将独活等中药袋放入锅内，加水 800 毫升，置武火上烧沸，再用文火炖煮 25 分钟，停火，滗出药液，再加水 800 毫升，如上法再煎煮一次，然后将 2 次药液放在一起，加入冰糖屑搅匀即成。

食用方法　当茶饮用。

功效　行气，活血，镇痛。适用于气血不足之痛风等。

防己饮

用料　防己、白糖各 15 克。

制作方法　❶将防己洗净，切片。❷将防己放入炖杯内，加水 250 毫升，置武火上烧沸，再用文火煮 25 分钟，停火，过滤，去药渣，加入白糖即成。

食用方法　当茶饮用。

功效　发表、祛湿、止痛。适用于头痛、目眩、项强、风寒湿痹等。

桃仁饮

用料　桃仁 10 克，冰糖 15 克。

制作方法　❶将桃仁去皮，碾成细粉；冰糖打碎成屑。❷将桃仁放入炖杯内，加水 250 毫升，置武火上烧沸，再用文火煮 25 分钟，加入冰糖即成。

食用方法　当茶饮用。

功效　破血祛淤，滑肠。适用于淤血疼痛、胁痛、伤痛、肠痛、痛风等。

威灵仙饮

用料　威灵仙 10 克，冰糖 15 克。

制作方法　❶将威灵仙洗净，切段；冰糖打碎成屑。❷将威灵仙放入炖杯内，加水 250 毫升，置武火上烧沸，煮 15 分钟，停火，过滤，去药渣，留药液，加入冰糖屑即成。

食用方法　当茶饮用。

功效　祛风湿，通络止痛。适用于风湿痹痛、肢体麻木、关节屈伸不利、腰膝关节酸痛等。

人参白糖饮

用料　人参、附子各 6 克，白糖 15 克。

制作方法　❶将人参润透，切片；附子先煮 1 小时，备用。❷将人参、附子同放炖杯内，加水 350 毫升，置武火上烧沸，再用文火炖煮 25 分钟，停火，过滤，去药渣，留药液，在药液里加入白糖搅匀即成。

食用方法　当茶饮用。

功效　大补元气，散风止痛。适用于气虚及风寒湿痹、痛风等。

川芎牛膝饮

用料　川芎 10 克，牛膝、白糖各 15 克。

制作方法　❶将川芎润透，切片；牛膝润透，切段。❷将川芎、牛膝放入炖杯内，加水 350 毫升，置武火上烧沸，再用文火炖煮 25 分钟，停火，过滤，去渣，留药液，加入白糖即成。

食用方法　当茶饮用。

功效　活血祛瘀，补肝肾，强筋骨，抗痛风。适用于腰膝酸软及闭经、痛风等。

当归黄芪饮

用料　当归须 10 克，黄芪 20 克，白糖 15 克。

制作方法　❶将当归、黄芪润透，切片。❷将当归、黄芪同放炖杯内，加水 350 毫升，置武火上烧沸，再用文火炖煮 25 分钟，停火，过滤，去渣，留药液，在药液里加入白糖搅匀即成。

食用方法　当茶饮用。

功效　补气血，抗痛风。适用于气血两虚、风湿痹痛、跌打损伤及痛风等。

杜仲熟地饮

用料　杜仲、白糖各 15 克，熟地黄 20 克。

制作方法　❶将杜仲切丝，用盐水炒焦；熟地黄洗净，切片。❷将杜仲、熟地黄放入炖杯内，加水 350 毫升，置武火上烧沸，再用文火煮 25 分钟，停火，过滤，去渣，留药液，加入白糖搅匀即成。

食用方法　当茶饮用。

功效　补肝肾，强筋骨，抗痛风。适用于肝肾不足、肾虚腰痛、腰膝无力及痛风等。

生姜大枣饮

用料　生姜 30 克，白糖 15 克，大枣 4 枚。

制作方法　❶将生姜洗净，切片；大枣去核、皮。❷将生姜、大枣同放炖杯内，加水 350 毫升，置武火上烧沸，再用文火煮 25 分钟停火，过滤，去渣，留药液，加入白糖即成。

食用方法　当茶饮用。

功效　发表散寒，滋补气血。适用于中寒呕吐、胃纳不佳、腹中冷气、气血两亏及痛风等。

黄柏苍术饮

用料　黄柏、制胆南星、苍术各 10 克，防己、桃仁、龙胆草、白芷、川芎、羌活、神曲、红花各 5 克，威灵仙、桂枝各 3 克，冰糖 15 克。

制作方法　❶ 将黄柏、苍术等中药洗净，盛装在纱布袋内，扎紧口；冰糖打碎成屑。❷ 将药包放入锅内，加水 600 毫升，置武火上烧沸，再用文火炖煮 25 分钟，停火，滗出药液；如上法，再加水 400 毫升，煮 2 分钟停火，合并两次药液，加入冰糖屑即成。

食用方法　当茶饮用。

功效　清热燥湿，泻火解毒。适用于骨蒸劳热及热痢、泄泻、痛风等。

黄柏牛奶饮

用料　牛奶 250 毫升，黄柏 10 克，冰糖 15 克。

制作方法　❶ 将黄柏用盐水炒一下，用 100 毫升水煮 25 分钟，收取药液；冰糖打碎成屑。❷ 将牛奶放入炖杯内，置武火上烧沸，加入黄柏药液再用文火煮 5 分钟，加入冰糖屑即成。❸ 黄柏也可用苍术代替，同样可以治疗痛风。

食用方法　当茶饮用。

功效　清热燥湿，泻火解毒。适用于消渴、便血、口舌生疮、痛风等。

独活煮牛奶

用料　牛奶 250 毫升，独活 10 克，白糖 15 克。

制作方法　❶ 将独活洗净，切片；牛奶倒入炖杯中。❷ 将独活放入锅内，加水 100 毫升，用文火煎熬 25 分钟，停火，滗出药液，然后把药液倒入牛奶炖杯中。❸ 将牛奶炖杯置武火上烧沸，加入

白糖即成。

食用方法　当茶饮用。

功效　祛湿，散寒，止痛。适用于风寒湿痹、腰膝酸痛、手脚挛痛及慢性气管炎、头痛、牙痛等。

川芎煮牛奶

用料　牛奶 25 毫升，川芎 10 克，冰糖 15 克。

制作方法　❶ 将川芎润透，切片，酒炒；牛奶倒入炖杯中；冰糖打碎成屑。❷ 将川芎放入奶锅内，加水 100 毫升，煮 25 分钟，收取药液，放入牛奶杯中。❸ 将牛奶炖杯置武火上烧沸，加入冰糖屑即成。

食用方法　当茶饮用。

功效　活血行气，祛风止痛。适用于肢体麻木、头痛、痛风等。

茯苓煮牛奶

用料　牛奶 25 毫升，茯苓 20 克，冰糖 15 克。

制作方法　❶ 将茯苓研成细粉；冰糖打碎成屑。❷ 将茯苓粉放入炖杯中，倒入牛奶，置武火上烧沸，用文火煮 6 分钟，加入冰糖屑即成。

食用方法　当茶饮用。

功效　渗湿利水，宁心安神。适用于小便不利、水肿胀满、惊悸及痛风等。

麻黄煮牛奶

用料　牛奶 250 毫升，麻黄 10 克，冰糖 15 克。

制作方法　❶ 将麻黄润透，切段；牛奶倒入炖杯中；冰糖打碎成屑。❷ 将麻黄放入奶锅内，加水 100 毫升，置武火上烧沸，再用文火煎煮 25 分钟，停火，滗出药液，加入牛奶炖杯中。❸ 将牛奶炖杯置武火上烧沸，再用文火煮 8 分钟，加入冰糖屑即成。❹ 麻黄可用赤芍、羌活、白术、升麻、葛根、细辛、白芷中的任何一种代替，都可以治疗痛风。

食用方法　当茶饮用。

功效　发汗，平喘，利水。适用于伤寒表实、发热恶寒、骨节疼痛、风邪顽痹及痛风等。

薏仁冬瓜子粥

用料　薏仁 10 克，冬瓜子 15 克，粳米 50 克。

制作方法　共煮粥食之。

食用方法　每天 1 次食用。

功效　排湿邪，治痛风。适用于痛风病人。

白芷粥

用料　白芷、白糖各 15 克，大米 60 克。

制作方法　❶将白芷研成细粉；大米淘洗干净。❷将白芷、大米同放锅内，加水 600 毫升，置武火上烧沸，再用文火煮 30 分钟，加入白糖即成。

食用方法　每天 1 次食用。

功效　祛风燥湿，消肿止痛。适用于寒湿腹痛、痛风等。

薏苡仁煮葡萄

用料　葡萄 250 克，薏苡仁 80 克，冰糖 30 克。

制作方法　❶将薏苡仁浸泡一夜；葡萄去皮、核；冰糖打碎成屑。❷将薏苡仁、葡萄同放炖锅内，加水 600 毫升，置武火上烧沸，再用文火炖煮 25 分钟，加入冰糖屑即成。

食用方法　每天 1 次食用。

功效　祛风湿，镇痹痛。适用于风湿及筋脉拘挛、风湿痹痛等。

党参茯苓炖樱桃

用料　樱桃 200 克，党参、白术、茯苓各 10 克，甘草 6 克，冰糖 20 克。

制作方法　❶将党参、茯苓、白术、甘草洗净；樱桃洗净；冰糖打碎成屑。❷将党参、茯苓、白术、甘草、樱桃同放炖锅内，加水 500 毫升，置武火上烧沸，再用文火炖煮 25 分钟，加入冰糖屑

即成。

食用方法　每天 1 次食用。

功效　补气血，祛风湿，抗痛风。适用于瘫痪、痛风及四肢不仁、风湿腰痛等。

茯苓杏仁煮樱桃

用料　樱桃 200 克，带皮茯苓 10 克，丝瓜络、厚朴、杏仁、淡竹叶、海桐皮、白蔻、黄芩、防己、通草各 5 克，滑石 15 克，生薏苡仁 30 克，苇根 40 克，片姜黄 4 克，冰糖 30 克。

制作方法　❶将带皮茯苓等中药洗净，装入纱布袋内，扎紧口；樱桃洗净，去蒂把；冰糖打碎成屑。❷将药袋、樱桃同放炖锅内，加水 600 毫升，置武火上烧沸，再用文火炖煮 25 分钟，加入冰糖屑即成。

食用方法　每天 1 次食用。

功效　祛风湿，抗痛风。适用于风湿性关节炎、关节疼痛、痛风等。

薏苡仁煮樱桃

用料　樱桃 100 克，薏苡仁 80 克，冰糖 30 克。

制作方法　❶将薏苡仁淘洗干净；樱桃去果柄，淘洗干净；冰糖打碎成屑。❷将薏苡仁、樱桃同放炖锅内，加水 600 毫升，置武火上烧沸，再用文火炖煮 28 分钟，加入冰糖屑即成。

食用方法　每天 1 次食用。

功效　祛风湿，蠲痹痛。适用于风湿及筋脉拘挛、痹痛等。

防己煮牛奶

用料　牛奶 250 毫升，防己、白糖各 15 克。

制作方法　❶将防己洗净放入炖杯内，加水 50 毫升，置武火上烧沸，再用文火煮 25 分钟，除去药渣，留药液备用。❷将牛奶倒入炖杯内，置武火上烧沸，倒入防己药液，煮 3 分钟，加入白糖即成。

食用方法　当茶饮用。

功效　祛风，胜湿，止痛。适用于头痛、项强、痛风等。

桃仁煮牛奶

用料　牛奶 250 毫升，桃仁 10 克，冰糖 15 克。

制作方法　❶ 将桃仁去皮，研成细粉；冰糖打碎成屑。❷ 将牛奶倒入炖杯内，置武火上烧沸，加入桃仁粉，文火煮 5 分钟，放入冰糖屑即成。

食用方法　当茶饮用。

功效　破血祛瘀，润肠通便。适用于肿块、伤痛、瘀血疼痛、经闭经痛、痛风等。

川芎当归炖兔肉

用料　兔肉 400 克，川芎、苍术各 15 克，当归 10 克，丁香 6 克，乳香、没药各 5 克，料酒、葱各适量，姜、盐各 5 克，胡椒粉 3 克，鸡油 35 毫升，味精 2 克。

制作方法　❶ 将川芎等中药洗净，用纱布袋盛装，扎紧口；兔肉洗净，剁成 4 厘米见方的块；姜切片；葱切段。❷ 将药袋、兔肉、料酒、姜、葱同放炖锅内，加水 2500 毫升，置武火上烧沸，再用文火炖煮 28 分钟，加入盐、味精、胡椒粉、鸡油即成。

食用方法　每天 1 次食用。

功效　祛湿，活血，镇痛。适用于头痛、风湿痛、痛风等。

川芎独活炖兔肉

用料　兔肉 400 克，川芎、蔓荆子、独活、防风、当归、赤芍各 10 克，没药、肉桂各 6 克，料酒、葱适量，姜 5 克，盐 4 克，味精、胡椒粉各 3 克，鸡油 30 毫升。

制作方法　❶ 将川芎、独活等中药洗净，盛装在纱布袋内，扎紧口；兔肉洗净，剁成 4 厘米见方的块；姜拍松；葱切段。❷ 将药包、兔肉、姜、葱、料酒同放炖锅内，加水 2500 毫升，置武火上烧沸，再用文火炖煮 30 分钟，加入盐、味精、胡

椒粉、鸡油即成。

食用方法　每天 1 次食用。

功效　祛湿，散寒，止痛。适用于风寒湿痹、腰膝酸痛、手脚挛痛及头痛、痛风等。

2.9.2　三叉神经痛

三叉神经是位于面部的一条分叉的神经，支配面部的皮肤和肌肉。顾名思义，三叉神经痛就是指三叉神经的一支或几支分支所分布的面部区域发生的阵发性剧烈疼痛，其特点一是疼痛突然发生、突然停止；二是疼痛呈闪电样、刀割样、烧灼样；三是疼痛剧烈，且难以忍受；四是疼痛十分顽固，难以治愈。说话、洗脸、刷牙或微风拂面，甚至走路时都会导致突发性的剧烈疼痛。疼痛历时数秒或数分钟，而且呈周期性发作，发作间歇期与正常人一样。三叉神经痛的病因及发病机制至今尚无明确的定论。多发生于中老年人，右侧多于左侧，女性多于男性。

中医认为，三叉神经痛是肝风内动、营血不和、经脉不利所致。治疗和调养本病在饮食上宜采用熄风镇痛、清肝疏经和营补气血之法。

丹参川芎茶

用料　川芎 6 克，丹参 6 克，白糖 15 克。

制作方法　❶ 川芎洗净润透切片；丹参润透切片。❷ 川芎、丹参放入炖杯内加水 600 毫升。❸ 炖杯置武火上烧沸，再用文火煮 15 分钟加入白糖即成。

食用方法　代茶饮用。

功效　活血祛瘀，安神除烦。适用于三叉神经痛、心烦不眠、神经痛病人。

红枣芎丹茶

用料　红枣 6 枚，川芎 6 克，丹参 6 克，白糖 15 克。

制作方法　❶ 红枣洗净去核；川芎、丹参润透切片。❷ 川芎、丹参、红枣同放炖杯内，加水

200 毫升。❸ 炖杯置武火上烧沸，再用文火煎煮 15 分钟，加入白糖搅匀即成。

食用方法　代茶饮用。

功效　活血行气，补气补血，安神止痛。适用于三叉神经痛病人。

两面针茶

用料　两面针 3 克，五加皮 9 克，杜仲 15 克，磨盘草根 15 克，白糖 15 克。

制作方法　❶ 上述 4 味药物洗净，放炖杯内，加入清水 200 毫升，置武火上烧沸，再用文火煮 25 分钟。❷ 药渣除去，在药液内加入白糖拌匀即成。

食用方法　代茶饮用。

功效　清热解毒，滋补肝肾，镇静止痛。适用于三叉神经头痛病人。

菊花钩藤饮

用料　菊花 6 克，钩藤 10 克，白糖 15 克。

制作方法　❶ 菊花、钩藤洗净放入炖杯内，加水 400 毫升。❷ 炖杯置武火上烧热，再用文火煮 20 分钟，去渣，留汁液。❸ 在汁液内加入白糖，拌匀即成。

食用方法　代茶饮用。

功效　疏风清热，平肝止痛。适用于三叉神经痛、侧下颌疼痛病人。

白萝卜丹参汤

用料　丹参 6 克，白芷 6 克，白萝卜 250 克，姜 10 克，葱 15 克，盐 4 克，素油 30 毫升。

制作方法　❶ 白萝卜去皮，切成细丝；丹参、白芷润透切片；姜切片，葱切段。❷ 炖锅置放武火上烧热，加入素油，至六成热时，加入姜、葱爆香，再下萝卜丝、丹参、白芷、盐及清水 600 毫升。用文火煮 35 分钟即成。

食用方法　佐餐食用。

功效　祛痰上咳，活血祛瘀，安神除烦。适用于三叉神经痛病人。

凉拌三丝

用料　海带 250 克，海蜇 250 克，鸡肉 150 克，姜 10 克，葱 15 克，酱油 20 毫升，芝麻油 15 毫升。

制作方法　❶ 海带、海蜇洗净，切成丝；鸡肉煮熟切细丝（去骨）；姜切丝，葱切段。❷ 把海带、海蜇、鸡丝放盆内，加入姜、葱、盐、酱油、芝麻油拌匀即成。

食用方法　每天 1 次，佐餐食用。

功效　清热化痰，降脂降压。适用于三叉神经痛、高血压病人。

僵蚕全蝎粥

用料　僵蚕 10 克，全蝎 6 克，大米 250 克。

制作方法　❶ 僵蚕、全蝎洗净，加水 200 毫升，用武火烧沸，文火煮 25 分钟，去僵蚕、全蝎，留药汁液待用。❷ 大米淘洗干净加入电饭煲内，加药液和水 600 毫升，如常规把粥煲熟即成。

食用方法　每天 1 次，每天吃粥 50 克。

功效　治血祛瘀，祛风止痛。适用于三叉神经痛病人下颌疼痛者。

全蝎芹菜汤

用料　全蝎 6 克，芹菜 250 克，姜 5 克，葱 10 克，素油 30 毫升，盐 4 克。

制作方法　❶ 全蝎洗净烘干打成细粉；芹菜洗净切 4 厘米长的段；姜切片，葱切段。❷ 炒锅置武火上烧热，加入素油烧六成热时，加入姜、葱爆香，注入清水 500 毫升烧沸，下入芹菜、全蝎粉，煮 10 分钟即成。

食用方法　每天 1 次，每次吃芹菜 50 克，喝汤。

功效　祛风止痛，降脂降压。适用于三叉神经痛病人。

全虫（全蝎）斗小龙

用料 全虫6克，小白花蛇2条，鸡肉250克，淀粉30克，姜10克，葱15克，料酒25毫升，盐4克，蒜10克，素油30毫升（实耗50毫升）。

制作方法 ❶全虫洗净，白花蛇（干品）洗净烘干，打成细粉待用。❷鸡肉切成3厘米见方的块；葱切花，姜切粒，蒜切片，再碾成茸。❸鸡肉放在碗内，全虫、小白花蛇粉、姜、葱、蒜同放碗内加入盐、淀粉用水调匀挂浆。❹素油放在热锅内，烧六成热时，改用文火，把鸡块、全虫一个一个地炸香，捞起，沥干油分即成。

食用方法 每3天1次，每次吃白花蛇粉1条、全虫2个、鸡肉50克。

功效 活血行气，祛风止痛。适用于三叉神经痛面部抽搐者。

三虫戏红花

用料 全虫（全蝎）6克，蜈蚣2条，白僵蚕10克，红花6克，鸡肉150克，蒜10克，姜10克，葱15克，盐5克，素油30毫升。

制作方法 ❶全虫、蜈蚣、白僵蚕放入炖杯内加水200毫升，用武火烧沸，文火煎煮25分钟，去药留汁液待用。❷鸡肉洗净切成丝，姜切片，蒜切片，葱切段。❸炒锅置武火上，加入素油，烧至六成热时，下入姜、葱、蒜爆香，再下入鸡肉、盐，炒匀加水600毫升，放入药液，用文火煮35分钟，下入红花即成。

食用方法 每2天1次，每次吃鸡肉50克，吃鸡肉喝汤。

功效 祛风止痛，活血祛瘀，消痈镇痛。适用于三叉神经痛面部肌肉抽搐病人。

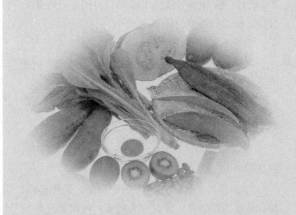

红花全虫煲鸽肉

用料 鸽肉250克，红花6克，全虫6克，黄瓜50克，洋葱50克，姜10克，葱15克，盐5克，淀粉30克，素油30毫升。

制作方法 ❶红花洗净，全虫洗净，放入碗内，加入淀粉，调匀，使全虫挂上浆，放入熟油锅内，炸香待用。❷鸽肉洗净切4厘米见方的块；黄瓜去皮切4厘米的块；姜切片，葱切段，洋葱切4厘米见方的块。❸锅置武火上，下入素油，至六成热时，加入葱姜爆香，下入鸽肉、盐，炒匀加水30毫升，用文火煲35分钟；下入炸香的全虫和红花即成。

食用方法 每3天1次，每次吃鸽肉50克，随意吃黄瓜，每次吃全虫2只。

功效 祛风、活血，止痛。适用于三叉神经痛病人。

附子天麻炖羊肉

用料 羊肉30克，萝卜200克，附片10克，天麻20克，白芷20克，料酒15毫升，姜10克，葱15克，盐5克。

制作方法 ❶附片洗净，先用沸水煮1小时，待用。❷天麻润透切片；白芷润透切片；羊肉洗净切4厘米见方的块；姜拍松，葱切段。❸附片煮的药液放入炖锅内，加入羊肉、天麻、白芷、萝卜、料酒、姜、葱、盐，再注入清水800毫升。❹炖锅置武火上，用武火烧沸，再用文火煮50分钟即成。

食用方法 每2天1次，每次吃羊肉50克，随意吃萝卜，喝汤。

功效 回阳救逆，逐寒止痛。适用于三叉神经痛体虚寒冷病人。

附片猪肉汤

用料 猪肉30克，附片10克，僵蚕10克，全虫10克，白芷20克，川芎10克，姜10克，葱15克，盐4克。

制作方法 ❶附片洗净，在沸水锅内煮1小时待用；僵蚕、全虫，烘干打成细粉；白芷、川芎润透切片；猪肉洗净，切4厘米见方的块；姜切片，葱切段。❷猪肉放入炖锅内，加水600毫升，放入煮熟的附片及药液，加入全虫、僵蚕粉、川芎、白芷片，再放入姜、葱、盐。❸炖锅置武火上烧沸，再用文火炖煮1小时即成。

食用方法 每天2次，每次吃猪肉30～50克，喝汤。

功效 温肾壮阳，祛寒止痛。适用于三叉神经痛病人。

牛膝生地炖猪尾

用料 猪尾巴30克，牛膝10克，生地黄15克，麦冬20克，白芷15克，川芎10克，姜10克，葱15克，盐4克。

制作方法 ❶牛膝洗净，切4厘米长的段；川芎、生地黄洗净润透切片；麦冬洗净去心；猪尾巴洗净，切4厘米长的段；姜切片，葱切段。❷猪尾放入炖锅内，加水600毫升，放入生地黄、牛膝、麦冬、白芷、川芎、姜、葱、盐。❸炖锅置武火上烧沸，再用文火炖煮50分钟即成。

食用方法 每天1次，每次吃猪尾30～50克，喝汤。

功效 滋阴补血，祛风止痛。适用于三叉神经痛病人。

田七菊花蒸白鸽

用料 白鸽2只，田七10克，菊花6克，白芍10克，丹参10克，姜10克，葱15克，盐4克。

制作方法 ❶田七润透，切片；菊花洗净去杂质；白芍、丹参润透切片；白鸽宰杀后，去毛、内脏及爪；姜切片，葱切段。❷白鸽放入蒸盆内，加入姜葱盐，把田七、菊花、白芍、丹参，放入鸽腹内，加水200毫升。❸白鸽放入蒸笼内，用武火大汽蒸40分钟即成。

食用方法 每2天1次，每次吃白鸽肉半只，喝汤。

功效 补血通脉，祛风止痛。适用于三叉神经痛病人。

木瓜白芍煲鳝鱼

用料 鳝鱼250克，木瓜30克，白芍10克，炙甘草6克，酸枣仁10克，料酒15毫升，姜10克，葱15克，盐4克，素油30毫升。

制作方法 ❶木瓜洗净切薄片；白芍润透切片；炙甘草洗净切片；酸枣仁洗净；将以上药物装炖杯内，加水200毫升，煎煮25分钟，去渣，留汁液，待用。❷鳝鱼去骨、内脏，切丝；姜切片，葱切段。❸把炒锅置武火上烧热，加入素油，烧至六成热时，下入姜、葱，加入鳝鱼、料酒、药液和盐，炒匀加入水30毫升，用文火煲30分钟即成。

食用方法 每天1次，每次吃鳝鱼50克。

功效 养血敛阴，柔肝止痛，宁心安神。适用于三叉神经痛、头痛眩晕病人。

灵芝白芍炖瘦肉

用料 猪瘦肉30克，菌灵芝20克，白芍10克，姜10克，葱15克，盐5克。

制作方法 ❶菌灵芝润透切片；白芍洗净，

润透切片；猪瘦肉洗净，切 4 厘米见方的块；姜拍松，葱切段。❷猪瘦肉、菌灵芝、白芍、姜、葱、盐同放炖锅内加水 600 毫升。❸炖锅置武火上烧沸，再用文火炖煮 50 分钟即成。

食用方法　每天 1 次，佐餐食用。每次吃猪肉 30 ~ 50 克，随意喝汤。

功效　平抑肝阳，解热镇痛，益心安神。适用于三叉神经痛病人。

川芎叶煮粥

用料　鲜川芎叶 60 克，大米 250 克。

制作方法　❶川芎叶洗净（嫩叶），沥干水分；大米淘洗干净。❷大米放锅内，加水 600 毫升，用武火烧沸，再用文火煮 30 分钟，加入川芎嫩叶再煮 5 分钟即成。

食用方法　早餐食用。

功效　生津止渴，祛风止痛。适用于三叉神经痛病人。

全蝎豆芽汤

用料　黄豆芽 250 克，全蝎 6 克，姜 10 克，葱 15 克，素油 30 毫升，盐 4 克。

制作方法　❶全蝎烘干打成细粉；豆芽洗净去须根。❷炒锅置武火上烧热，加入素油，烧至六成热时，下入姜、葱爆香，注入清水或上汤 600 毫升，烧沸，加入黄豆芽、全蝎粉即成。

食用方法　每天 1 次，每次食黄豆芽 50 ~ 100 克。

功效　祛风湿，止疼痛。适用于三叉神经痛病人。

红枣桂枝鸡汤

用料　鸡肉 250 克，红枣 6 克，桂枝 6 克，白芍 10 克，葛根 20 克，姜 10 克，葱 15 克，盐 4 克。

制作方法　❶红枣洗净去核；桂枝洗净；白芍切片；葛根切 4 厘米见方的块；鸡肉洗净切 4 厘米见方的块；姜拍松，葱切段。❷鸡肉放在炖锅内，加入红枣、桂枝、白芍、葛根、姜、葱、盐，注入清水 800 毫升。❸炖锅置武火烧沸，再用文火炖煮 50 分钟即成。

食用方法　每天 1 次，每次吃鸡肉 50 克。

功效　补气补血，熄风镇痛。适用于三叉神经痛病人。

附片淡菜汤

用料　淡菜 250 克，附子 10 克，全虫 6 克，僵蚕 10 克，姜 10 克，葱 15 克，盐 4 克。

制作方法　❶附片放入炖杯内，加水 100 毫升，先煮 1 小时待用。❷全虫、僵蚕打成细粉；淡菜洗净；姜切片，葱切段。❸淡菜、附片、连药液全虫粉、僵蚕粉、姜、葱、盐同放炖锅内，注入清水 500 毫升。❹炖锅置武火上烧沸，再用文火煮 45 分钟即成。

食用方法　每天 1 次，每次吃淡菜 30 ~ 50 克，喝汤。

功效　温肾助阳，祛风止痛。适用于三叉神经痛病人。

僵蚕饺

用料　猪瘦肉 250 克，白菜 250 克，僵蚕 10 克，酱油 15 毫升，盐 4 克，姜 10 克，葱 15 克，熟素油 30 毫升，面粉 500 克。

制作方法　❶僵蚕烘干打成细粉；小白菜洗净用水焯一下，剁碎用手挤干水分；姜切粒，葱切花；猪肉洗净剁成泥待用。❷猪肉、姜、葱、盐、小白菜放入盆内加入熟素油、僵蚕粉，调匀待用。❸面粉揉成面团，制成饺子皮，然后逐步包好待用。❹锅注入清水 1000 毫升，用武火烧沸，下入饺子，待饺子浮起后，改用中火煮 5 分钟即成。

食用方法　每天 1 次，每次吃饺子 60 ~ 80 克。

功效　祛风通络，定惊止挛。适用于三叉神经痛病人。

天麻海带炖鳗鱼

用料 鳗鱼 500 克，海带 250 克，天麻 10 克，杜仲 10 克，姜 10 克，葱 15 克，盐 4 克。

制作方法 ❶天麻润透切片；杜仲烘干打成细粉；海带洗净切丝；鳗鱼洗净去鳃及内脏，切 5 厘米的段；姜拍松，葱切段。❷鳗鱼、海带、杜仲、天麻、姜、葱、盐，同放炖锅内加水 1000 毫升。❸炖锅置武火上烧沸，再用文火煮 35 分钟即成。

食用方法 每天 1 次，佐餐食用。

功效 补肝肾，去风湿，止疼痛。适用于三叉神经痛病人。

2.9.3 坐骨神经痛

坐骨神经是人体最长且最粗大的一条神经，它既是股后群肌、小腿和足部肌肉的运动神经，也是小腿和足的重要感觉神经。坐骨神经痛指的是在坐骨神经通路上（腰部、臀部、大腿后外侧和足外侧）发生的一种疼痛。根据病变的部位，可分为根性坐骨神经痛和干性坐骨神经痛两种，前者比较多见，其病变位于椎管内，多是由于腰椎间盘突出引起的；后者的病变主要在椎管外坐骨神经行程上，多是由于骶髂关节炎、盆腔内肿瘤、妊娠子宫压迫、臀部外伤、臀肌注射位置不当等引起的。本病男性青壮年多见，一般以单侧性疼痛为主，疼痛从腰部向一侧臀部及大腿后面、腘窝、小腿外侧和足背放射，表现为烧灼样或刀割样疼痛，常为持续性疼痛，有时突然加剧，夜间疼痛更甚，在咳嗽、打喷嚏、用力排便时疼痛往往加剧。

本病属于中医"痹证""腰痛"等范畴。多由于感受风、寒、湿、热之邪，流注经络，气血凝滞而致。常以祛风、散寒、清热、化湿、通行经络、活血化瘀诸法治疗。

当归米酒饮

用料 全当归 30 克，米酒 500 毫升。

制作方法 ❶全当归洗净切片；米酒放入酒瓶内。❷全当归放入酒瓶内，盖上盖封闭浸泡 7 日即成。

食用方法 每天 1 次，每次饮 10 毫升。10 天为 1 个疗程。

功效 和血通络。适用于坐骨神经疼痛位固定者。

三龙豆芽汤

用料 地龙粉 20 克，白花蛇粉 20 克，脆蛇 15 克，黄豆芽 30 克，猪棒骨 1 根，姜 10 克，葱 15 克，盐 4 克。

制作方法 ❶地龙、白花蛇、脆蛇烘干，打成细粉；黄豆芽洗净，去须根；猪棒骨用锤子锤破；姜切片，葱切段。❷把猪棒骨放入炖锅内，加水 1000 毫升，用武火烧沸文火煮 90 分钟，加入姜、葱、盐、豆芽、蛇粉、地龙粉，再用文火煮 15 分钟即成。

食用方法 每天 1 次，每次吃豆芽 50 克，喝汤。

功效 散瘀，祛风，通络，镇痛。适用于坐骨神经痛病人。

全蝎红花汤

用料 红花 6 克，全蝎 6 克，丹参 10 克，米酒 500 毫升。

制作方法 ❶全蝎、红花洗净；丹参润透切片。❷米酒放入酒瓶中，加入红花、全蝎、丹参，盖上盖，封闭 15 天即成。

食用方法 每天 1 次，每次饮 10 ~ 15 毫升。

功效 祛风，祛瘀，通经，活络。适用于坐骨神经疼痛有固定点病人。

桃仁丹参汤

用料 桃仁 6 克，丹参 10 克。

制作方法 ❶ 桃仁洗净，去杂质；丹参润透切片。❷ 丹参、桃仁放在炖锅内，加水 200 毫升。❸ 炖杯置武火上烧沸，再用文火煮 30 分钟即成。

食用方法 代茶饮用。

功效 活血祛瘀，凉血通经，安神除烦。适用于坐骨神经痛，如针刺舌、有瘀点的病人。

乌鸡酒

用料 乌鸡 1 只，红花 30 克，丹参 20 克，桃仁 20 克，米酒 1000 毫升。

制作方法 ❶ 乌鸡肉洗净，放入炖锅内注入米酒，加入红花、丹参、桃仁。❷ 炖锅置于武火上烧沸，用文火熬煮后余下 500 克酒时停火晾凉。❸ 酒和乌鸡同放酒瓶中备用。

食用方法 每天服 2 次，每次 20 ~ 30 毫升，10 天为 1 个疗程。

功效 熄风，活血，通络。适用于坐骨神经痛病人。孕妇忌服。

鸡血藤粥

用料 大米 250 克，鸡血藤 15 克，红花 6 克。

制作方法 ❶ 鸡血藤洗净，去杂质；红花洗净去杂质；大米淘洗干净。❷ 鸡血藤放入炖杯内，加水 100 毫升，用武火烧沸，文火炖煮 25 分钟，去药渣，留药液待用。❸ 大米放入电饭煲内，加水 800 毫升，放入鸡血藤药液和红花，如常规粥煲熟即成。

食用方法 每天 1 次，每天吃粥 50 克。

功效 活血通经，消肿止痛。适用于坐骨神经痛且有瘀斑的病人。

川芎丹参炖仔鸡

用料 仔鸡肉 10 克，川芎 10 克，丹参 10 克，姜 10 克，葱 15 克，盐 4 克，蘑菇 30 克。

制作方法 ❶ 川芎润透切片；丹参润透切片，去杂质；仔鸡洗净切 4 厘米见方的块；姜切片，葱切段；蘑菇发透切两半。❷ 川芎、丹参、鸡肉、蘑菇、姜、葱、盐，同放炖锅内，加水 1000 毫升。❸ 把炖锅置武火上烧沸，再用文火炖煮 40 分钟即成。

食用方法 每天 1 次，每次佐餐食用。

功效 活血行气，祛风止痛。适用于坐骨神经痛病人。

归芪牛膝蒸白鸽

用料 白鸽 2 只，当归 10 克，黄芪 20 克，牛膝 10 克，料酒 25 毫升，酱油 20 毫升，姜 10 克，葱 15 克，盐 4 克。

制作方法 ❶ 当归、黄芪洗净切片；牛膝切段；白鸽宰杀后，去毛、内脏及爪；姜切片，葱切段。❷ 白鸽放入蒸盘内抹上盐、料酒、酱油，放上姜葱，加水 200 毫升或上汤、鸡汤，在鸽身上放当归和牛膝。❸ 把蒸盆放入蒸笼内，用武火大汽蒸 45 分钟即成。

食用方法 每天 1 次，每次吃鸽半只。

功效 补气，益血。适用于坐骨神经痛病人。

血藤当归蒸石斑

用料 石斑鱼 500 克，鸡血藤 15 克，全当归 10 克，料酒 25 毫升，姜 10 克，葱 5 克，盐 5 克，酱油 5 毫升。

制作方法 ❶ 石斑鱼洗去鳞、鳃及内脏；鸡血藤润透切片；全当归洗净，切片；姜切片，葱切段。❷ 石斑鱼放在蒸盆内，加盐、酱油抹匀在鱼身上，放入姜、葱、鸡血藤、当归片，加水 200 毫升。❸ 盆置蒸笼内，武火蒸 25 分钟即成。

食用方法 每天 1 次，每次吃鱼 50 克。

功效 行血，补血，通经，活络，强筋，壮骨。适用于坐骨神经病人。

鸡血藤炖鸡肉

用料 鸡肉 250 克，鸡血藤 15 克，西芹 250 克，火腿肉 50 克，姜 10 克，葱 15 克，盐 4 克，酱油 20 毫升。

制作方法 ❶ 鸡血藤润透，切片；鸡肉洗净切 3 厘米见方的块；西芹洗净，切 3 厘米见方的块；火腿肉切薄片；姜切片，葱切段。❷ 鸡血藤放入炖杯内，加水 50 毫升，煎煮 25 分钟，去药渣，留药液待用。❸ 炒锅置武火，烧至六成热时，放入姜、葱炒香，下入鸡肉、鸡血藤、药液、西芹、火腿肉、酱油、盐，加入水 200 毫升，用文火煲 35 分钟即成。

食用方法 每天 1 次，每次食鸡肉 50 克。

功效 通经活络，行血活血。适用于坐骨神经痛病人。

牛膝血藤烧蹄筋

用料 牛蹄筋（或猪蹄筋）350 克，牛膝 10 克，鸡血藤 10 克，料酒 15 毫升，盐 4 克，姜 10 克，葱 15 克，酱油 20 毫升，素油 30 毫升。

制作方法 ❶ 牛膝洗净，去杂质，切段；鸡血藤洗净，切片；牛蹄筋发透切 4 厘米长的段；姜切片，葱切段。❷ 锅置武火上烧热，加入素油六成热时，加入姜、葱爆香，放入牛蹄筋、料酒、盐、酱油、牛膝、鸡血藤，炒匀；加水 500 毫升，煮 1 小时即成。

食用方法 每天 1 次，每次吃蹄筋 50 克。

功效 通经活络，强壮筋骨。适用于坐骨神经疼痛者。

二狗汤

用料 瘦狗肉 30 克，狗脊 10 克，金樱子 10 克，枸杞子 20 克，姜 10 克，葱 15 克，盐 4 克，蒜 10 克。

制作方法 ❶ 狗脊洗净，润透切片；金樱子、枸杞子洗净，去杂质；狗肉洗净，切 5 厘米见方的块；姜切片，葱切段。❷ 狗脊、金樱子、枸杞子、姜、葱、盐，同放炖锅内加水 1000 毫升。❸ 炖锅置武火上烧沸，再用文火煮 50 分钟即成。

食用方法 每天 1 次，每次吃狗肉 50 克，喝汤。

功效 祛风湿，强筋骨。适用于坐骨神经痛寒湿型病人。

桂香牛肉

用料 牛肉 30 克，肉桂 10 克，生姜 15 克，葱 15 克，盐 4 克，洋葱 30 克，素油 30 毫升。

制作方法 ❶ 肉桂烘干打成细粉；牛肉洗净，切丝；洋葱洗净切丝；葱、姜切丝，待用。❷ 炒锅放在武火上烧热，加入素油六成热时，加入姜、葱爆香，放入牛肉、洋葱、盐，炒匀炒熟即成。

食用方法 每天 1 次，佐餐食用。

功效 温肾补阳，祛寒止痛。适用于坐骨神经痛寒湿型病人。

仙茅炖猪肉

用料 猪瘦肉 30 克，仙茅 10 克，金樱子 10 克，红枣 8 枚，核桃仁 30 克，姜 10 克，葱 15 克，盐 4 克。

制作方法 ❶ 仙茅洗净，金樱子去杂质，洗净；红枣去核，洗净；核桃仁洗净；猪肉洗净，切 4 厘米见方的块；姜拍松，葱切段。❷ 猪肉、仙茅、金樱子、红枣、核桃仁、姜、葱、盐，同放炖锅内加水 1000 毫升。❸ 炖锅置于武火上烧沸，再文火炖煮 50 分钟即成。

食用方法 每天 1 次，每次吃肉 50 克，喝汤。

功效 补肾阳，强筋骨，祛寒湿。适用于坐骨神经痛暖腰膝冷痛病人。

地龙面

用料　猪瘦肉 250 克，地龙 10 克，白术 10 克，淡菜 50 克，番茄 30 克，挂面 250 克，姜 10 克，葱 15 克，盐 4 克，素油 30 毫升。

制作方法　❶地龙烘干，打成细粉；猪肉洗净，切成细丝；淡菜洗净，发透切片；白术打成细粉；番茄洗净，切薄片；姜切片，葱切段。❷炒锅置于武火上烧热，加入素油，烧六成热时，下入姜、葱爆香；加入水 800 毫升，把水烧沸，下入挂面；随即加入猪肉、淡菜、番茄、白术、地龙粉、盐，煮熟即成。

食用方法　每天 1 次，每次食面条 50 ~ 100 克。

功效　燥湿利水，镇痛止痉。适用于坐骨神经痛病人。

仙茅白鹅粥

用料　白鹅肉 200 克，仙茅 10 克，大米 30 克，盐 3 克。

制作方法　❶白鹅肉洗净，切成小块；大米淘洗干净；仙茅烘干打成细粉。❷大米放入锅内，加水 600 毫升，放入鹅肉、盐、仙茅粉。❸锅置于武火上烧沸，再用文火煮 50 分钟即成。

食用方法　每天 1 次，早餐食用，每次吃粥 80 克。

功效　祛风，补肾，散寒，强筋骨。适用于坐骨神经痛病人。

附芍羊肉汤

用料　羊肉 30 克，附片 15 克，白芍 10 克，甘草 6 克，姜 10 克，葱 15 克，盐 4 克。

制作方法　❶附片洗净，去杂质；羊肉用沸水焯去血水，炖煮 1 小时待用。❷白芍、甘草润透切片；羊肉切 4 厘米见方的块；姜拍松，葱切段。❸羊肉放在炖锅内，加入附片、白芍、甘草、姜、葱、盐，注入清水 1000 毫升。❹炖锅置武火上加热，煮沸后，用文火煮 50 分钟

即成。

食用方法　每天 1 次，每次吃羊肉 50 克，喝汤。

功效　温补肾阳，镇痉止挛。适用于坐骨神经痛病人，对下肢寒冷抽搐者更佳。

白术附子羊肉汤

用料　羊肉 30 克，白术 10 克，熟附片 15 克，姜 10 克，葱 15 克，盐 4 克。

制作方法　❶把白术洗净切片润透；熟附片洗净，放炖杯内加水 100 毫升煮 1 小时待用。❷羊肉洗净，用沸水焯去血水，切 5 厘米见方的块；姜拍松，葱切段。❸附片、白术、羊肉、姜、葱、盐，同放炖锅内加水 800 毫升。❹炖锅置武火上烧沸，再用文火炖煮 50 分钟即成。

食用方法　每天 1 次，每次吃羊肉 50 克，汤分两次服完。

功效　温肾助阳，逐寒止痛。适用于坐骨神经痛寒湿型病人。

川断狗脊炖鹿尾

用料　鹿尾 1 只，狗脊 10 克，川续断 10 克，绍酒 15 毫升，姜 10 克，葱 15 克，盐 4 克。

制作方法　❶川续断洗净，润透切 5 厘米长的段；狗脊切片；鹿尾去毛，发透顺骨节切 5 厘米长的段；姜切片，葱切段。❷川续断、狗脊、料酒、姜、葱、盐，同放炖锅内，加水 1000 毫升，用武火烧沸，文火炖煮 1 小时即成。

食用方法　每周 1 次，每次吃鹿尾，喝汤。

功效　补肝肾，通督脉，祛风湿，强筋骨。适用于坐骨神经痛病人。

牛膝白芍炖鸡爪

用料　鸡爪 250 克，牛膝 10 克，白芍 10 克，料酒 15 毫升，姜 10 克，葱 15 克，盐 4 克。

制作方法　❶牛膝洗净切段；白芍切片，鸡

脚洗净，去甲爪。❷鸡爪、牛膝、白芍、料酒、姜、盐，放入炖锅内，加水 800 毫升。❸炖锅置于武火上烧沸，再用文火炖煮 50 分钟即成。

食用方法　每天 1 次，佐餐食用，吃鸡爪 50 克，随意喝汤。

功效　柔肝止痛，镇痉止挛。适用于坐骨神经痛病人。

二狗大枣炖牛尾

用料　牛尾 1 只（500 克），狗脊 10 克，狗胫骨 30 克，番茄 50 克，料酒 15 毫升，姜 10 克，葱 15 克，盐 4 克。

制作方法　❶狗脊切片洗净；狗胫骨用锤子锤破；牛尾去皮洗净，按尾节切成段；姜拍松，葱切段；番茄洗净切块。❷牛尾、狗脊、狗胫骨，放入炖锅内，加水 1000 毫升。放入料酒、姜、葱、盐。❸炖锅置于武火上烧沸，再用文火炖煮 1 小时后，加入番茄煮沸 5 分钟即成。

食用方法　每天 1 次，每次吃牛尾 80 克。

功效　补肝肾，强筋骨，祛风湿，止痉挛。适用于坐骨神经痛病人。

红花炒芹菜

用料　芹菜 30 克，红花 6 克，姜 5 克，葱 10 克，盐 4 克，素油 30 毫升。

制作方法　❶芹菜洗净，切成 4 厘米长的段；红花洗净待用。❷炒锅置武火上烧热，至六成热时，加入姜、葱爆香，随即下入芹菜，炒断生即加入红花炒 2 分钟即成。

食用方法　每天 1 次，佐餐食用。

功效　活血通络，消肿止痛，降脂降压。适用于坐骨神经痛病人。孕妇忌服。

木通苡仁炖猪爪

用料　猪爪 2 只，木通 10 克，薏苡仁 30 克，党参 20 克，甘草 6 克，姜 10 克，葱 15 克，盐 4 克。

制作方法　❶木通洗净切片；薏苡仁洗去杂质；党参洗净，切片；猪爪去毛，洗净一切两半；姜拍松，葱切段。❷猪爪、木通、薏苡仁、甘草、姜、葱、盐放入炖锅内，加水 1000 毫升。❸炖锅置武火上烧沸，再用文火炖煮 1 小时即成。

食用方法　每天 1 次，每次吃猪爪 50 克，喝汤。

功效　祛风寒，渗湿，镇痛。适用于坐骨神经痛病人。

川断牛膝炖乌鸡

用料　乌鸡 1 只（约 500 克），川续断 20 克，牛膝 20 克，料酒 25 毫升，盐 4 克，姜 10 克，葱 15 克。

制作方法　❶川续断、牛膝洗净，润透切成 5 厘米的段；乌鸡宰杀后，去毛、内脏及爪；姜切片，葱切段。❷乌鸡放入炖锅内，将川续断、牛膝、姜、葱，放入鸡腹内，加入料酒、盐、清水 1500 毫升。❸炖锅置武火上烧沸，用文火煮 50 分钟即成。

食用方法　每天 1 次，每次吃鸡肉 50 克，喝汤。

功效　补肝肾，通血脉，强筋骨。适用于坐骨神经痛病人。

续断炖猪腰

用料　猪腰 2 只，川续断 20 克，姜 10 克，葱 15 克，盐 4 克。

制作方法　❶把川续断洗净，切成 5 厘米长的段；猪腰洗净，一切两半，取出臊腺不用，切成 5 厘米长的腰花；姜切片，葱切段。❷把腰花、川续断放炖杯内，加入姜、葱、水 250 毫升。❸把炖杯置武火上烧沸，再用文火煮 30 分钟即成。

食用方法　一次服完吃猪腰，每 3 天 1 次，喝汤。

功效　补肝肾，强筋骨，通血脉。适用于坐骨神经痛病人腰腿酸痛、软弱无力。

3 夏季重在养心
——酷暑自有美馔消

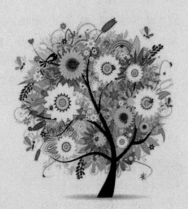

夏季始于立夏，止于立秋，包含立夏、小满、芒种、夏至、小暑、大暑等6个节气。《黄帝内经》指出，人的五脏之中，心与夏季相通。也就是说，夏季的气候特点有益于心的生理功能，并能保证其正常发挥。夏天阳光普照，雨水充足，天地之气交合，是万物繁荣昌盛的季节。此时，人们不应厌恶白天太长，气候炎热，而要保持心情愉快，精神饱满，使人容颜气色秀美，体内阳刚宣发于外，对外界事物保持浓厚的兴趣。由春过渡到夏，人体已经适应了春温的气候，为适应夏季气候做了准备，这是有利的条件。夏季人体阳气趋向体表，形成阳气在外、阴气内伏的生理状态。夏季时，人体的内热向外排泄靠出汗，气温在28~30℃时，人体内热就能顺利外泄。如果外界温度超过了34℃，则出汗受阻，体内大量内热蓄积，很容易中暑。要使人体各脏器及各组织生理功能正常活动，不受伤害，又不紊乱、不偏盛、不偏衰，就必须注意饮食，保证供给暑天人体内外各脏器、各组织活动时所需要的营养。如果违背了这个原则，就会损心伤气，削弱人体适应能力。

3.1 夏季饮食养生的原则

夏天是一年四季之中温度最高的季节，也是万物生长最旺盛的季节。对于人来说，此时是新陈代谢旺盛的时期。按照中医理论，四季之中，夏天属火，而人体的五脏之中，心也是火性，因而夏气通于心，夏气补五脏应以养心为先。

同时，人体五脏的功能随四时、阴阳五行的变化而变化，要更好地在夏季进行饮食养生，必须把握时令与脏腑的关系。夏日的膳食调养，应以低脂、低盐、多维生素且清淡为主。夏季要多吃一些具有祛暑功效的食物，补充充足的水分和营养。夏季暑热，肠胃功能有所减弱，饮食也需有节有度。夏天气温高，出汗多，饮水多，胃酸易被冲淡，消化液分泌相对减少，消化功能减弱，致使食欲不振，如果过食油腻食物，会伤害脾胃，影响营养消化吸收。因此，夏季宜食绿豆、西瓜、荞麦、大枣、鸡肉、鸭肉、鹅肉、鲫鱼、豆浆、梨等清淡食物。

另外，夏季进补宜以清补为益。清补就是服用有补益、清热功效的补品、补药来补益虚弱的方法。常用的清补食物有百合、绿豆、西瓜等；清补药物有西洋参、沙参、麦冬、石斛（包括枫斗）等。但要注意，一是身体阳虚、有畏寒肢冷症状的人必须少食或不食；二是服食应该有所节制，在春夏两季过于用寒凉药物，会损伤人体的阳气。宜用清淡滋阴功效的食物，如鸭肉、鲫鱼、虾、瘦肉、食用蕈类（香菇、蘑菇、平菇、银耳等）、薏米等。此外，人们出汗多，食欲差，可用各种营养保健粥来开胃，并调理身体，可进食一些绿豆粥、扁豆粥、荷叶粥、薄荷粥等，有一定的驱暑生津功效。

此外，我国医家早就发现，冬季常发的慢性病及一些阳虚阴盛的疾患，在夏季进行适当调养，可使病情大幅好转。因此，对于冬季易发病阳虚阴盛体质及亚健康症状较为明显者来说，可借夏天机体阳气充沛的时机来调整阴阳平衡，使一些旧疾得以康复和改善。中医依据"发时治标，平时治本"的原则，除了在冬天发作时治疗外，就常常采用"冬病夏治"的方法治疗。所谓"冬病夏治"，是指在疾病缓解期的积极治疗，即趁病情稳定之时，积极进行调治，改善体质。夏季治疗以补肾、健脾、养肺为主要治则，以改善神经内分泌功能，调节机体的免疫功能，改善机体能量之代谢，使其恢复平衡，以增进和改善体质，到了冬天病情自然就会减轻甚至痊愈。一些冬季常发的慢性病及一些阳虚寒内盛的疾患，如老年慢性支气管炎、肺气肿、肺心病、支气管哮喘、慢性腹泻、虚寒性胃疼、腹疼、腰痛、下肢体痛等症，皆可以透过夏季的调养治疗，使病情好转，有的还可以根除。

还有，夏季虽然是阳气最盛的季节，但是雨水相对也比较多，若湿气太重，则会困遏脾胃，使脾胃的运化能力下降。脾主运化，生命活动的继续和精气血津液的化生和充实，都依赖于脾胃运化的水谷精微，如果脾胃功能失常，会导致水谷精微和水液的输布运行失常，各脏腑得不到精气血津液的滋润，机能即不能正常发挥，所以夏天人们会经常感觉燥热难耐、易口渴、舌苔厚重、不思饮食、疲劳乏力、烦躁不安等。《脾胃论》认为"百病皆由脾胃衰而生也"，所以夏季应常服健脾利湿之物，一般可选择健脾芳香化湿及淡渗利湿之品，如藿香、莲子、佩兰等。夏季健脾还应保持清淡饮食，避免进食肥腻、刺激、烧烤、油炸之品。同时注意饮食卫生，不食腐烂变质食物，以保持良好的消化、吸收功能。

中医还认为，按五行规律，夏天心火旺而肺金、肾水虚衰，故要注意补养肺肾之阴，可选用枸杞子、生地、百合、桑葚、五味子等，以防出汗太过，耗伤津气。夏季阳气最盛，气候炎热而生机旺盛，此时阳气外发，伏阴在内，气血运行亦相应地比较旺盛，且活跃于机体表面，因而和冬季不同，夏季药补尤其讲究益气生津，既要能够补养阳气，又要能生津液，选用的药要平和、微凉，切忌滋腻、温热。对于老人和体质虚弱之人尤应注意。

3.2 夏季常用时令食物

夏季常用时令食物包括小麦、绿豆、冬瓜、苦瓜、洋白菜、扁豆、莲藕、百合、西瓜、龙眼、鸡心、猪心、驴肉、鸭蛋、鹌鹑蛋、海蜇、田螺、燕窝、茶叶等。

3.3 夏季饮食调理佳品 16 款

夏天天气炎热，人体代谢旺盛，阳气也最旺盛，这是机体顺应自然气候变化的结果。但由于天气炎热或暑湿过重，人体自然喜凉爽，饮食上也多愿意吃一些清淡少油腻的食物。这时，冬季进补常用的厚味温补之品在夏季就不适合服食了。如果还要温补，就会热上加热，助长内火，耗伤阴津，导致疾病的发生或加重。

夏季应突出养心，调补时以选择性质偏凉或平和的食物为主，以清火养阴，使阴阳平衡。甘凉、利湿清暑、少油腻为夏季饮食调养的主要特点。对于部分在夏季贪凉或过食生冷寒凉之物导致脾胃受伤、腹泻发热、感冒的人来说，在患病期间这些饮食就不宜过多食用，因为此时人体的阳气已经因寒凉而受伤、不再旺盛了，清养的时候不宜食太多。

下面介绍的 16 款饮食，是供夏季养生调理的常用之品。

清络饮

用料 丝瓜皮 20 克，鲜竹叶心 10 克，鲜扁豆花 20 朵，西瓜皮 50 克，鲜金银花 5 克，鲜荷叶边 20 克，白糖适量。

制作方法 ❶将鲜荷叶边、鲜竹叶心、金银花洗净；西瓜皮洗净，切成薄片；鲜扁豆花洗净；丝瓜皮洗净。❷将上述食材和白糖放入锅内，加清水适量，用武火烧沸后，转用文火煮沸 15 分钟，滤渣留汁即成。

食用方法 代茶饮用。

功效 清热解暑。适用于暑热季节中暑、头部胀痛等症。

解析 本方是中医治疗暑热伤气津的经典名方，其中竹叶性寒凉，具有清热除烦、生津利尿之功效；扁豆花性凉，具有健脾和胃、清暑化湿功效；西瓜皮、金银花、荷叶均性凉，有清热解暑功效。六味加入白糖制作饮料，可发挥其清热解暑又扶助正气之功效。暑热季节服用对暑热口渴、头部胀痛等症有较好疗效。

银花露

用料 金银花 5 克，清水、白糖适量。

制作方法 将金银花洗净后放入砂锅内，加水适量，用火煎煮，当水浓缩至1/3时，加入白糖即成。

食用方法 单独饮用。

功效 清热解毒。适用于温病发热、咽喉肿痛等症。脾胃虚寒者不宜多饮。

解析 金银花性味甘、寒，归肺、心、胃经，能清热解毒、疏散风热。本品对于痈肿疔疮、发热不退、口干舌燥等病人有良好的治疗作用。夏季家里可准备本品，放入冰箱保存好，少量饮用此品，既可解暑，又可预防夏季疾患。

荷叶粥

用料 鲜荷叶 50 克，白糖 30 克，粳米 250 克。

制作方法 ❶将鲜荷叶洗干净，剪去蒂和边叶。❷将粳米淘洗干净，放入锅内，加水适量，将荷叶盖于粳米上。❸将锅置武火上烧沸后，改用文火煎熬，粳米熟透，揭去荷叶，放入白糖，搅匀即成。

食用方法 每天早晚食用，宜长期服用效果才好。

功效 清暑利湿，升发清阳。适用于夏季清补之用，也可用于夏季中暑和泄泻后身体的康复。

解析 荷叶性凉，归心、肺两经，具有清暑利湿、升发清阳、止血的功效；粳米（大米）性稍凉，具有健脾养胃、止渴除烦、固肠止泻之功效。二者加性凉之白糖煮粥，则清淡爽口，有较好的清暑利湿、升发清阳之功效。夏季食用，有益身体健康。

菊花粥

用料 菊花 15 克，粳米 100 克。

制作方法 ❶将菊花洗净，放入锅内。❷将粳米洗净，也放入锅内，加水适量，置武火上烧沸后，转用文火熬煮熟即成。

食用方法 每天 1 次，早餐食用。

功效 散风热，清肝火，降血压。适用于夏季清解暑热之用，对头痛、眩晕、目赤、心胸烦热、疔疮、肿毒等症有一定作用。

解析 菊花辛甘苦，性凉，归肺、肝经，具有疏风、清热、明目、解毒之功效；粳米（大米）可健脾养胃，二者煮粥，药性较弱而趋平和，能清风热肝火，适宜夏季暑热天气的调养。

茉莉银耳

用料 银耳 20 克，茉莉花 30 朵，清汤 1500 毫升，料酒、食盐各适量。

制作方法 ❶将银耳用凉水洗 2 次，再用凉水浸泡，待涨发后，用开水焯一下，放入凉水漂凉待用；将茉莉花去蒂，用清水洗净，扣在盘中（以防失去香味）待用。❷将锅内放入清汤，下料酒、食盐，用火烧沸后，撇去浮沫。将汤盛入汤碗中，随后把泡银耳的水滤去，用开水将银耳焯透，放入汤碗中，再将茉莉花撒在碗中即成。

食用方法 可佐餐，亦可单食。

功效 滋阴化湿养颜。适用于夏季调养。

解析 银耳性凉润，具有滋阴、润肺、养胃、生津之功效；茉莉花性稍凉，具有清热解表、和中下气、利湿之功效，二者结合烹饪成汤，夏季食用，可增强滋阴化湿养颜之功效，对肺阴虚之咳嗽等症亦有裨益。

薏仁粥

用料 薏苡仁 50 克，粳米 200 克，白糖适量。

制作方法 ❶将薏苡仁、粳米洗净，置于锅内，加水适量。❷将锅置武火上烧沸，再用文火煨熬，待薏苡仁熟烂后，加入白糖即成。

食用方法 每天 1 次，早餐食用，宜长期服用效果才好。

功效 健脾除湿。适用于暑湿偏盛、脾胃虚弱、水肿等症。

解析 薏苡仁具有健脾补肺、清热、利湿功效；白糖调味，二者煮粥，食之可起健脾除湿之功效，夏季食用，对暑湿偏盛所致脾胃虚弱、水肿、脚气、白带过多等症大有裨益。

鱼腥草拌莴笋（凉）

用料 鱼腥草 100 克，莴笋 250 克，食盐、酱油、醋、麻油各适量。

制作方法 ❶将鱼腥草择去杂质、老根，淘洗干净，沥干水分，加食盐 2 克，拌和腌渍待用。❷将莴笋去皮，冲洗干净，切成细丝，加食盐 1 克，腌渍沥水。❸将鱼腥草和莴笋丝放在盘内，加入酱油、醋、麻油，拌匀入味即成。

食用方法 佐餐、佐酒食用。

功效 清热解毒，利湿排脓。适用于夏季体内有湿热的人。

解析 鱼腥草性寒凉，具有清热解毒、排脓、利尿功效，莴笋清热利尿，共拌成凉菜，清脆可口，可起到清热解毒、利湿排脓之功效。常食之，对肺痈胸痛、肺热咳嗽、咳痰黄稠、带下量多、膀胱湿热、小便黄少等症均有疗效。

苡仁冬瓜羹

用料 冬瓜 500 克，薏苡仁 100 克。

制作方法 ❶将冬瓜洗净，去皮，去瓤，切 2 厘米见方的小块，用果汁机榨取汁液。❷将薏苡仁放入锅内，加水适量。将冬瓜汁液放入薏苡仁锅内，置武火上烧沸后，转用文火煎熬 2 小时即成。

食用方法 每天早晚空腹各服 1 汤匙。

功效 清热解暑，健脾利尿。适用于暑疖痱毒、膀胱湿热、小便短黄、不利等症。妊妇慎食。

解析 薏苡仁性凉味淡，能渗水利湿、除痹排脓；冬瓜性凉味淡，具有清热解毒、利尿化痰的功效。薏苡仁与冬瓜制作的薏苡仁冬瓜羹，适宜夏季暑湿重的时节服用，可起清热解暑、健脾利尿之效。

枸杞肉丝

用料 猪瘦肉 500 克，青笋 100 克，枸杞子 30 克，猪油、食盐、白糖、料酒、芝麻油、水豆粉、酱油各适量。

制作方法 ❶猪瘦肉洗净，切成长丝，用水豆粉勾芡；青笋切成同样长的细丝；枸杞子洗净待用。❷将炒锅烧热，用油滑锅，再放入猪油，将肉丝、笋丝同时下锅划散，倒入料酒，放入白糖、酱油、食盐、汤搅匀，投入枸杞子，颠翻几下，淋入芝麻油炒匀，起锅即成。

食用方法 佐餐食用。

功效 滋肝补肾，强身益寿。适用于夏季进补。

解析 枸杞子甘、平，归肝、肾经，可滋肾、润肺、补肝、明目；猪瘦肉具有滋阴润燥的功效，配以性凉爽口的青笋共炒，虽然制作简单，但由于枸杞子量大，故具有较好的滋肝补肾作用，适宜夏季体弱乏力、视物昏花等症之用。

果仁排骨

用料 猪排骨 500 克，草果仁 5 克，薏苡仁 50 克，冰糖屑 50 克，生姜、葱、花椒、料酒、卤汁各适量。

制作方法 ❶ 将草果仁、薏苡仁炒香后，捣碎，加水煎煮 2 次，提取滤液 2000 毫升；将猪排骨洗净，放入药液中，再把生姜、葱拍破，放入锅内，加花椒，将排骨煮至七成熟，捞取排骨，晾凉。❷ 将卤汁倒入锅内，用文火烧沸，放入排骨，卤至熟透后起锅。❸ 取适量卤汁倒入锅中，加冰糖、食盐，在文火上收成浓汁，倒入料酒后，均匀涂在排骨外面即成。

食用方法 每天 1 次，佐餐食用。

功效 健脾益气，行气止痛，消食和胃。适用于脾虚湿重、骨节疼痛、食少便溏等症。

解析 草果辛温燥，具有燥湿除寒、消食化积之功效；薏苡仁性凉，有健脾利湿的作用；排骨为滋阴润燥之品，药食结合，共烹食用，可有健脾祛湿、消食和胃的作用。常食对脾虚湿重、痛风病人有裨益。

海蜇汤

用料 海蜇 100 克，鲜荸荠 200 克。

制作方法 ❶ 将海蜇用温水泡发，洗净，切碎，备用；将鲜荸荠洗净，去皮。❷ 把切碎的海蜇和荸荠一起放入砂锅内，加水适量，用小火煮 1 小时即可。

食用方法 将汤倒入碗内，分次服用。

功效 养阴清热，润肺止咳。适用于阴虚内热的咳嗽、痰黄而黏稠、口燥咽干等症。

解析 海蜇具有清热、化痰、消积、润肠之功效；荸荠（马蹄）具有消除痞热之功。二者均性凉，都有一定的滋阴清热之力，相需而用，味凉甘而爽滑，无任何滋腻之弊，非常适合肺胃阴津不足、痰火为患的人士夏季调理之用。

解暑益气汤

用料 荷叶 10 克，金银花 6 克，党参 10 克，白糖适量。

制作方法 ❶ 将荷叶洗净后，切丝；金银花挑去杂质，洗净；党参润透切片。❷ 将荷叶、金银花、党参放入砂锅中，加水适量，用中火煮 20 分钟后，滤渣，加入白糖即成。

食用方法 夏季当茶饮。

功效 清暑热、生津止渴。适用于夏季暑热所致高热、中暑以及感冒发热等症。

解析 荷叶性寒凉而味苦涩，可以清热泻火，金银花能清热解毒，加以党参性平补气血，在夏季做茶饮用，不仅可以治疗中暑烦渴，还能预防夏季热毒导致的小便疼痛、小便赤黄等症，是夏季保健佳品。

银杏蒸鸭

用料 白鸭 1 只，猪肘肉 250 克，银杏 100 克，绍酒、清汤、生姜、葱、食盐、花椒、胡椒粉各适量。

制作方法 ❶ 将银杏捶破去壳，在开水内煮熟；姜、葱洗净，切段。❷ 将鸭宰杀后，洗净，除去内脏。用食盐、胡椒粉、绍酒将鸭身内外抹匀，放入盆中，加入生姜、葱、花椒、腌渍 1 小时取出，用刀从脊背处宰开，去净全身骨头，铺入碗内，齐碗口修圆。鸭肉切成银杏大小的丁，同银杏和匀，放入鸭脯上。将猪肘肉也切成银杏大小的丁，放在鸭的周围，注入清汤，上笼蒸 2 ~ 3 小时装盘。❸ 将清汤放入锅中烧沸，加余下的绍酒、食盐、胡椒粉，用湿淀粉少许勾薄芡，浇在鸭肉上即成。

食用方法 佐餐食用，亦可单食。

功效 益肺肾，定喘咳。用于夏季食补，尤宜于虚喘频发的人。

解析 煮熟的白果性稍温，具有敛肺气、定喘漱、止带浊、缩小便功效；鸭性凉，有补益脾肾、补虚劳的功效。二者结合烹饪，则益肺肾之力更强，对夏季虚喘、带下等症有较好效果。

地黄鸡

用料 母鸡1只，生地黄100克，大枣10枚。

制作方法 ❶将母鸡宰杀洗净后，掏去内脏，剁去爪、翅尖、再洗净血水、入沸水锅内略焯一下，捞出。❷将生地黄洗净后，切成约0.5厘米见方的颗粒，放入鸡腹内，再将鸡与大枣都放入瓷罐内，灌入米汤，封口后上笼用武火蒸制。❸蒸2~3小时，待其熟烂即可，取出后，加调味即成。

食用方法 可佐食，也可单食。

功效 养阴益肾。适用于夏季气阴不足的调补，有益于消除心脾虚弱、气血不足、肾阴亏损、虚热、盗汗等症。生地黄性凉滋腻，脾虚湿滞、腹满便溏者不宜多服。

解析 鸡肉具有温中益气、补精添髓之功效；生地黄具有清热凉血、养阴益肾的作用。二者结合烹饪，有益气生精、养阴补肾的作用，很适用于原本气阴偏虚，至夏季炎热，导致气阴不足的中老年人。青年人工作烦劳、心脾气血不足、阴虚烦躁者食之亦佳。对心脾虚弱、气血不足、肾阴亏损、虚热、盗汗等症大有裨益。

荷叶凤脯

用料 剔骨鸡肉250克，鲜荷叶2张，火腿50克，蘑菇50克，食盐、白糖、香油、鸡油、绍酒、胡椒粉、玉米粉、生姜、葱各适量。

制作方法 ❶将鸡肉、蘑菇切成薄片；火腿切成片；姜切薄片；葱切成节；荷叶洗净，用开水烫一下，去掉蒂根，切成片。❷将蘑菇用开水焯一下捞出，用凉水冲凉，把鸡肉、蘑菇一起放入盘内，加食盐、白糖、胡椒粉、绍酒、芝麻油、鸡油、玉米粉、姜片、葱结、搅拌调匀，然后分放在荷叶块上，再放火腿1片，包成长方形肉包，码在盘内，上笼约蒸1小时即成。

食用方法 可佐餐，亦可单食。

功效 清热解暑。适用于夏季进补，有益于夏季常见的心烦疲乏等症状的改善。

解析 鸡肉甘温，具有益气、补精添髓的功效；荷叶性寒凉，味苦涩，具有清热解暑之功效。二者结合烹饪经常食用后，则可起到益气健脾、清热解暑的功效，对心烦热渴、小便不畅、疲乏无力等症大有裨益。

参麦甲鱼

用料 活甲鱼1只（500~1000克），党参20克，浮小麦20克，茯苓10克，瘦火腿100克，鸡蛋1个，葱结、生姜、食盐、鸡汤、绍酒各适量。

制作方法 ❶将甲鱼宰杀、去内脏，洗净。将锅置火上，放入清水和甲鱼，烧沸后，用文火炖约半小时捞出，剔去甲骨，切成约2厘米见方的块，摆放碗内。❷将火腿切成小片，盖在鱼肉上面，与调料共同兑入适量的鸡汤，注入大瓷碗内。❸将浮小麦、茯苓用纱布包后，放入汤中，党参切成薄片，放在上面，盖上盖，上笼蒸2~3小时即成。❹将甲鱼出笼后，拣去葱、姜，滗出原汤，把甲鱼扣入碗中，剩甲鱼汤倒在手勺里，加入调料，烧开后撇去浮沫，再打一个鸡蛋在汤内，略煮后，浇在甲鱼上面即成。

食用方法 可佐餐也可单食。

功效 滋阴，益气，补虚。适用于夏季炎热时节清补之用。

解析 甲鱼性凉，具有滋阴凉血功效；党参甘温具有补中益气、生津养血之功效。浮小麦助阴、茯苓健脾利湿，加入火腿、鸡蛋，有滋阴、益气、补虚作用，对阴虚燥热、骨蒸盗汗、神疲气短等症大有裨益。

3.4 立夏饮食处方

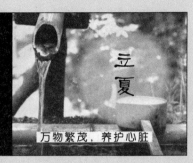

立夏是全年第 7 个节气。立夏后，炎热的夏季即将到来，我国各地气温逐渐升高，南方普遍在 30℃以上。夏天阳光灿烂，雨水充足，人们易罹患急慢性胃炎、溃疡性结肠炎病等，在春夏之交要顺应天气的变化，重点预防。

万物繁茂，养护心脏

3.4.1 急性胃炎

急性胃炎是由多种原因引起的胃黏膜的急性炎症，主要表现为突然发生的上腹疼痛不适、疼痛，食欲下降，恶心呕吐，有时伴有腹泻，严重的急性胃炎还会引起呕血、便血等症状。急性胃炎包括 4 种类型：单纯性、糜烂性、化脓性和腐蚀性，其中以单纯性胃炎最为常见，其次是糜烂性胃炎和化脓性胃炎，腐蚀性胃炎多是由于吞服强酸、强碱或其他腐蚀剂等所致。

中医认为，急性胃炎多由邪实伤胃而成，其病在胃腑，胃腑受损、胃失和降是其基本病机。

急性胃炎病人如果出现大量呕吐及腹痛剧烈时，应禁食，以使胃肠充分休息，待腹痛减轻后再酌情饮食。严重呕吐腹泻病人宜饮糖盐水，以补充身体内的水分和钠盐。若因严重呕吐失水造成电解质紊乱，应静脉注射葡萄糖盐水等。急性胃炎病人最好吃流质饮食，如米汤、杏仁茶、清汤、淡茶水、藕粉、薄面汤、去皮红枣汤，应以咸食为主，待病情缓解后，可逐步过渡到少渣半流食。少用产气及含脂肪多的食物，如牛奶、豆奶、蔗糖等；也少用具有刺激性的食物，如醋、辣椒、葱、姜、蒜、花椒等；禁用生冷和具有兴奋性的食物，如浓茶、咖啡、可可等。饮食应以清淡为主，少用油脂或其他调料。

砂仁粳米粥

用料　砂仁 15 克，粳米 100 克，精盐 3 克，香油少许。

制作方法　❶砂仁去壳，打成粉末；粳米淘洗干净。❷将粳米放入锅内，加清水适量，先用武火烧沸，再用文火煮成粥，放入砂仁粉、精盐、香油即成。

食用方法　当正餐食用。

功效　暖脾胃，助消化，止疼痛。适用于急性胃炎病人。阴虚有火者忌食。

桂皮炖羊杂

用料　羊杂 500 克，桂皮 20 克，精盐 6 克，姜 10 克，葱 15 克，料酒 15 毫升。

制作方法　❶羊杂洗净，切段；桂皮洗净；姜拍破，葱切段。❷将羊杂、桂皮、姜、葱、料酒放入炖锅内，加清水适量，先用武火烧沸，再用文火煮至羊杂熟透，放入精盐即成。

食用方法　每天 1 次，佐餐食用。

功效　暖脾胃，散风寒，止疼痛。适用于急性胃炎病人。阴虚火旺者及孕妇忌食。

官桂牛肉粥

用料　牛肉 250 克，官桂 10 克，大米 150 克，胡豆 500 克，草果 5 枚，精盐 3 克，葱 5 克，香菜 10 克，姜 5 克，胡椒粉少许。

制作方法　❶将牛肉洗净，切丁；草果、官

桂、胡豆（去皮捣碎）洗净；姜切片，葱切段；同放入炖锅内，加清水适量，先用武火煮沸，再用文火熬成汤，滤去渣。❷将洗净的大米下入锅中，煎熬成粥，放入香菜叶、胡椒粉、精盐即成。

食用方法　每天2次，作主食。

功效　补脾，温中，止呕。适用于急性胃炎病人。阴虚火旺者及孕妇忌食。

砂仁煮羊肚

用料　羊肚1只，砂仁6克，大蒜6克，姜5克，葱5克，胡椒粉3克，精盐3克。

制作方法　❶羊肚洗净；大蒜去皮；砂仁打粉；姜拍松，葱切段；同放入羊肚内，用白棉线缝合羊肚。❷将羊肚放入炖锅内，加清水适量，先用武火烧沸，再用文火炖至羊肚熟透，放入精盐、胡椒粉即成。

食用方法　每天1次，适量食用。

功效　温中和胃，消炎止痛。适用于急性胃炎病人。阴虚有火者忌食。

椒盐牛里脊

用料　牛里脊250克，姜12克，葱12克，花椒5克。

制作方法　❶牛里脊洗净，切成薄片；葱切花，姜切片；花椒放入锅内炒香，用擀面杖擀压成粉。❷将牛里脊片、姜、葱放入碗内，加清水适量，上笼蒸熟，取出蘸上花椒粉即可食用。

食用方法　佐餐食用。

功效　温胃，理气，止痛。适用于急性胃炎病人。阴虚火旺者忌食，孕妇慎食。

豆蔻丁香卤鹌鹑

用料　鹌鹑3只，丁香5克，草豆蔻5克，葱5克，肉桂5克，姜5克，冰糖屑10克，精盐3克，香油5毫升，卤汁适量。

制作方法　❶鹌鹑宰杀后去毛和内脏，洗

净，放入沸水锅中汆去血水；丁香、肉桂、草豆蔻放入炖锅内，加清水适量，煎熬2次，每次水沸20分钟后滗出汁，混合汁液；姜拍松，葱切段。❷将药液倒入锅内，放入鹌鹑、姜和葱，煮至六成熟，将鹌鹑捞起晾凉。❸将卤汁倒入锅内，放入鹌鹑，用文火卤熟，放入精盐、冰糖屑，边滚动鹌鹑边浇卤汁，直至卤汁均匀地粘在鹌鹑上，待肉色呈红亮时捞出，淋上香油即成。

食用方法　每天1次，适量食用。

功效　温中和胃，暖肾助阳。适用于急性胃炎病人。阴虚内热者慎食。

荜茇黑鱼羹

用料　黑鱼1尾，荜茇10克，砂仁5克，陈皮10克，精盐3克，大蒜5克，葱5克，胡椒粉适量，素油适量。

制作方法　❶黑鱼去鳞、鳃和内脏，洗净；在黑鱼腹内装入陈皮、砂仁、荜茇、大蒜、葱、精盐。❷将素油倒入锅内，烧至六成熟，放入黑鱼，煎熟。加清水适量，用文火炖成羹，放入精盐、胡椒粉即成。

食用方法　每天1次，空腹食用。

功效　醒脾暖胃，和胃止痛。适用于急性胃炎病人。阴虚火旺者慎用。

荜茇牛心顶汤

用料　牛心顶30克，荜茇10克，鸡精2克，干姜5克，胡椒粉少许，葱白10克，精盐6克，豆豉10克。

制作方法　❶牛心顶洗净，切成4厘米段，放入沸水锅中汆去血水。❷将牛心顶放入炖锅内，加清水适量，用中火炖至五成熟，放入荜茇、干姜、葱白、豆豉，继续煨炖至熟透，放入胡椒粉、精盐、鸡精即成。

食用方法　每天1次，佐餐食用。

功效　温脾胃，补虚劳，止疼痛。适用于急性胃炎病人。阴虚火旺者慎食。

砂仁炖鱼肚

用料 鱼肚 1000 克,砂仁粉 5 克,胡椒粉少许,花椒 6 克,姜 10 克,葱白 10 克,精盐 4 克,料酒 10 毫升。

制作方法 ❶ 鱼肚洗净,发透切大片,放入沸水锅内氽透捞出。❷ 将清水注入锅内,放入鱼肚、花椒、姜、葱白、料酒,煮熟后除去浮沫。将鱼肚捞起并沥干水分,晾凉后切条,放入原汤内,烧沸后放入砂仁粉、胡椒粉、精盐即成。

食用方法 每天 1 次,适量食用。

功效 行气止痛,化湿醒脾。适用于急性胃炎病人。阴虚有热者忌食。

胡椒炖牛肚

用料 牛肚 1 个,白胡椒 10 克,姜 10 克,葱 10 克,精盐 4 克,料酒 10 毫升。

制作方法 ❶ 将牛肚洗净,保持完整,把白胡椒放入牛肚内,用线将牛肚口扎紧。❷ 将牛肚放入炖锅内,加清水适量,放入料酒、姜、葱,用文火炖熟,放入精盐即成。

食用方法 每天 1 次,适量食用。

功效 温胃止痛,健脾补虚。适用于急性胃炎病人。阴虚有火者慎食。

姜橘鲫鱼羹

用料 鲜鲫鱼 1 尾(约 250 克),姜 10 克,橘皮 10 克,胡椒 5 克,精盐 4 克,料酒 6 毫升,葱 5 克。

制作方法 ❶ 鲫鱼去鳃、鳞、内脏,洗净,加精盐、料酒腌匀;姜切片,葱切段。❷ 将姜片、橘皮、胡椒装入纱布袋内,扎紧,放入砂锅中,加清水适量,煮 30 分钟。放入鲫鱼、葱、料酒,先用武火烧沸,再用文火炖熟,放入精盐即成。

食用方法 每天 1 次,既可佐餐又可单食。

功效 温胃,散寒,止痛。适用于急性胃炎病人。胃热者忌食。

荜茇红枣糯米粥

用料 糯米 250 克,红枣 8 枚,荜茇 10 克,薏苡仁 30 克,荸荠粉 10 克,白糖 25 克。

制作方法 ❶ 薏苡仁、糯米、红枣淘洗干净;荜茇洗净,剁成末。❷ 将薏苡仁放入锅内,加清水适量,用武火煮至薏苡仁开花,放入糯米、荜茇,煮至米烂,撒入荸荠粉即成。食用时加白糖。

食用方法 每天 1 次,早餐食用。

功效 补中益气,健脾除湿。适用于急性胃炎病人。湿热及咳嗽有痰者慎食。

姜汁牛奶羹

用料 牛奶 250 毫升,姜 15 克,韭菜 250 克,红糖 30 克。

制作方法 ❶ 韭菜切成 3 厘米长的段;姜切成薄片。❷ 将韭菜、生姜放在一起捣烂,再用洁净纱布绞汁。❸ 将牛奶、韭菜生姜汁倒入锅内,烧沸,加入红糖即成。

食用方法 每天 1 次,热饮。

功效 暖脾胃,止疼痛。适用于急性胃炎病人。胃热者慎饮。

二香煮黄酒

用料 丁香 5 克,木香 10 克,黄酒 50 毫升。

制作方法 将丁香、木香洗净后放入瓷杯内,加入黄酒,上笼蒸 10 分钟即成。

食用方法 每天 1 次,热饮。

功效 暖胃,行气,止痛。适用于急性胃炎病人。阴虚内热者慎饮。

草果蒸羊排

用料 羊排 500 克,薏苡仁 20 克,草果 5 克,冰糖屑 20 克, 姜 5 克, 葱 10 克, 花椒 1 克, 胡椒粉 1 克, 黄酒 10 毫升, 精盐 4 克, 酱油 7 毫升, 香油 5 毫升。

制作方法 ❶ 草果、薏苡仁炒香后捣碎, 放入锅内, 加清水适量, 用中火煮沸 10 分钟, 取药汁, 再加清水煮, 反复 2 次, 收取药汁; 羊排洗净, 斩成 2 厘米见方的小块; 葱切段, 姜拍破。 ❷ 将羊排、药汁、姜、葱、花椒、精盐放入锅内, 加清水适量, 先用武火烧沸, 再用文火煮至羊排七成熟, 捞出羊排并沥去水分。 ❸ 将羊排、羊排汤(适量)、胡椒粉、酱油、冰糖屑放入锅内, 用文火煮至排骨熟透, 放入黄酒, 用武火收浓汤汁, 淋上香油即成。

食用方法 每天 1 次, 既可佐餐也可单食。

功效 健脾燥湿, 行气止痛。适用于急性胃炎病人。阴虚血少、无寒湿者慎食。

羊杂蘑菇米粉

用料 羊肾 2 只, 羊舌 150 克, 蘑菇 50 克, 花椒 10 克, 米粉 500 克, 胡椒粉 15 克, 姜 10 克, 葱 15 克, 精盐 6 克, 料酒 10 毫升。

制作方法 ❶ 将羊舌、羊肾洗净, 除去血水, 切成薄片, 加精盐、料酒腌匀; 蘑菇洗净, 一切两半; 米粉浸润。 ❷ 将羊杂片、葱、姜、花椒放入锅内, 加清水适量, 先用武火烧沸, 再用文火煮熟羊杂, 放入米粉, 待米粉熟后放入精盐、胡椒粉即成。

食用方法 每天 1 次, 当正餐食用。

功效 益气补虚, 温中止痛。适用于急性胃炎病人。阴虚火旺者忌食, 孕妇慎食。

茯苓蒸馒头

用料 面粉 250 克, 茯苓 10 克, 酵面 15 克。

制作方法 ❶ 茯苓打粉。 ❷ 将茯苓粉、面粉加酵面、温水, 揉成面团, 待面团发酵后加碱水适量, 撒入茯苓粉末, 用力揉面, 直到碱液、药粉揉

匀后, 制成馒头坯子。 ❸ 将生坯上笼, 用武火蒸约 15 分钟即成。

食用方法 当主食, 适量食用。

功效 开胃健脾, 理气止痛。适用于急性胃炎病人。阴虚血燥者慎食。

羊肉面片汤

用料 羊肉 250 克, 大麦粉 500 克, 草果 5 克, 姜 10 克, 豆粉 500 克, 胡椒粉 10 克, 精盐 6 克, 味精 4 克。

制作方法 ❶ 草果、羊肉、姜洗净后放入锅内, 先用武火烧沸, 再用文火煨炖; 大麦粉、豆粉加水, 制成面片。 ❷ 待羊肉煮熟后, 下入大麦豆粉面片, 煮熟后放入胡椒粉、精盐、味精即成。

食用方法 每天 1 次, 当早餐食用。

功效 温胃止痛, 健脾补虚。适用于急性胃炎病人。阴虚火旺者忌食。

姜枣糯米粥

用料 糯米 100 克, 姜 20 克, 大枣 4 枚, 精盐 3 克。

制作方法 ❶ 姜洗净, 切片; 大枣洗净、去核; 糯米淘洗干净。 ❷ 将糯米、大枣、姜放入锅内, 加清水适量, 先用武火烧沸, 再用文火煮成粥, 放入精盐即成。

食用方法 当正餐食用。

功效 暖脾胃, 散风寒, 止疼痛。适用于急性胃炎病人。胃热者慎食。

草果羊肉粥

用料 羊肉 250 克, 大米 200 克, 草果 5 枚, 精盐 6 克, 香菜少许, 料酒 5 毫升。

制作方法 ❶ 羊肉洗净, 切丁, 加入精盐、料酒腌匀; 大米用开水淘洗干净; 草果洗净, 拍破。 ❷ 将大米放入锅内, 加清水适量, 煮成粥。 ❸ 将羊肉、草果放入炖锅内, 加清水适量, 煮熟

后将草果捞出，倒入大米粥，用文火炖煮，放入香菜、精盐即成。

食用方法　每天 2 次，适量食用。

功效　温中暖胃，破冷气，去腹胀。适用于急性胃炎病人。胃热者忌食。

3.4.2　慢性胃炎

慢性胃炎是由不同病因引起的胃黏膜的慢性炎症，可分为慢性浅表性胃炎和慢性萎缩性胃炎等。多数病人有上腹部隐痛、食后饱胀、食欲缺乏及嗳气等症状，症状时轻时重，往往反复间歇，长期存在。少数病人症状比较重，上腹疼痛和胀满严重，食欲显著减退，并有嗳气、口臭、腹泻，大便中可见较多的食物残渣；同时，全身乏力、消瘦、面色苍白。胃黏膜重度糜烂者可发生黑便。

慢性胃炎属中医"胃脘痛""痞满"范畴，除了与个人易感体质有关外，与劳逸失常，长期不良生活习惯，长期饮浓茶、烈酒、咖啡，大量吸烟，或进食过热、过冷、过于粗糙的食物，导致肝气郁结、脾失健运、胃脘失和，日久中气亏虚，从而引发种种症状密切相关。

慢性胃炎的饮食治疗原则是调整胃的各项功能，养成良好的饮食习惯和生活习惯。吃饭时要细嚼慢咽，使食物与消化液充分混合。饮食宜清淡，少刺激性，晚餐勿过饱，待食物消化后再睡觉，否则会增加胃部不适感。应尽量少食油腻和脂肪过高的食物，如肥肉、奶油、油煎制品；辣椒、洋葱、咖喱、胡椒粉、芥末粉、浓咖啡等具有刺激性的食物，由于其不利于胃黏膜炎症的恢复，也应少用或不用。

温胃羊杂汤

用料　羊杂 500 克，荜澄茄 6 克，姜 10 克，葱 15 克，料酒 15 毫升，精盐 3 克，胡椒粉 3 克。

制作方法　❶荜澄茄洗净；羊杂洗净，切块；姜拍破，葱切花。❷荜澄茄、羊杂、料酒、姜、葱

放入炖锅内，加清水适量，先用武火烧沸，再用文火炖 2 小时，放入精盐，胡椒粉即成。

食用方法　每天 1 次，既可佐餐又可单食。

功效　温胃散寒，行气止痛。适用于慢性胃炎病人。虚寒及血虚者忌食。

白术山楂饼

用料　白术 6 克，山楂 15 克，干姜 6 克，素油 50 毫升，精盐 6 克，面粉 250 克，葱 10 克。

制作方法　❶白术、干姜、山楂分别打成细粉；葱切花。❷将白术粉、山楂粉、精盐、干姜粉、葱花、面粉放入盆内，用清水和面，搓成条，分成剂子，用擀面杖擀成薄饼。❸将素油放入炒锅内，烧至六成热时放入薄饼，烙熟即成。

食用方法　正餐食用。

功效　暖胃止痛，消食化滞。适用于食欲缺乏、食后胃痛病人。阴虚燥渴者慎食。

蒲公英猪肚

用料　猪肚 1 只，蒲公英 20 克（鲜品 50 克），姜 10 克，葱 10 克，料酒 15 毫升，精盐 4 克，胡椒粉 3 克。

制作方法　❶猪肚洗净，切成 3 厘米见方的块，放入沸水锅内氽去血水；蒲公英洗净，去根；姜切片，葱切段。❷将猪肚、姜、葱、料酒放入炖锅内，加清水适量，用中火炖 1 小时，放入蒲公英，略煮后放入胡椒粉、精盐即成。

食用方法　佐餐食用，每天 1 次。

功效　温胃，消炎，止痛。适用于胃溃疡病人。咳嗽有痰、便滑者慎食。

五物煮猪肚

用料　猪肚 200 克，陈皮 10 克，丁香 3 克，白豆蔻 10 克，砂仁 10 克，槟榔 5 克，精盐 3 克。

制作方法　❶猪肚洗净，切块；丁香、陈皮、槟榔、白豆蔻、砂仁洗净。❷将猪肚、丁香、陈

皮、槟榔、白豆蔻、砂仁、精盐放入锅内，加清水适量，先用武火烧沸，再用文火炖至猪肚熟透即成。

食用方法 每天 1 次，佐餐食用。

功效 健脾宽胸，顺气消滞。适用于慢性胃炎病人。气虚、呼吸困难者慎食。

生姜芝麻萝卜酥

用料 猪瘦肉 100 克，姜 10 克，白萝卜 250 克，黑芝麻 15 克，素油 50 毫升，面粉 30 克，葱 10 克，精盐 3 克。

制作方法 ❶将白萝卜洗净，切成细丝，用素油煸炒至五成熟；黑芝麻炒香；姜切末，葱切花。❷将猪瘦肉剁成泥，加萝卜丝、姜末、黑芝麻、葱花、精盐成馅。❸将面粉加清水适量，和成面团，软硬程度与饺子面一样，分成若干小团。❹将面团擀成薄片，将馅填入，制成夹心猪肉酥，再在面上均匀粘上黑芝麻，放入锅内烙熟即成。

食用方法 每天 1 次。

功效 健脾消滞，宽胸开胃。适用于慢性胃炎病人。胃热者慎食。

消食茶膏糖

用料 红茶叶 50 克，白糖 500 克，熟素油适量。

制作方法 ❶将红茶叶放入炖锅内，加入清水，煎煮 20 分钟滗出茶液，再加清水适量，煎煮 10 分钟，滤去茶渣。合并两次茶液，倒入洗净的炖锅内煎熬，待液稠时加入白糖，搅拌均匀，继续煎熬至起丝状时停火。❷在搪瓷盘内抹上熟素油，再把茶膏糖倾入涂有素油的搪瓷盘内，摊平，晾干，用刀划成小块，装入盒内。

食用方法 每天 3 次，适量食用。

功效 消积食，化油腻。适用于慢性胃炎病人。糖尿病病人忌食。

香橼砂仁糖

用料 香橼粉 10 克，砂仁粉 12 克，白糖 500 克，熟素油适量。

制作方法 ❶将白糖放入炖锅内，加清水适量，煎熬至浓稠时，放入香橼粉、砂仁粉，搅拌均匀，继续煎熬至起丝状。❷在搪瓷盘内抹上熟素油，再把香橼砂仁糖倾入涂有熟素油的搪瓷盘内，摊平，晾干，用刀划成小块，装入糖盒内。

食用方法 每天 3 次，适量食用。

功效 开胃健脾，消化积食。适用于慢性胃炎病人。阴虚有火者及糖尿病病人忌食。

四君粥

用料 党参 15 克，白术 12 克，茯苓 12 克，炙甘草 6 克，粳米 50 克。

制作方法 以上 4 味中药用清水浸泡 2 小时以上，共入砂锅煎煮 2 次，滤去药渣，取药液（2 次合并约 600 毫升）；将粳米入锅，用药液煮粥熟。

食用方法 代早餐或加餐食用，每天 1 剂，可连吃 3 个月。

功效 健脾益气。适用于平时饮食减少、消化不良、呼吸气短、精力疲倦、四肢无力者。

三仙粥

用料 淮山药 50 克，莲子肉 50 克，薏米 40 克，白糖少许。

制作方法 山药、莲子、薏米共煮粥。

食用方法 加入白糖拌匀食用。

功效 补益脾胃，健脾止泻，益肾。适用于患病后身体虚弱、倦怠乏力、食欲欠佳、胃肠道消化不良症候。

曲末粥

用料 神曲 15 克，粳米 50 克。

制作方法 先将神曲捣碎，煎取药汁去渣，加入粳米煮粥。

食用方法　调味食用。

功效　健脾胃，助消化。适用于嗳气食少、消化不良。

羊肉秫米粥

用料　羊肉 100 克，秫米（高粱米）100 克，盐少许。

制作方法　羊肉切丁，同秫米共煮粥。

食用方法　调味食用。

功效　健脾化滞。适用于脾胃虚弱而致消化不良、腹部隐痛等症。

小米山药粥

用料　小米 50 克，淮山药 25 克，白糖适量。

制作方法　按常法共煮作粥，后下白糖。

食用方法　调味食用。

功效　补益脾胃，清热利尿。适用于消化不良及小儿调养之用。

胡萝卜粥

用料　胡萝卜 500 克，糯米 100 克，红糖适量。

制作方法　胡萝卜洗净，切成小块，同糯米加水煮粥。

食用方法　调入红糖温服。

功效　补中益气，消胀化滞。适用于脘胀食滞症。

内金双芽牛肚粥

用料　牛肚 100 克，谷芽 30 克，麦 30 克，鸡内金 10 克，大米 50 克，盐少许。

制作方法　先将牛肚用沸水焯透刮净，切成小丁；另将谷芽、麦芽、鸡内金同装纱布袋束好；再将大米洗净，与肚丁、布袋一起放锅内加水煮至熟烂，取出布袋即可。

食用方法　调味食用。

功效　健脾开胃，导滞消积，除痞疾。适用于消化功能紊乱及痞疾症。

小枣粟米粥

用料　粟米 100 克（小米），小枣 50 克，红糖 50 克。

制作方法　按常法共煮粥。

食用方法　调入红糖即食。

功效　养肠胃，止渴。适用于消化不良，对产妇亦有补益作用。

桂花粥

用料　桂花（阴干者）3 克，粳米 50 克，红糖少许。

制作方法　将桂花与米同煮作粥。

食用方法　加入红糖食之。

功效　醒脾悦神。适用于脾湿有疾、痰饮咳喘、胃口不开、肠风血痢及牙痛、口臭等症。

苏子老姜粥

用料　紫苏子 10 克，老姜片 5 克，大米 150 克，精盐 4 克。

制作方法　❶紫苏子洗净；老姜洗净，切片；大米淘洗干净。❷将紫苏子、老姜、大米放入炖锅，加清水适量，先用武火烧沸，再用文火煮 40 分钟，放入精盐即成。

食用方法　当正餐食用。

功效　暖脾胃，行气止痛。适用于气虚胃痛病人。脾虚便滑、阴虚气喘者忌食。

鸡血糯米粥

用料　鸡血 250 克，糯米 150 克，葱 10 克，生姜 10 克，精盐 6 克。

制作方法　❶将鸡血切 2 厘米见方的小块，

放入沸水锅内氽一下；生姜切片，葱切段。❷将淘洗干净的糯米放入锅内，加清水适量，先用武火烧沸，再用文火煮30分钟，放入鸡血、精盐、姜、葱、煮熟即成。

食用方法　当正餐食用。

功效　暖脾胃，补五脏。适用于胃寒疼痛病人。胃热者慎食。

扁豆木香大米粥

用料　白扁豆30克，大米150克，木香10克，红糖20克。

制作方法　❶白扁豆去泥沙，洗净；木香洗净。❷将白扁豆、木香放入炖锅内，加清水适量，炖至五成熟，把洗净的大米放入锅内，再煮30分钟，放入红糖即成。

食用方法　当正餐食用。

功效　健脾胃，理气滞。适用于气滞胃痛病人。感冒发热者忌食。

茯苓莲子红枣粥

用料　莲子30克，红枣6枚，大米100克，茯苓10克，红糖20克。

制作方法　❶莲子泡发，去心；红枣洗净，去核，茯苓打粉；大米淘洗干净。❷将大米、茯苓粉、莲子、红枣放入锅内，加清水适量，先用武火烧沸，再用文火煮沸40分钟，放入红糖即成。

食用方法　每天1次，当正餐食用。

功效　健脾胃，止疼痛。适用于脾虚胃痛病人。大便燥结者慎食。

良姜香附粥

用料　高良姜15克，制香附6克，大米100克，红糖20克。

制作方法　❶高良姜、制香附洗净；大米淘洗干净。❷将高良姜、制香附、大米放入炖锅内，加清水适量，先用武火烧沸，再用文火煮成粥，放

入红糖即成。

食用方法　正餐食用。

功效　温中，止呕，止痛。适用于慢性胃炎病人。气虚无滞、阴虚血热者忌食。

茴香炖三鲜

用料　猪肚1只，猪心1个，猪舌1个，小茴香6克，姜10克，葱15克，精盐6克，料酒20毫升。

制作方法　❶猪肚用精盐揉搓，洗净；猪心、猪舌洗净；将猪肚、猪心、猪舌煮熟后切片；姜切片，葱切段；小茴香洗净。❷将猪肚、猪舌、猪心、小茴香、姜、葱、料酒放入炖锅内，加清水适量，先用武火烧沸，再用文火烧2小时，放入精盐即成。

食用方法　佐餐食用。

功效　散寒行气，和胃止痛。适用于慢性胃炎病人。肠胃虚弱者慎食。

内金鸡胗汤

用料　鸡胗250克，鸡内金10克，砂仁3克，姜10克，葱10克，料酒15毫升，精盐6克，胡椒粉3克。

制作方法　❶鸡内金炒黄，洗净；砂仁打成细粉；鸡胗洗净，切成薄片；姜切丝；葱切段。❷将鸡胗、鸡内金、砂仁、姜、葱、料酒放入炖锅内，加清水适量，先用武火烧沸，再用文火煮30分钟，放入精盐、胡椒粉即成。

食用方法　每天1次，佐餐和单食均可。

功效　暖脾胃，行气止疼痛。适用于慢性萎缩性胃炎病人。阴虚有火者忌食。

归参乳鸽汤

用料　乳鸽2只，全当归10克，党参15克，姜10克，葱10克，精盐6克，料酒15毫升，胡椒粉3克。

制作方法 ❶乳鸽宰杀后去毛和内脏，洗净，切成 3 厘米见方的块，放入沸水锅中氽去血水；姜切片，葱切段；当归、党参洗净，切段。❷将乳鸽、当归、党参、姜、葱、料酒放入炖锅内加清水适量，先用武火烧沸，再用文火炖 1 小时放入精盐、胡椒粉即成。

食用方法 每天 1 次，适量食用。

功效 补气血，通血脉，止疼痛。适用于慢性胃炎、日久虚、脘腹疼痛病人。大便溏泄者慎食。

归芪蒸仔鸭

用料 仔鸭 1 只，当归 10 克，黄芪 20 克，姜 10 克，葱 10 克，料酒 15 毫升，精盐 6 克，胡椒粉 3 克。

制作方法 ❶当归、黄芪洗净，切成薄片；仔鸭宰杀后去内脏、头、爪，洗净，切成小块，放入沸水锅中氽去水；姜切丝，葱切花。❷将仔鸭块放入盆内，用精盐、料酒、姜、葱、胡椒粉拌匀，腌渍 30 分钟。取出仔鸭块，皮朝下放入蒸碗内，当归、黄芪放在仔鸭上。❸将蒸碗放入蒸笼内大火蒸 40 分钟取出，用大盘将仔鸭扣过来，使仔鸭皮向上即成。

食用方法 每天 1 次，适量食用。

功效 补气血，止疼痛，适用于慢性肥厚性胃炎伴有中气不足症状的病人。大便溏泄者慎食。

内金炖猪肚

用料 猪肚 500 克，鸡内金 20 克，料酒 15 毫升，姜 10 克，葱 10 克，胡椒粉 3 克，精盐 4 克。

制作方法 ❶鸡内金炒黄，洗净；猪肚洗净，切成 3 厘米见方的块，放入沸水锅中氽去血水；姜切片，葱切段。❷将猪肚、鸡内金、姜、葱、料酒放入炖锅内，加水适量，先用武火烧沸，撇去浮沫，再用文火煮 90 分钟，放入精盐、胡椒粉即成。

食用方法 每天 1 次，适量食用。

功效 补中益气，和胃润肺，消化积食。适用于慢性萎缩性胃炎、胃酸缺乏病人。脾胃虚弱者慎食。

山楂驴肉干

用料 驴肉 1000 克，山楂 100 克，素油 1000 毫升（实耗 50 毫升），香油 20 毫升，姜 15 克，葱 20 克，花椒 6 克，料酒 20 毫升，白糖 30 克。

制作方法 ❶驴肉剔去皮筋，洗净；山楂去杂质，拍破；姜切片，葱切段。❷将一半山楂放入锅内，加入清水，烧沸后放入驴肉，煮熬至肉六成熟，捞出驴肉，稍晾后切成条。用少许素油、姜、葱、料酒、花椒将肉条拌匀，腌渍 1 小时，沥去水分。❸将素油倒入铁锅内，用文火烧热，放入肉条炸干水分，待肉色微黄，漏勺捞起，沥去油。❹将锅内油倒出后，留点余油，放入余下的山楂，略炸，将驴肉倒入锅内，反复翻炒，微火焙干，淋上香油，撒上白糖即成。

食用方法 每天 1 次，可佐餐也可单独食用。

功效 滋阴润燥，化食消积。适用于慢性胃炎病人。脾胃虚弱者慎食。

草果萝卜炖狗肉

用料 狗肉 500 克，萝卜 30 克，草果 2 枚，豌豆 100 克，姜 15 克，葱 15 克，香菜 15 克，胡椒粉 4 克，精盐 6 克。

制作方法 ❶狗肉洗净，切成 2 厘米见方的小块，放入沸水锅中氽去血水；豌豆择去杂质，淘洗净；萝卜洗净，切 3 厘米见方的小块；香菜、葱洗净，切段，姜洗净，切片。❷将草果、狗肉、姜、葱放入锅内，加清水适量，先用武火烧沸，再用文火炖 2 小时，放入豌豆、萝卜块，煮熟后放入胡椒粉、精盐、香菜即成。

食用方法 每天 1 次，佐餐食用。

功效 暖脾胃，化积食。适用于慢性胃炎病人。胃热者慎食。

3 夏季重在养心
——酷暑自有美馔消

3.4.3 溃疡性结肠炎

溃疡性结肠炎的确切病因至今不明,病变主要发生于结肠黏膜,以溃疡为主,多数位于结肠远端,也可向近端扩展,以致遍及整个结肠。主要表现为腹泻、腹痛,大便中含血、脓和黏液。一般病程进展缓慢,病情轻重不一,常反复发作。

溃疡性结肠炎属于中医"痢疾""泄泻""肠风""下痢"等范畴,主要是由于情志失调、损伤肝脾、肝脾不和、气滞血淤,有时饮食所伤、脾失健运、湿浊内生、郁而化热,也会导致炎症的病变。

溃疡性结肠炎病人的饮食对疾病的治疗和康复具有重要意义。应以清淡稀软、易消化、易吸收、少渣、低脂肪为原则,要用少油腻、少渣滓、高蛋白、高热量、高维生素的饮食,以减轻胃肠的负担。在腹泻早期或急性阶段,泻下严重或较为频繁时,易适当进行短暂禁食,或喝少量米汤、淡果汁和茶。待病情好转后,转为少渣少油半流质,如稀粥、挂面等。腹泻停止后,改用少渣软食、如蛋羹、肉末、菜泥、软饭等,切忌油腻和粗硬生冷等难以消化之食物。有脱水倾向的严重腹泻,还应多喝开水或淡盐开水,以补充水分和盐分的损失。另外,辣油、辣椒、米醋以及各种酒类等刺激性食物最好不用。

柴胡桂枝饮

用料 柴胡 15 克,桂枝 6 克,半夏 10 克,黄芩 6 克,白芍 10 克,生姜 10 克,大枣 10 克,甘草 6 克,白糖 20 克。

制作方法 将柴胡、桂枝、半夏、黄芩、白芍、生姜、大枣、甘草洗净后放入炖锅内,加清水适量,先用武火烧沸,再用文火煮 40 分钟,滤去渣,放入白糖即成。

食用方法 代茶饮用。

功效 消炎,止痛。适用于溃疡性结肠炎伴有便血症状的病人。感冒咳嗽者慎饮。

鲜鱼腥草饮

用料 鲜鱼腥草 30 克,白糖 20 克。

制作方法 ❶鱼腥草去杂质、黄叶、老根,洗净。❷将鱼腥草放入锅内,加清水适量,先用武火烧沸,再用文火煎煮 20 分钟,滤去渣,放入白糖即成。

食用方法 代茶饮用。

功效 清热解毒,消肿排脓。适用于慢性结肠炎病人。虚寒证及阴性外疡忌饮。

蜜枣白及糯米粥

用料 白及 10 克,蜜枣 10 枚,大米 100 克。

制作方法 ❶白及洗净,切成 2 厘米见方的小块;蜜枣洗净;大米淘洗干净。❷将大米、白及、蜜枣放入锅内,加清水适量,先用武火烧沸,再用文火煮 40 分钟即成。

食用方法 每天 1 次。

功效 养胃,止血,消肿。适用于溃疡性结肠炎伴有便血症状的病人。感冒咳嗽者慎食。

大蓟黑米粥

用料 大蓟 15 克(鲜者 30 克),黑米 100 克,白糖 20 克。

制作方法 ❶将大蓟洗净置锅内,加清水适量煮 30 分钟,停火;滤去药渣。❷将黑米淘洗干净,放入锅内,加入大蓟药汁和清水适量,置武火上烧沸,再用文火煮 40 分钟即成。

食用方法 每天 1 次,正餐食用。

功效 凉血,止血,消肿。适用于慢性结肠炎伴有便血症状的病人。脾胃虚寒而无瘀滞者忌食。

小蓟西米粥

用料 小蓟 15 克(鲜者 30 克),西米 100 克,白糖 25 克。

制作方法 ❶小蓟洗净后放入锅内,加清

097

水适量，煎煮 30 分钟，滤去渣。❷ 将淘洗干净的西米放入锅内，倒入小蓟药液，加清水适量，先用武火烧沸，再用文火煮 40 分钟，放入白糖即成。

食用方法　每天 1 次，正餐食用。

功效　凉血止血，解毒消肿。适用于溃疡性结肠炎伴有便血症状的病人。脾胃虚寒而无瘀滞者忌食。

玄参槐米粥

用料　槐米 15 克，大米 100 克，玄参 10 克，白糖 20 克。

制作方法　❶ 将洗净后的槐米放入锅内，加清水适量，煮 30 分钟，滤渣留汁；玄参洗净，切片。❷ 将淘洗干净的大米放入锅内，下入药汁、玄参片，加清水适量，先用武火烧沸，再用文火煮 40 分钟，放入白糖即成。

食用方法　每天 1 次，正餐食用。

功效　凉血止血。适用于溃疡性结肠炎伴有便血症状的病人。

白芍川芎小米粥

用料　小米 150 克，桂枝 10 克，白芍 15 克，川芎 15 克，人参 15 克，白术 15 克，茯苓 20 克。

制作方法　❶ 将白芍、川芎、人参、白术、茯苓、桂枝洗净后放入炖锅内，加清水适量，煮 30 分钟，滤去渣。❷ 将淘洗干净的小米放入锅内，倒入药液，加清水适量，煮 30 分钟即成。

食用方法　每天 1 次，正餐食用。

功效　祛痛止痢。适用于直肠部位溃疡伴有绞痛、便血等症状的病人。便溏泄者慎食。

人参白及燕窝汤

用料　燕窝 3 克，白及 10 克，人参 6 克，冰糖 15 克。

制作方法　❶ 燕窝温水泡发，用镊子夹去燕毛；冰糖打碎成屑；人参、白及洗净后切薄片。❷ 将燕窝、人参、白及放入炖锅内，加清水适量，先用武火烧沸，再用文火煮 15 分钟，放入冰糖屑，再煮 3 分钟即成。

食用方法　每天 1 杯，单独服用。

功效　止血，消肿，生肌。适用于溃疡性结肠炎伴有便血症状的病人。感冒咳嗽者慎食。

三七炖母鸡

用料　母鸡肉 500 克，三七 10 克，料酒 10 毫升，胡椒粉 2 克，精盐 3 克，生姜 6 克。

制作方法　❶ 母鸡肉洗净，切成 2 厘米见方的块；生姜切片；三七打成细粉。❷ 将母鸡肉、三七、料酒、生姜放入炖锅内，加清水适量，先用武火烧沸，再用文火煮 50 分钟，放入胡椒粉、精盐即成。

食用方法　每天 1 次，佐餐食用。

功效　化瘀生血，补虚养脾。适用于溃疡性结肠炎伴有便血症状的病人。孕妇忌食。

白及炖仔鸭

用料　仔鸭 1 只，白及 10 克，酒制大黄 3 克，田七 5 克，料酒 10 毫升，侧柏叶 10 克，精盐 6 克，姜 10 克，胡椒粉 3 克。

制作方法　❶ 仔鸭宰杀后去毛、内脏及爪，洗净；生姜拍破；将白及、侧柏叶、大黄、田七洗净后装入纱布袋内，扎紧口后放入鸭腹内。❷ 将仔鸭、姜、料酒放入炖锅内，加清水适量，先用武火烧沸，再用文火煮 50 分钟，除去药包，放入胡椒粉、精盐即成。

食用方法　每天 1 次，佐餐食用。

功效　凉血止血，散瘀消肿。适用于溃疡性结肠炎伴有便血症状的病人。感冒咳嗽者慎食。

蒲公英米粥

用料　蒲公英 20 克（鲜者 50 克），大米

100 克。

制作方法 ❶ 将蒲公英洗净后放入锅内，加清水适量，煎煮 20 分钟，滤去渣。❷ 将淘洗干净的大米放入锅内，倒入药汁，加清水适量，先用武火烧沸，再用文火煮 50 分钟即成。

食用方法 每天 1 次，正餐食用。

功效 清热解毒，利湿消肿。适用于溃疡性结肠炎伴有长期腹泻、腹痛等症状的病人。咳嗽有痰、便滑者慎食。

槐米羊杂汤

用料 羊杂 400 克，槐米 20 克，料酒 6 毫升，精盐 3 克。

制作方法 ❶ 槐米洗净；羊杂洗净，切片。❷ 将槐米、羊杂放入炖锅内，加清水适量，用武火炖煮 90 分钟，放入料酒、精盐，烧沸即成。

食用方法 每天 1 次，适量食用。

功效 消肿止血。适用于结肠炎伴有便血症状的病人。

茅根乌梅汁

用料 乌梅 100 克，茅根 50 克，白糖 50 克。

制作方法 ❶ 乌梅、茅根洗净，煎煮汁液 1000 毫升。❷ 将乌梅、茅根汁液及白糖放入瓶中，浸泡 10 天即成。

食用方法 每天 3 次，每次饮 20 克。

功效 止血消肿。适用于溃疡性结肠炎病人。感冒者慎食。

醋浸核桃仁

用料 核桃仁 500 克，米醋 1000 毫升。

制作方法 将米醋、洗净核桃仁放入瓶中，浸泡 10 天即成。

食用方法 每天 2 次。

功效 消肿止泻。适用于结肠炎病人。

黑豆大米粥

用料 黑豆 50 克，大米 100 克。

制作方法 ❶ 黑豆洗净，去杂质，浸泡 4 小时；大米淘洗干净。❷ 将黑豆、大米放入炖锅内，加清水适量，先用武火烧沸，再用文火煮 50 分钟即成。

食用方法 每天 1 次，正餐食用。

功效 清热解毒，利大小便。适用于慢性结肠炎病人。消化不良者慎食。

苋菜大米粥

用料 鲜紫苋菜 150 克，大米 100 克，精盐 3 克。

制作方法 ❶ 紫苋菜洗净，去泥沙，切成 4 厘米长的段；大米淘洗干净。❷ 将大米放入锅内，加清水适量，先用武火烧沸，再用文火煮 50 分钟，放入紫苋菜、精盐，煮 5 分钟即成。

食用方法 每天 1 次，正餐食用。

功效 清热，止血，止痢。适用于结肠炎伴有便血症状的病人。

蒲公英油菜粥

用料 油菜 150 克，大米 100 克，蒲公英 15 克，精盐 3 克。

制作方法 ❶ 油菜洗净，切成 3 厘米长的段；蒲公英洗净；大米淘洗干净。❷ 将大米、油菜、蒲公英放入锅内，加清水适量，先用武火烧沸，再用文火煮 30 分钟，放入精盐即成。

食用方法 每天 1 次，正餐食用。

功效 散瘀，消肿。适用于溃疡性结肠炎病人。

内金黑豆粥

用料 鸡内金 15 克，黑豆 50 克，大米 100 克。

制作方法 ❶ 鸡内金洗净，清炒、烘干、打粉；黑豆用清水浸泡；大米淘洗干净。❷ 将大米、黑豆、鸡内金粉放入炖锅内，加清水适量，先用武火烧沸，再用文火煮 40 分钟即成。

食用方法　每天 1 次，正餐食用。

功效　消食化积，止血。适用于结肠炎病人。消化不良者慎食。

白芍蚕豆粥

用料　蚕豆干 50 克，白芍 10 克，大米 100 克。

制作方法　❶ 蚕豆干洗净，去杂质，放入清水中浸泡 4 小时；白芍洗净；大米淘洗干净。❷ 白芍、蚕豆干、大米放入锅内，加清水适量，先用武火烧沸，再用文火煮 40 分钟即成。

食用方法　每天 1 次，正餐食用。

功效　健脾利湿，止血止泻。适用于结肠炎兼有高血压病人。

番薯粳米粥

用料　番薯（山芋）100 克，粳米 100 克。

制作方法　❶ 番薯洗去泥沙，去皮，切成 3 厘米见方的块；粳米淘洗干净。❷ 将粳米、番薯放入锅内，加清水适量，先用武火烧沸，再用文火煮 40 分钟即成。

食用方法　每天 1 次，正餐食用。

功效　健脾胃，通便秘。适用于结肠炎病人。

3.5　小满饮食处方

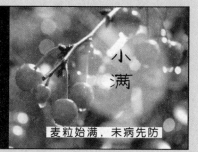

小满是全年第 8 个节气，小满过后，天气逐渐炎热起来，雨水开始增多，预示着闷热、潮湿的夏季即将来临。此时，大自然中阳气已经相当充实，处于一个"小满"的状态，人们易罹患皮肤瘙痒症、湿疹病、接触性皮炎病。根据此气候的特点，此时养生的重点是要做好防热防湿。

麦粒始满，未病先防

3.5.1　湿疹

湿疹是一种由多种内外因素引起剧烈瘙痒的皮肤炎症性疾病。急性期表现为渗出倾向，慢性期则发生浸润、肥厚。表现为局部皮肤的剧烈瘙痒，搔破后流黄水，且易反复发作。本病的病因比较复杂，多为内因和外因相互作用的结果。内因如慢性消化系统疾病、精神紧张、失眠、过度疲劳、情绪变化、内分泌失调、感染、新陈代谢障碍等；外因如生活环境改变、气候变化、食物过敏等。外界刺激如日光、寒冷、干燥、炎热、热水烫洗以及接触动物皮毛、植物、化妆品、人造纤维等均可诱发本病。

中医认为，湿疹多与先天禀赋不耐，风湿热之邪克于肌肤，或者血虚风燥，病久耗伤阴血，血虚生风生燥，或者肝经湿热下注，湿热淤阻，肌肤失养有关系。

苦参黄柏饮

用料　苦参 10 克，黄柏 6 克，金银花 6 克，蒲公英 10 克，苍术 6 克，生甘草 5 克，白糖 30 克。

制作方法　❶ 以上药物放入瓦锅内，加入清水适量。❷ 瓦锅置武火上烧沸，再用文火煎煮 25 分钟，停火，过滤去渣，留汁液，在汁液内加入白糖拌匀即成。

食用方法　每天 3 次，每次饮 150 毫升。

功效 清热解毒，消肿止痒。适用于湿疹病人。

生地乌梅饮

用料 生地黄15克，乌梅15克，紫草、茯苓皮、苦参各12克，牡丹皮、赤芍、菊花、地肤子、黄柏、车前子、泽泻、甘草各9克，徐长卿15克，白鲜皮6克，白糖30克。

制作方法 ❶以上药物洗干净，放入瓦锅内，加水适量。❷瓦锅置武火上烧沸，再用文火煎煮25分钟，停火，过滤去渣，留汁液，加入白糖搅匀即成。

食用方法 每天3次，每次饮150毫升。

功效 凉血祛风，消肿止痒。适用于湿疹病人。

苍术猪苓饮

用料 苍术、白术、猪苓各15克，泽泻、苦参各10克，白鲜皮、生地黄各30克，车前子、茯苓各15克，厚朴、陈皮各9克，白糖30克。

制作方法 ❶以上药物洗干净，放入瓦锅内加水适量。❷瓦锅置武火上烧沸，再用文火煎煮25分钟，过滤去渣，留汁液，加入白糖搅匀即成。

食用方法 每天3次，每次饮150毫升。

功效 清热利湿，消肿止痒。适用于湿疹病人。

茵陈蚕沙饮

用料 茵陈15克，蚕沙9克，防己、佩兰各10克，土茯苓、忍冬藤各30克，白糖30克。

制作方法 ❶以上药物装入纱布袋内，扎紧口。❷药包放入瓦锅内，加水适量，置武火上烧沸，再用文火煎煮25分钟，停火，除去药包，在汁液内加入白糖搅匀即成。

食用方法 每天3次，每次饮150毫升。

功效 祛风除湿，消肿止痒。适用于湿疹病人。

病人。

胆草茅根饮

用料 胆草10克，茅根20克，黄芩、栀子各12克，生地黄30克，赤芍、茵陈、地肤子、紫草根各15克，甘草6克，白糖30克。

制作方法 ❶以上药物洗干净，放入瓦锅内，加水适量。❷瓦锅置武火上烧沸，再用文火煎煮25分钟，停火，过滤去渣，留汁液，在汁液内加入白糖搅匀即成。

食用方法 每天3次，每次饮150毫升。

功效 凉血祛风，消肿止痒。适用于湿疹病人。

桂枝葛根饮

用料 桂枝6克，白芍10克，葛根15克，麻黄6克，生姜6克，大枣6克，甘草5克，白糖30克。

制作方法 ❶以上药物放入瓦锅内，加水适量。❷瓦锅置武火上烧沸，再用文火煮25分钟，停火，过滤去渣，留汁液，在汁液内加入白糖搅匀即成。

食用方法 每天3次，每次饮150毫升。

功效 清热解毒，消肿止痒。适用于湿疹初期病人。

鲜藕百合粥

用料 百合30克，鲜藕250克，大米100克，白糖30克。

制作方法 ❶鲜藕洗干净，刮去皮，切薄片；百合洗净去杂质泥沙；大米淘洗干净。❷大米、鲜藕、百合同放锅内，加水适量，置武火上烧沸，再用文火炖煮35分钟，加入白糖搅匀即成。

食用方法 每天1次，每次吃150克。

功效 清热解毒，利尿消肿。适用于湿疹病人。

马齿苋薏苡粥

用料 马齿苋（鲜）150 克，薏苡仁 100 克，白糖 30 克。

制作方法 ❶ 将马齿苋洗净，切成 3 厘米长的段；薏苡仁淘洗干净，去泥沙。❷ 将薏苡仁放入瓦锅内，加水适量，置武火上煮 35 分钟，下入马齿苋，煮熟即成。

食用方法 每天 3 次，每次吃粥 150 克。

功效 利湿消肿，祛瘀止痒。适用于湿疹病人。

白糖赤小豆粥

用料 赤小豆 60 克，白糖 30 克，大米 100 克。

制作方法 ❶ 赤小豆洗干净，去泥沙；大米洗干净，去泥沙。❷ 大米、赤小豆同放锅内，加水适量，置武火上烧沸，再用文火煎煮 35 分钟，加入白糖搅匀即成。

食用方法 每天 1 次，每次吃粥 100 克。

功效 清热解毒，利水消肿。适用于湿疹病人。

绿豆苡仁粥

用料 绿豆 60 克，薏苡仁 30 克，大米 100 克，白糖 30 克。

制作方法 ❶ 绿豆、薏苡仁、大米淘洗干净，去泥沙杂质。❷ 大米、绿豆、薏苡仁同放锅内，加水适量，置武火上烧沸，再用文火炖煮 45 分钟，加入白糖即成。

食用方法 每天 1 次，每次吃粥 150 克。

功效 清热利湿，消肿止痒。适用于湿疹病人。

大蒜炒鲜藕

用料 鲜藕 250 克，大蒜 30 克，盐、味精各 3 克，素油 30 毫升，猪瘦肉 150 克，湿淀粉 15 克。

制作方法 ❶ 大蒜洗净，切薄片；鲜藕洗净，去皮切细丝；猪瘦肉洗净，切丝，用湿淀粉挂上浆；大蒜切片。❷ 炒锅置武火上烧热，加入素油，烧至六成热时，加入大蒜煸炒，再放入猪瘦肉，炒变色，加入鲜藕丝，炒熟时，加入盐、味精即成。

食用方法 每天 1 次，每次吃鲜藕 50 克，佐餐食用。

功效 清热解毒，利湿消肿。适用于湿疹病人。

薏苡酿藕

用料 薏苡仁 100 克，鲜藕 30 厘米，白糖 50 克。

制作方法 ❶ 薏苡仁淘洗干净，去泥沙杂质；鲜藕洗净去皮。❷ 鲜藕一头切开，把薏苡仁装入藕孔中，再把切开藕复合，用牙签固定，置蒸笼内大汽蒸 45 分钟，取出稍冷，切 2 厘米厚的块，装入盘内，撒上白糖即成。

食用方法 每天 3 次，每次吃 150 克。

功效 利湿，清热，止痒。适用于湿疹病人。

大蒜炒苋菜

用料 大蒜 30 克，苋菜 250 克，盐 3 克，素油 30 毫升。

制作方法 ❶ 将大蒜去皮洗净，切片；苋菜洗净，切 4 厘米长的段。❷ 将炒锅置武火上烧热，加入素油，烧至六成热时，下入大蒜爆锅，随即加入苋菜，炒熟时加入盐即成。

食用方法 每天 1 次，每次吃苋菜 100 克，佐餐食用。

功效 清热解毒，消肿止痒。适用于湿疹初起者。

大蒜鱼腥草

用料 大蒜 30 克，鱼腥草（鲜）250 克，盐、味精各 3 克，白糖 15 克，芝麻油 15 毫升。

制作方法 ❶大蒜去皮，洗净，切片；鱼腥草洗净，切4厘米长的段。❷鱼腥草放入碗内，加入大蒜、盐、味精、白糖拌匀即成。

食用方法 每天1次，每次吃鱼腥草150克。

功效 清热解毒，利湿消肿。适用于湿疹病人。

苡仁绿豆炖白鹅

用料 白鹅1只，薏苡仁50克，绿豆50克，料酒6毫升，盐6克。

制作方法 ❶白鹅宰杀后，去内脏、毛及爪；薏苡仁、绿豆洗净，去泥沙杂质。❷绿豆、薏苡仁放入鹅腹内，加入料酒、清水于炖锅内，将炖锅置武火上烧沸，再用文火炖煮50分钟，加入盐即成。

食用方法 每天1次，每次吃鹅肉、绿豆、薏苡仁150克。

功效 清热，利湿，止痒。适用于湿疹病人。

苡仁鲜藕煲白鸭

用料 白鸭1只，薏苡仁30克，鲜藕250克，料酒10毫升，盐4克。

制作方法 ❶白鸭宰杀后，去毛、内脏及爪；薏苡仁淘洗干净，去杂质；鲜藕洗净，去皮切2厘米厚的块。❷薏苡仁装入鸭腹内，放入炖锅，加入清水和鲜藕、料酒，置武火上烧沸，再用文火炖煮45分钟，加入盐即成。

食用方法 每天1次，每次吃150克，佐餐或单食。

功效 清热解毒，利湿止痒。适用于湿疹病人。

薏米煲冬瓜

用料 冬瓜500克，薏苡仁30克，车前草30克（鲜），鱼腥草50克，盐3克。

制作方法 ❶将薏苡仁、车前草、鱼腥草洗干净；冬瓜连皮洗净，切成4厘米见方的块。❷将

冬瓜、薏苡仁、车前草、鱼腥草同放炖锅内，加水适量，置武火烧沸，再用文火煲45分钟，停火，除去车前草、鱼腥草，加入盐即成。

食用方法 每天1次，每次吃冬瓜、薏苡仁100克，喝汤。

功效 除湿利水，消肿止痒。适用于湿疹病人。

归龙汤

用料 乌梢蛇（鲜）1条，当归10克，玉竹30克，料酒6毫升，盐3克，鸡油25毫升。

制作方法 ❶乌梢蛇宰杀后，去内脏、皮及头、尾，切成5厘米长的段；当归、玉竹洗净切片。❷乌梢蛇、玉竹、当归、料酒同放炖锅内，加入清水适量，置武火上炖煮45分钟，加入盐、鸡油即成。

食用方法 每天1次，每次吃蛇肉100克，喝汤。

功效 养血，祛风，止痒。适用于血虚风燥型湿疹病人。

绿豆海带仔鸭汤

用料 仔鸭1只，绿豆50克，海带250克，料酒10毫升，盐4克。

制作方法 ❶将鸭宰杀后去毛、内脏及爪；海带洗净用水漂洗，切细丝；绿豆洗净去泥沙。❷将子鸭、绿豆、海带、料酒同放炖锅内，加水适量，置武火上烧沸，再用文火炖煮45分钟，加入盐即成。

食用方法 每天1次，每次吃海带、绿豆、鸭肉100～150克，喝汤。

功效 清热解毒，消肿止痒。适用于湿热俱盛型湿疹病人。

黑豆苡仁煲水鱼

用料 鳖鱼1只（500克），黑豆50克，薏苡

仁 30 克，料酒 6 毫升，盐 4 克，鸡油 25 毫升。

制作方法 ❶黑豆、薏苡仁洗净去泥沙；鳖鱼宰杀后去内脏、头、尾及爪。❷黑豆、薏苡仁、鳖鱼、料酒同放炖锅内，加入清水适量，置武火上烧沸，再用文火炖煮 45 分钟，加入盐即成。

食用方法 每天 1 次，每次吃鳖鱼 80 克，喝汤。

功效 养血，滋阴，祛风，止痒。适用于风盛血燥型湿疹病人。

苡仁莴苣烧瘦肉

用料 猪瘦肉 150 克，薏苡仁 30 克，莴苣 150 克，大蒜 20 克，素油 30 毫升，盐 4 克，白糖 15 克。

制作方法 ❶薏苡仁洗干净，去杂质泥沙；莴苣去皮洗净，切 2 厘米见方的块；猪瘦肉洗净切 2 厘米见方的块；大蒜洗净，切片。❷炒锅置武火上烧热，加入素油，烧至六成热时，加入大蒜煸香，下入薏苡仁、猪肉炒变色，加入清水适量，用文火烧 15 分钟，加入莴苣，继续烧 10 分钟，加入盐、白糖，烧至汁浓稠即成。

食用方法 每天 1 次，每次吃薏苡仁、莴苣 100 克。

功效 清热利湿，消肿止痒。适用于湿疹病人。

玉米须炖金龟

用料 金龟 1 只（500 克），玉米须 50 克（鲜），赤小豆 50 克，薏苡仁 30 克，料酒 10 毫升，盐 3 克，鸡油 25 毫升。

制作方法 ❶将金龟宰杀后去头、尾及爪；除去内脏；薏苡仁、赤小豆、玉米须淘洗干净。❷将金龟、薏苡仁、赤小豆、料酒同放炖锅内，加水适量，置武火上烧沸；再用文火炖煮 45 分钟，加入盐、鸡油搅匀即成。

食用方法 每天 1 次，每次吃金龟、薏苡仁、

赤小豆 100 ～ 150 克，喝汤。

功效 清热利湿，消肿止痒。适用于湿热俱盛型湿疹病人。

3.5.2 皮肤瘙痒症

皮肤瘙痒症很常见，通常表现为皮肤的阵发性瘙痒，气候燥热时容易发生。开始时一般无皮疹，但由于人们常常用手抓挠而出现抓痕、血痂等。

中医认为，皮肤瘙痒症是由于身体在虚弱时被各种湿、热、燥、寒、风等病邪乘虚而入，导致体内的气血运行受阻、水谷精微转化不畅导致。

有不少饮食都对调养皮肤瘙痒症有良效。

苍耳子全草饮

用料 苍耳子全草 30 克，盐 2 克。

制作方法 ❶苍耳子全草洗净，放入锅内，加水适量。❷将锅放武火上烧沸，再用文火煎煮 25 分钟，过滤，去渣，留汁液即成。

食法和用法 每天 1 次，每次吃 15 克。每天 3 次，用苍耳子药液洗患处。

功效 清热祛风，止痒。适用于风热外侵型皮肤瘙痒症。

苦参饮

用料 苦参、全蝎、僵蚕各 10 克，生地黄 12 克，薄荷、甘草各 5 克，蝉衣 10 克，荆芥 10 克，牛蒡子 15 克，防风 10 克，白糖 30 克。

制作方法 ❶以上药物洗净，放入瓦锅内，加水适量。❷瓦锅置武火上烧沸，再用文火煎煮 25 分钟，停火，过滤去渣，留汁液，在汁液内加入白糖即成。

食用方法 每天 3 次，每次饮 150 毫升。

功效 清热，祛风，止痒。适用于皮肤瘙痒症。

何首乌防风饮

用料 何首乌、当归、生地黄各 20 克，防风、川芎、白芍、蒺藜各 15 克，荆芥、黄芪各 9 克，甘草 5 克，白糖 30 克。

制作方法 ❶ 以上药物洗干净，放入瓦锅内，加水适量。❷ 瓦锅置武火上烧沸，再用文火煎煮 25 分钟，停火，过滤去渣，留汁液，在汁液内加入白糖即成。

食用方法 每天 2 次，每次饮 150 毫升。

功效 补肝肾，祛风湿，止痒。适用于皮肤瘙痒症。

红枣煮鸡蛋

用料 鸡蛋 2 个，红枣 15 克，桂枝 6 克，干姜 9 克，盐 3 克。

制作方法 ❶ 鸡蛋放入清水中煮熟，去壳待用。❷ 桂枝、干姜、红枣洗净，放入锅内，加水适量，放入鸡蛋煮 25 分钟，加入盐即成。

食用方法 每天 2 次，每次吃鸡蛋 1 个，喝汤。

功效 疏风散寒，止痒。适用于皮肤瘙痒风寒侵表型病人。

大枣绿豆薏仁猪油粥

用料 大枣 30 枚，绿豆、薏仁米各 250 克，猪油 2 大匙，冰糖适量。

制作方法 三味加水共煮至绿豆、薏米至开花，加入猪油、冰糖，再三沸即可服用。

食用方法 早晚各 1 小碗，连服 1 周。

功效 疏肝，止痒。适用于肝郁血燥之皮肤瘙痒。

莲米黑米粥

用料 莲子 30 克，红枣 8 枚，黑米 100 克，百合 20 克，冰糖 30 克。

制作方法 ❶ 莲子洗净，去心；红枣洗净，去核；百合洗净，去泥沙；黑米淘洗干净；冰糖打碎成屑。❷ 黑米、红枣、莲子、百合同放锅内，加清水适量，置武火上烧沸，再用文火煮 30 分钟，加入冰糖屑即成。

食用方法 每天 1 次，每次吃粥 150 克。

功效 祛风热，止瘙痒。适用于皮肤瘙痒症。

紫苏红糖粥

用料 紫苏 20 克，红糖 30 克，大米 150 克。

制作方法 ❶ 紫苏洗干净，去泥沙；大米淘洗干净，红糖切碎。❷ 紫苏、大米放入锅内，加清水适量，置武火上烧沸，再用文火炖煮 35 分钟，加入红糖搅匀即成。

食用方法 每天 1 次，每次吃粥 150 克。

功效 疏风散寒，生津止痒。适用于风寒侵表型瘙痒症病人。

银花粥

用料 金银花 10 克，绿豆 30 克，大米 100 克，白糖 30 克。

制作方法 ❶ 金银花、绿豆、大米淘洗干净，去泥沙。❷ 大米、绿豆同放锅内，加清水适量，置武火上烧沸，再用文火煮 30 分钟，加入金银花、白糖，再煎 5 分钟即成。

食用方法 每天 1 次，每次吃粥 150 克。

功效 清热祛风，生津止痒。适用于风热外侵型皮肤瘙痒症。

马齿苋绿豆粥

用料 马齿苋 200 克，绿豆 30 克，大米 100 克。

制作方法 ❶ 将马齿苋洗净，切 3 厘米长的段；绿豆淘洗干净；大米淘洗干净去泥沙。❷ 将大米、绿豆放入锅内，加清水适量，置武火上烧沸，再用文火煮 30 分钟，加入马齿苋再煮 5 分钟即成。

食用方法 每天 1 次，每次吃粥 150 克。

功效 清热利湿，止痒。适用于湿热下注型皮肤瘙痒。

薏苡仁百合粥

用料 薏苡仁 30 克，百合 30 克，大米 150 克，白糖 30 克。

制作方法 ❶ 将薏苡仁、百合、大米淘洗干净，去泥沙，放入锅内，加清水适量。❷ 将锅置武火上烧沸，再用文火煮 35 分钟，加入白糖搅匀即成。

食用方法 每天 1 次，每次吃粥 150 克。

功效 清热，祛湿，止痒。适用于皮肤瘙痒症。

龙凤煲

用料 乌梢蛇或菜花蛇 1 条，乌鸡 1 只，香菇 50 克，料酒 10 毫升，姜、葱各 6 克，食盐 6 克，胡椒粉 4 克。

制作方法 ❶ 蛇宰杀后，去头、尾及内脏，切成 4 厘米长的段；乌鸡宰杀后，去毛、内脏及爪；香菇发透切片；姜切片，葱切段。❷ 将蛇、乌鸡、姜、葱、料酒、香菇同放炖锅内，加清水适量，置武火上烧沸，再用文火炖 50 分钟，加入盐、胡椒粉即成。

食用方法 每天 1 次，每次吃蛇肉、鸡肉 100 克，喝汤。既可佐餐，又可单食。

功效 祛湿止痒。适用于皮肤瘙痒症。

绿豆酿猪大肠

用料 猪大肠 20 厘米，绿豆 200 克，败酱草干 30 克，盐 6 克。

制作方法 ❶ 猪大肠用盐揉搓洗干净；绿豆用清水煮 20 分钟待用；败酱草干洗干净。❷ 败酱草干与绿豆混匀，装入猪大肠内，两端用线绳扎紧，置锅内，加入清水炖煮 35 分钟，取出切片，

加入盐即成。

食用方法 每天 2 次，每次吃猪大肠 50 ~ 80 克。

功效 清热祛风，止痒。适用于风热外侵型皮肤瘙痒症。

薏苡仁煲海带

用料 海带 250 克，薏苡仁 30 克，绿豆 30 克，盐 3 克，芝麻油 25 毫升。

制作方法 ❶ 薏苡仁、绿豆淘洗干净，去泥沙，海带洗净，漂去盐分，切细丝。❷ 将绿豆、薏苡仁、海带同放炖锅内，加入清水适量，置武火上烧沸，再用文火炖煮 35 分钟，加入盐即成。

食用方法 每天 1 次，每次吃绿豆、薏苡仁、海带 100 克，喝汤。

功效 清热利湿，止痒。适用于湿热下注型皮肤瘙痒症。

红枣煲泥鳅

用料 泥鳅 250 克，红枣 6 枚，料酒 6 毫升，盐 2 克。

制作方法 ❶ 红枣洗净，去核；泥鳅洗净，去内脏、头、尾。❷ 红枣、泥鳅、料酒同放炖锅内，加清水适量，置武火上烧沸，再用文火煮 25 分钟，加入盐即成。

食用方法 每天 1 次，每次吃泥鳅 80 ~ 100 克，喝汤。

功效 养血润肤，止痒。适用于血虚肝旺型皮肤瘙痒。

鳅鱼豆腐

用料 泥鳅 250 克，豆腐 500 克，料酒 6 毫升，盐 4 克。

制作方法 ❶ 泥鳅洗净，去内脏、头、尾；豆腐洗净，切 3 厘米长、2 厘米厚的块。❷ 泥鳅、豆腐、料酒同放锅内，加清水适量，置武火上烧

沸，再用文火煮30分钟，加入盐即成。

食用方法　每天1次，每次吃泥鳅、豆腐100克，喝汤。佐餐食用。

功效　清热利湿，止痒。适用于血虚肝旺型皮肤瘙痒型病人。

马齿苋拌大蒜

用料　独头紫皮大蒜30克，马齿苋（鲜）250克，盐3克。

制作方法　❶马齿苋淘洗干净，切4厘米长的段；大蒜去皮，切片；马齿苋煮熟。❷大蒜、马齿苋放入碗内，加入盐拌匀即成。

食用方法　每天1次，每次吃马齿苋50～100克。

功效　清热利湿，止痒。适用于湿热下注型病人。

九里光炖猪肉

用料　九里光20克，核桃树寄生30克，猪瘦肉250克，料酒6毫升，盐3克。

制作方法　❶九里光、核桃树寄生洗干净；猪瘦肉洗净，切4厘米见方的块。❷核桃树寄生、九里光、猪瘦肉、料酒同放炖锅内，加清水适量，置武火上烧沸，再用文火炖煮45分钟，加入盐即成。

食用方法　每天1次，每次吃猪肉100克，喝汤，既可佐餐又可单食。

功效　祛风，清热，止痒。适用于皮肤瘙痒症。

百合炖乳鸽

用料　百合30克，乳鸽1只，香菇20克，料酒6毫升，盐3克，鸡油20毫升。

制作方法　❶百合洗净，去泥沙；香菇洗净，切薄片；乳鸽宰杀后，去毛、内脏及爪。❷乳鸽、香菇、百合、料酒同放炖锅内，加入清水，置武火

上炖35分钟，加入盐即成。

食用方法　每天1杯，既可佐餐，又可单食。

功效　祛风，解毒，益气，止痒。适用于皮肤瘙痒症。

马齿苋煮田螺

用料　马齿苋200克（鲜），田螺肉200克，料酒6毫升，盐3克，芝麻油20毫升。

制作方法　❶马齿苋洗干净，切4厘米长的段；田螺肉洗净，切成薄片。❷田螺肉、料酒同放炖杯内，加清水适量，置武火上烧沸，再用文火炖煮25分钟，加入马齿苋、盐，再煮5分钟即成。

食用方法　每天1次，每次吃田螺肉、马齿苋100克，喝汤。

功效　清热，凉血，利湿，止痒。适用于皮肤瘙痒症。

3.5.3　接触性皮炎

接触性皮炎比较多见，通常是由于皮肤或黏膜接触某些外源性物质后，在接触部位发生的炎症性反应。表现为皮肤或黏膜表面的红斑、肿胀、丘疹及水疱。本病的病因可分为原发性刺激和过敏反应两种。可引起接触性皮炎的物质很多，不外乎动物性、植物性和化学性三种。

中医认为，由于禀性不耐，皮毛腠理不密，一旦接触某些物质，如药物、化纤品、花草等，就会引起邪毒外侵皮肤，郁而化热，邪热与气血相搏而发病；或素体湿热内蕴，复外感毒邪，两者相合，发于肌肤而成。

紫花地丁饮

用料　紫花地丁25克，板蓝根20克，黄精15克，金银花25克，虎杖50克，赤芍10克，侧柏叶20克，白糖30克。

制作方法　❶以上食材洗干净，放入纱布袋内，扎紧口。❷纱布袋放入炖锅内，加水适量，用

武火烧沸，再用文火煎煮 25 分钟，除去药包，加入白糖拌匀即成。

食用方法　每天 3 次，每次饮 150 毫升。

功效　清热解毒，消炎止痛。适用于热毒夹湿型皮肤炎。

绿豆金银花饮

用料　绿豆 50 克，金银花 10 克，白糖 30 克。

制作方法　❶绿豆洗净，去泥沙杂质；金银花洗干净。❷金银花、绿豆同放瓦锅内，加水适量，置武火上烧沸，再用文火煎煮 35 分钟，停火，滤去渣，加入白糖搅匀即成。

食用方法　每天 3 次，每次饮 150 毫升。

功效　清热解毒，消肿止痒。适用于接触性皮炎。

土茯苓菊花饮

用料　土茯苓 25 克，菊花 20 克，白糖 30 克。

制作方法　❶野菊花洗净，去泥沙杂质；土茯苓洗干净。❷土茯苓、野菊花同放瓦锅内，加水适量，置武火上烧沸，再用文火煎煮 25 分钟，停火，过滤去渣，加入白糖搅匀即成。

食用方法　代茶饮用。

功效　解毒，消肿，止痒。适用于接触性皮炎、丹毒等。

丝瓜花绿豆饮

用料　绿豆 60 克，鲜丝瓜花 8 朵，白糖 30 克。

制作方法　❶鲜丝瓜花洗净；绿豆淘洗干净，去沙和杂质。❷绿豆、丝瓜花同放炖锅内，加水适量，置武火上烧沸，再用文火煎煮 35 分钟，停火，过滤去渣，加入白糖搅匀即成。

食用方法　每天 1 次，每次饮 150 毫升。

功效　清热解毒，消炎止痒。适用于接触性皮炎、漆疮、马桶癣等。

绿豆粥

用料　绿豆 50 克，大米 100 克，白糖 30 克。

制作方法　❶绿豆、大米洗净，放入锅内，加水适量。❷锅置武火上烧沸，再用文火煮 40 分钟，加入白糖搅匀即成。

食用方法　每天 1 次，每次吃粥 150 克。

功效　清热解毒，化湿止痒。适用于热毒夹湿型皮炎病人。

生地黄粥

用料　生地黄 20 克，大米 100 克，白糖 30 克。

制作方法　❶生地黄洗净，切成薄片；大米淘洗干净。❷大米、生地黄同放锅内，加水适量，置武火上烧沸，再用文火煮 30 分钟，加入白糖即成。

食用方法　每天 1 次，每次吃粥 100 克。

功效　清热凉血，养阴生津。适用于热毒夹湿型和风盛血燥型皮炎病人。

薏苡仁粥

用料　薏苡仁 30 克，大米 100 克，白糖 30 克。

制作方法　❶薏苡仁淘洗干净，去泥沙杂质；大米淘洗干净。薏苡仁、大米同放锅内，加水适量。❷锅置武火上烧沸，再用文火煮 40 分钟，加入白糖即成。

食用方法　每天 1 次，每次吃粥 100 克。

功效　清热，解毒，除湿，利尿。适用于热毒夹湿型皮炎病人。

苋菜粥

用料　苋菜 100 克，大米 100 克。

制作方法　❶苋菜洗干净，切成 4 厘米长的段；大米淘洗干净，去泥沙杂质。❷大米放入锅内，加水适量，置武火上烧沸，再用文火煮 30 分钟，加入苋菜再煮片刻即成。

食用方法　每天 1 次，每次吃粥 100 克。

功效　清热解毒，消炎止痒。适用于接触性皮炎病人。

金银瓜条

用料　金银花 10 克，黄瓜 100 克，盐 3 克。

制作方法　❶金银花洗净，用炖锅煮 15 分钟，瓜条用盐拌匀。❷在瓜条上加入金银花汁和金银花即成。

食用方法　每天 1 次，每次吃黄瓜 100 克，佐餐食用。

功效　清热解毒，利尿。适用于热毒夹湿型皮炎病人。

黑豆炖甲鱼

用料　甲鱼 1 只（500 克），黑豆 50 克，百合 30 克，料酒 6 毫升，姜、葱各 4 克，盐 3 克。

制作方法　❶黑豆、百合洗净；甲鱼宰杀后去内脏、头尾及爪；姜切片，葱切段。❷黑豆、百合、甲鱼、姜、葱、料酒同放炖锅内，加水适量，置武火上烧沸，再用文火炖煮 45 分钟，加入盐即成。

食用方法　每天 1 次，每次吃黑豆、甲鱼80 ~ 100 克。

功效　清热祛风，养阴润燥。适用于风盛血燥型瘙痒剧烈病人。

苡仁炖苦瓜

用料　苦瓜 150 克，薏苡仁 30 克，姜、葱、盐各 3 克。

制作方法　❶薏苡仁淘洗干净，去杂质；姜切片，葱切段；苦瓜去瓤洗净，切 4 厘米见方的块。❷薏苡仁放入炖锅内，先炖 15 分钟，再下入苦瓜、葱、姜，再用文火炖煮 30 分钟，加入盐即成。

食用方法　每天 1 次，每次吃薏苡仁、苦瓜100 克，喝汤，佐餐食用。

功效　清热解毒，利湿消肿。适用于热毒夹湿水疱、糜烂病人。

鲜蒲公英拌莴苣

用料　鲜蒲公英 100 克，莴苣 150 克，葱 3 克，盐 3 克，芝麻油 3 毫升。

制作方法　❶蒲公英洗净，在沸水锅内汆一下，挤干水分；莴苣去皮，洗净，切薄片。❷蒲公英、莴苣放入碗内，加入盐、葱花、芝麻油拌匀即成。

食用方法　每天 1 次，每次吃蒲公英、莴苣100 克，佐餐食用。

功效　清湿解毒，利湿。适用于热毒夹湿型皮炎皮肤红肿者。

凉拌鱼腥草

用料　鱼腥草（鲜者）150 克，莴苣 100 克，盐 3 克。

制作方法　❶鱼腥草洗净，去老梗黄叶；莴苣洗净，去皮，切丝。❷鱼腥草、莴苣丝放入碗内，加入盐拌匀即成。

食用方法　每天 1 次，每次吃鱼腥草、莴苣100 克，佐餐食用。

功效　清热解毒，排脓，利尿。适用于热毒夹湿型皮炎有水疱、脓疱、渗液者。

河蟹汁

用料　活河蟹 100 克。

制作方法　❶活河蟹用水洗净，捣烂，用纱布绞成汁液。❷汁液放入碗内即成。

食用方法　将棉签蘸起蟹汁涂在患处即成。

功效　清热解毒。适用于油漆过敏性皮炎。

大蒜拌茄子

用料　茄子 150 克，大蒜 30 克，盐 3 克，酱油 10 毫升。

制作方法　❶ 茄子洗净，放入蒸盆内，置武火上蒸 25 分钟，出笼，待用。❷ 大蒜去皮，剁成泥，与盐、酱油放入碗内拌匀，再将大蒜、酱油等倒入茄子盘内即成。

食用方法　每天 1 次，每次吃茄子 100 克，佐餐食用。

功效　清热，活血，止痒。适用于接触性皮炎病人。

绿豆鸡蛋汤

用料　鸡蛋 2 个，绿豆 50 克，白糖 30 克。

制作方法　❶ 绿豆洗干净，去泥沙杂质，放入炖锅内，加水适量，置武火上烧沸，再用文火煎煮 35 分钟。❷ 在炖锅内放入鸡蛋（去壳）煮熟，加入白糖即成。

食用方法　每天 1 次，每次吃绿豆、鸡蛋，喝汤，单独食用。每次吃 2 个鸡蛋。

功效　清热，解毒，止痒，补虚。适用于接触性皮炎病人。

苡仁冬瓜汤

用料　冬瓜 500 克，薏苡仁 50 克，盐 3 克。

制作方法　❶ 薏苡仁淘洗干净，去泥沙杂质；冬瓜去皮，洗净，切 4 厘米长、2 厘米宽的块。❷ 薏苡仁、冬瓜同放炖锅内，加入清水适量，置武火上烧沸，再用文火炖煮 35 分钟加入盐、味精即成。

食用方法　每天 1 次，每次吃薏苡仁、冬瓜100 克，喝汤，既可佐餐，又可单食。

功效　清热，解毒，利湿。适用于接触性皮炎病人。

黄瓜苡仁汤

用料　黄瓜 100 克，猪瘦肉 100 克，薏苡仁 50 克，料酒 6 毫升，湿淀粉 15 克，姜、葱各 4 克，盐 3 克。

制作方法　❶ 将薏苡仁洗干净，去泥沙杂质；黄瓜去皮洗干净，切成薄片；猪瘦肉洗净，切薄片；姜切片，葱切段。❷ 将猪肉放入碗内，加入湿淀粉挂上浆；薏苡仁放入炖锅内，加水适量，用武火烧沸，再用文火炖煮 30 分钟，加入姜、葱、猪瘦肉、黄瓜、料酒、盐，煮 5 分钟即成。

食用方法　每天 1 次，每次吃黄瓜、薏苡仁、猪肉 100 克，喝汤。

功效　清热，利湿，补虚。适用于接触性皮炎、体虚病人。

麦冬蒸瓜方

用料　冬瓜 500 克（方形），麦冬 30 克，盐 3 克。

制作方法　❶ 麦冬洗净去心；冬瓜去皮，切成 4 厘米见方的块。❷ 冬瓜放入蒸盆内，用盐码味，加入麦冬。❸ 蒸盆置大汽蒸笼内，蒸 25 分钟，出笼即成。

食用方法　每天 1 次，每次吃麦冬、冬瓜100 克。

功效　滋阴，清热，利尿。适用于热毒性皮炎病人。

绿豆炖昆布

用料　绿豆 100 克，昆布 250 克，猪棒骨 500克，盐 3 克。

制作方法　❶ 绿豆洗净，去泥沙杂质；昆布洗净，切成细丝；猪棒骨打碎。❷ 将绿豆、猪棒骨、昆布放入炖锅内，加水适量，置武火上烧沸，再用文火炖煮 35 分钟，加入盐即成。

食用方法　每天 1 次，每次吃绿豆、昆布 100克，喝汤。

功效　清热解毒，消炎止痒。适用于接触性皮炎病人。

玉竹丝瓜煮瘦肉

用料　猪瘦肉 100 克，玉竹 30 克，丝瓜 150 克，料酒 6 毫升，湿淀粉 15 克，姜、葱各 4 克，盐 3 克。

制作方法　❶玉竹发透，切薄片；丝瓜去皮，切薄片；猪瘦肉洗净，切薄片，用湿淀粉挂上浆；姜切片，葱切段。❷锅内加清水适量，置武火上烧沸，再下入姜、葱、丝瓜、玉竹煮 10 分钟，再放入猪瘦肉，煮熟，加入盐即成。

食用方法　每天 1 次，每次吃丝瓜、玉竹、瘦肉 100 克，喝汤，佐餐食用。

功效　滋阴，清热，解毒。适用于热毒皮炎病人。

百合玉竹煮田螺

用料　田螺肉 100 克，百合 30 克，玉竹 25 克，料酒 4 毫升，姜、葱各 3 克，盐 3 克。

制作方法　❶百合洗净去杂质；玉竹发透切薄片；田螺肉洗净切薄片；姜切片，葱切段。❷锅内加入清水，置武火上烧沸，放入田螺肉、料酒、玉竹、百合、姜、葱煮 35 分钟，加入盐即成。

食用方法　每天 1 次，每次吃田螺肉 100 克，喝汤，佐餐食用。

功效　滋阴，清热，消肿。适用于接触性皮炎病人。

炸田鸡

用料　田鸡肉 500 克，盐 6 克，花椒粉 6 克，猪油 1500 克。

制作方法　❶田鸡宰杀后去皮、内脏及爪，放入盆内，加入盐、花椒粉码味。❷田鸡肉放蒸笼内置武火上蒸 15 分钟，出笼，沥干水分。❸炒勺置武火烧热，加入猪油，待油冒烟时，放入田鸡肉炸熟即成。

食用方法　每天 1 次，每次吃田鸡肉

80 ～ 100 克，单食或佐餐。

功效　滋阴，补虚，消肿。适用于接触性皮炎病人。

侧柏叶蜂蜜饮

用料　侧柏叶 150 克，白果仁 50 克，蜂蜜 60 克，开水 1500 毫升。

制作方法　❶侧柏叶洗净，白果仁去心洗净；放入研钵内，捣成泥，冲入开水，静置，去渣，过滤，加入蜂蜜搅匀。❷汁液装入茶瓶内即成。

食用方法　每天 3 次，每次饮 150 毫升。

功效　清热解毒，消肿止痒。适用于接触性皮炎、疮疖病人。

三七花煮田鸡

用料　三七花 50 克，田鸡肉 150 克，料酒 3 毫升，姜、葱、各 3 克，盐 3 克，鸡油 30 毫升。

制作方法　❶田鸡宰杀后去皮、内脏及爪；三七花洗净，姜切片，葱切段。❷炒勺置武火上烧热，加入清水，置武火上烧热，下入姜、葱、田鸡、料酒、三七花，用文火煮 30 分钟，加入盐、鸡油即成。

食用方法　每天 1 次，每次吃田鸡肉 50 ～ 80 克，喝汤，佐餐食用。

功效　清热解毒，祛瘀消肿。适用于接触性皮炎病人。

玉竹炖墨鱼

用料　墨鱼 100 克（发好者），玉竹 30 克，料酒 10 毫升，姜、葱各 4 克，盐 3 克。

制作方法　❶玉竹洗净，浸泡，切片；墨鱼洗净，切 4 厘米见方的块；姜切片，葱切段。❷玉竹、墨鱼、姜、葱、料酒同放炖锅内，加水适量，置武火上烧沸，再用文火炖煮 30 分钟，加入盐即成。

食用方法　每天 1 次，每次吃玉竹、墨鱼

80 ~ 100 克, 佐餐食用。

功效 养阴, 润燥, 清热。适用于风盛血燥热毒伤津病人。

连翘炖兔肉

用料 兔肉 150 克, 连翘 10 克, 料酒 6 毫升, 姜、葱各 4 克, 盐、味精各 3 克。

制作方法 ❶兔肉洗净, 切 3 厘米见方的块; 连翘洗净; 姜切片, 葱切段。❷兔肉、连翘、姜、葱、料酒放入炖锅内, 加水适量, 置武火上烧沸, 再用文火炖煮 35 分钟, 加入盐、味精搅匀即成。

食用方法 每天 1 次, 每次吃兔肉 100 克, 喝汤, 佐餐食用。

功效 清热解毒, 消痈散结。适用于接触性皮炎红肿者。

3.5.4 神经性皮炎

神经性皮炎是一种常见的皮肤病, 其突出特点一是皮肤局部的对称性粗糙肥厚和苔藓化, 二是伴有皮肤的阵发性剧烈瘙痒。本病好发于青壮年, 多数位于颈部、四肢、腰骶部, 一般夏季容易发生。

神经性皮炎与中医的"牛皮癣""摄领疮"等相类似。中医认为, 本病是风湿热邪滞留于皮肤, 导致血虚、经气不畅, 因反复发作生风化燥、皮肤不润泽引发皮肤粗糙、瘙痒。

丝瓜豆腐汤

用料 丝瓜 250 克, 豆腐 250 克, 瘦猪肉 150 克, 料酒 6 毫升, 盐 3 克, 湿豆粉 15 克。

制作方法 ❶丝瓜去皮、瓤, 切成薄片; 豆腐切成 4 厘米长、2 厘米宽的块; 猪肉洗净, 切成薄片。❷猪肉放在碗内, 用湿豆粉挂上浆。❸锅置武火上, 加入清水适量, 烧沸, 下入丝瓜、豆腐、猪瘦肉, 熟透时, 加入盐即成。

食用方法 每天 1 次, 每次吃丝瓜、豆腐、猪

肉 150 克, 喝汤。

功效 清热祛风, 止痒。适用于神经性皮炎病人。

赤豆鲤鱼汤

用料 鲤鱼 1 尾 (500 克), 赤小豆 50 克, 料酒 6 毫升, 盐 3 克, 鸡油 25 毫升。

制作方法 ❶赤小豆洗净, 去泥沙; 鲤鱼洗净, 去鳃、内脏和鳞。❷赤小豆放入炖锅内, 加清水适量, 置武火上烧沸, 再用文火煮 30 分钟, 加入鲤鱼, 再煮 5 分钟, 加入盐、鸡油、料酒即成。

食用方法 每天 1 次, 每次吃赤小豆、鲤鱼150 克, 喝汤, 既可佐餐又可单食。

功效 利湿, 健脾, 养血。适用于神经性皮炎。

防风芹菜汤

用料 芹菜 250 克, 防风 15 克, 盐 3 克。

制作方法 ❶防风洗净, 芹菜洗干净, 切成 4 厘米的段。❷防风、芹菜放锅内, 加入清水适量, 置武火上烧沸, 文火炖煮 25 分钟, 加入盐即成。

食用方法 每天 1 次, 每次吃芹菜 100 克, 喝汤。

功效 清热, 祛风, 止痒。适用于神经性皮炎风热外侵型。

苡仁黄瓜汤

用料 黄瓜 250 克, 猪瘦肉 150 克, 薏苡仁30 克, 料酒 6 毫升, 盐 3 克。

制作方法 ❶薏苡仁洗净, 放入炖锅内; 黄瓜去皮, 洗净切成 4 厘米长、2 厘米宽的条状; 猪瘦肉洗净, 切 3 厘米见方的块。❷猪肉、黄瓜同放盛有薏苡仁的炖锅内, 加入料酒, 适量清水, 置武火上烧沸, 再用文火炖煮 35 分钟, 加入盐即成。

食用方法 每天 1 次, 每次吃薏苡仁、黄瓜、猪肉 150 克, 佐餐食用。

功效　清热，解毒，除湿，止痒。适用于神经性皮炎。

玉竹炖金龟

用料　金龟1只（500克），玉竹50克，料酒6毫升，盐2克，鸡油30毫升。

制作方法　❶玉竹用清水发透，切成4厘米长的段，金龟宰杀后，去头、尾、内脏及爪。❷金龟、玉竹、料酒同放炖锅内，加入清水适量，置武火上烧沸，再用文火炖煮45分钟，加入盐、鸡油拌匀即成。

食用方法　每天1次，每次吃龟肉、玉竹100克，喝汤。

功效　滋阴，清热，止痒，养血。适用于神经性皮炎。

芹菜炒螺肉

用料　田螺肉150克，芹菜100克，素油30毫升，料酒6毫升，盐3克。

制作方法　❶芹菜洗净，切成3厘米长的段；田螺肉洗净，切薄片。❷炒锅置武火上烧热，下入素油，烧至六成热时，下入螺肉，炒变色，下入料酒、芹菜、盐，断生即成。

食用方法　每天1次，每次吃田螺肉100克，佐餐食用。

功效　清热、解毒、止痒。适用于皮肤瘙痒和神经性皮炎。

龙眼红枣炖海参

用料　龙眼肉20克，红枣8枚，水发海参30克，料酒6毫升，盐3克，鸡油30毫升。

制作方法　❶红枣洗后去核；海参洗净去内脏，切成4厘米长、2厘米宽的条块。❷海参、红枣、龙眼肉同放炖杯内，加入料酒、鸡油、鸡汤适量，置武火上烧沸，再用文火炖煮35分钟，加入盐即成。

食用方法　每天1次，每次吃海参、红枣、龙眼肉150克，喝汤，既可佐餐，又可单食。

功效　滋阴，养血，止痒。适用于神经性皮炎病人。

百合煮牡蛎肉

用料　牡蛎肉250克，百合30克，料酒6毫升，盐3克。

制作方法　❶百合洗净，去泥沙；牡蛎肉洗净，切成薄片。❷百合、牡蛎肉放入炖杯内，加水适量，置武火上烧沸，再用文火炖煮25分钟，加入盐、鸡油即成。

食用方法　每天1次，每次吃百合、牡蛎肉100克，喝汤。

功效　清热，解毒，止痒。适用于神经性皮炎病人。

山药百合炖墨鱼

用料　墨鱼250克，山药15克，百合15克，料酒6毫升，盐3克，鸡油25毫升。

制作方法　❶山药、百合洗干净，去泥沙；墨鱼发透，切成薄片。❷墨鱼、百合、山药放入炖锅内，加清水适量，置武火上烧沸，再用文火炖煮30分钟，加入盐即成。

食用方法　每天1次，每次吃墨鱼、百合、山药150克，喝汤。

功效　健脾，养血，止痒。适用于神经性皮炎病人。

百合烧竹笋

用料　竹笋250克，百合30克，盐3克，素油25毫升。

制作方法　❶百合洗净，用清水发透；竹笋洗净，切薄片，用沸水氽透，沥干水分待用。❷将炒勺置武火上烧热，加入素油，烧至六成热时，下入竹笋、百合，加上汤少许，烧煮熟，加入盐即成。

食用方法　每天 1 次，每次吃百合竹笋 150 克，佐餐食用。

功效　清热，解毒，止痒。适用于神经性皮炎病人。

大蒜烧茄子

用料　茄子 250 克，紫皮独头大蒜 30 克，盐 3 克，素油 30 毫升。

制作方法　❶紫皮大蒜去皮，洗净，切成薄片；茄子洗净，切成 4 厘米长、2 厘米宽的块。❷炒勺置武火上，加入素油，烧至六成热时，下入大蒜炒香，再下入茄子，加少许清水，煮熟，加入盐炒匀即成。

食用方法　每天 1 次，每次吃茄子大蒜 100 克，佐餐食用。

功效　清热凉血，消肿止痒。适用于神经性皮炎病人。

山药炒莴苣

用料　莴苣 250 克，山药 30 克，盐 3 克，素油 25 毫升。

制作方法　❶山药用温热水发透，切片；莴苣去皮，洗净，切片。❷炒勺置武火上烧热，加入素油，烧至六成热时，加入莴苣、山药、炒熟时，加入盐即成。

食用方法　每天 1 次，每次吃山药、莴苣 150 克，佐餐食用。

功效　健脾胃，清热利尿，止痒。适用于神经性皮炎病人。

山药炒鲜藕

用料　鲜藕 250 克，山药（鲜）150 克，盐 3 克，素油 30 毫升。

制作方法　❶山药、藕去皮，切成细丝。❷炒勺置武火上烧热，加入素油，烧到六成热时，加入

藕丝、山药丝，炒熟，加入盐即成。

食用方法　每天 1 次，每次吃 150 克，佐餐食用。

功效　健脾，散瘀，止痒。适用于神经性皮炎病人。

玉竹烧胡萝卜

用料　胡萝卜 250 克，玉竹 20 克，盐 3 克，素油 25 毫升。

制作方法　❶玉竹洗净，水浸泡，切 3 厘米长的段；胡萝卜去皮，洗净，切 3 厘米见方的块。❷炒勺置武火上烧热，加入素油，烧至六成热时，下入胡萝卜、玉竹，加上汤少许，烧熟，加入盐即成。

食用方法　每天 1 次，每次吃玉竹、胡萝卜 150 克，佐餐食用。

功效　健脾消食，解毒止痒。适用于神经性皮炎病人。

西红柿炒鸡蛋

用料　鸡蛋 2 个，西红柿 100 克，盐 3 克，素油 30 毫升。

制作方法　❶西红柿洗净，去皮，切成 2 厘米见方的丁；鸡蛋打入碗内，搅散。❷炒锅置武火上烧热，加入素油，烧至六成热时，下入鸡蛋，煎黄，翻面，再煎黄，用铲子捣烂，加入西红柿、盐，炒匀即成。

食用方法　每天 1 次，每次吃西红柿、鸡蛋 100 克，佐餐食用。

功效　健脾消食，养血止痒。适用于神经性皮炎病人。

丝瓜炒蚌肉

用料　蚌肉 150 克，丝瓜 150 克，盐 3 克，素油 25 毫升。

制作方法　❶将丝瓜去皮，洗净，切薄片；

蚌肉洗净，切薄片。❷将炒锅置武火上烧热，加入素油，烧至六成热时，下入蚌肉，炒变色，下入丝瓜，加入盐炒熟即成。

食用方法　每天1次，每次吃丝瓜、蚌肉150克，佐餐食用。

功效　清热凉血，祛风止痒。适用于神经性皮炎病人。

金针菜煮蚌肉

用料　蚌肉150克，金针菜250克，盐3克，料酒6毫升，鸡油25毫升。

制作方法　❶金针菜洗净，去黄色头部；蚌肉洗干净，切薄片。❷炒锅置武火上烧热，加入鸡油，烧六成热时，下入蚌肉，炒变色，加入清水适量，烧沸，加入金针菜，煮熟，下入盐即成。

食用方法　每天1次，每次吃蚌肉、金针菜150克，喝汤。

功效　清热祛风，解毒止痒。适用于神经性皮炎病人。

枸杞蒸白鸽

用料　白鸽1只，枸杞子20克，料酒6毫升，盐3克，鸡油20毫升。

制作方法　❶白鸽宰杀后，去毛、内脏及爪；枸杞子洗净，去杂质和黑籽。❷白鸽、枸杞子、料酒同放蒸杯内，加入上汤，上笼蒸40分钟，出笼，加入盐、鸡油，搅匀即成。

食用方法　每天1次，每次1杯，既可佐餐，又可单食。

功效　养气血，止瘙痒。适用于神经性皮炎。

3.5.5　带状疱疹

带状疱疹是一种由水痘－带状疱疹病毒引起的急性皮肤病。发病前一般有轻度乏力、低热、食欲差等表现，自觉局部皮肤有灼热感或者神经痛，用

手触之可有明显的痛觉敏感，不久后皮肤局部即出现成群的水疱，严重者还可出现大水疱、血疱，水疱往往排列成带状，有灼热感和皮肤疼痛。本病的好发部位包括肋间神经、颈神经、三叉神经和腰骶神经的支配区域，通常发生于身体的一侧，一般不超过正中线。在皮肤上的水疱干涸、结痂脱落后，局部常遗留有暂时性淡红斑或色素沉着。本病成人多见，好发于春秋季节。本病痊愈后可获得持久的免疫，所以一般不会再发。

带状疱疹中医叫"蛇串疮"或"蛇胆疮"。中医认为，带状疱疹是因肝胃郁热、肝胆湿热引起的。

木通茜草饮

用料　木通15克，茜草15克，大黄15克，龙胆草15克，车前子、黄芩、赤芍各15克，当归20克，柴胡、川楝子各15克，白糖30克。

制作方法　❶以上药物洗干净，放入瓦锅内，加水适量。❷瓦锅置武火上烧沸，再用文火煎煮25分钟，停火，过滤去渣，留汁液，在汁液内加入白糖搅匀即成。

食用方法　每天3次，每次服150毫升。

功效　清热、解毒、止痒。适用于带状疱疹病人。

黄精虎杖饮

用料　黄精20克，虎杖50克，板蓝根35克，金银花35克，赤芍15克，侧柏叶25克，紫花地丁35克，白糖30克。

制作方法　❶以上药物洗干净，放入瓦锅内，加水适量。❷瓦锅置武火上烧沸，再用文火煎煮25分钟，停火，过滤去渣，留汁液，在汁液内加入白糖搅匀即成。

食用方法　每天3次，每次服150毫升。

功效　清热，解毒，消肿，止痒。适用于带状疱疹病人。

紫花地丁饮

用料 紫花地丁 35 克，板蓝根 35 克，黄精 20 克，龙胆草 15 克，车前子 15 克，黄芩 15 克，虎杖 50 克，白糖 30 克。

制作方法 ❶ 以上药物洗干净，放入瓦锅内，加水适量。❷ 瓦锅置武火上烧沸，再用文火煎煮 25 分钟，去渣，留汁液，加入白糖即成。

食用方法 每天 3 次，每天服 150 毫升。

功效 清热解毒，止渴止痒。适用于带状疱疹病人。

3.5.6 酒渣鼻

酒渣鼻又称酒糟鼻、玫瑰痤疮，是一种鼻子部位的慢性炎症性皮肤病，表现为鼻部红斑和毛细血管扩张，形似熟透的草莓或西红柿，严重者可出现成批的小丘疹、小结节和脓疱。多见于 30 ~ 50 岁中年人，女性多见。

中医认为，酒渣鼻主要与肺胃积热、毒热、血热、气血停滞、肝气停滞等原因有关。

生石膏饮

用料 生石膏 25 克，金银花 10 克，知母 20 克，白糖 30 克。

制作方法 ❶ 生石膏捣碎；知母、金银花洗净，去杂质。❷ 生石膏、金银花、知母同放瓦锅内，加水适量，置武火上烧沸，再用文火煎煮 25 分钟，停火，过滤去渣，留汁液，加入白糖搅匀即成。

食用方法 每天 2 次，每次饮 150 毫升。

功效 清热，解毒，止痒。适用于酒渣鼻病人。

赤芍老葱饮

用料 赤芍 11 克，老葱 3 根，川芎 15 克，桃仁 20 克，红枣 25 克，生姜 15 克，白糖 30 克。

制作方法 ❶ 将赤芍、老葱、川芎、桃仁、红枣、生姜洗干净，放入炖锅内，加水适量。❷ 将锅置武火上烧沸，再用文火煎煮 25 分钟，停火，过滤去渣，留汁液，在汁液内加入白糖搅匀即成。

食用方法 每天 2 次，每次饮 150 毫升。

功效 活血，化瘀，补气，止痒。适用于酒渣鼻病人。

荷花粥

用料 荷花 10 克，绿豆 25 克，大米 100 克，生石膏 15 克，枇杷叶 10 克，白糖 30 克。

制作方法 ❶ 将荷花洗干净；绿豆、大米淘洗干净；生石膏捣碎；枇杷叶去背上毛，洗净。❷ 将枇杷叶、生石膏、荷花放入锅内，加清水煮 25 分钟，滤去渣，留药液待用。❸ 将绿豆、大米放入锅内，加入药液和清水适量，置武火上烧沸，再用文火煮 30 分钟，加入白糖即成。

食用方法 每天 1 次，每次吃粥 150 克。

功效 清肺胃，泄积热，止痒。适用于酒渣鼻病人。

茭白粥

用料 茭白 100 克，大米 100 克，白糖 30 克。

制作方法 ❶ 茭白菜洗净，切 4 厘米长的块；大米淘洗干净，去泥沙。❷ 大米放入锅内，加水适量，置武火上烧沸，再用文火煮 30 分钟，加入茭白、白糖再煮 5 分钟即成。

食用方法 每天 1 次，每次吃粥 150 克。

功效 清肺热，止瘙痒。适用于酒渣鼻病人。

百合苡仁煲鲜藕

用料 鲜藕 250 克，百合 20 克，薏苡仁 30 克，盐 3 克，鸡油 20 毫升。

制作方法 ❶ 百合、薏苡仁洗净，去泥沙；藕洗净，去皮，切成 4 厘米长的段。❷ 藕、薏苡仁、百合同放炖锅内，加清水适量，置武火上烧沸，再用文火炖煮 35 分钟，加入盐即成。

食用方法　每天 1 次，每次吃鲜藕、薏苡仁、百合 150 克，喝汤。

功效　清热，解毒，消肿。适用于酒渣鼻病人。

绿豆炖鲜藕

用料　鲜藕 250 克，绿豆 50 克，盐 3 克，鸡油 20 毫升。

制作方法　❶绿豆淘洗干净，去泥沙；藕洗净，去皮，切 4 厘米长的段。❷绿豆、藕放入炖锅内，加清水适量，置武火上烧沸，再用文火炖煮 35 分钟，加入盐即成。

食用方法　每天 1 次，每次吃绿豆、藕 100 克，喝汤，既可佐餐，又可单食。

功效　清热，解毒，止痒。适用于酒渣鼻病人。

茭白炖豆腐

用料　豆腐 250 克，茭白 250 克，盐 3 克，鸡油 20 毫升。

制作方法　❶茭白洗干净，切 4 厘米长的块；豆腐洗干净，切 4 厘米长、2 厘米宽的块。❷将豆腐、茭白放入锅内，加清水适量，置武火烧沸，再用文火煮 25 分钟，加入盐即成。

食用方法　每天 1 次，每次吃茭白、豆腐 100 克。

功效　清热解毒。适用于酒渣鼻病人。

绿豆白菜汤

用料　白菜 250 克，绿豆 50 克，盐 3 克，鸡油 20 毫升。

制作方法　❶绿豆淘洗干净，去泥沙，白菜洗干净，切 4 厘米长的块。❷绿豆放入瓦锅内，加水适量，置武火上烧沸，再用文火煮 30 分钟，加入白菜、盐，再煮 5 分钟即成。

食用方法　每天 1 次，每次吃绿豆、白菜 100

克，喝汤。

功效　清热解毒，祛肺、胃积热。适用于酒渣鼻病人。

知母大米粥

用料　知母 12 克，金银花 10 克，生石膏 15 克，大米 100 克，白糖 30 克。

制作方法　❶知母、金银花、生石膏洗净，放入瓦锅内，加清水适量，置武火上烧沸，再用文火煎煮 25 分钟，停火，过滤去渣，留汁液待用。❷大米淘洗干净，去泥沙，放入锅内，加入药液和清水适量，置武火上煮 30 分钟，加入白糖即成。

食用方法　每天 1 次，每次吃粥 150 克。

功效　清热，解毒，止痒。适用于酒渣鼻病人。

绿豆海带汤

用料　海带 250 克，绿豆 50 克，薏苡仁 30 克，猪瘦肉 250 克，料酒 6 毫升，盐 4 克。

制作方法　❶绿豆洗干净，去泥沙；薏苡仁洗干净；海带洗净，切成丝；猪肉切 3 厘米见方的块。❷薏苡仁、绿豆、海带、猪瘦肉同放炖锅内，加入料酒，清水适量，置武火上烧沸，再用文火炖煮 40 分钟，加入盐即成。

食用方法　每天 1 次，每次吃绿豆，薏苡仁、海带、猪肉 100 ~ 150 克，喝汤。

功效　清热，解毒，消肿，止痒。适用于酒渣鼻病人。

绿豆知母冬瓜汤

用料　冬瓜 250 克，绿豆 50 克，知母 20 克，盐 3 克，鸡油 20 毫升。

制作方法　❶绿豆洗净，去泥沙；冬瓜洗净，去皮，切 4 厘米长的块；知母洗干净。❷绿豆、知母、冬瓜同放炖锅内，加入清水适量，置武火上烧沸，再用文火炖煮 30 分钟，加入盐、鸡油即成。

食用方法　每天 1 次，每次吃冬瓜、绿豆 150 克，既可佐餐，又可单食。

功效　清热，解毒，消肿。适用于酒渣鼻病人。

百合烧豇豆

用料　豇豆 250 克，百合 30 克，盐 3 克，素油 25 毫升，大蒜 20 克。

制作方法　❶百合洗净，用清水泡 2 小时，沥干水分待用。豇豆洗干净，去筋，切成 4 厘米长的段；大蒜去皮切片。❷炒勺放在武火上烧热，加入素油，烧至六成热时，下入大蒜煸香，随即加入豇豆、百合，煸炒，加清水适量，用中火烧 20 分钟，加入盐即成。

食用方法　每天 1 次，每次吃豇豆、百合 100 克，佐餐食用。

功效　清热、解毒、消肿。适用于酒渣鼻病人。

当归桃仁煲瘦肉

用料　猪瘦肉 250 克，当归、桃仁各 10 克，白茅根 20 克，葛粉 15 克，料酒 6 毫升，盐 4 克。

制作方法　❶当归、桃仁、葛粉、白茅根洗净，去泥沙；猪瘦肉洗净，切成薄片。❷猪肉、料酒、当归、桃仁、葛粉、白茅根同放炖锅内，加清水适量，置武火上烧沸，再用文火煲 45 分钟，加入盐即成。

食用方法　每天 1 次，每次吃猪肉 100 克，喝汤。

功效　补气，活血，化瘀，消肿。适用于酒渣鼻病人。孕妇忌服。

苦瓜煲猪瘦肉

用料　猪瘦肉 250 克，苦瓜 250 克，料酒、生姜各 4 克，盐 3 克。

制作方法　❶苦瓜洗净、去瓤，切 4 厘米长、2 厘米宽的块；猪瘦肉洗净，切成 3 厘米见方的块，姜切片。❷猪瘦肉、苦瓜、料酒、姜同放炖锅内，加水适量，置武火上烧沸，再用文火炖煮 45 分钟，加入盐即成。

食用方法　每天 1 次，每次吃苦瓜、猪瘦肉 100 克，喝汤。

功效　清热，解毒，消肿。适用于酒渣鼻病人。

3.6　芒种饮食处方

芒种是全年第 9 个节气。芒种节气的到来，意味着炎热的天气逐渐开始了，雨水逐渐增多，气温逐渐升高，古人称为梅雨季节，端午节就在这个节气。人们易罹患风热感冒、风寒感冒、暑湿感冒病。芒种节气要注意晚睡早起，适当地接受阳光照射，以顺应阳气的充盛，利于气血的运行，振奋精神。但要避开太阳直射，注意防暑。

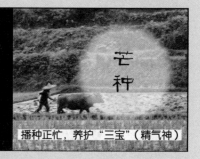

播种正忙，养护"三宝"（精气神）

3.6.1　风寒感冒

风寒感冒是中医对感冒的一种归类，与风热感冒相对。风寒感冒是由风寒之邪外袭和肺气失宣引起的，表现为恶寒重、发热轻、无汗、头项强痛、鼻塞、流清鼻涕、咳嗽、吐白痰、口渴或口渴热饮、脉浮紧、舌苔薄白等。

葱白红糖饮

用料　葱白 30 克，红糖 15 克。

制作方法　将葱白切成花样，放入锅内加水和红糖煮 15 分钟即可饮用。

食用方法　代茶饮用。

功效　发汗解表，散寒通阳，解毒散结。适用于风寒感冒、腹泻等。

防风生姜饮

用料　防风 10 克，生姜、红糖各 25 克。

制作方法　❶ 将防风润透，切片；生姜洗净，切片。❷ 将防风、生姜同放锅内，加水适量，置武火上烧沸，再用文火煮 25 分钟，加入红糖即成。

食用方法　代茶饮用。

功效　解表，散寒。适用于风寒感冒（春季饮用）。

大葱生姜红糖饮

用料　生姜、红糖各 15 克，大葱 25 克。

制作方法　❶ 将生姜洗净切片；大葱洗净，切 4 厘米长段。❷ 将生姜、大葱放入锅内，加水和红糖，煮 25 分钟即可。

食用方法　代茶饮用。

功效　解表，散寒，止呕，祛痰。适用于风寒感冒、呕吐、喘咳、胀满等。

生姜菊花茶

用料　菊花（干品）6 克，生姜 25 克，白糖 15 克。

制作方法　将菊花、生姜洗净，生姜切片；放入开水杯内，加白糖浸泡 10 分钟即可。

食用方法　代茶饮用。

功效　疏风，散寒，明目，解毒。适用于风寒感冒、头痛、头晕、目赤、心胸烦热等。

桂枝红枣茶

用料　桂枝 20 克，红枣 6 枚，红糖 15 克。

制作方法　❶ 将桂枝洗净，切 2 厘米长的段；红枣洗净，去核。❷ 将桂枝、红枣放入锅内，加水适量，用武火烧沸，文火煮 25 分钟，加入红糖即成。

食用方法　代茶饮用。

功效　解表散寒。适用于风寒感冒（春季饮用）。

紫苏粥

用料　紫苏叶 15 克，大米 100 克，红糖 25 克。

制作方法　❶ 将紫苏叶洗净，切碎；大米淘洗干净。❷ 将紫苏叶、大米放入锅内，加水适量，用武火烧沸，再用文火煮 35 分钟，加入红糖即成。

食用方法　代茶饮用。

功效　疏风散寒。适用于风寒感冒（春季食用）。

香薷莲子粥

用料　香薷 15 克，莲子 10 克，粳米 150 克。

制作方法　❶ 将净香薷段，碾成细粉，过筛。❷ 将莲子、粳米洗净放入锅内，加入香薷粉和水，煮 30 分钟即可。

食用方法　每天 1 次食用。

功效　发汗解表，和中化湿、利水消肿。适用于风寒感冒、怕冷发热，无汗、胸闷、呕吐、腹泻、水肿、小便不利等。

生姜菊花豆腐汤

用料　豆腐 30 克，菊花（干品）6 克，生姜 25 克，葱、姜各 5 克，盐 3 克，鸡精 2 克，素油

15 毫升。

制作方法　❶将干菊花洗净，生姜洗净，切片；豆腐切成 2 厘米见方的块；葱、姜切成细末。❷将炒锅内加入素油，烧至七成热时，放入葱、姜末，爆出香味，放入菊花、豆腐、盐、鸡精烧 2 分钟。然后，加适量的水炖熟即可。

食用方法　每天 1 次食用。

功效　疏风，散寒，明目，解毒。适用于风寒感冒、头痛、头晕、目赤、心胸烦热等。

白芷炖香菇

用料　香菇 30 克，白芷 20 克，葱、姜各 5 克，盐 3 克，素油 20 毫升，鸡精 2 克。

制作方法　❶将白芷洗净，香菇洗净，葱切 3 厘米长的段，姜切片。❷将炒锅内加油，烧至七成热时，放入葱、姜爆出香味，放入香菇、白芷翻炒 2 分钟，加入清水、盐、鸡精烧沸后，用微火炖 35 分钟即可。

食用方法　每天 1 次食用。

功效　祛风散寒，消肿，镇痛。适用于风寒感冒及寒湿腹痛、眉棱骨痛病。

糖醋生姜芽

用料　生姜芽 150 克，红糖 20 克，醋 15 毫升。

制作方法　将嫩生姜芽洗净，切成薄片；将生姜芽片用红糖、醋腌制 3 小时，即可食用。

食用方法　每天 1 次食用。

功效　解表，散寒，止呕，祛痰。适用于风寒感冒、呕吐、喘咳、胀满等。

生姜拌莴苣

用料　莴苣 30 克，生姜 25 克，盐 2 克，醋 1 毫升，白糖 10 克，芝麻油 10 毫升。

制作方法　❶将生姜洗净，切片；莴苣洗净，去皮，切薄片。❷将生姜、莴苣放入盆内，加入盐、醋、白糖、芝麻油搅匀即成。

食用方法　每天 1 次食用。

功效　解表，散寒，止呕。适用于风寒感冒、呕吐者春季食用。

大葱生姜拌莴笋

用料　莴笋 30 克，生姜 20 克，大葱 75 克，盐 3 克，芝麻油 3 毫升，鸡精 2 克。

制作方法　❶将生姜、大葱洗净，切成细丝；莴笋洗净去皮，切成细丝，用开水烫 3 分钟，捞出。❷将生姜丝放入盘内，加入莴笋丝、盐、鸡精、芝麻油，用筷子搅拌均匀，停放 30 分钟，即可。

食用方法　每天 1 次食用。

功效　解表，散寒，止呕，祛痰。适用于风寒感冒、呕吐、喘咳、胀满等。

生姜蒸瓜条

用料　冬瓜 30 克，生姜 20 克，葱 5 克，盐 3 克，鸡精 2 克，素油 10 毫升。

制作方法　❶将生姜洗净，切成细丝；冬瓜洗净去皮，切成 3 厘米长的条；葱切丝。❷将生姜、大葱丝、冬瓜条、盐、鸡精、素油拌在一起，装盘，放入蒸笼内用武火蒸 25 分钟即可。

食用方法　每天 1 次食用。

功效　解表，散寒，止呕，祛痰。适用于风寒感冒、呕吐、喘咳、胀满等。

香薷炒芹菜

用料　芹菜 30 克，香薷叶 20 克，葱、姜各 5 克，盐 3 克，鸡精 2 克，素油 30 毫升。

制作方法　❶洗净香薷，加适量清水，煮 15 分钟，停火、过滤、去渣、留汁液。❷将芹菜洗净，切成 3 厘米长的段，用开水烫至七成熟捞出；葱切丝、姜切丝。❸将炒锅内加油、烧至七成热时，放入葱姜爆出香味，再放入香薷叶、芹菜、盐、鸡精翻炒 3 分钟即可。

食用方法 每天 1 次食用。

功效 发汗解表,和中化湿,利水消肿。适用于风寒感冒、怕冷发热、无汗、胸闷呕吐、水肿、小便不利等。

大葱西红柿菠菜汤

用料 葱白 30 克,菠菜 30 克,西红柿 200 克,盐 3 克,鸡精 2 克,素油 10 毫升。

制作方法 ❶ 将葱白洗净切花,菠菜洗净去根,西红柿洗净切块。❷ 将炒锅内加入素油,烧至七成热时,放入葱白、西红柿,翻炒 2 分钟,加入清水、盐、鸡精、菠菜烧开即可。

食用方法 每天 1 次食用。

功效 发汗解表,散寒通阳,解毒散结。适用于风寒感冒、腹泻等。

葱白炒豆芽

用料 黄豆芽 30 克,葱白 30 克,盐 3 克,鸡精 2 克,素油 25 毫升。

制作方法 ❶ 将葱白洗净,切成 3 厘米长的细丝;豆芽洗净。❷ 将炒锅内加入素油,烧至七成热时,放入葱白、豆芽,武火翻炒 3 分钟,加入盐、鸡精即可。

食用方法 每天 1 次食用。

功效 发汗解表,散寒通阳,解毒散结。适用于风寒感冒、腹泻等。

葱白炖姜汤

用料 葱白、生姜各 30 克,红糖 15 克。

制作方法 ❶ 将葱白洗净,切成 3 厘米长的段,生姜洗净切成薄片。❷ 将葱白段和姜片一起放入锅内炖 25 分钟,加入红糖出锅即可。

食用方法 每天 1 次食用。

功效 发汗,解表,散寒,解毒散结。适用于风寒感冒、呕吐、喘咳等。

葱白姜汤面

用料 葱白 30 克,生姜 20 克,面条 200 克,盐 3 克,素油 10 毫升,鸡精 2 克。

制作方法 ❶ 将葱白、生姜洗净,切成细丝。❷ 将炒锅内加入素油,烧至七成热时,放入葱白、生姜爆出香味,加水烧沸后,放入面条、盐、鸡精。面条熟时,停火出锅即可。

食用方法 每天 1 次食用。

功效 发汗,解表,散寒,解毒散结。适用于风寒感冒、呕吐、喘咳等。

3.6.2 风热感冒

风热感冒是感冒里最常见的证型,与风寒感冒相对。风热感冒中医认为是由风邪、热邪造成。常见表现是发热重、恶寒轻,伴有头痛、鼻塞、流黄涕、咽喉肿痛、咳嗽、咳黄痰等。通常还有大便干、舌苔黄、舌质红、脉浮滑或浮数。

薄荷饮

用料 薄荷 10 克,白糖 15 克。

制作方法 将薄荷洗净放入锅内,加白糖和水,煮 30 分钟,即可。

食用方法 代茶饮用。

功效 散风清热,清利头目,利咽,透疹。适用于感冒发热及头痛鼻塞、咽喉肿痛等。

柴胡枸杞饮

用料 柴胡、冰糖各 15 克,枸杞子 10 克。

制作方法 ❶ 将柴胡洗净切片;枸杞子洗净。❷ 将柴胡、枸杞子放入锅内,加冰糖和水炖 25 分钟即可。

食用方法 代茶饮用。

功效 散邪解表,疏肝清热,升阳。适用于外感发热、寒热往来、胸胁胀痛等。

荆芥风热饮

用料　荆芥、牛蒡子、豆豉、金银花、浙贝母、连翘、杏仁各 10 克，薄荷、桔梗、甘草各 6 克，鲜芦根、白糖各 30 克。

制作方法　将上述几种中药装入纱袋内，放入砂锅，加白糖和水，煮熬 60 分钟。

食用方法　分次饮用。

功效　清热解毒，发汗，解表，镇痛。适用于恶寒发热、头痛鼻塞、咳嗽痰白、倦怠无力、气短懒言等。

升麻蜂蜜饮

用料　升麻 10 克，蜂蜜 15 毫升。

制作方法　❶ 将升麻碾成细粉，过筛。❷ 将升麻粉、蜂蜜放入锅内，加水、煮约 25 分钟即可。

食用方法　代茶饮用。

功效　升阳，解表，透疹，解毒。适用于风热感冒、头痛、寒热、喉痛、口疮等。

葛根莲子饮

用料　葛根 30 克，莲子、冰糖各 15 克。

制作方法　❶ 将葛根洗净润透切片；莲子洗净。❷ 将葛根片和莲子放入锅内，煮 30 分钟，加入冰糖，装杯即可。

食用方法　代茶饮用。

功效　解肌退热，升阳透疹，生津止渴。适用于风热感冒、外感发热无汗、项背强痛、麻疹初起、泻痢、热病烦闷等。

薄荷杏仁粥

用料　薄荷 15 克，杏仁 10 克，粳米 150 克。

制作方法　❶ 将薄荷加清水适量，煎煮 10 分钟，停火、过滤、去渣、留汁液。❷ 将杏仁、粳米洗净放入锅内，加薄荷叶，加水后煮 25 分钟即可。

食用方法　代茶饮用。

功效　散风清热，清利头目，利咽。适用于感冒发热及头痛鼻塞、咽喉肿痛等。

荆芥莲子粥

用料　荆芥、冰糖各 15 克，莲子 10 克，粳米 150 克。

制作方法　❶ 将净荆芥加水适量，煮 10 分钟，停火、过滤、去渣、留汁液。❷ 将莲子粳米洗净，放入锅内，加水和冰糖、荆芥叶，煮 30 分钟即可。

食用方法　代茶饮用。

功效　发汗解表，止血镇痛。适用于感冒发热、头痛、怕风、麻疹等。

豆豉粥

用料　豆豉、白糖各 15 克，粳米 150 克。

制作方法　将豆豉、粳米洗净，一起放入锅内，加白糖和水，煮 30 分钟即可。

食用方法　代茶饮用。

功效　解表、除烦。适用于感冒、发热、头痛及胸脘烦闷等。

葛根红枣粥

用料　葛根 30 克，红枣 6 枚，粳米 150 克。

制作方法　❶ 将葛根去皮，洗净、剁成 3 厘米的段，捣取汁液。❷ 将红枣、粳米洗净，放入锅内加葛根汁和水，煮 30 分钟即可。

食用方法　代茶饮用。

功效　解肌退热，升阳透疹，生津止渴。适用于风热感冒、外感发热无汗、项背强痛、麻疹初起、泻痢、热病烦闷等。

柴胡龙眼粥

用料　龙眼 10 克，柴胡、冰糖各 15 克，粳米 150 克。

制作方法　❶ 洗净柴胡，加清水适量，煮 15 分钟，停火、过滤、去渣、留汁液。❷ 将龙眼、粳米洗净,放入锅内,加入柴胡汁液、冰糖和水,煮30分钟即可。

食用方法　每天1次食用。

功效　散邪解表,疏肝清热,升阳。适用于外感发热、寒热往来、胸胁胀痛等。

葛根蒸鸭梨

用料　鸭梨2只,葛根30克,冰糖30克。

制作方法　❶将葛根洗净,用水浸泡、捞出、润透、切片;鸭梨去皮核洗净,切成2厘米见方的块。❷将葛根片和鸭梨拌在一起,加入冰糖,然后放入蒸笼内,武火蒸25分钟即可。

食用方法　每天1次食用。

功效　解肌退热,升阳透疹,生津止渴。适用于风热感冒及发热、无汗、项背强痛、热病烦闷等。

葛根炒生菜

用料　生菜500克,葛根30克,葱5克,盐3克,鸡精2克,素油15毫升。

制作方法　❶将葛根去皮洗净,剁成3厘米长的段,捣取汁液;生菜去根洗净;葱切丝。❷将炒锅内放油,烧至七成热时,放入葱丝,爆出香味;放入葛根汁液、生菜、盐、鸡精,翻炒3分钟即可。

食用方法　每天1次食用。

功效　解肌退热,升阳透疹,生津止渴。适用于风热感冒及发热、无汗、项背强痛、热病烦闷等。

升麻炒白菜

用料　白菜500克,升麻10克,葱5克,盐3克,素油10毫升,鸡精2克。

制作方法　❶将升麻碾成细粉、过筛。❷将白菜洗净,切成2厘米长的条;葱切丝。❸将炒锅内加油,烧至七成热时,放入葱丝,爆出香味;再

放入白菜、升麻粉、盐、鸡精。翻炒3～5分钟即可。

食用方法　每天1次食用。

功效　升阳,解表,透疹,解毒。适用于风热感冒、头痛、寒热、喉痛、口疮等。

升麻蒸冬瓜

用料　冬瓜30克,升麻10克,葱、姜各5克,盐3克,鸡精2克,素油10毫升。

制作方法　❶将升麻碾成细粉、过筛。❷将冬瓜去皮,洗净,切成2厘米见方的块;葱切丝,姜切丝。❸将冬瓜、升麻粉、葱丝、姜丝、盐、鸡精、素油拌在一起,装盘上笼蒸20分钟即可。

食用方法　每天1次食用。

功效　升阳,解表,透疹,解毒。适用于风热感冒、头痛、寒热、喉痛、口疮等。

薄荷炒苦瓜

用料　苦瓜30克,薄荷15克,葱、姜各5克,盐3克,素油10毫升,鸡精2克。

制作方法　❶将薄荷洗净加清水适量,煎煮10分钟,停火、过滤、去渣、留汁液。❷将苦瓜洗净,切成薄片;葱切丝,姜切丝。❸将炒锅内加入素油,烧至七成热时,放入葱、姜、盐、鸡精爆出香味,放入苦瓜、薄荷汁液,武火翻炒3～5分钟即可。

食用方法　每天1次食用。

功效　散风清热,清利头目,利咽。适用于风热感冒、发热、头痛、鼻塞、咽喉肿痛、目赤、风疹等。

薄荷炖萝卜

用料　白萝卜30克,薄荷20克,葱、姜各5克,盐3克,鸡精2克,素油10毫升。

制作方法　❶将薄荷洗净;白萝卜洗净,切成3厘米见方的块;葱切丝,姜切片。❷将炒锅内

加入素油，烧至七成热时，放入葱、姜爆出香味，再放入薄荷、白萝卜块、盐、鸡精加水，用武火烧开，改为微火炖 25 分钟即可。

食用方法　每天 1 次食用。

功效　散风清热，清利头目，利咽。适用于风热感冒及头痛发热、鼻塞、咽喉肿痛、目赤、风疹等。

豆豉炒大葱

用料　大葱 30 克，豆豉 30 克，盐 3 克，鸡精 2 克，素油 15 毫升。

制作方法　❶ 将豆豉洗净；大葱洗净，用刀拍破，切成 3 厘米长的丝。❷ 将炒锅内放入素油，烧至七成热时，放入大葱、豆豉、盐、鸡精，翻炒 3～5 分钟，出香味时，停火，装盘即可。

食用方法　每天 1 次食用。

功效　解表，除烦。适用于感冒、发热、头痛及胸脘烦闷等。

豆豉蒸南瓜

用料　南瓜 30 克，豆豉 30 克，葱 5 克，盐 3 克，鸡精 2 克，素油 10 毫升。

制作方法　❶ 将豆豉洗净；南瓜洗净，切成 3 厘米见方的块；葱切丝。❷ 将南瓜块装在盘中，放入豆豉、葱、盐、素油、鸡精，上蒸笼 25 分钟即可。

食用方法　每天 1 次食用。

功效　解表，除烦。适用于感冒、发热、头痛及胸脘烦闷等。

柴胡烧木耳

用料　干木耳 100 克，柴胡 15 克，葱、姜各 5 克，盐 3 克，鸡精 2 克，素油 10 毫升。

制作方法　❶ 洗净柴胡，加清水适量，煮 15 分钟，停火、过滤、去渣、留汁液。❷ 将木耳用温水浸泡 30 分钟，泡软洗净；葱、姜切丝。❸ 将

炒锅内加素油，烧至七成热时，放入葱、姜爆出香味，再把柴胡汁液、木耳、盐、鸡精放入锅内翻炒 2 分钟，再加少许水、烧 6 分钟即可。

食用方法　每天 1 次食用。

功效　散邪解表，疏肝清热，升阳。适用于感冒发热、寒热往来、胸胁胀痛等。

荆芥炖胡萝卜

用料　胡萝卜 30 克，荆芥 20 克，葱、姜各 5 克，盐 5 克，鸡精 2 克，素油 10 毫升。

制作方法　❶ 将净荆芥加水适量煮 10 分钟，停火过滤、去渣、留汁液。❷ 将胡萝卜洗净，切成 3 厘米左右的菱形块；葱、姜切丝。❸ 将炒锅内加入素油，烧至七成热时，放入葱、姜爆出香味，再加水，放入胡萝卜、荆芥汁液、盐、鸡精，烧 25 分钟即成。

食用方法　每天 1 次食用。

功效　发汗，解表，止血，镇痛。适用于风热感冒、发热、头痛、怕风等。

3.6.3　暑湿感冒

暑湿感冒是中医的一个感冒证型，是指人在长夏季节，多雨潮湿环境待得太久，暑湿之邪侵袭于肌表所致的感冒。中医认为，湿为阴邪，其性黏滞，最易伤阳，所以可出现恶寒、身热不重、鼻塞流涕、喷嚏、咳嗽、头痛如裹、骨节痛重、不思饮食、恶心、呕吐、腹胀、腹泻、舌质淡、苔白腻、脉象濡缓等症状。

黑豆饮

用料　黑豆 100 克，白糖 20 克。

制作方法　将黑豆磨成浆，放入锅内加水和白糖，煮 15 分钟即可。

食用方法　代茶饮用。

功效　解表，祛风。适用于暑湿感冒。

牛蒡子红枣饮

用料　牛蒡子 15 克，红枣 6 枚，白糖 15 克。

制作方法　将牛蒡子、红枣洗净，放入锅内，加白糖和水，煮 25 分钟即可。

食用方法　代茶饮用。

功效　清热散风，清肝明目。适用于暑湿感冒、头痛目赤、肺热咳嗽、咽痛、牙痛等。

香薷饮

用料　香薷、红糖各 15 克，白扁豆、甘草各 10 克。

制作方法　将香薷、白扁豆、甘草洗净，加入清水煮 25 分钟，出锅后加入红糖饮用。

食用方法　代茶饮用。

功效　发汗解表，和中化湿，利水消肿。适用于暑湿感冒及怕冷发热无汗、胸闷呕吐、腹泻、水肿、小便不利等。

桑叶菊花茶

用料　桑叶、菊花各 15 克，白糖 15 克。

制作方法　将桑叶、菊花洗净，放入锅内加水和白糖，煮 25 分钟即可饮用。

食用方法　代茶饮用。

功效　散风清热，清肝明目。适用于暑湿感冒、头痛目赤、肺热咳嗽及咽痛、牙痛等。

桑叶蜂蜜饮

用料　桑叶 15 克，蜂蜜 20 毫升。

制作方法　❶将净桑叶加清水适量，煮 15 分钟，停火、过滤、去渣、留汁液。❷将桑叶液、蜂蜜加水，煮 25 分钟即可。

食用方法　代茶饮用。

功效　散风清热，清肝明目。适用于暑湿感冒、头痛目赤、肺热咳嗽及咽痛、牙痛等。

黑豆粥

用料　黑豆 50 克，粳米 100 克，白糖 15 克。

制作方法　将黑豆、粳米洗净，放入锅内，加清水和白糖，煮 35 分钟即可。

食用方法　每天 1 次食用。

功效　解表，利水，祛风，解毒。适用于暑湿感冒及水肿胀满等。

牛蒡子枸杞粥

用料　牛蒡子 15 克，枸杞子 10 克，粳米 150 克，白糖 15 克。

制作方法　❶将牛蒡子洗净，晾干，碾成细粉、过筛。❷将粳米、枸杞子洗净放入锅内，加入牛蒡子粉、水、白糖，煮 30 分钟即可。

食用方法　每天 1 次食用。

功效　清热散风，清肝明目。适用于暑湿感冒、头痛目赤、肺热咳嗽及咽痛、牙痛等。

牛蒡子丝瓜汤

用料　丝瓜 30 克，牛蒡子 15 克，葱 5 克，盐 3 克，鸡精 2 克，素油 20 毫升。

制作方法　❶将牛蒡子洗净；丝瓜切成厚片；葱切成丝。❷将炒锅内加入素油，烧至七成热时，放入葱，爆出香味，放入牛蒡子、丝瓜、盐、味精，加水烧 25 分钟即可。

食用方法　每天 1 次食用。

功效　清热散风，清肝明目。适用于感冒风湿、头痛目赤、肺热咳嗽及咽痛、牙痛等。

黑豆炖海带

用料　海带 30 克，黑豆 30 克，葱、姜各 5 克，盐 3 克，鸡精 2 克，素油 10 毫升。

制作方法　❶黑豆洗净；海带洗净切成 3 厘米见方的片；葱切段、姜切片。❷炒锅内加入素油，烧至七成热时，放入葱、姜爆香，然后放入黑豆、

125

海带、盐、鸡精，加少量的水，炖 35 分钟即可。

食用方法 每天 1 次食用。

功效 活血，利水，祛风，解毒。适用于暑湿感冒及水肿胀满等。

桑叶枸杞羹

用料 桑叶、冰糖各 15 克，枸杞子 10 克。

制作方法 ❶ 将桑叶洗净，加清水适量，煮 15 分钟，停火，过滤，去渣留汁液。❷ 将枸杞子洗净放入炖锅内，加入冰糖、桑叶汁液，煮熬 30 分钟即成。

食用方法 每天 1 次食用。

功效 散风清热，清肝明目。适用于暑湿感冒、头痛目赤、肺热咳嗽及咽痛、牙痛等。

3.7 夏至饮食处方

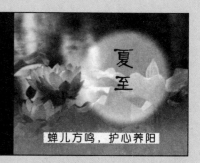

夏至是全年第 10 个节气，此节气气温升高，天气火热，盛阳覆盖于其上，阴气始生于其下，喜阴的生物开始滋生，而喜阳的生物则开始死去。阴阳交替，人体容易患各种疾病，如前列腺炎、尿路感染、肾结石等。在此时节合理的饮食养生保健非常重要。

夏至

蝉儿方鸣，护心养阳

3.7.1 前列腺炎

前列腺炎是男性的常见病，是一种由多种原因引起的以尿道刺激症状和慢性盆腔疼痛为主要表现的前列腺疾病。本病的病因目前仍不是很清楚，只有少数病人有急性病史，大多数表现为慢性、复发性的过程。性生活过频、手淫过多、久坐、骑车、骑马、酗酒、过食辛辣、感冒受凉等都可以成为本病的诱发因素。本病常见症状包括会阴部疼痛、排尿异常和性功能障碍。会阴部疼痛一般位于耻骨上、腰骶部及会阴部，表现为尿道、精索、睾丸、腹股沟、腹内侧部的疼痛，并向腹部放射。排尿异常表现为尿频、尿急、尿痛、排尿不畅、尿线分叉、尿后滴沥、夜尿次数增多、尿后或大便时尿道流出乳白色分泌物等。性功能障碍包括性欲减退、早泄、射精痛、勃起减弱及阳痿。

中医认为，前列腺炎主要病因一是膀胱湿热，湿热由内外所生，外因是由于下阴受损所致，内因是喜食辛热肥甘之品所致。湿热蕴结，煎熬尿液，尿中杂质结为砂石而致病。二是脾肾亏虚，病因是湿热耗伤正气、年老久病体弱、劳累过度及房事不节。由于湿热伤及脾肾，二者之间互相影响，故病情缠绵难愈。三是肝郁气滞，由于怒气伤肝，气滞不宣，气郁化火或气火郁于下焦，影响膀胱气化不利，故引发本病。因此，中医防治本病十分强调节制性生活。对已造成肾虚者重在补肾，以调节肾阴肾阳，维持整体的阴阳平衡。

复元汤

用料 羊肉 500 克，羊脊骨 1 具，淮山药 50 克，肉苁蓉 20 克，菟丝子 10 克，核桃仁 2 个，粳米 100 克，姜 5 克，葱 10 克，花椒 3 克，八角 3 克，胡椒粉 3 克，盐 5 克，味精 5 克，料酒 15 毫升。

制作方法 ❶ 将羊脊骨剁碎，洗净，羊肉洗净，余去血水，再洗净，切成约 4.5 厘米厚的块，备用。❷ 淮山药、肉苁蓉、菟丝子、核桃仁，用小布袋装好，扎紧口；将姜拍破、葱打结。❸ 将药袋、羊肉、羊脊骨、粳米同时放入砂锅内，注清水淹没食物。置武火上烧沸，撇去浮沫，再放入姜、葱、花椒、八角、料酒。移文火炖至肉烂为止。再加入盐、味精、胡椒粉，调味即将成。

食用方法　佐餐食用。

功效　温补肾阳。适用于肾阳不足、肾精亏损之耳鸣眼花、腰膝无力、阳痿、早泄、前列腺炎等症。胃弱便溏、火旺者忌食。

双鞭壮阳汤

用料　牛鞭 100 克，狗鞭 10 克，羊肉 100 克，母鸡肉 50 克，枸杞子 10 克，菟丝子 10 克，肉苁蓉 6 克，花椒 3 克，姜 5 克，葱 10 克，料酒 15 毫升，盐 5 克，味精 3 克，香油 15 毫升。

制作方法　❶ 牛鞭用水发涨，去净表皮，顺尿道对剖成两块，洗净，再用冷水漂 30 分钟；狗鞭用油炒酥，用温水浸泡约 30 分钟，洗净；羊肉洗净，用水氽去血水，捞入凉水内漂洗待用；姜拍破，葱打结。❷ 将牛鞭、狗鞭、羊肉、母鸡肉放入锅内，加清水淹没食物，置武火上烧沸，打去浮沫，放入花椒、姜、葱、料酒，移文火炖至六成熟时，捞出花椒、姜、葱，将菟丝子、肉苁蓉、枸杞子放入汤内，继续炖至牛鞭、狗鞭酥烂时，将鸡肉、牛鞭、狗鞭、羊肉捞出。牛鞭切成约 3 厘米长的条，狗鞭切成 1 厘米长的节，羊肉切片，鸡肉切块，放回锅内，再放入盐、味精、胡椒粉，调味即成。

食用方法　佐餐食用。

功效　暖肾壮阳，益精补髓。适用于虚损劳伤、肾气虚衰、阳痿不举、滑精、早泄、前列腺炎等症。火旺者忌食。

烩鳝鱼丝

用料　鳝鱼 500 克，红糖 15 克，素油 35 毫升，酱油 10 毫升，醋 5 毫升，盐 5 克，豆粉 15 克。

制作方法　❶ 将鳝鱼用小刀剔去骨头，除去内脏、头、尾，洗净，切成细丝，放入炒锅内煸炒备用。❷ 将锅置武火烧热，倒素油烧至六成熟，将鳝鱼丝倒入锅内，用锅铲来回翻动，边炒边放盐、酱油、醋、红糖，炒香后，加水适量煮熟，勾芡即成。

食用方法　佐餐食用。

功效　补虚，补血，消肿。适用于营养不良性水肿、前列腺炎等症。糖尿病病人忌食。

壮阳狗肉汤

用料　狗肉 250 克，附片 15 克，菟丝子 10 克，生姜 5 克，葱 10 克，料酒 15 毫升，盐 3 克，味精 3 克，素油 35 克，胡椒粉 3 克。

制作方法　❶ 狗肉洗净，整块放入开水锅内汆透，捞入凉水内洗净血沫，切成约 3 厘米长的方块；姜切片，葱切段，备用。❷ 菟丝子、附片用布袋装好，扎紧口备用。❸ 将炒锅置武火上烧热，倒素油烧至六成熟，放姜片、葱段、狗肉一起爆香，铲起翻入砂锅内，将装有菟丝子、附片的药袋一同放入砂锅内，放料酒，加清水淹没食物，置武火上烧沸，移文火炖熟，去药袋。放盐、味精、胡椒粉，调味即成。

食用方法　佐餐食用。注意，附片有毒，用水先煮 1 小时后，才能使用。

功效　温肾助阳，补益精髓。适用于阳气虚衰、精神不振、腰膝痛软、前列腺炎等症。胃热者忌食。

赤豆鲤鱼

用料　活鲤鱼 1 尾（约 1000 克），赤小豆 50 克，陈皮 6 克，辣椒 6 克，草果 6 克，料酒 15 毫升，姜 5 克，葱 10 克，胡椒粉 3 克，盐 5 克，味精 3 克，鸡汤适量，菜叶 250 克。

制作方法　❶ 鲤鱼除去鳞、鳃、内脏，洗净；姜切片，葱切段备用。❷ 将赤小豆、陈皮、辣椒、草果洗净后，塞入鲤鱼腹内，再将它放入盆内，另加姜、葱、盐，再加入鸡汤，上笼蒸制。❸蒸制时间约半小时，待鲤鱼蒸熟后，即可出笼。将菜叶用鸡汤略烫，投入鱼汤中，加盐、味精、胡椒粉调味即成。

食用方法　佐餐食用。

功效　利水肿。适用于消渴水肿、黄疸、小便频数、前列腺炎等症。

红杞活鱼

用料　活鲫鱼3尾（约750克），枸杞子15克，香菜6克，姜5克，葱10克，料酒15毫升，胡椒粉3克，盐3克，味精3克，素油50毫升，香油15毫升，清汤800毫升。

制作方法　❶将活鲫鱼除去鳞、鳃、内脏，洗净，用开水略烫一下。在鱼身上，每隔0.5厘米宽，斜刀切十字花，在开水锅内烫4分钟，捞出备用。❷香菜切约0.7厘米的段，姜切丝，葱切段。❸将锅置武火上烧热，倒入素油烧至六成热，下姜、葱爆香，随后放入清汤、料酒烧沸，移文火上炖20分钟，加入香菜、盐、味精、胡椒粉、香油，调味即成。

食用方法　佐餐食用。

功效　温中益气，健脾利湿。适用于脾胃虚弱、饥而不食、精神倦怠、前列腺炎等症。

黄芪烧活鱼

用料　活鲤鱼1尾（约750克），黄芪10克，党参6克，水发香菇15克，冬笋片15克，姜5克，葱10克，料酒15毫升，豆粉15克，盐3克，味精3克，胡椒粉3克，花生油20毫升，素油50毫升，清汤600毫升。

制作方法　❶将鲤鱼去鳞、鳃、内脏，洗净，在鱼身上斜刀切十字花刀，备用。❷将黄芪、党参洗净，切片；香菇对开切片；姜切丝、葱切段。❸将炒锅置武火上，放入花生油，烧至六成热，下鱼炸成金黄色，捞出滤干油。❹将炒锅置武火上，

放入素油，烧至六成熟，放白糖，将白糖炒成枣红色时，下姜、葱爆香，再放炸好的鱼，同时下黄芪、党参、料酒，烧沸，移文火上炖35分钟，将鱼捞出，放盆内，去黄芪，再把笋片、香菇入汤内，烧沸，去油沫。放盐、味精、胡椒粉调味，下水豆粉勾芡，花生油烧热浇在鱼上面即成。

食用方法　佐餐食用。

功效　益气健脾，利水消肿。适用于脾胃虚弱、水肿胀满、咳嗽气逆、前列腺炎等症。便秘者忌食。

薏苡仁粥

用料　薏苡仁60克，白糖20克。

制作方法　❶将薏苡仁洗净，放入锅内，加水适量。❷将锅置武火上烧沸，再用文火煮45分钟，加入白糖即成。

食用方法　早餐食用。

功效　健脾除湿。适用于脾胃虚弱、风湿性关节炎、水肿、皮肤扁干平疣（瘊子）、前列腺炎等症。孕妇忌食。

法制黑豆

用料　黑豆500克，山茱萸10克，茯苓10克，当归10克，桑葚10克，熟地黄10克，补骨脂10克，菟丝子10克，墨旱莲10克，五味子10克，枸杞子10克，地骨皮10克，黑芝麻10克，盐100克。

制作方法　❶黑豆用温水泡30分钟备用。❷将以上药材装入布袋里，扎紧口，放入锅内，加水适量，置火炉灶上煎煮，每半小时取煎液1次，反复煎熬，共取汁液4次，合并在一起，放锅内。❸将黑豆倒入装有汁液的锅内，放盐，置武火上烧沸，将药汁液移文火煎熬，至药汁液干涸，即停火。❹将黑豆暴晒至干，装瓷罐或瓶中贮藏备用。

食用方法　每天随量嚼食，将黑豆嚼烂吞下。

功效　补肾益精，强筋壮骨。适用于头昏目

眩、耳鸣耳聋、身体消瘦、腰酸腿痛、筋骨无力等属于肾精不足、肾阴亏损、前列腺炎等症。

红杞蒸鸡

用料 子母鸡 1 只，枸杞 15 克，生姜 5 克，葱 10 克，料酒 15 毫升，盐 5 克，胡椒粉 3 克。

制作方法 ❶子母鸡宰杀后，去毛、内脏，洗净；姜切片，葱打结，备用。❷将子母鸡肉放入锅内，用沸水氽透，捞出放入凉水中，冲洗干净，沥干水分。❸将枸杞装入鸡腹内，放入盆里（腹部朝上），把姜片、葱结放入盆里，加入清汤、盐、料酒、胡椒粉，将盆盖好，用湿绵纸封住盆口，在沸水武火上笼蒸 2 小时取出。❹将盆口绵纸揭去，拣去姜片、葱结不要，即成。

食用方法 佐餐食用。

功效 滋补肝肾。适用于男女肾虚、神经衰弱、前列腺炎等症。

龙马童子鸡

用料 子公鸡 1 只，海马 10 克，海龙 10 克，虾仁 15 克，料酒 15 毫升，盐 5 克，生姜 5 克，葱 10 克，水豆粉 15 克，清汤 3000 毫升。

制作方法 ❶将子公鸡宰杀后，去毛、内脏，洗净，装盆；姜切片，葱切段，备用。❷将海马、海龙、虾仁用温水洗净，泡 10 分钟，分放在鸡肉上，加葱、姜、料酒、清汤，上笼蒸至烂熟。❸鸡熟出笼后，拣去葱段、姜片，放入盐调味，另用水豆粉勾芡收汁，浇在鸡的上面即成。

食用方法 佐餐食用。

功效 温肾壮阳，益气补精。适用于阳痿、早泄、小便频数、崩漏带下、前列腺炎等症。胃热者忌服。

红烧鹿肉

用料 鹿肉 500 克，水发玉兰片 25 克，香菜 5 克，酱油 3 克，盐 2 克，花椒油 1 毫升，白糖 3 克，

味精 3 克，生姜 5 克，葱 10 克，料酒 15 毫升，水豆粉 10 克，素油 50 毫升，鸡汤 500 毫升，香油 10 毫升。

制作方法 ❶将鹿肉洗净，切块；玉兰片切成象眼片；姜切片，葱切段，备用。❷将炒锅置武火上烧热，倒素油，烧至六成熟，放白糖、姜片、葱段、酱油爆香，再下鹿肉，炒至火红色时下鸡汤、料酒，烧沸后，移至文火上煨炖，至鹿肉熟烂时，移武火上烧沸，放盐、味精、胡椒粉、花椒油调味，水豆粉勾芡，淋上香油，撒上香菜即成。

食用方法 佐餐食用。

功效 补五脏，调血脉，治虚劳，壮阳益精，暖腰脊。适用于肾阳不足所致的腰膝痛软、阳痿、早泄、畏寒肢冷、前列腺炎等症。胃热者忌食。

3.7.2 尿路感染

尿路感染也称为泌尿系统感染，是细菌侵入导致的尿路炎症反应，通常伴随有菌尿和脓尿。根据感染部位分为上尿路感染和下尿路感染。本病常多发于女性，女性发病为男性的 8 ~ 10 倍，尤其多发于性生活活跃期及绝经后的女性。尿路感染 95% 以上是由单一细菌引起的，大部分病原菌是大肠埃希杆菌。通常都是突然发病，女性病人多在性活动后发生。主要表现是尿频、尿急、尿痛和腰痛，以及膀胱区或会阴部的不适及尿道的烧灼感，有时可有尿液混浊和血尿，体温一般正常或有低热。

尿路感染中医称为"淋证""腰痛"，其主要病机为肾虚、湿热阻滞，肾和膀胱气化不利。肾虚为本，湿热阻滞为标。

尿路感染应多饮水，保持排尿量每天达 2000 毫升，以减少细菌繁殖机会，达到对尿路冲洗、清洁的目的。在慢性期或缓解期最好每天清晨空腹饮水 500 毫升（不宜含糖），在夏季因汗多还需增加水分摄入，对伴有肾炎及水肿、少尿者，则不宜多饮水。少食菠菜等以免形成结石，忌服辛

辣刺激物如韭菜、蒜、胡椒、生姜等，发病期间忌食温性食品，如羊肉、狗肉、兔肉和油腻食物。

二参茶

用料　党参 20 克，西洋参 10 克，冰糖 30 克。

制作方法　❶西洋参润透，切片；党参洗净，切片；冰糖打碎。❷将西洋参、党参片、冰糖同放炖锅内，加水适量，煎煮 20 分钟，即可饮用。

食用方法　每天 1 次，适量饮用。

功效　滋阴补肾，益气。适用于尿路感染症，慢性尿感染症者尤宜。肠胃虚弱及泄泻者慎饮。

菊花茅根茶

用料　白茅根 30 克，白菊花 20 克，白糖 15 克。

制作方法　❶白茅根、白菊花洗净，放入炖锅内，加水适量。❷将锅置武火上烧沸，改用文火煮 25 分钟，停火，过滤，去渣取汁，在药汁内加入白糖，搅匀即可食用。

食用方法　代茶饮用。

功效　利尿，杀菌，止血。适用于急性尿路感染症。脾胃虚寒、溲多不渴者慎饮。

天冬牛奶饮

用料　牛奶 200 毫升，天冬 15 克，白糖 30 克。

制作方法　❶天冬洗净，放入锅内，加水适量，用武火烧沸，文火煎熬 20 分钟，用纱布滤去天冬不用，留药液待用。❷将牛奶烧沸，同天冬药液混匀，加入白糖烧沸，即可饮用。

食用方法　适量饮用。

功效　滋阴清热，利尿消肿。适用于尿路感染症。感冒咳嗽者慎饮。

五味解毒饮

用料　金钱草 20 克，车前子 20 克，鱼腥草 20 克，萹蓄草 20 克，鸭跖草 20 克，白糖 50 克。

制作方法　❶将以上 5 味中药淘洗干净，除去泥沙，放入锅内，加水适量。❷将锅置武火上烧沸，再用文火煎煮 25 分钟，用纱布滤过，在药汁内加入白糖，拌匀即可食用。

食用方法　代茶饮用。

功效　清热解毒，利尿消肿。适用于尿路感染症。肾虚精滑、无内湿热者慎饮。

鲫鱼荸荠汤

用料　鲫鱼 30 克，荸荠 60 克，葱 20 克，味精 2 克，醋 20 毫升，老抽少许，胡椒粉 2 克。

制作方法　❶荸荠洗净，去皮，一切两半；鲫鱼去鳞、内脏；葱切段。❷将鲫鱼、荸荠、醋、葱、老抽放入蒸盆内，置武火上蒸 30 分钟，调入味精、胡椒粉，即可食用。

食用方法　每天 2 次，适量食用。

功效　清热解毒，利尿消肿。适用于尿路感染症。虚寒及血虚者忌食。

冰糖鹌蛋汤

用料　鹌鹑蛋 10 个，枸杞子 30 克，冰糖 30 克。

制作方法　❶枸杞子洗净，去泥沙；冰糖打碎。❷锅内加入清水适量，置武火上烧沸，加入冰糖溶化，鹌鹑蛋打碎下入锅内，改用文火，加入枸杞子烧沸，即可食用。

食用方法　每天 1 次，适量食用。

功效　滋补肝肾，补益气血。适用于尿路感染症。肠胃虚弱及泄泻者慎食。

菊花茅根粥

用料　白茅根 30 克，菊花 15 克，白糖 15 克，香米 100 克。

制作方法　❶白茅根、菊花洗净，放入锅内，加水适量，煎煮 25 分钟，去渣，留药液。❷香米淘洗干净，放入锅内，加入药液和适量清水，置武火上烧沸，再用文火煮 55 分钟，加入白糖，即可食用。

食用方法　每天 1 次，早餐食用。

功效　生津止渴，杀菌止血。适用于尿路感染症。脾胃虚寒、溲多不渴者慎食。

海胆龙眼粥

用料　海胆 1 只，龙眼肉 20 克，大米 100 克，冰糖 30 克。

制作方法　❶ 将海胆宰杀后取肉，洗净，切粒；龙眼肉洗净；冰糖打碎；大米淘洗干净。❷ 将大米放入锅里，加水适量，放入海胆肉丁、龙眼肉、冰糖、煮熟成粥，即可食用。

食用方法　早、晚主食食用。

功效　滋补肝肾，补益气血。适用于尿路感染症。咳嗽有痰者慎食。

双耳炒鱼片

用料　黑鱼 1 条，白木耳 10 克，黑木耳 10 克，黄花菜 50 克，生粉 30 克，精盐少许，葱白 20 克，料酒 20 毫升，姜 10 克，生粉 5 克，花生油 50 克，味精 2 克。

制作方法　❶ 白木耳、黑木耳、黄花菜用温水发透，摘去蒂根，除去杂质及泥沙；葱切段，姜切丝；黑鱼宰杀后剔肉切片，加生粉、料酒、精盐腌渍。❷ 炒勺内放花生油，置中火上烧热，下入黑鱼片、黑木耳、白木耳、黄花菜、葱、姜、翻炒，起锅时放入精盐、味精，用湿生粉勾芡，即可食用。

食用方法　每天 2 次，适量食用。

功效　清热解毒，利尿止血。适用于尿路感染症。咳嗽有痰者慎食。

马蹄芹菜溜鱼片

用料　黑鱼 1 条，芹菜 200 克，荸荠 100 克，素油 50 毫升，葱 20 克，生粉 30 克，味精 2 克，

老抽少许，花生油 60 毫升，精盐 5 克，料酒 5 毫升。

制作方法　❶ 芹菜洗净，切成 3 厘米长的段；葱洗净，切段；荸荠去皮，一切两半；黑鱼宰杀后剔肉切片，加生粉、料酒、精盐腌渍。❷ 锅置火上，加入素油，烧至六成热时，加入黑鱼片，炒变色，放入荸荠、葱、芹菜，翻炒，加入湿生粉、老抽、味精，起锅即可食用。

食用方法　每天 2 次，适量食用。

功效　清热利水，降压祛脂。适用于尿路感染症。虚寒及血虚者忌食。

翠衣熘鸡片

用料　鸡脯肉 200 克，翠衣（西瓜皮）200 克，老抽 2 毫升，料酒 30 毫升，葱 10 克，姜 15 克，素油 50 毫升。

制作方法　❶ 翠衣洗净，切成丝，用榨汁机榨取汁液；姜、葱洗净，姜切片，葱切段；鸡脯肉洗净，切成薄片，入温油锅中滑熟，沥净油。❷ 锅置武火上，放入素油，烧至六成热时，下入姜、葱、鸡脯肉片、翠衣汁液、老抽、料酒，翻炒均匀，即可食用。

食用方法　每天 1 次，适量佐餐。

功效　清热解毒，利尿消肿。适用于尿路感染症。胃寒者忌食。

枸杞烩海星

用料　海星肉 30 克，枸杞子 20 克，冬菇 30 克，青豆 50 克，生粉 2 克，葱白 20 克，素油 50 毫升，老抽少许。

制作方法　❶ 海星肉洗净，切成薄片；枸杞子去杂质，洗净；冬菇洗净，切成丁；葱白切丁；青豆洗净，入沸水锅中余片刻捞出，透凉。❷ 炒勺置武火上，加素油，烧至六成热时，改用中火，放入葱白煸香，加入海星肉、冬菇、青豆，翻炒，加水适量，煮透，加入枸杞子、老抽，用湿生粉勾

芡,即可食用。

食用方法 每天 2 次,适量食用。

功效 补肝肾,健身体。适用于尿路感染症。肠胃虚弱及泄泻者慎食。

红枣烧龟肉

用料 龟肉 200 克,红枣 10 枚,姜 10 克,葱 10 克,素油适量;生粉 2 克,老抽少许,味精 2 克,料酒 10 毫升,精盐 2 克。

制作方法 ❶ 龟肉洗净,切成 3 厘米见方的块,用料酒、精盐腌渍;红枣洗净,去核;姜、葱洗净,姜切片,葱切段。❷ 将锅置武火上放入素油,下入龟肉、姜、葱煸炒,加入红枣、清水,烧沸后改用文火炖 40 分钟,调入老抽、味精,用湿生粉勾芡,即可食用。

食用方法 每天 1 次,适量食用。

功效 滋阴补肾,气血双补。适用于尿路感染症。湿热及咳嗽有痰者慎食。

杜仲炒鸡肫

用料 鸡肫 50 克,杜仲 15 克,核桃 30 克,老抽 3 毫升,味精 2 克,生粉 5 克,姜 15 克,葱 15 克,料酒 10 毫升。

制作方法 ❶ 将杜仲用精盐炒焦;核桃去壳;鸡肫洗净,切成花刀形,用生粉、味精、料酒、老抽腌渍;姜葱洗净,姜切片,葱切段。❷ 将杜仲、姜、葱、鸡肫、核桃仁同放蒸盆内,加水适量,置蒸笼内蒸 30 分钟,即可食用。

食用方法 每天 1 次,适量食用。

功效 滋补肝肾,固腰健体。适用于尿路感染症。阴虚有火者慎食。

冬瓜鲫鱼盅

用料 鲫鱼 1 尾,冬瓜 1 个,赤小豆 30 克,莲子 30 克,薏苡仁 30 克,核桃肉 30 克,姜 10 克,

精盐 3 克,鸡蛋清 1 个,生粉 5 克,料酒 10 毫升,葱 14 克。

制作方法 ❶ 冬瓜洗净,从蒂切下为盖,挖净瓜瓤;鲫鱼洗净,去鳞及内脏,切去鱼头及鱼尾,鱼肉切成小块,用精盐、生粉、料酒、鸡蛋清腌渍;赤小豆、莲子、薏苡仁洗净,浸透,煮熟;核桃肉洗净,煮熟;姜、葱洗净,姜切片,葱切段。❷ 将鲫鱼、莲子、薏苡仁、核桃肉、赤小豆、姜、葱、精盐、料酒同放入冬瓜内,加水适量,盖上冬瓜盖,放入蒸盆内,置蒸笼内用武火蒸 80 分钟,即可食用。

食用方法 每天 1 次,适量食用。

功效 清热解毒,利尿消肿。适用于尿路感染症。

3.7.3 肾结石

肾结石为泌尿系统的一种常见病和多发病,是因为尿液中的钙、草酸、尿酸、胱氨酸等晶体物质在肾脏的异常聚积而造成的。本病多发生于青壮年,男性发病多于女性。结石中 90% 含有钙,其中以草酸钙结石最常见。肾结石的病人大多没有症状,除非肾结石从肾脏掉落到输尿管造成输尿管的尿液阻塞,此时病人可有不同程度的腰痛或腰部酸胀不适,症状轻重取决于结石的大小、形状、所在部位和有无感染、梗阻等。如果结石比较大,其移动度一般很小,多数仅在身体活动增加时有腰部的隐痛或钝痛;如果结石比较小,由于其活动度比较大,可能引发肾绞痛,表现为突然发生的腰腹部刀割样剧烈疼痛,常向大腿根部、会阴部放射,同时出现肉眼能见到的血尿,伴恶心、呕吐、腹胀等。如果合并尿路感染,也可能出现畏寒、发热等症状。肾结石之所以形成,是由于某些因素造成尿中的钙、草酸、尿酸、胱氨酸等晶体物质浓度升高或溶解度降低,然后析出的结晶在肾脏局部生长和聚积,最后形成结石。长期卧床、尿路感染、尿路梗阻、尿路异物、代谢异常(如甲状旁腺功能亢进、

高血糖）、营养缺乏（维生素 B_6 缺乏、缺镁饮食）以及药物使用都是结石形成的常见病因。年龄、性别、种族、遗传、环境、饮食习惯和职业等因素都可能影响结石的形成。

中医认为，形成结石的主要内在因素为病人肾气不充、气化不利，通常在结石形成后，病人气血瘀滞逐渐严重，会导致气血阻滞、膀胱气化不良等症状出现。

由于目前对肾结石的病因还不太明确，所以应该在饮食中注意以下几点：❶ 大量饮水，每天达到 2000 ~ 3000 毫升，尽可能使尿量达到 2000 毫升以上；❷ 应限制肉类的摄入，特别是动物内脏；❸ 有些食物应少吃，如菠菜、土豆、芦笋、胡萝卜、榨菜、带鱼、浓茶、速溶咖啡等。适合肾结石的中药有金钱草、车前子、车前草、百合、海金沙、鸡内金、玉竹、石韦、穿破石、冬葵子、萹蓄、茯苓、木通、杜仲、牛膝、党参、甘草梢、生地黄、麦冬、沙参、鳖甲、白芷、夏枯草等；适合的食物有甲鱼、黑鱼、鱼翅、燕窝、冬瓜、芋艿、玉米、藕粉、蛋类、黄芽菜、茄子、莴苣、南瓜、豇豆、芝麻油等。

生地黄蔬果饮

用料 鲜生地黄 200 克，葡萄 500 克，梨 500 克，鲜藕 500 克，西瓜 500 克。

制作方法 ❶ 鲜生地黄切丝，榨取汁液；鲜藕洗净，切丝，榨取汁液；梨去核，洗净，切丝，榨取汁液；葡萄洗净，榨取汁液；西瓜洗净，控出瓤，瓜皮切丝，一起榨取汁液。❷ 将以上 5 种汁液混匀，即可食用。

食用方法 每天 2 次，适量饮用。

功效 滋补气血，凉血利尿。适用于肾结石症。脾虚泄泻、食欲不佳、咳嗽有痰者慎饮。

白茅根茶饮

用料 白茅根 30 克，金钱草 20 克，白

糖 15 克。

制作方法 ❶ 白茅根、金钱草洗净，放入锅内，加水适量。❷ 将锅置武火上烧沸，再用文火煎煮 25 分钟，停火，过滤，去药渣，留药液，在药液里加入白糖搅匀，即可食用。

食用方法 代茶饮用。

功效 清热，利尿，化石。适用于肾结石症。脾胃虚寒、溲多不渴者慎食。

冰糖桃胶饮

用料 桃树胶（从桃树皮流出的胶汁）20 克，冰糖 30 克。

制作方法 ❶ 将桃树胶、冰糖同放炖锅内，加清水适量。❷ 将锅置中火上，煮至桃树胶、冰糖溶解，即可食用。

食用方法 每天 2 次，适量饮用。

功效 止痛排石。适用于肾结石症。糖尿病病人忌食。

溶石三草饮

用料 金钱草 30 克，车前草 30 克，夏枯草 30 克，白糖 50 克。

制作方法 ❶ 将以上 3 味草药洗净，去泥沙，装入纱布袋内，放入锅内，注入清水适量。❷ 将锅置武火上烧沸，再用文火煮 25 分钟，捞起药包不用，白糖入锅拌匀，溶化后即可食用。

食用方法 代茶饮用。

功效 清热溶石，止痛排石。适用于肾结石症。脾胃虚寒、食少便泻者慎饮。

双草利水饮

用料 金钱草 30 克，生车前草 50 克，白糖 50 克。

制作方法 ❶ 金钱草、生车前草洗净，用纱布包好，放入淘米水内浸泡 1 小时，绞出汁。❷ 在汁液中加入白糖，烧沸，晾凉即可食用。

食用方法　每天 1 次，1 次服完。

功效　清热利尿，止痛排石。适用于肾结石症。脾胃虚寒、食少便泻者慎食。

芝麻核桃羹

用料　芝麻 100 克，核桃仁 100 克，白糖 30 克，藕粉 100 克。

制作方法　❶ 将核桃仁、芝麻炒香，研成细粉，同藕粉、白糖拌匀，加水适量调匀。❷ 在锅内加入适量清水，用中火烧沸，然后徐徐下入芝麻、核桃仁、藕粉，调匀，煮沸成羹，即可食用。

食用方法　每天 2 次，早、晚食用。

功效　补益肺肾，清热排石。适用于肾结石症。阴虚火旺、痰多者忌食。

金钱草鸭汤

用料　水鸭子 1 只，鲜金钱草 50 克，葱 20 克，姜 15 克，料酒 20 毫升，精盐 3 克，胡椒粉适量。

制作方法　❶ 鲜金钱草去泥沙，洗净，切段；水鸭子宰杀后去毛、内脏，洗净，切块，用精盐、料酒腌渍；姜、葱洗净，葱切段，姜拍松。❷ 将水鸭肉、葱、姜、鲜金钱草、清汤同放炖锅内，武火烧沸，改用文火炖 2 小时，调入精盐、胡椒粉，即可食用。

食用方法　每天 1 次，适量食用。

功效　清热消肿，止痛排石。适用于肾结石症。脾胃虚寒、食少便泻者慎食。

苡仁黑鱼汤

用料　黑鱼 1 尾，薏苡仁 100 克，葱 20 克，姜 15 克，料酒 20 毫升，精盐 5 克，胡椒粉少许。

制作方法　❶ 薏苡仁洗净，去杂质、泥沙，浸透；黑鱼去鳞及内脏，洗净，剁成块，用精盐、料酒腌渍；葱、姜洗净，葱切段，姜拍松。❷ 将黑鱼、薏苡仁、葱、姜、料酒、清水放入炖锅内，置武火上烧沸，撇净浮沫，再用文火炖 1 小时，调入

精盐、胡椒粉，即可食用。

食用方法　每天 1 次，适量食用。

功效　清热，利水消肿。适用于肾结石症。孕妇及脾胃虚弱者慎食。

琼浆玉液羹

用料　生核桃仁 100 克，黄豆 80 克，大米 150 克，海金沙 10 克，牛奶 500 毫升，冰糖 30 克。

制作方法　❶ 海金沙稍洗；黄豆洗净，去杂质；生核桃仁洗净，浸透；将海金沙、大米、生核桃仁、黄豆混匀，用粉碎机打成浆，加清水适量，过滤，去渣留汁液，同牛奶混匀，加入冰糖屑，注入锅内。❷ 将锅置武火上烧沸，再用文火煮 5 分钟，即可食用。

食用方法　适量饮用。

功效　清热利尿，止痛排石。适用于肾结石症。阴虚火旺、痰多者忌食。

薏苡仁大米粥

用料　薏苡仁 50 克，大米 150 克，白糖 30 克。

制作方法　❶ 薏苡仁（浸透）、大米淘洗干净，放入锅内，加水适量。❷ 将锅置武火上烧沸，再用中火煮 50 分钟即可食用，食用时，加入白糖搅匀。

食用方法　每天 1 次，早或晚餐食用。

功效　除湿健脾，利水消肿。适用于肾结石症。孕妇及脾胃虚弱者慎食。

核桃车前粥

用料　核桃仁 20 克，车前子 10 克，大米 100 克，冰糖 30 克。

制作方法　❶ 大米淘洗干净；车前子去杂质，洗净，用纱布包好；核桃去壳留仁；冰糖打碎。❷ 把大米、药袋、核桃仁放入清水锅中，锅置武火上烧沸，用文火煮 50 分钟成粥，放入冰糖溶化，即可食用。

食用方法　每天3次，主食食用。

功效　补肺肾，排结石。适用于肾结石症。阴虚火旺、痰多者忌食。

荠菜百合粥

用料　荠菜50克，鲜百合30克，大米150克，白糖30克。

制作方法　❶荠菜除去泥沙，洗净；大米淘洗干净；百合撕成瓣状，洗净。❷将大米、百合同放清水锅内，置武火上烧沸，改用文火煮35分钟，放入荠菜，加入白糖，烧沸即可食用。

食用方法　每天1次，早或晚餐食用。

功效　清热，凉血利尿。适用于肾结石症。咳嗽有痰、便溏者慎食。

芝麻炖鸭子

用料　鸭子1只，黑芝麻50克，核桃仁50克，料酒10毫升，老抽4毫升，姜6克，葱10克。

制作方法　❶黑芝麻洗净，去泥沙；核桃仁去皮衣，洗净；鸭子宰杀后去毛、内脏及爪，洗净，入沸水锅中氽去血水；姜拍松，葱切段。❷将黑芝麻、核桃仁、鸭、姜、葱、料酒同放炖锅内，加水适量，置武火上烧沸，再用文火炖40分钟，调入老抽，即可食用。

食用方法　每天1次，适量食用。

功效　利尿，排石。适用于肾结石症。阴虚火旺，痰多者忌食。

双仁蒸仔鸡

用料　仔鸡1只，薏苡仁30克，核桃仁30克，鸡内金15克，海金沙20克，琥珀15克，生地黄15克，红枣10枚，酱油5毫升，葱20克，姜15克，料酒20毫升，芝麻油30毫升。

制作方法　❶薏苡仁（泡透）、核桃仁、红枣洗净；海金沙、鸡内金、琥珀研成粉；生地黄洗净、润透，切片；将以上7味药同放锅内，加清水

适量，置中火上煎煮45分钟，过滤，留药汁；姜、葱洗净，姜切片；葱切段。❷鸡宰杀后去毛、爪，内脏，洗净，抹上料酒、精盐，将葱、姜放入鸡腹内，煎煮好的药汁液同鸡放入蒸盆内，蒸盆置蒸笼内蒸1.5小时，取出，调入酱油，滴入芝麻油，即可食用。

食用方法　每天2次，适量食用。

功效　滋补气血，溶石排石。适用于肾结石症。孕妇及脾胃虚弱者慎食。

洋参蒸鱼肚

用料　发透鱼肚50克，西洋参10克，酱油10毫升，料酒20毫升，葱20克，姜5克，香菇50克，火腿肠50克，熟鸡肉150克，鸡汤适量，菜胆150克。

制作方法　❶西洋参洗净，润透，切片；鱼肚切片；熟鸡肉切片；香菇洗净，切片；火腿肠切片；菜胆洗净，入沸水锅中氽片刻，捞出，冲凉。❷将熟鸡肉、香菇、葱、姜、火腿片装入蒸盆，加入料酒、酱油腌渍30分钟，再将西洋参及鱼肚放在上面，加鸡汤适量。❸将蒸盆置蒸笼内，蒸15分钟取出，熟菜胆放在蒸盆周围，即可食用。

食用方法　每天1次，适量食用。

功效　补肾益精，强身壮体。适用于肾结石症。胃有寒湿者慎食。

红枣蒸鳗鱼

用料　鳗鱼500克，红枣10枚，山药20克，豆豉30克，白糖2克，酱油2毫升，芝麻油50毫升，料酒20毫升，葱20克，姜15克，精盐3克，蔬菜叶250克，生粉5克。

制作方法　❶鳗鱼去内脏，洗净，加入精盐、料酒、生粉腌10分钟；山药切丝；红枣洗净，去核，切丝；葱、姜洗净，葱切段，姜拍松；豆豉剁成泥，入油锅中炒香，调入白糖、酱油、生粉、味精。❷在鳗鱼全身抹匀豆豉泥，放入蒸盆，加入红

枣、山药丝、料酒、芝麻油、上笼蒸 75 分钟，出笼，蔬菜叶加油、精盐炒熟，摆放鳗鱼周围，即可食用。

食用方法　每天 1 次，适量食用。

功效　健脾益胃，滋补气血。适用于肾结石症。湿热及咳嗽有痰者慎食。

双耳炒贝柱

用料　黑木耳 50 克，白木耳 50 克，贝柱 200克，料酒 10 毫升，精盐 2 克，姜 10 克，葱 20 克，素油 50 毫升，生粉 2 克，蛋清 1 个，酱油 3 毫升。

制作方法　❶ 黑木耳、白木耳发透，去蒂，撕成瓣状；贝柱洗净，加入生粉、蛋清、精盐腌渍，入温油锅中滑熟，捞出，沥油；姜、葱洗净，葱切丁，姜切片。❷ 锅烧热，加入素油，下入葱、姜爆香，加入白木耳、黑木耳、贝柱，炒匀，调入酱油、料酒、精盐，生粉勾芡，炒匀至熟，即可食用。

食用。

食用方法　每天 1 次，适量食用。

功效　补益气血，强身壮体。适用于肾结石症。咳嗽有痰者慎食。

生地猪尾汤

用料　生地黄 20 克，猪尾 150 克，葱 10 克，生姜 10 克，精盐 2 克，酱油 6 毫升，胡椒粉 2 克。

制作方法　❶ 猪尾洗净，切段，入沸水锅中汆去血水；生地黄洗净，切片；葱、姜洗净，姜切片，葱切段。❷ 将猪尾、生地黄、生姜、葱、料酒同放炖锅内，加水适量，锅置武火上烧沸，撇去浮沫，再用文火炖 1 小时，调入精盐、酱油、胡椒粉，即可食用。

食用方法　每天 1 次，适量食用。

功效　滋阴凉血，清热解毒，适用于肾结石症。脾虚泄泻、食欲不佳、咳嗽有痰者慎食。

3.8　小暑饮食处方

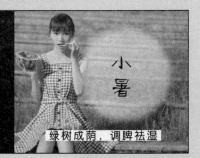

小暑是全年第 11 个节气，此节气天气炎热，暴雨、雷击、冰雹极易造成灾害，人易感心烦不安，疲倦乏力，较易罹患慢性胃炎、胃及十二指肠溃疡、溃疡性结肠炎等消化系统疾病、肥胖症。在自我饮食养护时，应按五脏主时，平心静气，确保脏腑机能的旺盛，以符合"春夏养阳"的原则。

小暑

绿树成荫，调脾祛湿

3.8.1　慢性胃炎

慢性胃炎十分常见，是指不同病因引起的胃黏膜的慢性炎症性病变，可分为慢性浅表性胃炎和慢性萎缩性胃炎等。本病多数病人有上腹部隐痛、食后饱胀、食欲缺乏及嗳气、腹泻、口臭、消瘦等症状，往往症状时轻时重，可反复间歇或长期存在。少数病人症状较重，可伴有贫血、黑

便等。

慢性胃炎属中医"胃脘痛""痞满"的范畴，多由于长期不良生活习惯，劳逸失常，长期饮浓茶、烈酒、咖啡、大量吸烟，或进食过热、过冷、过于粗糙的食物，导致肝气郁结、脾失健运、胃脘失和，日久中气亏虚，从而引发种种症状。

慢性胃炎的饮食治疗原则是调整胃的各项功能，养成良好的饮食习惯和生活习惯。吃饭时要

细嚼慢咽，使食物与消化液充分混合。饮食宜清淡，少刺激性，晚餐不可过饱，待食物消化后再睡觉。否则会增加胃部不适感。应尽量少食油腻和脂肪过高的食物，如肥肉、奶油、油煎食品；辣椒、洋葱、咖喱、胡椒粉、芥末粉、浓咖啡等具有刺激性的食物，由于其不利于胃黏膜炎症的恢复，也应少用或不用。

干姜羊肉汤

用料 羊肉500克，干姜10克，胡椒粉3克，料酒10毫升，精盐3克，葱15克。

制作方法 ❶将干姜洗净，拍松；羊肉洗净，切成3厘米见方的薄片；葱切段。❷将干姜、羊肉、葱、料酒同放炖锅内，加水适量，置武火上烧沸，再用文火炖煮30分钟，加入精盐、胡椒粉即成。

食用方法 每天2次，佐餐食用。

功效 补虚，散寒。适用于慢性胃炎病人。胃热者忌食。

山药煮牛乳

用料 牛乳250毫升，山药20克，面粉30克，精盐3克。

制作方法 ❶将面粉与山药粉混匀。❷将牛乳放入锅内烧沸，加入面粉、山药粉搅成糊，加入精盐即成。

食用方法 每天1次，早餐食用。

功效 补脾胃，益气血。适用于慢性胃炎病人。有实邪病证者忌食。

荜茇牛乳饮

用料 牛乳250毫升，荜茇6克，白糖25克。

制作方法 ❶荜茇洗净，去杂质。❷牛乳放入锅内，用中火煮沸，加入荜茇，再用文火煮5分钟，加入白糖搅匀即成。

食用方法 每天1次，适量饮用。

功效 温中，散寒，下气，止痛。适用于慢性胃炎病人。脾胃虚寒及虚者慎服。

蒲公英柠檬粥

用料 蒲公英30克，粳米50克，鲜柠檬1个。

制作方法 ❶鲜蒲公英60~100克，连根洗净、切细。❷先煮粳米粥，待粥将熟时下入蒲公英，煮至粥熟；再挤柠檬汁入粥，搅匀即成。

食用方法 代早餐或加餐食用，每天1~2次，连吃3周以上。

功效 清热解毒。适用于慢性胃炎和胆汁反流性胃炎。

吴茱萸葱白粥

用料 茱萸根30克，粳米50克，葱白适量。

制作方法 粳米煮粥，将熟时放入处理过的茱萸肉和葱白，稍煮即可。

食用方法 代早餐或加餐食用。

功效 散寒解郁。适用于脾胃虚寒型慢性胃炎。

五品粥

用料 山药、党参、白术、薏米、白扁豆各30克。

制作方法 先将党参、白术用纱布包好，与其他三味共煮粥，粥熟后取出药包。

食用方法 代早餐或加餐食用。

功效 健脾养胃。适用于上腹隐痛、疲乏无力、口干、舌质红而少苔的慢性胃炎。

良姜黑米粥

用料 黑米30克，良姜30克，干姜30克，白糖30克。

制作方法 ❶将良姜、干姜洗净，切成薄片；黑米淘洗干净。❷将黑米、良姜、干姜同放锅内，加入清水适量，置武火上烧沸，再用文火炖煮 35 分钟，加入白糖即成。

食用方法　每天 1 次，早餐食用。

功效　温脾胃，助消化。适用于慢性胃炎病人。胃热便秘者忌食。

白术香米粥

用料　香米 150 克，白术 15 克，白糖 30 克。

制作方法　❶ 白术洗净，润透，切成薄片；大米放入锅内，用中火炒香。❷ 将香米、白术放入锅内，加水适量，置武火上烧沸，再用文火煮 35 分钟，加入白糖即成。

食用方法　每天 1 次，早餐食用。

功效　补脾胃，消积食。适用于慢性胃炎病人。阴虚燥热，郁结气滞者忌食。

荜茇小米粥

用料　小米 150 克，荜茇 6 克，白糖 20 克。

制作方法　❶ 将荜茇打成末；小米淘洗干净。❷ 将荜茇、小米同放炖锅内，加水适量，置武火上烧沸，再用文火煮 35 分钟，加入白糖即成。

食用方法　每天 1 次，早餐服用。

功效　温中，散寒，下气，止痛。适用于慢性胃炎病人。脾胃虚寒及虚者慎服。

河车糯米粥

用料　糯米 150 克，紫河车 50 克，山药 30 克，芡实 30 克，精盐 3 克，胡椒粉 3 克，味精 3 克，姜 5 克，葱 10 克，料酒 10 毫升。

制作方法　❶ 紫河车用水反复冲洗干净，切成 2 厘米宽、3 厘米长的块；山药润透，切成薄片；芡实、糯米淘洗干净；姜切片，葱切段。❷ 将糯米、紫河车、山药、芡实、姜、葱、料酒同放锅内，加水适量，置武火上烧沸，再用文火煮 35 分钟，加入精盐、味精、胡椒粉即成。

食用方法　每天 1 次，早餐食用。

功效　温肾助阳，健脾胃。适用于慢性胃炎病人。阴虚火旺者不宜食用。

白术内金粥

用料　白术 30 克，鸡内金 15 克，干姜 10 克，红枣 4 枚，大米 150 克，白糖 25 克。

制作方法　❶ 将鸡内金炒黄，打成粉；白术润透，切成片，炒干，打成粉；干姜洗净，切成片；红枣洗净，去核；大米淘洗干净。❷ 将大米、鸡内金、白术、干姜、红枣同放炖锅内，加入清水适量，置武火上烧沸，再用文火煮 35 分钟，加入白糖即成。

食用方法　每天 1 次，佐餐食用。

功效　健脾益气，暖胃止痛。适用于慢性胃炎病人。阴虚燥热、郁结气滞者忌食。

山楂粳米粥

用料　猪肚 50 克，山楂 15 克，粳米 150 克，姜 10 克，葱 15 克，精盐 2 克，料酒 10 毫升。

制作方法　❶ 将山楂洗净，切成片；猪肚洗净，切成 4 厘米长的细丝；姜切丝、葱切花；粳米淘洗干净。❷ 将粳米、山楂、姜、葱、猪肚、料酒同放锅内，加水适量，置武火上烧沸，再用文火煮 35 分钟，加入精盐即成。

食用方法　每天 1 次，早餐食用。

功效　补脾胃，助消化。适用于慢性胃炎病人。脾胃虚弱者忌食。

山楂玉米粥

用料　玉米 150 克，山楂 20 克，白糖 25 克。

制作方法　❶ 山楂洗净，切成薄片；玉米淘洗干净。❷ 将玉米、山楂同放锅内，加水适量，置武火上烧沸，再用文火煮 35 分钟，加入白糖即成。

食用方法　每天 1 次，早餐食用。

功效 补脾胃，助消化。适用于慢性胃炎病人。脾胃虚弱者忌食。

砂仁炖猪肚

用料 猪肚1个，砂仁6克，黄芪20克，料酒15毫升，精盐4克，胡椒粉3克，姜10克，葱15克。

制作方法 ❶将砂仁去壳，打成末；黄芪润透，切成薄片；猪肚用水反复冲洗后，切成2厘米宽、3厘米长的块；姜拍松，葱切段。❷将砂仁、黄芪、猪肚、姜、葱、料酒同放炖锅内，加入精盐、胡椒粉即成。

食用方法 每天2次，佐餐食用。

功效 行气化湿，温脾止泻，温胃止呕。适用于慢性胃炎病人。阴虚有热者忌食。

砂仁猪肚粥

用料 猪肚100克，砂仁6克，大米150克，精盐3克。

制作方法 ❶将猪肚洗净，切成细丝；砂仁打成细粉；大米淘洗干净。❷将砂仁、大米、猪肚同放锅内，加入清水适量，置武火上烧沸，再用文火炖煮35分钟，加入精盐即成。

食用方法 每天1次，早餐食用。

功效 化湿行气，温脾止泻。适用于慢性胃炎病人。阴虚有热者忌食。

豆蔻粳米粥

用料 粳米150克，白豆蔻6克，白糖20克。

制作方法 ❶将白豆蔻去壳，打成细末；粳米淘洗干净。❷将粳米、白豆蔻同放锅内，加水适量，置武火上烧沸，再用文火炖煮35分钟，加入白糖即成。

食用方法 每天1次，早餐食用。

功效 化湿行气，温中止呕。适用于慢性胃炎病人。阴虚血燥者忌服。

白豆蔻馒头

用料 白豆蔻6克，发酵面粉500克。

制作方法 ❶将白豆蔻去壳，打成末。❷将发酵粉放在案板上，撒入白豆蔻粉末，加少许清水揉匀，如常规做成馒头，然后置蒸笼内用武火蒸熟即成。

食用方法 每天1次，早餐食用。

功效 化湿行气，温中止呕。适用于慢性胃炎病人。阴虚血燥者忌服。

二椒炖鸡肾

用料 鸡肾4克，花椒20粒，胡椒粉3克，料酒10毫升，姜10克，葱15克，精盐3克。

制作方法 ❶将鸡肾洗净，切成薄片；姜拍松，葱切段。❷将鸡肾、花椒、姜、葱、料酒同放炖锅内，加清水适量，置武火上烧沸，再用文火炖30分钟，加入精盐、胡椒粉即成。

食用方法 每天2次，佐餐食用。

功效 温中，止痛，助消化。适用于慢性胃炎病人。胃热、便秘、痔疮者忌食。

草蔻羊肉面

用料 羊肉50克，草豆蔻6克，面条250克，精盐3克，葱花10克，素油35毫升。

制作方法 ❶将草豆蔻打成末；葱切成花；羊肉洗净，切成薄片。❷将炒勺置武火上烧热，加入素油，烧至六成热时，加入葱，爆香，放入羊肉片，炒变色，加入清水适量，烧沸，放入草豆蔻粉、面条煮熟，加入精盐、味精拌匀即成。

食用方法 每天1次，早餐食用。

功效 燥湿健脾，温胃止呕。适用于慢性胃炎病人。凡血气亏损者忌食。

草果羊肉汤

用料 羊肉150克，草果1个，料酒15毫升，姜 10 克，葱 15 克，精盐 3 克，胡椒粉 3 克。

制作方法 ❶将草果去心、皮，切成小块；羊肉洗净，切成 3 厘米见方的片；姜拍松，葱切段。❷将草果、羊肉、姜、葱、料酒同放炖锅内，加水适量，置武火上烧沸，再用文火炖煮 35 分钟，加入精盐、胡椒粉即成。

食用方法 每天 1 次，佐餐食用。

功效 温中燥湿，开郁消食。适用于慢性胃炎病人。阴虚血燥者忌服。

大蒜炖猪肚

用料 猪肚 1 个，大蒜 30 克，砂仁 6 克，料酒 10 毫升，姜 10 克，葱 15 克，精盐 4 克，胡椒粉 3 克。

制作方法 ❶大蒜去皮，剥成瓣状；砂仁去壳，打成细粉；猪肚洗净，切成 2 厘米宽、4 厘米长的段；姜拍松，葱切段。❷将猪肚、大蒜、砂仁、料酒、姜、葱同放炖锅内，加水适量，置武火上浇沸，再用文火炖煮 45 分钟，加入精盐、胡椒粉即成。

食用方法 每天 2 次，佐餐食用。

功效 助消化，补脾胃。适用于慢性胃炎病人。阴虚有热者忌食。

山楂炖猪肚

用料 猪肚 1 个，山楂 30 克，冰糖 35 克。

制作方法 ❶将山楂洗净，切成薄片（若是山楂果则洗净，打破）；冰糖打成屑；猪肚洗净，切成 2 厘米宽、3 厘米长的块。❷将猪肚、山楂同放炖锅内，加水适量，置武火上烧沸，再用文火炖煮 45 分钟，加入冰糖即成。

食用方法 每天 2 次，既可单食，又可佐餐。

功效 健脾胃，助消化。适用于慢性胃炎病人。

豆蔻炖土鸡

用料 土鸡 1 只，白豆蔻 6 克，草果 2 个，料酒 15 毫升，姜 10 克，葱 15 克，精盐 4 克，胡椒粉 3 克。

制作方法 ❶将草果除去核、皮，剪成小块；白豆蔻去壳，打成细粉；土鸡宰杀后，去毛、内脏及爪；姜拍松，葱切段。❷将土鸡、草果、白豆蔻、姜、葱、料酒同放炖锅内，加入清水适量，置武火上烧沸，再用文火炖煮 35 分钟，加入精盐、胡椒粉即成。

食用方法 每天 2 次，佐餐食用。

功效 健脾除湿。适用于慢性胃炎病人。阴虚血燥者忌服。

3.8.2 胃及十二指肠溃疡、溃疡性结肠炎等消化系统疾病

消化系统疾病非常常见，包括食管、胃、肠、肝、胆、胰等脏器的器质性和功能性疾病，如胃炎、消化性溃疡、结肠炎、胰腺炎。消化系统疾病的临床表现十分复杂，除消化系统本身症状及体征外，也常伴有其他系统或全身性症状，有的消化系统症状甚至还不如其他系统的症状突出。

中医一般把西医所说的消化系统疾病称为"脾胃病"。中医认为，脾主运化，又主统血，胃主受纳腐熟，两者相互协调，共同完成水谷的消化、吸收和输布，被称为"后天之本""气血生化之源"。通俗地说，人体后天生长发育所需要的一切营养物质都由脾胃消化吸收而来，人体五脏六腑要保持正常的功能都需要脾胃消化吸收的营养物质作为能源和动力。如果脾胃的功能出了问题，就会出现食欲下降、胃胀满甚至疼痛、恶心、反酸、烧心、打嗝、腹胀、大便不通或腹泻等症状，长期消化吸收功能障碍，还会出现营养不良和贫血的表现，其他脏腑的功能也会受到影响，很多其他系统的疾病的治疗也常常从脾胃入手。

中医认为，脾胃病的发生与饮食不节、情绪

失调、气候变化关系密切。吃不卫生的食物、过饥过饱、嗜辛辣油腻等不好的饮食习惯可能引起呕吐、腹泻、腹胀、胃痛等脾胃病。五脏六腑是一个整体，肝和脾胃的关系尤为密切，情绪失调常常引起肝气不舒，出现胸闷、两胁胀满、常太息等症状，肝气不舒影响脾胃，则会出现不想吃饭、饭后胃胀、打嗝等表现。而气候变化也容易引起或诱发脾胃病，如常见的十二指肠溃疡都在秋冬及冬春季节发作，就是一个很好的例子。所以，在生活中保持良好的饮食习惯和心理状态，同时注意防寒保暖等，对于预防脾胃病的发生很有意义。

三七核桃茶

用料　三七 10 克，核桃仁 15 克，蜂蜜 25 毫升。

制作方法　❶ 将三七研成粉；核桃仁研成末。❷ 将蜂蜜、核桃仁粉、三七粉同放杯内，加入白开水 250 毫升搅匀，盖上盖，5 分钟后则可饮用。

食用方法　代茶饮用。

功效　健脾和胃，止血润肠。适用于脾胃虚寒的胃、十二指肠溃疡出血病人。孕妇忌食。

白及牛奶饮

用料　牛奶 250 毫升，白及 20 克，蜂蜜 30 毫升。

制作方法　❶ 将白及洗净，切成片，用水适量，煎煮 25 分钟，除去白及，留药液。❷ 将白及药液和牛奶同放奶锅内烧沸，加入蜂蜜即成。

食用方法　代茶饮用。

功效　养阴，止血，生肌。适用于胃及十二指肠溃疡出血病人。外感咳嗽、肺痈初期及肺胃有实热者忌食。

胡椒狗肉粥

用料　狗肉 150 克，胡椒 20 克，大米 200 克，姜 5 克，葱 10 克，精盐 3 克，味精 3 克，料酒 10 毫升。

制作方法　❶ 将胡椒打成末；狗肉洗净，切碎；大米淘洗干净；姜切片，葱切段。❷ 将大米、狗肉、胡椒、姜、葱、料酒同放锅内，加入清水适量，置武火上烧沸，再用文火炖煮 35 分钟，放入精盐、味精、胡椒粉即成。

食用方法　每天 1 次，佐餐食用。

功效　温胃，散寒，止痛。适用于慢性胃及十二指肠溃疡出血病人。阴虚火旺、胃热者不宜食用。

糯米枣粥

用料　糯米 100 克，红枣 8 克。

制作方法　按常法煮粥，极烂最好。

食用方法　每天 1 次，早餐食用。

功效　补脾暖胃。适用于胃及十二指肠溃疡、慢性胃炎。

薤白糯米粥

用料　糯米 150 克，薤白 8 克，白糖 20 克。

制作方法　❶ 将薤白洗净；糯米淘洗干净。❷ 将糯米、薤白同放锅内，加入清水适量，置武火上烧沸，再用文火煮 35 分钟，加入白糖即成。

食用方法　每天 1 次，早餐食用。

功效　温中散结，消炎止痢。适用于腹泻、赤白痢病人。便秘者不宜食用。

柿蒂瘦肉粥

用料　猪瘦肉 50 克，柿蒂 5 克，大米 150 克，精盐 2 克，味精 2 克。

制作方法　❶ 将柿蒂洗净；猪瘦肉洗净，切薄片；大米洗净。❷ 将大米、瘦肉、柿蒂放入锅内，加水适量，置武火上烧沸，再用文火炖煮 35 分钟，加入精盐、味精即成。

食用方法　每天 1 次，早餐食用。

功效　顺气止呃。适用于呃逆病人。

马齿苋蜂蜜粥

用料　大米 150 克，马齿苋 100 克，蜂蜜 25 毫升。

制作方法　❶将马齿苋洗净，切成 4 厘米长的段；大米淘洗干净。❷将大米、马齿苋同放锅内，加水适量，置武火上烧沸，再用文火煮 35 分钟，加入蜂蜜即成。

食用方法　每天 2 次，早、晚各 1 次。

功效　清热止痢。适用于溃疡性结肠炎病人。脾胃虚寒者忌服。

三米白糖粥

用料　粳米 50 克，玉米 50 克，高粱米 50 克，白糖 30 克。

制作方法　❶将 3 种米放入锅内炒香。❷将 3 种米放入锅内，加水适量，置武火上烧沸，再用文火煮 35 分钟，加入白糖即成。

食用方法　每天 1 次，早餐食用。

功效　补脾胃，助消化。适用于胃下垂者。糖尿病病人不宜食用。

黄芪小米粥

用料　小米 150 克，黄芪 20 克，白糖 25 克。

制作方法　❶黄芪润透，切成片；小米淘洗干净。❷将小米、黄芪放入锅内，加水适量，置武火上烧沸，再用文火炖煮 35 分钟，加入白糖即成。

食用方法　每天 1 次，早餐服用。

功效　补气固表，固脱生肌。适用于胃下垂病人。实证及阴虚者忌食。

牡蛎肉粥

用料　牡蛎肉 200 克，小米 100 克，紫菜、豆豉、生姜丝、食油、盐各适量。

制作方法　❶把小米洗净，先煮粥。❷牡蛎肉在盐水中泡 20 分钟，洗净后倒入粥锅，加适量油、生姜丝，放少许盐，豆豉、紫菜，用小火炖煮，待牡蛎肉、米熟时即可。

食用方法　每天 1 次服食。

功效　补肾，养血，安神，助眠，和胃。适用于胃溃疡病人。

大麦羊肉汤

用料　羊肉 150 克，大麦仁 50 克，草果 1 个，精盐 3 克，料酒 10 毫升。

制作方法　❶将大麦仁洗净；羊肉洗净，切成 3 厘米见方的薄片；草果去核，用剪刀将皮剪成小块。❷将大麦仁、羊肉、草果同放锅内，加水适量，置武火上烧沸，再用文火煎煮 35 分钟，加入精盐即成。

食用方法　每天 1 次，早餐食用。久食消肾，不可多食。

功效　暖脾胃，祛腹胀。适用于腹胀、腹痛病人。

鲜姜炖羊肚

用料　羊肚 1 个，生姜 30 克，料酒 10 毫升，精盐 3 克，砂仁 6 克，葱 10 克，胡椒粉 3 克。

制作方法　❶将生姜洗净，切片；羊肚用水反复冲洗干净；砂仁去壳；生姜切片，葱切花。❷将生姜、葱花放入羊肚内，用线缝合，放入炖锅内，加入料酒，清水适量，置武火上烧沸，再用文火炖煮 45 分钟，加入精盐、胡椒粉；捞起羊肚，切成 2 厘米宽、3 厘米长的块，即可食用。

食用方法　每天 2 次，佐餐食用。

功效　温脾胃，止溃疡。适用于胃及十二指肠溃疡出血病人。感冒风寒、胃热者不宜食用。

健脾猪肚粥

用料　猪肚 100 克，陈皮 6 克，黄芪 20 克，粳米 150 克，料酒 10 毫升，姜 10 克，葱 10 克，精盐 3 克，胡椒粉 3 克。

制作方法　❶将陈皮去白，切成细丝；黄芪洗净，润透，切薄片；猪肚洗净，切成 3 厘米长的细丝；姜切片，葱切花；粳米淘洗干净。❷将粳米、陈皮、黄芪、猪肚、料酒、姜、葱同放锅内，加入清水适量，置武火上烧沸，再用文火煮 35 分钟，加入精盐、胡椒粉即成。

食用方法　每天 1 次，早餐食用。

功效　健脾胃，补虚损。适用于胃下垂者。有湿热者忌食。

核桃炖蜂蛹

用料　蜂蛹（蜂蛹中胚乳部分）50 克，核桃仁 200 克，冰糖 25 克。

制作方法　将核桃仁、蜂蛹、冰糖同放炖杯内，加清水适量，置武火上烧沸，再用文火炖煮 25 分钟即成。

食用方法　每天 1 次，每次顿服。

功效　补肾，益脾，固脱。适用于胃下垂者。大便泄泻者忌食。

蜂蜜香油汤

用料　蜂蜜 50 毫升，香油 30 毫升。

制作方法　❶将蜂蜜、香油放入碗内，搅匀，起白泡。❷用开水 150 毫升冲匀即成。

食用方法　每天 2 次，每次 1 杯。

功效　润肠通便。适用于中老年便秘病人。大便泄泻者不宜食用。

麻油拌菠菜

用料　菠菜 250 克，麻油（香油）30 毫升，精盐 2 克。

制作方法　❶将菠菜除去黄叶、老梗，用沸水煮熟，沥干水分。❷将菠菜放入碗内，加入麻油、精盐拌匀即成。

食用方法　每天 2 次，佐餐食用。

功效　润肠，通便，利尿。适用于中老年便秘病人。大便泄泻者不宜食用。

荜茇炖头蹄

用料　羊头 1 个，羊蹄 4 个，荜茇 6 克，干姜 30 克，胡椒 10 克，葱白 30 克，精盐 5 克，豆豉 15 克。

制作方法　❶将荜茇洗净；羊头、羊蹄洗净；干姜洗净，切薄片；葱白洗净，切段。❷将荜茇、羊头、羊蹄、干姜、葱白、胡椒同放炖锅内，加入清水适量，置武火上烧沸，再用文火煮 45 分钟，加入精盐、豆豉即成。

食用方法　每天 2 次，佐餐食用。

功效　温脾胃，补虚劳。适用于腹胀腹痛病人。脾胃虚寒及虚者慎服。

砂仁煮鲫鱼

用料　鲫鱼 500 克，砂仁 6 克，荜茇 6 克，陈皮 6 克，料酒 15 毫升，精盐 3 克，胡椒粉 3 克，姜 10 克，葱 15 克。

制作方法　❶将砂仁去壳，打成粉末；荜茇洗净；陈皮去白，切细丝；鲫鱼去鳞、鳃、内脏，洗净；姜切片，葱切段。❷将鲫鱼、砂仁、荜茇、陈皮、料酒、姜、葱同放炖锅内，加入清水适量，置武火上烧沸，再用文火煮 25 分钟，加入精盐、胡椒粉即成。

食用方法　每天 2 次，佐餐食用。

功效　醒脾暖胃。适用于慢性腹泻、痢疾病人。阴虚有热者忌食。

八角炖雄鸡

用料　雄鸡 1 只，八角 20 克，料酒 10 毫升，姜 10 克，葱 15 克，精盐 4 克，胡椒粉 3 克。

制作方法　❶将八角洗净，去杂质；雄鸡宰杀后，去毛、内脏及爪；姜拍松，葱切段。❷将八角、鸡、姜、葱、料酒同放炖锅内，加水适量，置武火上烧沸，再用文火炖 45 分钟，加入精盐、胡椒粉即成。

食用方法　每天 2 次，佐餐食用。

功效　温脾胃，益气血。适用于胃寒呕吐病人。阴虚火旺者忌服。

陈皮煮猪肚

用料　猪肚 1 个，陈皮 6 克，黄芪 30 克，料酒 15 毫升，姜 10 克，葱 15 克，精盐 4 克，胡椒粉 3 克。

制作方法　❶ 将陈皮去白，切成细丝；黄芪洗净，润透，切薄片；猪肚洗净，切成 2 厘米宽、3 厘米长的块；姜拍松，葱切段。❷ 将陈皮、黄芪、猪肚、姜、葱、料酒同放炖锅内，加入清水适量，置武火上烧沸，再用文火炖煮 45 分钟，加入精盐、胡椒粉即成。

食用方法　每天 2 次，佐餐食用。

功效　益气升阳，滋补脾胃。适用于胃下垂者。有湿热者忌食。

花椒根炖狗肚

用料　狗肚 1 个，花椒根 30 克，料酒 10 毫升，姜 5 克，葱 10 克，胡椒粉 3 克，精盐 3 克。

制作方法　❶ 将花椒根洗净，切薄片；狗肚洗净；姜切片，葱切段。❷ 将花椒根装入狗肚内，用线缝合，放入炖锅内，加入姜、葱、料酒、清水 2500 毫升，置武火上烧沸，再用文火炖煮 45 分钟，加入精盐、胡椒粉即成。

食用方法　每天 2 次，佐餐食用。

功效　温胃，固脱，补虚。适用于胃下垂者。胃热者忌食。

3.8.3　肥胖

肥胖目前已成为一个大众十分关注的社会话题。除了极个别的病理性肥胖需要特殊治疗外，绝大部分肥胖属于单纯性肥胖。单纯性肥胖是指人体摄入的热量超过消耗的热量，导致能量在体内过剩，脂肪积累过多而形成的肥胖，一般以体重超过标准体重的 20% 为标准。常表现为怕热、多汗、易疲劳等。单纯性肥胖的主要原因包括遗传、社会环境、心理因素及运动太少等。现已证实，肥胖与高血脂、高血压、糖尿病、冠心病、脂肪肝等多种疾病密切相关。

中医将肥胖症病人称为"肥人""肥满"，多列属"痰湿"范畴论治。中医认为，肥胖的形成与先天禀赋、地理环境、过食肥甘、久坐不动、情志不畅等因素导致脾胃或肝肾等脏腑功能失调，痰湿淤积于体内有关。减肥者可根据各自的需要对减肥饮食随时调整，最终可达到减去多余脂肪的目的。

降脂减肥茶

用料　干荷叶 60 克，生山楂 10 克，生薏苡仁 10 克，花生叶 15 克，橘皮 5 克，茶叶 60 克。

制作方法　将上述配方研成细末，沸水冲泡代茶饮。

食用方法　随量饮用。

功效　醒脾化湿，降脂减肥。适用于单纯性肥胖。

干荷叶泡茶

用料　干荷叶 9 克。

制作方法　将干荷叶搓碎（鲜者切碎），煎水代茶频饮。

食用方法　随量饮用。

功效　降脂消肿，清热解暑。适用于单纯性肥胖。

三花荷叶茶

用料　玫瑰花 60 克，茉莉花 60 克，代代花 60 克，荷叶 60 克，橘皮 10 克。

制作方法　上述配方研成细末，开水冲泡代

茶饮。

食用方法　随量饮用。

功效　健脾理气，利湿消脂。适用于单纯性肥胖。

橘皮健脾茶

用料　橘皮 10 克，荷叶 15 克，炒山楂 3 克，生麦芽 15 克，白糖适量。

制作方法　橘皮、荷叶切丝，和山楂、麦芽一起放入 500 毫升水中煎煮 30 分钟，去渣留汁，加白糖代茶饮。

食用方法　代茶饮用。

功效　健脾导滞，升清化浊。适用于单纯性肥胖。

葫芦减肥茶

用料　陈葫芦 15 克，茶叶 10 克。

制作方法　将以上二味研成粗末，沸水冲泡代茶饮。

食用方法　随量饮用。

功效　利水降脂，减肥瘦身。适用于单纯性肥胖。

荷叶减肥茶

用料　荷叶 30 克，决明子 60 克，制首乌 40 克，制大黄 30 克。

制作方法　❶ 将 4 味中药分别洗净，焙干，研碎，调匀，分成 10 小包。❷ 每次取 1 包，开水冲泡即饮。

食用方法　代茶饮用。

功效　清肝明目，降脂减肥。适用于单纯性肥胖。

芒果鲜藕饮

用料　芒果 200 克，鲜藕 50 克，荸荠 50 克，

白糖适量。

制作方法　❶ 芒果去皮、核，留肉，放碗中待用；鲜藕、荸荠洗净，去皮切成小块，待用。❷ 芒果肉、鲜藕、荸荠一起入搅汁机内搅汁，倒入杯中。将白糖用开水化开，调成白糖水放入芒果汁中，调匀即可饮用。

食用方法　随量饮用。

功效　清热解渴，利尿降脂。适用于单纯性肥胖。

猕猴荷叶饮

用料　猕猴桃 50 克，荷叶 10 克，茯苓 9 克，白糖适量，清水 250 毫升。

制作方法　❶ 猕猴桃洗净，切成小块，放入碗中待用；荷叶洗净，切成小片，也放入碗内；茯苓泡透，打碎。❷ 锅内注入清水，水开后放入猕猴桃块、荷叶片、茯苓煎 10 多分钟，去渣留汁。将白糖放入汁中，不断搅拌至均匀，晾凉即可饮用。

食用方法　随量饮用。

功效　止渴解暑，利尿渗湿。适用于单纯性肥胖。

山楂椰汁饮

用料　山楂 10 个，椰汁 60 克，鸭梨 1 个，白糖适量。

制作方法　❶ 山楂浸透，去核；鸭梨洗净去皮、核，切成小块，榨成汁倒入杯中。❷ 将鲜椰汁加入山楂、鸭梨汁中，再把白糖撒入杯中，调匀即可饮用。

食用方法　随量饮用。

功效　降火消积，消脂减肥。适用于单纯性肥胖。

海带大黄茶

用料　海带 60 克，大黄 30 克，绿茶 80 克。

制作方法 ❶ 将海带用水浸泡，洗净后切成细丝，用文火炒干备用。❷ 取海带（炒干）6 克，大黄 3 克，绿茶 8 克放入杯中，用沸水冲泡（加盖闷泡）10 分钟。每天 1 剂，当茶饮用。

食用方法 随量饮用。

功效 利水通便，降脂减肥。适用于单纯性肥胖。

雪梨黄瓜粥

用料 雪梨 1 个，糯米 100 克，黄瓜 1 根，山楂糕 1 块。

制作方法 ❶ 糯米洗净，冷水浸泡 4 小时，捞出沥水；梨洗净去皮、核，切块；黄瓜洗净切条；山楂糕切条；❷ 先煮糯米，开锅转小火熬成稀粥，再加入雪梨块、黄瓜条、山楂糕、冰糖，拌匀，再烧火片刻即可。

食用方法 随量食用。

功效 利水通便，降脂减肥。适用于肥胖糖尿病患者。脾胃虚寒、有腹泻、久病体虚者不宜食用。

薏米红豆粥

用料 薏米 200 克．赤小豆 60 克。

制作方法 ❶ 将薏米、赤小豆泡 6 小时。❷ 放锅里加足够水，烧开后熄火，让米和豆在锅里焖 30 分钟，再开火，烧开后，关火，再焖 30 分钟即可。

食用方法 随量食用。

功效 清热，利湿，健脾胃，补心气虚，轻身减肥。适用于一般体质、湿热内盛体质及肥胖者。

荷叶莲藕木耳粥

用料 荷叶 30 克，莲藕 100 克，黑木耳 50 克，备瓜适量，小米 60 克。

制作方法 荷叶洗净切碎，莲藕去皮切成小丁，木耳泡发切丝，冬瓜洗净切片，与小米共同煮粥。

食用方法 每 2 天 1 剂。

功效 减肥，降脂，软化血管。适用于高血脂肥胖者。

大枣小麦粥

用料 大枣 15 枚，小麦 100 克，麦冬 12 克。

制作方法 ❶ 将麦冬、大枣洗净，润透；小麦淘洗干净。❷ 将麦冬、大枣放入砂锅内，加入清水、小麦煮粥，待粥熟即成。

食用方法 用作早餐或夜宵食用。

功效 润燥缓急，滋阴养心。适用于单纯性肥胖。

灵芝燕窝粥

用料 灵芝 20 克，燕窝 8 克，猪瘦肉 60 克，粳米 250 克。

制作方法 ❶ 灵芝洗净，切粒；猪瘦肉洗净，切成丝，用生粉拌匀；燕窝浸发透，拣去杂质、绒毛，晾干研细；粳米淘洗干净。❷ 把灵芝、粳米、燕窝放入锅内，加清水适量，武火煮沸后文火煲 1 小时，放入猪瘦肉，再煮至肉熟米稠即可，调入精盐、味精即可食用。

食用方法 用作早餐或夜宵食用。

功效 健脾养胃，延年减肥。适用于单纯性肥胖。

利水乌龙粥

用料 生薏苡仁 30 克，干荷叶 30 克，冬瓜子 100 克，赤小豆 20 克，乌龙茶适量。

制作方法 ❶ 将生薏苡仁、冬瓜子、赤小豆分别洗净，混匀，放入锅内，加适量水煮至豆熟米烂。❷ 再用纱布包好干荷叶和乌龙茶放入粥内煮熬 8 分钟，取出纱布袋即可食用。

食用方法 用作早餐或夜宵食用。

功效 利水渗湿，健脾减肥。适用于单纯性

肥胖。

生地黄精粥

用料 生地黄30克，黄精30克，粳米30克。

制作方法 ❶将生地黄、黄精洗净，切片；粳米淘洗干净。❷将前二味药水煎去渣取汁，用药汁煮粳米为粥即可。

食用方法 用作早餐或夜宵食用。

功效 滋阴清热，补气养血。适用于单纯性肥胖。

鸡汤黄豆芽

用料 黄豆芽400克，鸡骨汤30毫升，葱10克，姜10克，八角2粒，精盐适量，黄酒适量。

制作方法 ❶将黄豆芽漂洗去皮；葱、姜拍松。❷砂锅内加入鸡汤、葱、姜、八角、清水烧开，撇去浮沫，加黄豆芽、黄酒、精盐，先用旺火烧开，再改用小火煨20分钟，熟烂即可。

食用方法 佐餐食用。

功效 清热利湿，益血补虚。适用于单纯性肥胖。

金钩炒银芽

用料 绿豆芽30克，海米30克，葱5克，姜5克，精盐、黄酒和花生油各适量，花椒10粒。

制作方法 ❶将绿豆芽掐去豆瓣和根须，洗净后沥清水；葱、姜切丝；海米用黄酒浸泡。❷炒锅内加花生油，烧至四成热时加入葱丝、姜丝、花椒、海米略炒，放入豆芽、黄酒、精盐翻炒熟即可。

食用方法 佐餐食用。

功效 清热消渴，减肥健美。适用于单纯性肥胖。

辣椒炒丝瓜

用料 丝瓜200克，鲜辣椒100克，花生油15克，精盐3克，清汤50克，黄酒10毫升，水淀粉10克。

制作方法 ❶将丝瓜用刀刃刮去外皮，放入水中浸泡，洗净后控去水分，用刀剖为两半，斜刀切成厚片；辣椒一剖为二，切成粗丝。❷炒锅内放入花生油，烧至四成热时加辣椒煸炒，烹入黄酒，加丝瓜翻炒几下，放入清汤，加精盐，用水淀粉勾芡即可。

食用方法 佐餐食用。

功效 行气化痰，减肥健美。适用于单纯性肥胖。

豆豉酱猪心

用料 猪心100克，淡豆豉15克，葱10克，面酱20克，姜10克，黄酒15毫升，酱油5毫升，精盐3克。

制作方法 ❶将猪心洗净后，加入精盐、黄酒腌渍。❷葱、姜、淡豆豉、酱油、面酱、精盐、黄酒放入锅内，投入猪心，加水小心煨炖，待熟透后收汁，待冷，切成薄片，放平盘内，可做冷荤菜食用。

食用方法 佐餐食用，每周3次。

功效 宁心安神，补虚益血。适用于单纯性肥胖。

爆炒素三鲜

用料 芹菜250克，玉米笋150克，香蕈20克，花生油、精盐、黄酒、生粉各适量。

制作方法 ❶先将香蕈泡好，去柄；芹菜择洗干净，切成段；玉米笋切成两半。❷花生油放入锅内，下入香蕈、芹菜、玉米笋，爆炒，待熟时加入黄酒、精盐，勾入湿生粉即成。

食用方法　佐餐食用，每周3次。

功效　调中开胃，降压祛脂。适用于单纯性肥胖。

鸡肉炒海带

用料　水发海带400克，鸡脯肉50克，葱5克，姜5克，花生油10克，甜面酱5克，精盐、黄酒、清汤各适量，花椒少许。

制作方法　❶将海带冲洗干净后，放入锅中，加葱、姜、黄酒、花椒、盖上锅盖用小火煮熟，捞出沥清水，切成细丝；鸡脯肉切成末；葱、姜切末。❷炒锅内放入花生油，烧至四成热时下入葱末、姜末、鸡脯肉末略炒，烹入甜面酱翻炒，加入海带丝、盐、黄酒、清汤炒至成熟，颠翻均匀即成。

食用方法　佐餐食用，每天1次。

功效　清热利水，祛脂降压。适用于肥胖、高血压病人。

首乌鱿鱼丝

用料　干鱿鱼100克，何首乌5克，肉苁蓉25克，冬笋200克，猪里脊肉150克，葱1根，酱油3大匙，白糖适量，香油少许，花生油10毫升，淀粉少许。

制作方法　❶何首乌、肉苁蓉洗净，润透，切丝；将干鱿鱼用水泡3小时左右洗净，切成细丝；冬笋切细丝后，放入开水中煮约2分钟；猪里脊肉切细丝后腌酱油、淀粉少许。❷锅置火上，放入花生油，烧热，放入肉丝、鱿鱼丝炒香，炒至熟后，淋入酱油、白糖等调味料，再将首乌丝、肉苁蓉丝、冬笋丝加入一起翻炒，调入精盐，勾入湿生粉，撒入葱丝并淋入少许香油即可起锅。

食用方法　佐餐食用。

功效　补肾益精，润肠通便。适用于肥胖、虚弱者。

蛤蜊焖萝卜

用料　红萝卜1个，白萝卜1个，蛤蜊500个，蒜苗少许，肉苁蓉15克，淀粉半茶匙，精盐少许。

制作方法　❶将肉苁蓉以半碗水蒸30分钟，沥去药渣备用；蛤蜊洗净，入蒸锅蒸10分钟，蒸好后把蛤蜊放凉，挖出蛤肉，留下汤汁备用；将红萝卜放入滚水中煮5分钟后，捞出；白萝卜用挖球器挖出完整的球状，红萝卜也同样制作。❷将炒锅置火上，倒入油，烧热，放入蛤蜊汤、红白萝卜球以小火焖煮至熟软时，再将蛤蜊肉及蒜苗丝洒上拌匀，淋上肉苁蓉汁拌匀，调入精盐，用淀粉勾芡即可。

食用方法　佐餐食用。

功效　利水，滋阴，补血，润五脏。适用于水肿、肥胖病人。

枸杞炒肉丝

用料　猪瘦肉100克，枸杞30克，竹笋30克，花生油、精盐、酱油和淀粉各适量。

制作方法　❶先将瘦肉切成丝，加入精盐、生粉腌码；竹笋洗净，切成丝；枸杞洗净。❷锅内放入花生油烧热，投入肉丝炒散，加入竹笋、枸杞爆炒至熟，放入精盐、酱油，勾入湿生粉即可。

食用方法　佐餐食用。

功效　滋补肝肾，通利二便。适用于肥胖、水肿病人。

莲子炖甲鱼

用料　甲鱼1只，莲子30克，百合20克，冬虫夏草15克，精盐3克，胡椒粉2克。

制作方法　❶甲鱼去头、脏，洗净，切块，入沸水锅中氽去血水；莲子、百合、冬虫夏草浸透。❷砂锅中注入清水，放入甲鱼、莲子、百合、冬虫夏草先用武火煮沸后，撇去浮沫，改用文火炖至熟透，调入精盐、胡椒粉即可。

食用方法　佐餐食用。

功效　滋阴补肾，清热养阴，宁心安神。适用于肥胖、水肿、失眠病人。

枸杞蒸甲鱼

用料 甲鱼1只，枸杞子15克，姜10克，葱10克，黄酒12毫升，精盐3克，胡椒粉适量。

制作方法 ❶先将甲鱼去内脏洗净，剁成块，入沸水锅中氽去血水；枸杞子择去杂质；姜拍破，葱挽结。❷蒸锅置旺火上，加入清水，将甲鱼、枸杞子、葱、姜、蒜、黄酒放入蒸盆，用旺火蒸1.5小时，放入精盐、胡椒粉调味即成。

食用方法 佐餐食用，每周3次。

功效 滋补肝肾，益气补虚。适用于肥胖、体弱、失眠病人。

大枣焖河蚌

用料 河蚌400克，莲子心5克，大枣10枚，精盐3克，姜10克，葱10克，料酒15毫升，胡椒粉适量。

制作方法 ❶河蚌去壳洗净切块，加入精盐、料酒腌码；大枣、莲子心洗净，大枣去核；姜切片，葱切段。❷油放入锅中，烧热，下入姜、葱煸出香味，下入河蚌，煸炒，掺入鲜汤，放入大枣、莲子心焖透，调入精盐、胡椒粉即可。

食用方法 佐餐食用，每周3次。

功效 滋阴清热，宁心除烦。适用于肥胖、失眠病人。

茯苓肉包子

用料 鲜猪瘦肉500克，茯苓50克，面粉1000克，姜末15克，胡椒粉5克，麻油10毫升，黄酒10毫升，精盐15克，酱油100毫升，葱花25克，骨头汤250毫升，发面30克。

制作方法 ❶茯苓捣碎，用水煎煮取汁，每次加水约500毫升，加热煮3次，每次煮1小时，3次药汁合并滤净，再浓缩成500毫升药汁待用。❷面粉倒入盆内，加入发面30克，倒入温茯苓液

500克，和成面团发酵。❸将猪瘦肉剁成茸，倒入盆内加入酱油拌匀，再将姜末、精盐、麻油、黄酒、葱花、胡椒粉、骨头汤等放入盆内，搅拌成馅。❹待面团发成后，加碱水适量，以面味无酸涩为度，然后搓成长条，分成20个剂子，以常法包馅成坯。❺将包子放入蒸笼内，用武火蒸15分钟即成。

食用方法 单独食用。

功效 健脾利湿，化痰利尿。适用于肥胖、水肿病人。

豆腐素蒸包

用料 面粉400克，酵母面100克，蒸好的豆腐400克，海米10克，细粉条20克，油菜30克，精盐10克，葱5克，姜5克，花生油20毫升，食碱适量。

制作方法 ❶将面粉放入盆中，加酵母面及适量水和好，发酵后加碱粉揉匀，捏成20个面坯，擀成薄皮待用；细粉条泡软后斩成细末；油菜、豆腐、海米、葱、姜斩成细末，加入精盐、花生油调拌成包子馅。❷将馅放入面皮内，包成包子，入笼蒸至20分钟即熟。

食用方法 单独食用。

功效 宽中益气，减肥健美。适用于肥胖、体弱病人。

香菇蒸母鸡

用料 母鸡500克，水发香菇50克，生姜10克，黄酒适量，精盐适量，笋片少许，油菜心适量，清汤400毫升。

制作方法 ❶将母鸡斩成核桃大的块，入开水锅氽去血水，捞出放入汤碗中；香菇撕为两半，放于汤碗中；生姜切片与笋片一同放入碗中，加清汤、黄酒、精盐；油菜入开水锅氽熟，入凉水中过凉。❷将汤碗置蒸笼中，用旺火蒸1小时左右，取出放入油菜心，调入精盐即成。

食用方法 佐餐食用。

功效 补脾益气，养颜轻身。适用于单纯性肥胖者。

红烧猪肚片

用料 猪肚 200 克，嫩冬瓜 30 克，酱油 10 毫升，白糖色 2 克，精盐适量，水淀粉适量，葱椒油适量，花生油少许，清汤 200 毫升，葱少许，姜少许，大料少许。

制作方法 ❶将猪肚洗干净，放入汤锅中，加葱、姜、大料煮至成熟，取出切成 3 厘米见方的块；嫩冬瓜洗净，切成小滚刀块。❷炒锅内放入花生油，烧至五成热时，加冬瓜块煸炒，加酱油、白糖色翻炒，烹入清汤，加精盐、肚片，小火煨烧成熟时用水淀粉勾芡，淋入葱椒油即成。

食用方法 佐餐食用。

功效 补益脾胃，止渴消积。适用于肥胖、积食者。

三鲜冬瓜片

用料 冬瓜 500 克，熟火腿 30 克，冬笋 25 克，蘑菇 25 克，葱花 5 克，精盐 3 克，胡椒 1 克，鸡汁 250 毫升，水豆粉 10 克，香油 5 毫升，花生油 15 毫升。

制作方法 ❶将冬瓜切成厚片，再放入沸水锅内焯至刚熟时捞起；熟火腿、冬笋、蘑菇切成 2 厘米见方的薄片。❷将炒锅置中火上，放入花生油烧至五成热，放入冬瓜、火腿、冬笋、蘑菇片炒一下，再加入鸡汁、精盐、胡椒面烧至软熟入味，然后用水豆粉勾芡，再加葱花，淋上香油，起锅即成。

食用方法 佐餐食用。

功效 消热化痰，减肥强身。适用于肥胖、咳嗽痰多者。

清蒸凤尾菇

用料 鲜凤尾菇 500 克，精盐少许，麻油少许，鲜汤适量。

制作方法 ❶将凤尾菇洗净，用手沿菌褶撕开，使菌褶向上，平放在汤盘内。❷加入麻油、精盐、鲜汤，置笼内清蒸，蒸至熟透入味取出即成。

食用方法 佐餐食用。

功效 补脾益气，降脂减肥。适用于单纯性肥胖。

山楂鱿鱼卷

用料 水发鱿鱼 200 克，鲜山楂 100 克，花生油 10 毫升，水淀粉 10 克，葱 5 克，姜 5 克，油菜心 100 克，精盐和黄油各适量。

制作方法 ❶将鱿鱼择去外皮膜，切成交叉的花刀纹，入开水锅烫成卷形。❷山楂去核，切成片；葱、姜切末；油菜切段，入开水锅烫过。❸炒勺中放入花生油，烧至四成热时，加葱、姜末烹锅，放入鱿鱼卷、山楂片、油菜心翻炒，烹入黄酒、精盐、少许清汤，拌均匀，水淀粉勾芡即成。

食用方法 佐餐食用。

功效 消食化积，活血化瘀。适用于肥胖、积食、冠心病等病人。

冬瓜煮猪皮

用料 猪皮 100 克，冬瓜 500 克，鸡骨架 1 副，红樱桃 1 粒，精盐适量，黄酒适量，香菜适量，葱少许，姜少许，花椒少许。

制作方法 ❶将冬瓜去皮、去瓣，洗净后切成小块；猪皮刮净肥肉和杂质，入开水锅汆一下，斩成条状；葱、姜拍松。❷锅内放入清水、猪皮、葱、姜、花椒，先用旺火烧开，再转用小火煮至猪皮软松，捞出剁成细末，放入锅中，鸡骨架、冬瓜也放入同煮半小时，捞出鸡骨架，加精盐、黄酒调味，倒入汤碗内，待冷却后反扣在盘中，加红樱桃、香菜叶点缀即可。

食用方法 佐餐食用。

功效 清热解毒，轻松减肥。适用于肥胖、头晕、发热者。

3.9 大暑饮食处方

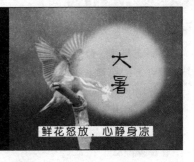

大暑是全年第 12 个节气，此节气气候炎热，热浪袭人，达到一年中最"火"的时候，人们易罹患心律失常、冠心病、慢性肺源性心脏病。此时必须注意补肾之水，以清过亢心火，这样才能水火相济，阴阳平衡，利于健康。

鲜花怒放，心静身凉

3.9.1 冠心病

冠心病是冠状动脉粥样硬化性心脏病的简称，是指冠状动脉粥样硬化导致心肌缺血、缺氧而引起的心脏病。其主要症状为心绞痛、心肌梗死、心肌缺血或坏死。本病多发于 40 岁以上的人，男性多于女性，且以脑力劳动者居多，在欧美国家是最常见的心脏病之一，我国近年来发病率也在不断上升。高脂血症、高血压和吸烟是冠心病最重要的致病因素。

冠心病属中医"胸痹""心痛"范畴，其病位在心，发病与心、肝、肾、脾诸脏的盛衰有关，可在心气、心阳、心血、心阴不足或肝、肾、脾失调的基础上，兼有痰浊、血瘀、气滞、寒凝等病变，总属本虚标实之病症。

通过合理的膳食来防治冠心病的发生和发展已被证明是行之有效的。饮食治疗的原则是合理搭配营养素，食物多样，使各种营养物质合理地供给，增强机体的抗病能力，避免营养失调。饮食总热量勿过高，以维持正常体重为度，40 岁以上者尤应预防发胖。超过正常标准体重者，应减少每天进食的总热量，食用低脂、低胆固醇饮食，限制酒和含糖食物的摄入。年过 40 岁者即使血脂不高，也应避免多食动物性脂肪和含胆固醇较高的食物，如肥肉、动物内脏、墨鱼、骨髓、猪油、蛋黄、蟹黄、鱼子、奶油及其制品等。血脂增高者，应食用低胆固醇、低动物脂肪食物，如各种瘦肉、禽肉、鱼肉、蛋白、豆制品等。已确诊为冠心病者，严禁暴饮暴食，以免诱发心绞痛、心肌梗死。合并高血压或心衰者，应限制食盐。提倡饮食清淡，多食含维生素 C（如新鲜蔬菜、瓜果）和植物蛋白（如豆类及其制品）的食物，以植物油（如豆油、菜籽油、麻油、玉米油等）为食用油。

有利于冠心病的中药有党参、茯神、刺蒺藜、丹参、麦冬、郁金、贝母、柏子仁、女贞子、淮山药、牡蛎、墨旱莲、甘草等；适于冠心病的食物有大米、白面、木耳、银耳、海带、黄豆、猪心、羊心、鸡肉、鸡肝、蛋及蔬菜类、海鲜类等。

参枣茶

用料 红参 6 克，大枣 6 枚，甘草 3 克，桂枝 6 克，当归 3 克，红糖 20 克。

制作方法 ❶红枣去核；红参、甘草切片；桂枝洗净；把桂枝、甘草用纱布袋包装扎口。❷把药袋、红参、红枣、当归同放炖杯内，加水 200 毫升，用中火烧沸，文火煎煮 40 分钟。❸除去药包，留红枣、红参、当归和药汁，加入红糖拌匀即成。

食用方法 每天 3 次，每次服 1/3。

功效 祛寒补血。适用于血虚寒闭型冠心病病人。

二参红枣饮

用料　党参 10 克，北沙参 10 克，红枣 5 枚。

制作方法　❶ 红枣去核；党参、沙参切片。❷ 把红枣、党参、沙参放入炖杯内，加水 200 毫升。❸ 用中火烧沸，再用文火煮 15 分钟即成。

食用方法　代茶饮。

功效　益胃生津，补气补血。适用于气血两虚型冠心病病人。

甘菊饮

用料　菊花 6 克，甘草 3 克，白糖 30 克。

制作方法　❶ 菊花去杂质，洗净；甘草洗净，切薄片。❷ 把菊花、甘草放入碗内，加水 30 毫升。用中火烧沸，再用文火煮 15 分钟，过滤，除去药渣，留汁。❸ 在药汁内加入白糖、拌匀即成。

食用方法　代茶饮用。

功效　滋补心肝，理气明目。适用于心肝失调及冠心病病人。

红枣洋参饮

用料　红枣 10 枚，西洋参 10 克，冰糖 5 克。

制作方法　❶ 把红枣洗净，去核；西洋参洗净切片。❷ 把红枣、西洋参放入炖杯内，加水 100 毫升，放入冰糖。❸ 把炖杯置中火上烧煮 15 分钟即成。

食用方法　每天饮 50 毫升。

功效　补气血，宁心神。适用于气血两虚型冠心病病人。

莱菔子白糖饮

用料　莱菔子 15 克，白糖 30 克。

制作方法　❶ 莱菔子洗净，放入炖杯内，加水 200 毫升。❷ 用武火烧沸，再用文火煮 25 分钟，滤去莱菔子，留汁。❸ 在莱菔子汁内加入白糖，拌匀即成。

食用方法　代茶饮用。

功效　化痰祛瘀。适用于痰瘀型冠心病病人。

丹参红花白糖饮

用料　丹参 9 克，红花 9 克，田七 3 克（另包），沉香 3 克（另包），琥珀 3 克（另包），白糖 15 克。

制作方法　❶ 把丹参洗净，切片；红花洗净；放入炖杯内，加清水 100 毫升。田七、沉香、琥珀打成细粉。❷ 把装有丹参、红花的炖杯放中火上，烧沸，用文火煎煮 25 分钟，滗出汁液，再加水 50 毫升，再煎 20 分钟，除去药渣，将两次药液合并，放入白糖搅匀。❸ 把田七、沉香、琥珀粉混匀与药液同服。

食用方法　每天 2 次，早、晚服用，1 剂分 2 次服完。

功效　活血化瘀，补养肝肾。适用于瘀阻心络型冠心病病人。

三红粥

用料　红花 6 克，红枣 6 枚，红糖 20 克，大米 100 克。

制作方法　❶ 红花洗净；红枣去核，洗净；大米淘洗干净。❷ 把大米、红花、红枣、红糖同放入电饭煲内，加水 1000 毫升，如常规将粥煲熟即成。

食用方法　每天 1 次，早餐食用，每次食用 50 克。

功效　活血化瘀。适用于瘀阻心络型冠心病病人。

红花鱼头豆腐汤

用料　鱼头（肥大者）1 个，豆腐 200 克，红花 6 克，白菜 200 克，绍酒 10 毫升，盐 5 克，姜 5

克，葱 10 克，鸡汤 1000 毫升。

制作方法 ❶鱼头洗净，去鳃；红花洗净；豆腐切成 4 厘米见方的块；白菜洗净，切成 4 厘米的段；姜拍松，葱切段。❷把鱼头放入炖锅内，加入红花、豆腐、白菜、绍酒、盐、葱、姜和鸡汤。❸用武火烧沸，再用文火炖煮 50 分钟即成。

食用方法 每天 1 次，分 2 次服完，佐餐服用。

功效 祛瘀，通络，补气血。适用于瘀阻心络型冠心病病人。

橘络红花燕窝汤

用料 橘络 10 克，红花 6 克，丹参 6 克，红枣 6 枚，燕窝 10 克，红糖 10 克，鸡汤 150 毫升。

制作方法 ❶燕窝用温热水发透，用镊子夹去燕毛；红枣去核，丹参切片，橘络洗净。❷将燕窝、橘络、红花、丹参、红枣放入蒸杯内，同时放入红糖，加入鸡汤。❸把蒸杯置蒸笼内，用武火大汽蒸 35 分钟即成。

食用方法 每天 1 次，每次 1 杯。

功效 活血化瘀，滋阴养颜。适用于瘀阻心络型冠心病病人。

川贝水晶梨

用料 水晶梨 2 个，川贝母 10 克，陈皮 3 克，冰糖 20 克，糯米 20 克。

制作方法 ❶把梨从蒂下 1/3 处切下，当盖，挖去梨心。川贝母研成细粉，陈皮切丝，糯米蒸熟，冰糖打成屑。❷把糯米饭、冰糖、川贝粉、陈皮丝装入水晶梨内在蒸杯内加入清水（约 150 毫升）。❸把盛梨的蒸杯置武火上蒸 45 分钟即成。

食用方法 每天 1 次，每次食梨 1 个，喝汤。

功效 润肺化痰，行气活血。适用于痰瘀内滞型冠心病病人。

杏仁薤白雪蛤羹

用料 雪蛤膏 5 克，杏仁 12 克，薤白 10 克，冰糖 20 克。

制作方法 ❶把杏仁、薤白放入盆内洗净；雪蛤膏用温水发透，除筋膜和黑仔；冰糖打碎。❷把雪蛤、杏仁、薤白、冰糖同放蒸杯内，加清水 150 毫升。❸将蒸杯置蒸笼内，用武火大汽蒸 45 分钟即成。

食用方法 每 2 日 1 次，每次 1 杯。

功效 滋阴补血，止咳化痰。适用于痰瘀型冠心病病人。

川贝雪梨粥

用料 川贝母 12 克，雪梨 1 个，大米 50 克。

制作方法 ❶把川贝洗净，去杂质；雪梨洗净，去皮和核，切成 1 厘米见方的小块；大米淘洗干净。❷把大米、川贝母、梨放入锅内，加水 500 毫升。❸用武火烧沸，再用文火煮 40 分钟即成。

食用方法 每天 1 次，当早餐食用。

功效 清热止渴，祛痰化瘀。适用于痰瘀型冠心病病人。

百合玉竹粥

用料 百合 20 克，玉竹 20 克，大米 100 克。

制作方法 ❶把百合洗净，撕成瓣状，玉竹切成 4 厘米长的段，大米淘洗干净。❷把百合、玉竹放入锅内，加入大米，加水 1000 毫升。❸用武火烧沸，再用文火煮 45 分钟即成。

食用方法 每天 1 次，当早餐食用。

功效 滋阴润燥，生津止渴。适用于心肝失调及冠心病病人。

淮山萝卜粥

用料 淮山药 12 克，白萝卜 100 克，大米 50 克。

制作方法 ❶把萝卜洗净，切成 3 厘米见方的块；大米淘洗干净，放入锅内。淮山药片也同放锅内。❷在锅内加水 1000 毫升，用武火烧沸，再用文火煮 45 分钟即成。

食用方法 每天 1 次，早餐食用。

功效 生津、祛痰、活血、化瘀。适用于痰瘀内滞型冠心病病人。

天麻蒸鸡蛋

用料 鸡蛋 1 个，天麻 10 克，盐 5 克，芝麻油 5 毫升，酱油 10 毫升，葱 5 克。

制作方法 ❶把鸡蛋打入蒸盆内，葱切花，天麻烘干打成细粉。❷把葱花、天麻粉、盐、芝麻油放入鸡蛋蒸盆内，拌匀，加适量清水。❸把蒸盆置蒸笼内，用武火大汽蒸 15 分钟即成。

食用方法 每天 1 次，佐餐食用。

功效 补养肝肾，养心安神。适用于心肝失调及冠心病病人。

妙香舌片

用料 猪舌 1 根，酸枣仁 12 克，冬菇 30 克，葱 10 克，黑木耳 20 克，酱油 10 毫升，盐 5 克，绍酒 10 毫升，生粉 20 克，姜 5 克，素油 50 毫升。

制作方法 ❶把酸枣仁烘干，研成细粉；猪舌洗净，用沸水焯透，刮去外层皮膜，切薄片；黑木耳发透，洗净，去蒂，撕成瓣状；葱切段，姜切丝；冬菇洗净，去根蒂，切片。❷把猪舌放碗内，加入酸枣仁粉、绍酒、盐、酱油、生粉、姜、葱用所准备的一半，加适量水调成稠状，待用。❸把炒锅放在中火上烧热，加入素油，烧至六成熟时，下入姜、葱爆香，再下入腌渍之舌片，翻炒 2 分钟，下入黑木耳、冬菇，炒熟即成。

食用方法 每天 1 次，每次吃猪舌 50 克，吃黑木耳。

功效 滋补肝肾，宁心安神。适用于心肝失调、心悸多梦及冠心病病人。

瓜蒌半夏蒸乳鸽

用料 乳鸽 1 只，瓜蒌 10 克，半夏 6 克，薤白 10 克，绍酒 10 毫升，葱 10 克，姜 5 克，盐 5 克，鸡汤 30 毫升。

制作方法 ❶把瓜蒌、半夏、薤白洗净，放入炖杯内，加水 50 毫升，在中火上煮沸 25 分钟，去药渣留汁，待用。❷乳鸽宰杀后，去毛、内脏、爪；姜拍松，葱切段。❸把乳鸽放入蒸杯内，加入绍酒、盐、姜、葱、药汁和鸡汤。❹把蒸杯置蒸笼内，用武火大汽蒸 35 分钟即成。

食用方法 每 3 天食 1 只，喝汤。

功效 活血化瘀，祛痰通络。适用于痰瘀内滞型冠心病病人。

党参佛手猪心汤

用料 猪心 1 个，党参 15 克，佛手 10 克，黄酒 10 毫升，素油 30 毫升，姜 5 克，葱 10 克，盐 5 克，菜胆 100 克，上汤 500 毫升。

制作方法 ❶党参润透切片；佛手切片；猪心洗净切片；姜拍松，葱切段；菜胆洗净，切成 4 厘米长的段。❷将炒锅置中火上烧热，加入素油，烧至六成熟时，下入姜、葱炒香，加入上汤。烧沸，加入猪心、党参、佛手，放黄酒煮 15 分钟，下入菜胆、盐，烧沸煮 3 分钟即成。

食用方法 每天 1 次，每次食猪心 20 克，吃菜胆，喝汤。

功效 宣痹通阳，化痰祛瘀。适用于痰瘀型冠心病病人。

丹参川贝炖鸡

用料 鸡肉 200 克，川贝母 10 克，丹参 10 克，冬菇 20 克，黄酒 10 毫升，盐 5 克，葱 10 克，姜 5 克，上汤 400 毫升。

制作方法 ❶鸡肉洗净，切成 4 厘米见方的块；冬菇润透，洗净，切成两半；丹参润透，切成

3 厘米长的段；姜拍松，葱切段。❷把鸡肉、丹参、川贝母、冬菇、黄酒、盐、姜、葱放入锅内，加入上汤，用武火烧沸，再用文火煮 1 小时即成。

食用方法　每天 1 次，每次食鸡肉 30 克，喝汤。

功效　活血通阳，止咳祛瘀。适用于痰瘀型冠心病病人。

归参鸡

用料　仔鸡 1 只，当归 9 克，党参 15 克，红枣 10 枚，绍酒 10 毫升，姜 5 克，葱 10 克，盐 5 克。

制作方法　❶把当归洗净，党参洗净切片；仔鸡宰杀后，去毛、内脏及爪；姜拍松，葱切段；红枣去核。❷把鸡放在炖锅内，加入当归、党参、绍酒、姜、葱、盐、红枣，注入清水 2000 毫升。❸用武火烧沸，再用文火炖煮 50 分钟即成。

食用方法　每天 1 次，佐餐食用，每次吃鸡肉 50 克，喝汤。

功效　补中益气，补气补血。适用于气血两虚型冠心病病人。

虫草蒸鹌鹑

用料　鹌鹑 1 只，虫草 10 克，红枣 10 枚，黄酒适量，盐 5 克，葱 10 克，姜 5 克，鸡汤 200 毫升。

制作方法　❶虫草用酒浸泡 30 分钟；红枣去核；鹌鹑宰杀后，去毛、内脏及爪；姜拍松，葱切段。❷把虫草、鹌鹑、红枣、姜、盐、葱放入蒸杯内，加入鸡汤。❸把蒸杯置蒸笼内，武火大汽蒸 50 分钟即成。

食用方法　每天 1 次，食鹌鹑，喝汤，吃虫草和红枣。

功效　补虚损，益气血。适用于气血两虚型冠心病病人。

红枣莲米燕窝羹

用料　燕窝 10 克，红枣 5 枚，莲米 15 克，冰糖 10 克。

制作方法　❶把燕窝用温水发透，用镊子夹去燕毛及杂质；红枣去核，莲米洗净去心；冰糖打碎。❷把莲米、红枣、燕窝、冰糖同放蒸杯内，加入清水 200 毫升，蒸 1 小时即成。

食用方法　每天 1 次，每次 1 杯。

功效　滋阴健脾，补气补血。适用于气血两虚型冠心病病人。

鲜人参滑鸡煲

用料　鸡肉 200 克，鲜人参 20 克，鲜蘑菇 50 克，黑木耳 30 克，葱 10 克，姜 5 克，盐 5 克，酱油 10 毫升，鸡蛋 1 个，生粉 20 克，素油 150 毫升（实耗 50 毫升），鸡汤 300 毫升。

制作方法　❶把鲜人参洗净，顺刀薄片；鸡肉洗净，切成 4 厘米见方的块；鲜蘑菇洗净，切片；黑木耳水发，去蒂，撕成瓣状；姜拍松，葱切段。❷鸡肉放入碗中，把鸡蛋打入，加酱油、生粉、盐拌匀成稠状，待用。❸把锅置中火上烧热，加入素油，烧至六成熟时，下入鸡块滑透，用漏勺捞起，沥干油，待用。❹把油倒出，留 30 毫升，再烧热，下入姜、葱煸香，下入滑过的鸡块和蘑菇、鲜人参、黑木耳，加入鸡汤，用文火煲 30 分钟即成。

食用方法　每天 1 次，佐餐食用。

功效　补气补血。适用于气血两虚型冠心病病人。

归芪蒸鳗鱼

用料　鳗鱼 1 尾（500 克），当归 9 克，黄芪 18 克，黄酒适量，盐 5 克，葱 5 克，姜 5 克，酱油 10 毫升，冬菇 30 克，芝麻油 5 毫升，上汤 30 毫升。

制作方法　❶把当归洗净、切片；黄芪润透切片；鳗鱼洗净，去腮及内脏，剁成连接的 5 厘米长的段；葱切段，姜切丝；冬菇切成两半。❷把鳗鱼放在蒸盆内，用酱油、盐、葱、姜、黄酒腌渍 30 分钟，再加入黄芪、当归片，加入上汤。把冬菇放在鳗鱼上。❸把盛有鳗鱼的蒸盆置蒸笼内，用武火大汽蒸 35 分钟即成。

食用方法 每天 1 次，食鳗鱼喝汤。佐餐食用。

功效 益气和中，气血双补。适用于气血两虚型冠心病病人。

参枣米饭

用料 党参 15 克，红枣 10 枚，大米 500 克。

制作方法 ❶把党参烘干，打成细粉；红枣洗净，去核；大米淘洗干净，待用。❷把大米、红枣、党参粉放入电饭煲内，加水适量，如常规将饭煲熟即成。

食用方法 每天 1 次，当主食服用。

功效 生津除烦，双补气血。适用于气血两虚型冠心病病人。

首乌红枣粥

用料 何首乌 10 克，红枣 10 枚，党参 15 克，大米 100 克，红糖 30 克。

制作方法 ❶何首乌烘干，打成细粉；红枣去核；党参切片；大米淘洗干净。❷把大米、何首乌粉、红枣放入锅内，加水适量，再放入党参片。❸用武火烧沸，再用文火煮 30 分钟后，下入红糖，拌匀，烧沸，煮至粥熟即成。

食用方法 每天 1 次，早餐单食，每次食 50 克。吃党参、红枣和粥。

功效 补气血、益肝肾。适用于气血两虚型冠心病病人。

桂枝人参粥

用料 桂枝 6 克，红参 6 克，当归 3 克，甘草 3 克，红枣 6 枚，大米 100 克，红糖 20 克。

制作方法 ❶把桂枝、当归、甘草放入炖杯内，加清水 50 毫升，用中火煎煮 25 分钟，除去药渣，留汁，待用。❷红参切片，红枣去核，放入电

饭煲内；米淘洗干净，同药汁一同放入电饭煲内，再加水 1200 毫升，把粥煲熟，加入红糖拌匀即成。

食用方法 每天 1 次，当早餐食用。

功效 祛寒补血，宣痹通阳。适用于血虚寒闭型冠心病病人。

姜葱滑鸡煲

用料 鸡肉 200 克，当归 6 克，肉桂 6 克，红枣 6 枚，火腿肉 50 克，冬菇 20 克，胡萝卜 50 克，姜 10 克，葱 10 克，盐 5 克，鸡汤 30 毫升，素油 50 毫升。

制作方法 ❶把当归、肉桂洗净，红枣洗净去核；鸡肉、火腿肉、胡萝卜切成 4 厘米见方的块；姜拍松，葱切段；冬菇洗净，切成两半。❷炒锅置武火上烧热，加入素油，烧至六成熟时，下入姜、葱爆香。下入鸡肉、冬菇、当归、肉桂、红枣、胡萝卜、火腿肉，炒匀。加入鸡汤和盐，用文火煲至浓稠即成。

食用方法 每天 1 次，佐餐食用，每次吃鸡肉 50 克，随意食冬菇、胡萝卜、红枣和当归。

功效 补气血，祛寒闭。适用于血虚寒闭型冠心病病人。

桃仁旋覆花鸡

用料 鸡 1 只，桃仁 9 克，旋覆花 9 克，沉香 4 克，田七 5 克，黄酒 10 毫升，葱 10 克，姜 5 克，盐 5 克，上汤 1000 毫升。

制作方法 ❶桃仁去皮尖；旋覆花洗净；沉香打粉；田七打粉；鸡宰杀后，去毛、内脏及爪，洗净；姜切丝，葱切段。❷鸡放在蒸盆内，把盐、黄酒抹在鸡身上，把桃仁、旋覆花、葱、沉香、田七、姜放入鸡腹内，加入上汤。❸把盛鸡的蒸盆置蒸笼内，蒸 1 小时即成。

食用方法 每天 1 次，每次食 50 克，吃鸡肉，喝汤。

功效 滋补气血，活血化瘀。适用于瘀阻心络

型冠心病病人。

生姜当归羊肉汤

用料　羊肉 100 克，生姜 10 克，当归 6 克，黄酒 10 毫升，葱 10 克，盐 5 克。

制作方法　❶ 把羊肉洗净，切成 4 厘米见方的块；当归洗净切片；生姜洗净切片；葱切花。❷ 把羊肉、生姜、当归、黄酒、葱、盐放入炖锅内，加水 1000 毫升；用武火烧沸，再用文火炖煮 50 分钟即成。

食用方法　每天 1 次，每次食羊肉 50 克，喝汤。

功效　祛寒宣痹，滋补气血。适用于血虚寒闭型冠心病病人。

党参当归煲虾球

用料　虾仁 200 克，党参 10 克，当归 9 克，粉丝 50 克，生粉 30 克，酱油 10 毫升，盐 5 克，鸡蛋 1 个，菜胆 200 克，鸡汤 500 毫升。

制作方法　❶ 党参、当归烘干，打成细粉；虾仁洗净，捣成虾泥；菜胆洗净，切成 4 厘米长的段。❷ 把虾仁泥、党参粉、当归粉、盐、酱油放入盆内，打入鸡蛋，拌成稠状，制成丸子。❸ 把锅置炉上，加入鸡汤，放入粉丝，烧沸，加入虾球和菜胆，煮熟即成。

食用方法　每天 1 次，每次食虾球 30 克，喝汤。

功效　祛寒补气，温肾壮阳。适用于血虚寒闭型冠心病病人。

附片羊肉汤

用料　羊肉 200 克，附片 10 克，生姜 5 克，葱 10 克，胡椒 3 克，盐 5 克。

制作方法　❶ 将制附片用纱布袋装上扎口，另先煮 1 小时，待用；羊肉用清水洗净，入沸水锅，加姜、葱一半，焯至断红色，起锅去骨，沥干水分，切成 3 厘米见方的块；再入清水中浸漂去血水，骨头拍破；姜洗净拍松，葱切段。❷ 把锅注入清水 1000 毫升，置于武火上，下入姜、葱、胡椒、羊肉、盐，再加入熟附片药袋和药液。先用武火加热 30 分钟，再改用文火炖煮 1 小时即成。

食用方法　每天 1 次，吃羊肉、附片，喝汤。

功效　温脾胃、补气血，温肾助阳，逐寒止痛。适用于血虚寒闭型冠心病病人。

人参麦冬炖瘦肉

用料　猪瘦肉 50 克，人参 10 克，麦冬 10 克，五味子 6 克，冬菇 30 克，姜 5 克，葱 10 克，盐 5 克，鸡汤 600 毫升。

制作方法　❶ 把人参洗净、润透、切片；麦冬洗净去心；五味子洗净；冬菇洗净，切成两半；姜拍松，葱切段；猪肉切 4 厘米见方的块。❷ 把猪瘦肉放入炖锅内，加入冬菇、姜、葱、盐、人参、麦冬、五味子，注入鸡汤。❸ 用武火烧沸，再用文火煮 1 小时即成。

食用方法　每天 1 次，佐餐食用。

功效　活血清热，滋阴养心。适用于心阴虚型冠心病病人。

大枣桂枝炖牛肉

用料　牛肉 100 克，大枣 10 枚，桂枝 9 克，胡萝卜 200 克，黄酒 10 毫升，葱 10 克，姜 5 克，盐 5 克，上汤 1000 毫升。

制作方法　❶ 把大枣洗净去核，桂枝洗净；牛肉洗净，切成 4 厘米见方的块；胡萝卜洗净，也切成 4 厘米见方的块；姜拍松，葱切段。❷ 把牛肉、大枣、桂枝、胡萝卜、黄酒、葱、姜、盐放入炖锅内，加入上汤。❸ 用武火烧沸，再用文火炖煮 1 小时即成。

食用方法　每天 1 次，佐餐食用。每次食牛肉 50 克，喝汤，吃萝卜。

功效　祛寒补血。适用于用于血虚寒闭型冠心病病人。

人参灵芝煲兔肉

用料 兔肉 100 克，人参 10 克，灵芝 10 克，绍酒 10 毫升，盐 5 克，葱 10 克，姜 5 克，生素油 30 毫升，上汤 400 毫升。

制作方法 ❶ 人参润透切片，灵芝润透切片；兔肉洗净，切成 3 厘米见方的块；葱切段，姜拍松。❷ 把人参、灵芝、兔肉放入碗内，加入绍酒、盐拌匀，腌渍 30 分钟。❸ 把锅置中火上，加入素油，烧至六成熟时，下入兔肉，加入上汤，加入人参、灵芝片、姜、葱、盐，用武火烧沸，文火煲 25 分钟即成。

食用方法 每天 1 次，每次食兔肉 30 克，吃人参（灵芝可不吃弃去）。

功效 滋阴养心，补益气血，疏肝行气。适用于心肝失调及冠心病病人。

天麻首乌炒肝心

用料 猪肝 50 克，猪心 50 克，天麻 10 克，何首乌 15 克，绍酒 10 毫升，鸡蛋 1 个，葱 10 克，姜 5 克，鸡汤 100 毫升，生粉 20 克，素油 50 毫升，花菜 100 克。

制作方法 ❶ 把天麻、首乌烘干，研成细粉；猪肝洗净切片；猪心切成两半，除去血管，切片；花菜洗净，撕成大朵花；姜切丝，葱切段。❷ 把猪心片、肝片放入碗内，加入生粉，打入鸡蛋，加一半姜、葱，注入少许鸡汤拌匀，待用。❸ 把炒锅置武火上，加入素油，烧至六成熟时，下入葱、姜爆香，下入猪肝、猪心片，放绍酒，加入首乌、天麻粉，炒匀，然后加入花菜和剩下鸡汤，待花菜熟透即成。

食用方法 每天 1 次，每次吃猪肝、猪心 30 克，随意食花菜。

功效 滋补肝心，宁心安神。适用于心肝虚损及心脏病病人。

陈皮参芪煲猪心

用料 猪心 1 个，陈皮 3 克，党参 15 克，黄芪 15 克，绍酒适量，盐 5 克，胡萝卜 100 克，生素油 30 毫升，鸡汤 30 毫升。

制作方法 ❶ 把陈皮、党参、黄芪洗净，陈皮切成 3 厘米见方的块，党参切片，黄芪切片；胡萝卜切成 4 厘米见方的块；猪心洗净，切成 3 厘米见方的块。❷ 把锅置中火上烧热，加入素油，烧至六成熟时，加入猪心、胡萝卜、绍酒、盐、党参、陈皮、黄芪，加入鸡汤，烧沸，再用文火煲至浓稠即成。

食用方法 每天 1 次，每次食猪心 30 克，胡萝卜 50 克。

功效 补心气，益气血，疏肝解郁。适用于心肝失调及冠心病病人。

桂香卤牛肉

用料 牛肉 500 克，肉桂 6 克，丁香 3 克，八角 6 克，草果 1 个，红糖 30 克，素油 50 毫升，鸡汤 1500 毫升，盐 20 克，姜 5 克，葱 10 克。

制作方法 ❶ 把锅烧热，加入素油，烧至六成熟时，加入葱、姜、红糖、盐和鸡汤。随即加入肉桂、丁香、八角、草果。用武火烧沸，煮 30 分钟。❷ 把牛肉洗净，切成大块，放入锅内卤制 1 小时即成。

食用方法 每天 1 次，佐餐食用，每次食牛肉 30 克。

功效 温肾养血，祛寒止痛。适用于血虚寒闭型冠心病病人。

田七红花蒸乳鸽

用料 乳鸽 1 只，田七 5 克，红花 6 克，绍酒 10 克，盐 5 克，葱 10 克，姜 5 克，酱油 10 克，红糖 5 克，菜胆 100 克，鸡汤 200 毫升。

制作方法 ❶ 田七打成细粉，红花洗净；乳鸽宰杀后，去毛、内脏及爪；姜切丝，葱切段；菜胆切成 4 厘米长的节。❷ 把乳鸽放入蒸杯内，加入绍酒、酱油、红糖、姜、葱、盐，腌渍 30 分钟，放入田七、红花、菜胆，加入鸡汤。❸ 把蒸杯置蒸笼内，用武火大汽蒸 50 分钟即成。

食用方法　每天 1 次，每次吃半只乳鸽，喝汤，食菜胆。佐餐或单食。

功效　活血化瘀，滋补气血。适用于瘀阻心络型冠心病病人。

桂枝乳鸽

用料　乳鸽 1 只，桂枝 6 克，生姜 5 克，甘草 3 克，大枣 6 枚，黄酒 10 毫升，盐 5 克，胡椒 3 克，葱 5 克，酱油 10 毫升，鸡汤 30 毫升。

制作方法　❶ 把乳鸽宰杀后，去毛、内脏及爪，用沸水焯一下捞起，抹上盐、黄酒、酱油、胡椒、腌渍 30 分钟，待用。❷ 将乳鸽放入蒸杯内，加入鸡汤，放入桂枝、生姜、甘草、大枣。把蒸杯放入蒸笼内蒸 50 分钟即成。

食用方法　每天 1 次，吃半只乳鸽，喝汤。

功效　祛寒补血。适用于血虚寒闭型冠心病病人。

茯苓五味粥

用料　茯苓 10 克，五味子 6 克，大米 100 克。

制作方法　❶ 大米淘洗干净，茯苓打成细粉，五味子洗净。❷ 把大米放入电饭煲内，加入茯苓粉、五味子。加水 1500 毫升。如常规煮熟即成。

食用方法　每天 1 次，每次食粥 1/2。

功效　除湿健脾，滋养心气。适用于心气不足型冠心病病人。

竹参心子

用料　猪心 1 个，玉竹 10 克，生姜 5 克，葱 10 克，盐 5 克，花椒 2 克，芝麻油 3 毫升，鸡汤 30 毫升。

制作方法　❶ 玉竹洗净，切成 4 厘米长的节；猪心洗净，切成薄片；姜切丝，葱切段。❷ 把猪心放入碗内，加入盐、葱、姜、芝麻油、花椒、拌匀，腌渍 30 分钟。❸ 把鸡汤注入炖锅内，加入猪心、玉竹，用武火烧沸，文火炖煮 30 分钟即成。

食用方法　每天 1 次，每次吃猪心 30 克，喝汤，吃玉竹。

功效　补心气，养心阴，疏肝解郁。适用于心气不足、阴亏肝郁型冠心病病人。

柏子仁猪心汤

用料　猪心 1 个，柏子仁 10 克，大枣 10 枚，山药 10 克，黄酒 10 克，姜 5 克，葱 10 克，盐 5 克，鸡汤 500 毫升。

制作方法　❶ 柏子仁洗净，大枣去核，山药切片，猪心洗净，用沸水焯一下，捞起切片。姜拍松，葱切花。❷ 把猪心片装入碗内，加入黄酒、姜、葱、盐腌渍 30 分钟。

食用方法　每天 1 次，每次食猪心 20 克，喝汤。

功效　滋补气血，养心安神。适用于心气不足型冠心病病人。

柏子仁蒸仔鸡

用料　仔鸡 1 只，柏子仁 10 克，麦冬 10 克，党参 15 克，黄酒 1 毫升，酱油 10 克，姜 5 克，葱 10 克，上汤 300 毫升。

制作方法　❶ 把仔鸡宰杀后，去毛、内脏及爪；麦冬洗净去心，党参切片。❷ 把鸡放入蒸盆内，加入黄酒、酱油、姜、葱、柏子仁、麦冬、党参，加入上汤。❸ 把蒸盆置蒸笼内，武火大汽蒸 50 分钟即成。

食用方法　每天 1 次，每次食鸡肉 50 克，吃党参、麦冬，喝汤。

功效　滋阴补气，宁心安神。适用于心气不足、阴亏肝郁型冠心病病人。

何首乌煲鸡蛋

用料　鸡蛋2个，何首乌10克，盐5克，芝麻油5克，鸡汤200毫升。

制作方法　❶把何首乌烘干，打成细粉；鸡蛋煮熟，去壳。❷把鸡蛋放入锅内，加入鸡汤，加入何首乌粉，再放入盐，用文火煲15分钟即成（食用时加入芝麻油）。

食用方法　每天1次，每次吃鸡蛋1个，喝汤。

功效　补肝肾，益精血。适用于阴亏肝郁型冠心病病人。

丹参蒸石斑鱼

用料　石斑鱼1尾（500克），丹参6克，麦冬6克，郁金6克，山药10克，黄酒10毫升，葱10克，姜5克，盐5克，鸡汤30毫升。

制作方法　❶石斑鱼去鳃、鳞、内脏，洗净；丹参润透切片；麦冬洗净，去心；郁金切片；山药切片；葱切段，姜切丝。❷把郁金、丹参装入炖杯内，加水50毫升，煮沸，文火炖熬30分钟，去渣留药汁液；山药、麦冬蒸熟，待用。❸石斑鱼放在蒸盆内，把黄酒、葱、姜、盐抹在石斑鱼身上，再把丹参、郁金汁液倒在蒸盆内，鱼上面放上山药片和麦冬，加入鸡汤。❹把盛鱼的蒸盆置武火上蒸15分钟即成。

食用方法　每天1次，每次吃鱼50克，佐餐食用。

功效　滋补肝肾，调理心气。适用于心气不足、阴亏肝郁型冠心病病人。

3.9.2　慢性肺源性心脏病

慢性肺源性心脏病（简称肺心病）是中、老年人的一种常见病和多发病。本病是由肺部的慢性病变引起肺的结构和功能异常，使肺血管阻力增加，肺动脉压力增高，最终导致右心功能障碍或衰竭的一种心脏病。引发本病的最常见原因有慢性支气管炎、支气管哮喘和支气管扩张等慢性支气管疾病。本病常见的症状包括咳喘、咳痰、心悸、气短、发绀及桶状胸、上腹部见心脏搏动、颈静脉曲张、下肢水肿、腹水、肝肿大、肺部干湿性啰音等。

慢性肺心病属中医"咳喘""心悸"等范畴。多由六淫外感、七情所伤、水液潴留、痰热内蕴及饮食劳倦，导致肺、心、肾、脾的功能失调和实质损害、气血亏损、阴阳失调而致。

肺心病病人的饮食应清淡，营养价值要高，蛋白质供应要充足，一般可多食用高蛋白质食物，如鸡蛋、牛奶、鱼虾、禽类、豆类及豆制品等；避免高脂肪饮食，如脑髓、鱼子等；尽量选用植物油，如大豆油、花生油、菜籽油等；尽可能摄取含淀粉为主的糖类，避免食用大量的红糖、白糖和葡萄糖，以免加重心脏负担；多食用含钙量较高而又易被吸收的食物，如豆类、虾皮、海带、芝麻等；充分补充含有丰富维生素和纤维素的食物，如新鲜蔬菜、瓜果等；控制钠盐的摄入，尤其是心力衰竭者，应忌酒和烟。

适于本病的中药有熟附片、熟地黄、磁石、核桃仁、山茱萸、生山药、五味子、紫石英、冬虫夏草、人参、沉香、胎盘粉（紫河车粉）等。适于本病的食物有猪肉、牛肉、羊肉、禽蛋、蔬菜、水果、海鲜等。

人参五味子核桃饮

用料　人参10克，五味子9克，核桃仁（连衣）10克，白糖10克。

制作方法　❶把人参润透，切片；五味子洗净，去杂质；核桃仁洗净。❷把人参、五味子、核桃仁放入炖锅内，加水150毫升。❸用中火烧沸，再用文火炖煮35分钟，加入白糖搅匀即成。

食用方法　每天2次，每次饮50毫升，吃人参、核桃仁，喝汤。

功效　补肺肾，益气血。适用于肾不纳气型肺心病病人。

杏仁粥

用料 杏仁 10 克，川贝母 6 克，大米 100 克。

制作方法 ❶杏仁去皮尖，川贝母洗净，大米淘洗干净。❷把大米、杏仁、川贝母放入锅内，加清水 1000 毫升。❸用武火烧沸，文火煮 45 分钟即成。

食用方法 每天 2 次，早晚服用，每次食 50 克。

功效 清热解毒，祛痰止咳。适用于肺心病咳嗽明显病人。

燕窝粥

用料 燕窝 10 克，冰糖 10 克，大米 100 克。

制作方法 ❶燕窝用水发后，用镊子夹去燕毛；大米淘洗干净，冰糖打碎。❷把大米放入锅内，加水 800 毫升，用武火烧沸，加入冰糖、燕窝，再用文火煮 45 分钟即成。

食用方法 每天 1 次，每次吃粥 50 克。

功效 润肺止咳。适用于肺心病咳喘偏阴虚的病人。

冰糖银耳羹

用料 银耳 20 克，川贝母 6 克，杏仁 10 克，冰糖 15 克。

制作方法 ❶杏仁去皮尖，银耳发透去蒂，撕成瓣状；川贝母洗净，去杂质；冰糖打碎，待用。❷杏仁、银耳、川贝母、冰糖放入炖锅内，加水 30 毫升。❸用武火烧沸，再用文火煮 1 小时即成。

食用方法 每天 2 次，吃银耳、喝羹。

功效 润肺止咳，清热平喘。适用于肺心病咳喘病人。

贝母水晶梨

用料 梨 2 个，贝母 10 克，陈皮 6 克，杏仁 10 克，冰糖 12 克。

制作方法 ❶贝母研成末，陈皮切成小颗粒，杏仁打粉；梨洗净去核，切成月牙形；冰糖打碎。❷把梨、贝母、杏仁、陈皮、冰糖同放蒸盆内，加清水 100 毫升。❸把蒸盆放蒸笼内，用武火大汽蒸 50 分钟即成。

食用方法 每天 1 次，吃梨喝汤。

功效 清热解毒，止咳平喘。适用于肺心病咳喘明显时。

南沙参炖猪肺

用料 猪肺 1 具，南沙参 15 克，黄酒 10 毫升，姜 5 克，葱 10 克，盐 5 克。

制作方法 ❶把南沙参洗净，切片；猪肺洗净，切成 4 厘米见方的块；姜切片，葱切段。❷把猪肺放入炖锅内，加入黄酒、姜、葱、盐、南沙参，加水 2000 毫升。❸用武火烧沸，再用文火炖煮 50 分钟即成。

食用方法 每天 1 次，每次吃猪肺 50 克，喝汤。

功效 补肺，平喘。适用于肺心病咳嗽病人。

杏仁煲萝卜

用料 萝卜 500 克，杏仁 10 克，川贝母 10 克，姜 5 克，葱 10 克，盐 5 克，素油 50 毫升。

制作方法 ❶杏仁去皮尖；川贝母洗净，去杂质；萝卜洗净，切成 4 厘米见方的块；姜切片，葱切段。❷把锅置中火上烧热，加入素油，烧至六成熟时，加入姜、葱爆香，加入萝卜块，加水 500 毫升，放入盐、杏仁、川贝母，用文火煲至浓稠即成。

食用方法 每天 1 次，每次随意吃萝卜喝汤。

功效 清肺热，止咳喘。适用于肺心病咳喘痰多病人。

杏仁糊

用料 杏仁 20 克，藕粉 100 克，面粉 100 克，白糖 15 克。

制作方法 ❶杏仁去皮尖，打粉，同藕粉混匀。❷面粉置热锅内炒熟，晾凉，与藕粉、杏仁粉、白糖混匀，加入清水 400 毫升，搅匀。❸把锅置武火上烧热，加入清水 100 毫升，烧沸，将已配制好的藕粉、杏仁粉、面粉、白糖之混合物，徐徐倒入锅内，不断用铲子搅拌，直至成糊，熟透即成。

食用方法 每天 1 次，每次吃 50 克。

功效 清热解毒，润肺止咳。适用于肺心病咳喘病人。

瓜蒌薤白煲凉瓜

用料 苦瓜（凉瓜）200 克，瓜蒌 12 克，薤白 9 克，盐 5 克，姜 5 克，葱 10 克，素油 30 毫升。

制作方法 ❶瓜蒌洗净，薤白洗净；苦瓜洗净，切成 4 厘米长、3 厘米宽的块。❷把锅置武火上烧热，加入素油，烧至六成熟时，加入姜、葱爆香，加入清水 600 毫升，放入苦瓜、瓜蒌、薤白，用文火煲 35 分钟，加盐即成。

食用方法 每天 1 次，食苦瓜，喝汤。

功效 清热化痰，润肺止咳。适用于肺心病咳喘病人。

党参胡桃蛤蚧粥

用料 党参粉 30 克，胡桃肉 30 克，蛤蚧粉 10 克，粳米 200 克。

制作方法 先将粳米煮成粥，再加入党参粉、胡桃肉、蛤蚧粉搅匀稍煮即可食用。

食用方法 可分早晚 2 次服。

功效 益气补肾，纳气防喘。适用于肺肾不足（动则喘促、腰酸、怕冷）型慢阻肺患者。

瓜蒌杏仁粥

用料 瓜蒌 15 克，杏仁 10 克，大米 100 克，红枣 10 枚。

制作方法 ❶瓜蒌洗净，杏仁去皮尖，两味药用 500 毫升水煮 25 分钟，去渣留汁液，待用。

❷大米淘净，红枣去核，放入锅内，加入水 800 毫升，用武火烧沸，加入药液，同常规煮粥，米熟透即成。

食用方法 每天 2 次，早晚餐食用。

功效 润肺散饮，化痰平喘。适用于肺心病饮邪恋肺者。

枸杞核桃粥

用料 枸杞 20 克，核桃仁 20 克，大米 100 克。

制作方法 ❶枸杞洗净，去杂质；核桃仁洗净，大米淘洗干净。❷把大米、枸杞、核桃仁放入锅内，加水 1000 毫升。❸用武火烧沸，再用文火煮 45 分钟即成。

食用方法 每天 2 次，早、晚餐随意食用。

功效 补肺肾，益气血。适用于肾不纳气型肺心病病人。

红杞炒鸡蛋清

用料 鸡蛋 2 个，枸杞 10 克，青豆 200 克，上汤 150 毫升，盐 5 克，糖 5 克，素油 30 毫升，芝麻油少许。

制作方法 ❶枸杞洗净、去杂质；青豆用沸水焯透，沥干水分。❷鸡蛋清打入碗中加盐、糖，顺方向搅动，至蛋清松泡为止。❸炒锅烧热，放入素油，至油半温时，倒入蛋清，至蛋清凝固时，捞起，沥干油分。❹将上汤烧沸，将蛋清放入拌匀，加入青豆、枸杞，再滴芝麻油，随即起锅。

食用方法 每天 1 次，佐餐食用。

功效 滋补肺肾，补气明目。适用于肾不纳气型肺心病病人。

核桃莲藕夹肉饼

用料 猪肉 150 克，核桃仁 20 克，莲藕 400 克，冬菇 20 克（20 粒），葱 20 克，酱油 30 毫升，胡椒粉 3 克，生粉 20 克。

制作方法 ❶核桃仁炸香，莲藕切成双飞蝴

蝶片；猪肉洗净，剁成肉泥；冬菇洗净切成两半；葱切花。❷猪肉泥中加酱油、葱花、胡椒粉、生粉，加适量水，调成稠状，待用。❸把莲藕双飞片用手分开，加入猪肉泥、冬菇、核桃粒，将莲藕一个一个地放在蒸盆内。❹用武火大汽蒸45分钟即成。

食用方法　每天1次，每次食肉饼3～4个。

功效　滋补肺肾。适用于肾不纳气型肺心病病人。

桔梗大枣炖鹌鹑

用料　鹌鹑2只，桔梗15克，大枣7枚，黄酒10毫升，姜5克，葱10克，盐5克。

制作方法　❶桔梗洗净，切片，大枣去核；鹌鹑宰杀后去毛、内脏及爪；姜切片，葱切段。❷把鹌鹑放入炖杯内，加入黄酒、盐、姜、葱，加水400毫升，放入桔梗和大枣。❸用武火烧沸，再用文火炖45分钟即成。

食用方法　每天1次，每次食鹌鹑1只，喝汤。

功效　开肺化饮，祛痰止咳。适用于肺心病饮邪恋肺病人。

桂枝川贝蒸梨

用料　雪梨或水晶梨2个，桂枝12克，川贝母12克，炙苏子12克，冰糖20克。

制作方法　❶把炙苏子、桂枝放入炖杯内，用中火煎煮20分钟，取汁液去渣，待用。❷川贝母打碎，雪梨去核，切薄片，冰糖打碎。❸把雪梨片、川贝母、药汁液、冰糖放入炖杯内，加水250毫升。用武火烧沸，再用文火炖煮40分钟即成。

食用方法　每天1次，每次食梨1个，随意喝汤。

功效　温肺祛痰，止咳平喘。适用于肺心病饮邪恋肺病人。

双贝红枣炖龟肉

用料　龟1只，川贝母9克，象贝9克，红枣10枚，黄酒10毫升，姜5克，葱10克，盐5克。

制作方法　❶将川贝、象贝洗净，烘干打成细粉；红枣洗净去核；龟宰杀后，去头、尾、爪及内脏。❷把龟肉放入炖锅内，加入黄酒、盐、姜、葱、红枣、川贝和象贝粉，注入清水800毫升。❸用武火烧沸，再用文火炖煮40分钟即成。

食用方法　每3天1次，吃龟肉50克，喝汤。

功效　润肺化饮，祛痰止咳。适用于肺心病饮邪恋肺病人。

二杏川贝炖墨鱼

用料　墨鱼200克，杏仁12克，银杏（白果）15克，黄酒10毫升，姜5克，葱10克，盐5克，鸡汤600毫升。

制作方法　❶杏仁去皮尖；白果去壳、去心；墨鱼洗净，切成3厘米长、2厘米宽的块；姜切片，葱切花。❷把墨鱼放入炖锅内，加入杏仁、银杏、姜、葱、黄酒、盐、鸡汤。❸用武火烧沸，再用文火炖煮50分钟即成。

食用方法　每天1次，每次吃墨鱼50克，随意喝汤。

功效　润肺化饮，祛痰止咳。适用于肺心病饮邪恋肺病人。

核桃炒鸡丁

用料　鸡肉250克，核桃仁30克，黑木耳10克，蒜10克，葱10克，酱油10毫升，黄酒10毫升，胡椒粉3克，鸡蛋1个，生粉30克，盐15克，白糖10克。

制作方法　❶核桃仁用热水略烫，捞起，沥干水分；用热油炸香，捞起沥干油分。❷鸡肉洗净，切成大颗粒，加入黄酒、酱油、盐、胡椒粉、白糖、生粉、蛋清拌匀。❸黑木耳发透，去蒂，撕成瓣状，待用。❹把炒锅置武火上烧热，加入素油，烧至六成熟时，把鸡肉放入滑透捞起，待用。❺炒锅内留素油30克，烧至六成熟时，加入蒜、葱爆香，把黑木耳、鸡丁回锅，加入绍酒炒匀，再加入炸香核桃仁，即成。

食用方法　每天 1 次，佐餐食用。每次吃鸡肉 50 克。

功效　润肺纳气，补肾养血。适用于肾不纳气型肺心病病人。

椰汁雪蛤

用料　雪蛤膏 9 克，冰糖 15 克，罐头椰汁 3 杯（200 毫升），生姜片 5 克。

制作方法　❶将雪蛤膏用温水泡 2 小时，发涨后，除去筋膜及黑色杂物。❷雪蛤膏加清水和姜片，烧沸，捞出沥干水分。❸用 150 毫升水把雪蛤膏煲熟，加入冰糖，煮至溶化，加入椰汁，用文火煮 5 分钟即成。

食用方法　每天 1 杯，服 100 毫升。

功效　润肺养阴，补肾益精。适用于肺心病肾不纳气、咳嗽病人。

猪肺萝杏汤

用料　猪肺 1 具，萝卜 30 克，杏仁 12 克，黄酒 10 克，姜 5 克，葱 10 克，盐 5 克，上汤 1500 毫升。

制作方法　❶杏仁去皮尖；萝卜洗净，切成 4 厘米见方的块；猪肺洗净，切成 3 厘米见方的块；姜拍松，葱切段。❷把猪肺、萝卜、杏仁、黄酒、姜、葱、盐放入炖锅内，加入上汤。❸用武火烧沸，撇去浮沫，再用文火炖煮 50 分钟即成。

食用方法　每天 1 次，每次吃猪肺 50 克，随意食萝卜，喝汤。

功效　清肺化痰，止咳喘。适用于肺心病饮邪恋肺病人。

白果绿豆煮猪肺

用料　猪肺 1 具，白果 15 克，绿豆 50 克，黄酒 10 毫升，姜 5 克，葱 10 克，盐 5 克，上汤 1500 毫升。

制作方法　❶白果去壳及心，绿豆洗净；猪肺洗净，切成 4 厘米见方的小块；姜拍松，葱切段。❷把猪肺放入炖锅内，加入上汤，放入黄酒、姜、葱、盐、白果、绿豆。❸用武火烧沸，撇去浮沫，再用文火煮 1 小时即成。

食用方法　每天 1 次，每次吃猪肺 50 克，随意吃绿豆，喝汤。

功效　敛肺气，定痰喘，化水饮。适用于肺心病饮邪恋肺病人。

银杏雪蛤

用料　银杏（白果）20 克，雪蛤膏 10 克，冰糖 15 克。

制作方法　❶银杏去皮尖及心；雪蛤膏发涨后，用镊子除去黑仔及筋膜；冰糖打碎。❷把银杏放入炖杯内，加水 200 毫升，加入雪蛤、冰糖，用中火烧沸，文火炖煮，白果熟透即成。

食用方法　每天 1 杯，吃雪蛤、银杏，喝汤。

功效　滋阴补肺，祛痰止咳，化饮平喘。适用于肺心病饮邪恋肺病人。

人参虫草鸭

用料　老鸭 1 只，人参 10 克，冬虫夏草 10 克，黄酒 10 克，姜 5 克，葱 10 克，盐 5 克，上汤 2000 毫升

制作方法　❶人参润透，切片；冬虫夏草用酒浸泡 30 分钟，捞起；老鸭宰杀后，去毛、内脏及爪；姜拍松，葱切段。❷将黄酒、盐抹在鸭身上，把人参、姜、葱装入鸭腹内；鸭头顺颈劈开，装虫草，用白棉线捆紧，放入炖锅内，加入上汤。❸用武火烧沸，再用文火炖煮 1.5 小时即成。

食用方法　每天 1 次，每次吃鸭肉 50 克，随意喝汤。

功效　补肾润肺，祛痰止咳。适用于肾不纳气

型肺心病病人。

人参荸荠煲猪肺

用料 猪肺 200 克，人参 10 克，荸荠 50 克，黄酒 10 毫升，西芹 50 克，姜 5 克，葱 5 克，盐 5 克，酱油 10 毫升，素油 50 毫升，鸡汤 400 毫升。

制作方法 ❶把人参润透切片；荸荠去皮，切成两半；猪肺洗净，在沸水锅内焯透，切成 4 厘米见方的块；西芹洗净，切成 4 厘米长的段；姜切丝，葱切段。❷把锅置武火上烧热，加入素油，烧至六成熟时，加入猪肺、人参、荸荠、西芹、姜、葱、黄酒、盐、酱油，再加鸡汤，用文火煲 30 分钟即成。

食用方法 每天 1 次，吃猪肺、人参、荸荠、西芹，每次吃猪肺 50 克。

功效 润肺肾，益肺气。适用于肾不纳气型肺心病病人。

3.9.3 心律失常

心律失常很常见，是指心脏跳动的频率和节律发生异常改变以及心电传导异常的一类心脏疾病。本病通常是由各种心血管疾病、电解质及酸碱平衡紊乱、药物中毒等因素引起的，其症状表现十分复杂。常见的心律失常包括早搏、心房扑动、房颤、室上性心动过速、室性心动过速、室颤、心动过缓等。

心律失常在中医称为"心悸"，心悸是指病人自觉心中悸动，惊惕不安，甚则不能自主的一种病症，表现为心悸、气短、头晕目眩、面色不华、神疲乏力、心烦不寐、梦多健忘等，是由心之阴阳气血亏虚或痰饮、瘀血阻滞，致心神失养或心神受扰，出现心中悸动不安。

适于心律失常的中药有红参、大枣、生地黄、麦冬、阿胶、桂枝、党参、酸枣仁等。适于本病的食物有禽蛋、海鲜、乳鸽、猪肉、牛肉、蔬菜、水果等。

红枣黄芪饮

用料 大枣 10 枚，黄芪 10 克，白糖 30 克。

制作方法 ❶大枣去核、切片，黄芪切片，将两药放入炖锅内，加水 200 毫升。❷用中火烧沸，再用文火煮 20 分钟即成。饮用时，加入白糖拌匀。

食用方法 代茶饮。

功效 补心气，益气血。适用于心律失常及气血两虚型心悸病人。

人参白芍麦冬饮

用料 人参 10 克，白芍 9 克，麦冬 9 克，白糖 10 克。

制作方法 ❶人参润透切片，白芍润透切片，麦冬去心。❷把人参、麦冬、白芍放入炖杯内，加水 30 毫升。❸用武火烧沸，再用文火煮 25 分钟，加入白糖搅匀即成。

食用方法 每天 2 次，每次 50 毫升。代茶饮用。

功效 益肾阴，补气血。适用于心律失常属肾阴虚之心悸病人。

洋参麦冬饮

用料 西洋参 10 克，麦冬 10 克，五味子 9 克，白糖 6 克。

制作方法 ❶西洋参润透切薄片，麦冬洗净去心，五味子洗净，放入炖锅内，加水 200 毫升。❷用武火烧沸，用文火炖煮 15 分钟，加入白糖拌匀即成。

食用方法 代茶饮用。

功效 补气血，益心肾。适用于心肾阴虚型心律失常病人。

龙眼洋参茶

用料 龙眼肉 10 克，西洋参 6 克，白糖 20 克。

制作方法 ❶把龙眼肉、西洋参放入炖锅内，加水 200 毫升。❷ 用中火烧沸，用文火煎煮 15 分钟即成。食用时加入白糖调匀。

食用方法 每天 1 次，每次服 50 毫升。

功效 补气血，宁心神。适用于心律失常及气虚失眠之心悸病人。

妙香红枣茶

用料 酸枣仁 10 克，枸杞子 12 克，龙眼肉 9 克，红枣 7 枚，白糖 10 克。

制作方法 ❶ 酸枣仁洗净，去杂质；枸杞子洗净，去杂质；红枣去核。❷ 把酸枣仁、红枣、枸杞子、龙眼肉放入炖杯内，加水 150 毫升。❸ 用武火烧沸，再用文火煎煮 25 分钟，加入白糖搅匀即成。

食用方法 每天 2 次，每次 50 毫升。

功效 益肝肾，补气血。适用于心律失常的肾阴虚病人。

红参枸杞酒

用料 红枣 10 枚，红参 10 克，枸杞子 20 克，山楂 20 克，米酒 500 毫升。

制作方法 ❶ 把红枣洗净去核，红参切片；枸杞子洗净，去杂质；山楂洗净，去核。❷ 把红枣、红参、枸杞子、米酒放入容器内，用盖子密封，每天摇动 1 次，20 天即成。

食用方法 每天 2 次，每次 15 毫升。

功效 补气补血，强化心肌，促进血液循环，增强血管弹性，防止血管阻塞。适用于心律失常、气血两虚之心悸病人。

黄芪大枣粥

用料 黄芪 10 克，大枣 10 枚，大米 200 克。

制作方法 ❶ 黄芪润透切片，大枣洗净，去核，大米淘洗干净。❷ 将大米、黄芪、大枣放入电饭煲内，加入适量清水，如常规煲粥即成。

食用方法 每天早、晚各食粥 50 克。

功效 补心气，宁心神。适用于心律失常及气虚心悸病人。

桂芪煲猪心

用料 黄芪 10 克，桂枝 10 克，大枣 10 枚，姜 10 克，葱 10 克，猪心 1 个，西蓝花 100 克，素油 50 毫升，鸡汤 30 毫升。

制作方法 ❶ 把黄芪润透切片，桂枝洗净，大枣洗净去核；葱切段，姜切片；西蓝花洗净，撕成小花朵；猪心沸水焯后，洗净，切成薄片。❷ 把炒锅置中火上烧热，加入素油，烧至六成熟时，放入姜、葱爆香，加入猪心、西蓝花，炒匀，加入鸡汤，再放入桂枝、黄芪和大枣，用文火煲至浓稠，熟透即成。

食用方法 每天 1 次，每次食半只猪心，随意吃西蓝花。

功效 补心气，益气血。适用于心气不足的心悸病人。

大枣桂芪粥

用料 大枣 10 枚，桂枝 10 克，黄芪 10 克，龙眼肉 10 克，大米 100 克。

制作方法 ❶ 大枣去核，洗净；桂枝洗净，黄芪洗净，切片；龙眼肉洗净，大米淘洗干净。❷ 把大枣、桂枝、黄芪放入炖锅内，加水 100 毫升，用中火烧沸，再用文火煮 25 分钟，冷却，滤去药渣，留汁待用。❸ 把药汁、龙眼肉同大米放入电饭煲内，加入适量清水，如常规煲粥即成。

食用方法 每天早餐食用 1 次，每次食粥 50 克。

功效 滋补心气，宁心安神。适用于心气不足之心悸病人。

枣仁炖仔鸡

用料 仔鸡 1 只，酸枣仁 12 克，炙远志 6 克，茯神 5 克，龙眼肉 10 克，红枣 10 枚，橘饼 1 个，绍酒 10 毫升，盐 5 克，葱 10 克，姜 5 克，酱油 10 毫升，鸡汤 400 毫升。

制作方法　❶把酸枣仁洗净，去杂质，炙远志、茯神洗净，放入炖锅内，加水 50 毫升，用中火烧沸，改用文火炖煮 25 分钟，除药渣，留汁液待用。❷红枣去核，橘饼切颗粒，待用。❸仔鸡宰杀后，去毛、内脏及爪，放沸水锅内焯一下，捞起，抹上酱油、绍酒、盐，把姜拍松，葱捆成一小把，放入鸡腹内。❹把鸡放蒸盆内，放入龙眼肉、橘饼、红枣，加入鸡汤、药液。❺把盛仔鸡的蒸盆放入蒸笼内，用武火大汽蒸 1 小时即成。

食用方法　每天 1 次，佐餐食用。每次吃鸡肉 50 克，吃桂圆肉和大枣、橘饼。

功效　补心气，安心神。适用于心气不足之心悸病人。

参枣甲鱼

用料　甲鱼 1 只（500 克），党参 15 克，红枣 10 克，生地黄 10 克，甘草 6 克，绍酒 10 毫升，酱油 10 毫升，葱 10 克，姜 5 克，盐 5 克，鸡汤 30 毫升。

制作方法　❶党参洗净，切片，红枣去核，生地黄切片，甘草切片；葱切段，姜切片；甲鱼宰杀后去头、爪。❷把绍酒、酱油、盐抹在甲鱼肉上，把葱、姜放在甲鱼腹下，党参、红枣、生地黄、甘草放甲鱼下，再盖上鳖甲，加入鸡汤。❸把盛甲鱼的蒸盆置蒸笼内，蒸 40 分钟即成。

食用方法　每天 1 次，每次食甲鱼 50 克。

功效　滋心肾，补气血。适用于心肾阴虚之心悸病人。

人参煲乌鸡

用料　乌鸡 1 只（1000 克），人参 10 克，麦冬 10 克，五味子 9 克，酱油 10 毫升，盐 5 克，姜 5 克，葱 10 克，胡萝卜 100 克，蘑菇 50 克，素油 50 毫升，鸡汤 500 毫升。

制作方法　❶人参润透切片，麦冬洗净去心，五味子洗净，葱切段，姜切片，胡萝卜切成 4 厘米见方的块，蘑菇发透洗净，切成两半。❷鸡宰杀后去毛、内脏及爪，把鸡剁成 4 厘米见方的小块。❸把锅置武火上烧热，加入素油，烧至六成熟时，下入姜、葱爆香，下入乌鸡块滑透，加入蘑菇、胡萝卜、五味子、麦冬、人参翻炒匀，加入鸡汤，用文火煲至浓稠，熟透即成。

食用方法　每天 1 次，每次吃乌鸡 50 克，吃人参、麦冬、胡萝卜。

功效　滋肾养心。适用于心肾阴虚型心律失常病人。

麦冬杞子煮银耳

用料　人参 10 克，枸杞子 15 克，麦冬 9 克，银耳 20 克，冰糖 10 克。

制作方法　❶把人参润透切片；枸杞子洗净，去杂质；麦冬去心；银耳发透去蒂，撕开；冰糖打碎。❷把人参、枸杞子、麦冬、银耳放入炖锅内，加清水 600 毫升，用武火烧沸，用文火炖煮 10 分钟后，加入冰糖，再煮 25 分钟即成。

食用方法　每天 1 次，吃银耳，喝汤，吃人参、枸杞子。

功效　滋阴润肺，补肝益肾。适用于肝阴虚型心律失常病人。

山楂首乌粥

用料　山楂 15 克，何首乌 10 克，大米 100 克。

制作方法　❶山楂洗净去核，切薄片；何首乌润透，切薄片；大米淘洗干净。❷大米、山楂片、何首乌片放入锅内，加水 1000 毫升。❸用武火烧沸，再用文火炖煮 35 分钟即成。

食用方法　每天 2 次，早餐当饭食用。

功效　补肝肾，益气血。适用于心律失常的肝阴虚病人。

红枣首乌炖黑豆

用料 黑豆 200 克，红枣 10 克，何首乌 15 克，盐 10 克，猪蹄 1 只。

制作方法 ❶红枣洗净去核；何首乌洗净去杂质，切片；猪蹄洗净，切成 4 块；黑豆洗净。❷把黑豆、红枣、何首乌、猪蹄放入炖锅内，加清水 1500 毫升。❸用武火烧沸，再用文火炖煮 1 小时，加入盐搅匀即成。

食用方法 每天 1 次，佐餐食用。

功效 滋补肝肾，补益气血。适用于心律失常及肝阴虚、心悸病人。

川芎红花炖乳鸽

用料 乳鸽 1 只，川芎 10 克，红花 6 克，天冬 10 克，麦冬 10 克，红枣 10 枚，绍酒 10 毫升，姜 5 克，葱 10 克，盐 5 克，鸡汤 600 毫升。

制作方法 ❶川芎洗净切片，红花洗净，天冬切片，麦冬洗净去心，红枣去核；姜切片，葱切段。❷乳鸽宰杀后，去毛、内脏及爪，用沸水焯透，抹上盐和绍酒，同中药一起放入炖锅内，加入鸡汤。❸用武火烧沸，再用文火炖煮 45 分钟即成。

食用方法 每天 1 次，每次吃鸽半只，喝汤。

功效 祛瘀阻，补气血。适用于心律失常及肝阴虚、心悸病人。

人参枸杞蒸乌鸡

用料 乌鸡 1 只，人参 10 克，枸杞子 15 克，绍酒 10 克，酱油 10 毫升，姜 10 克，葱 10 克，盐 5 克，上汤 2000 毫升。

制作方法 ❶人参润透切片，枸杞子洗净去杂质；乌鸡宰杀后，去毛、内脏及爪；姜拍松，葱切段。❷把乌鸡抹上绍酒、酱油、盐，放蒸盆内，姜、葱放入鸡腹内，人参、枸杞子放鸡身上。加入上汤。❸把蒸盆置蒸笼内，用武火大汽蒸 50 分钟即成。

食用方法 每天 1 次，每次食乌鸡 50 克，吃人参、枸杞子，喝汤。

功效 滋阴补肾，益气补血。适用于心律失常属肾阴不足病人。

核桃杞子炒肝腰

用料 猪肝 100 克，猪腰 100 克，核桃仁 15 克，枸杞子 10 克，黑木耳 30 克，西芹 100 克，鸡蛋 1 个，生粉 20 克，姜 5 克，葱 10 克，盐 5 克，鸡汤 100 毫升，素油 50 毫升。

制作方法 ❶把核桃仁、枸杞子洗净去杂质；猪肝洗净，切片；猪腰洗净，切成两半，去白色臊腺，切花；黑木耳发透，去蒂，撕成瓣状；西芹洗净，切 4 厘米长的段；姜切片，葱切段。猪肝、猪腰用生粉、鸡蛋、盐水拌匀。核桃炸香待用。❷将炒锅置武火上烧热，再加入素油，烧至六成熟时，下入姜、葱爆香，随即放入猪肝、猪腰、黑木耳、核桃仁、枸杞子、西芹，炒熟即成。

食用方法 每天 1 次，每次吃猪肝、猪腰 50 克。

功效 滋补肝肾，补气明目。适用于心律失常的肾阴虚病人。

丹参枸杞煮鸽蛋

用料 鸽蛋 10 个，丹参 10 克，枸杞子 20 克，冰糖 10 克。

制作方法 ❶丹参润透，切片；枸杞子洗净，去杂质；冰糖打碎成屑。❷把锅置中火上，加入丹参、枸杞子和清水 200 毫升，烧沸，煮 25 分钟后，把鸽蛋一个一个地打入沸水煮熟，加入冰糖屑，溶化即成。

食用方法 每天 1 次，早餐服用。

功效 补肝肾，添精髓，益气血。适用于心律失常的肾阴不足病人。

归芪乌鸡

用料 乌鸡1只，当归10克，黄芪20克，绍酒10毫升，葱10克，姜5克，盐5克，冬菇30克，上汤500毫升。

制作方法 ❶当归洗净，切成4厘米长的节；黄芪洗净，切成薄片；冬菇洗净，切成两半；乌鸡宰杀后，去毛、内脏及爪；姜拍松，葱切段。❷把乌鸡放在炖锅内，加入上汤，放入绍酒、葱、姜、盐、冬菇和当归、黄芪。❸用武火烧沸，再用文火炖煮1小时即成。

食用方法 每天1次，佐餐食用，吃乌鸡肉50克，随意喝汤，吃冬菇。

功效 气血双补，养阴退热，滋补肝肾。适用于心律失常、气血两虚型心悸病人。

虫草全鸡

用料 仔鸡1只，冬虫夏草10克，红参9克，绍酒10毫升，葱10克，姜5克，盐5克，酱油10毫升，上汤600毫升。

制作方法 ❶把冬虫夏草用白酒浸泡30分钟洗净；红参洗净，切片；仔鸡宰杀后去毛、内脏及爪；葱切段，姜切片。❷把绍酒、盐、酱油均匀抹在鸡身上，置蒸盆内，加入葱、姜和上汤；把红参、冬虫夏草放在鸡身上或鸡腹内。❸把蒸盆置武火上蒸1小时即成。

食用方法 每天1次，每次食鸡肉50克，吃冬虫夏草和红参，喝汤。

功效 补气血，益肺肾。适用于心律失常及气血两虚型病人。

二红蒸鳗鱼

用料 鳗鱼1尾（500克），红参9克，红枣10枚，绍酒10毫升，盐5克，葱10克，姜5克，酱油10毫升，胡椒粉3克，鸡汤200毫升。

制作方法 ❶红枣洗净，去核，红参洗净切片；鳗鱼洗净，去鳃及内脏，切成4厘米长的段（不切断）。❷把鳗鱼放在蒸盆内，抹上酱油、绍酒、盐，加入姜、葱，在鳗鱼身上放置红参、红枣，撒上胡椒粉；加入鸡汤。❸把蒸盆置蒸笼内，用武火大汽蒸15分钟即成。

食用方法 每天1次，每次食鳗鱼50克，吃红枣，喝汤。

功效 补气养血。适用于心律失常及气血两虚型病人。

归芪蒸石斑鱼

用料 石斑鱼1尾（1000克），当归6克，黄芪15克，绍酒10毫升，葱10克，姜5克，盐5克，酱油10毫升，鸡汤30毫升。

制作方法 ❶当归洗净，切片，黄芪洗净，切片；石斑鱼洗净，去鳃、内脏及鳞；姜拍松，葱切段。❷把石斑鱼放入蒸盆内，绍酒、酱油、盐，抹在鱼身上，放入葱、姜，加入鸡汤。❸在鱼身上放置当归和黄芪，蒸盆置蒸笼内，武火大汽蒸15分钟即成。

食用方法 每天1次，每次食鱼50克。佐餐食用。

功效 补气血，益精髓。适用于心律失常及气血两虚之心悸病人。

红枣党参烩海参

用料 海参50克，红枣10枚，党参10克，黑木耳30克，胡萝卜100克，绍酒10毫升，盐5克，葱10克，姜5克，鸡汤30毫升，素油50毫升。

制作方法 ❶红枣洗净、去核；海参洗净、发透，切成长条；黑木耳发透，去蒂，撕成瓣；胡萝卜切成4厘米长、3厘米宽的块；姜拍松，葱切段。❷把锅置中火上烧热，加入素油，烧至六成熟时，加入葱、姜爆香，加入海参，再加绍酒、盐、党参、红枣、黑木耳、胡萝卜，炒匀，再加入鸡汤，用文火煮至浓稠即成。

食用方法　每天 1 次，每次吃海参 25 克，随意吃木耳、胡萝卜。

功效　补气补血，添精益髓。适用于心律失常及气血两虚之心悸病人。

黄芪猴头菇汤

用料　黄芪 20 克，当归 10 克，红花 6 克，猴头菇 100 克，绍酒 10 毫升，盐 5 克，葱 10 克，姜 5 克，胡椒粉 3 克，小白菜 100 克，鸡汤 100 毫升。

制作方法　❶ 猴头菇冲洗后，放入盆内，用 50℃温水发涨，约 30 分钟捞出，去蒂，切成薄片；生姜切片，葱切段；小白菜洗净，待用。❷ 黄芪切片，当归切成 4 厘米长的段，红花洗净，放入炖锅内，加入猴头菇、红花、绍酒、盐、葱、胡椒粉、小白菜，再加入鸡汤。❸ 用武火烧沸，再用文火炖煮 25 分钟即成。

食用方法　每天 1 次，佐餐食用。

功效　补气养血，补脑强身。适用于心律失常及气血两虚之心悸病人。

红参鹿尾汤

用料　鹿尾巴 1 根，红参 6 克，鸡肉 200 克，火腿 50 克，猪瘦肉 50 克，绍酒 10 克，白糖 5 克，葱 10 克，姜 5 克，水发蘑菇 30 克，鸡汤 2000 毫升，素油 50 毫升。

制作方法　❶ 把鹿尾巴用沸水泡后取出，洗净，再下入沸水锅内滚烧 10 分钟，捞出去毛。❷ 锅置中火上，加入素油，烧至六成熟时，下入姜、葱爆香，烹入绍酒，加水，将鹿尾巴下锅再煮 10 分钟，除去臊味，切大块。再重烧炒锅，加入素油，下入姜、葱、鹿尾巴块、鸡肉、火腿、猪瘦肉、蘑菇和鸡汤。把红参放入汤中。❸ 用武火烧沸，再用文火炖煮 1 小时即成。

食用方法　每 3 天 1 次，每次吃鹿尾巴半只，随意喝汤。

功效　补元气，益肾精，暖腰膝。适用于心律失常及气血两虚型病人。

花旗参炖仔鸡

用料　仔鸡 1 只，花旗参 10 克，绍酒 10 毫升，葱 5 克，姜 5 克，盐 5 克。

制作方法　❶ 花旗参润透切片；仔鸡宰杀后，去毛、内脏及爪；葱切段，姜切片。❷ 把花旗参放入鸡腹内，把鸡放炖锅内，加清水 2000 毫升，放入姜、葱、绍酒、盐。❸ 用武火烧沸，再用文火炖煮 1 小时即成。

食用方法　每天 1 次，每次吃鸡肉 50 克，喝汤，吃人参。

功效　生津止渴，益气宁神，滋补气血。适用于心律失常及气虚型心悸病人。

山楂牛肉干

用料　牛肉 500 克，山楂 20 克，葱 10 克，姜 5 克，绍酒 10 毫升，盐 5 克，素油 500 毫升（实用 50 毫升）。

制作方法　❶ 山楂洗净，切片；牛肉洗净，切细条（5 厘米长）；葱切段，姜拍松。❷ 山楂（用 1/2）同牛肉放入锅内，加水 1000 毫升煮 30 分钟，捞起，沥干水分。❸ 炒锅内加入素油，烧至六成熟时，把牛肉条放入油内，炸香，捞起，沥干油分。❹ 把素油倒出，锅内留 30 克素油，再用中火，加入余下山楂、牛肉，烘干即成。

食用方法　每天 1 次，佐餐食用，每次吃山楂肉干 30 克。

功效　补心气，降血压。适用于心律失常及心悸、高血压病人。

二仁茯神舌片

用料　猪舌 1 根，酸枣仁 9 克，柏子仁 9 克，红枣 6 枚，茯神 6 克，西芹 200 克，绍酒 10 毫升，姜5克，葱10克，酱油10毫升，盐5克，素油50毫升。

制作方法　❶酸枣仁、柏子仁、红枣去核，茯神洗净；猪舌用沸水焯透，刮去舌的表皮（根部白色一层）；姜切片，葱切段。❷把猪舌同4味中药放入锅内，加入水500毫升，用武火烧沸，文火炖煮35分钟，除去药渣，捞起猪舌，沥干水分，把猪舌切成薄片。❸西芹洗净，切成4厘米长的段。❹把炒锅置武火上烧热，加入素油，烧至六成熟时，加入姜、葱爆香，放入舌片、绍酒、酱油、盐和西芹，炒熟即成。

食用方法　每天1次，每次吃猪舌30克，西芹随意食用。

功效　补心气，宁心神。适用于心律失常、气虚、失眠、心悸病人。

陈皮卤乳鸽

用料　乳鸽2只，陈皮6克，八角6克，草果1个，丁香3粒，肉桂6克，酱油20毫升，盐10克，红糖30克，姜5克，葱10克，鸡汤600毫升，素油50毫升。

制作方法　❶把乳鸽宰杀后，去毛、内脏及爪；葱切段，姜拍松，陈皮切丝。❷把锅置中火上烧热，加入素油，放入姜、葱爆香，加入红糖、酱油、盐和鸡汤，下入陈皮、八角、草果、丁香、肉桂，煮30分钟后，加入乳鸽同卤，30分钟即成。

食用方法　每天1次，每次吃乳鸽半只。

功效　芳香行气，益精髓。适用于心律失常及气虚心悸病人。

4 秋季重在养肺
——秋凉好饭润肺肠

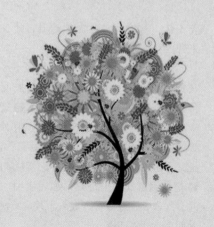

秋季始于立秋，止于立冬，包括立秋、处暑、白露、秋分、寒霜、霜降等6个节气，并以中间的秋分为季节气候的转变环节。《黄帝内经》认为，肺与秋季相应。肺与秋气相通，肺旺于秋，就是说秋天肺的气血最充沛，功能最旺盛。从秋季的气候特点来看，初秋由于盛夏余热未消，秋阳肆虐，气温较高，故有"秋老虎"之说。但白露之后，寒气逐渐南下，天气由热转寒，早晚温差较大，万物随寒气增长逐渐萧落，此时阳气渐收，阴气渐长。人体的生理活动也适应自然环境的变化，随着从"夏长"到"秋收"的阴阳变化，人体的阳气逐渐内收。因此，秋季养生必须注意保养内存之阳气，凡精神、起居、饮食、运动等养生皆不能离开"养收"这一原则。肺的主要功能是主气、司呼吸，肺主人体一身之气和呼吸之气，调节气的升降、出入运动，呼浊吸清，吐故纳新，从而保证人体新陈代谢的正常进行。同时，气是生命活动的根本和动力，它充满全身，运行不息，关系着人体的健康与寿命。另外，由于秋季天气寒热多变，寒凉之气及秋燥之气极易伤肺，发生感冒、咳嗽等症，所以秋季养生，重在养肺。

4.1 秋季饮食养生的原则

秋天来了，经过夏天的炎热，终于迎来了凉爽的秋季。金色的秋天，给我们带来了收获，在这个黄金季节里，我们更要与大自然和谐共处，重视秋天的养生。

中医认为，酸味收敛补肺，辛味发散泻肺，秋天宜收不宜散，要"少辛增酸"。秋季饮食调摄要顺应自然界的收藏之势，收藏体内阳精，使精气内聚，以润养五脏，抗病延年。秋季饮食不要贪凉喜冷，尤其是平素阳虚有寒者更应谨慎，但也不宜多食过热之物，如羊肉、鳝鱼、辣椒、生蒜、酒类等，因为热性食物可使体内阳气大动而不能潜藏，久而久之，易生阴虚之病。日常以平补清补为主，选择一些有营养又易消化的食物，如鱼、肉、禽蛋、奶制品、豆类、山药、红枣、莲子等，以助于增强人体素质，促进慢性疾病的康复。秋燥易伤津液，故饮食要以润燥、滋阴、养肺为主，多食芝麻、核桃、糯米、蜂蜜、乳类、梨、甘蔗、银耳、鳖肉、藕、乌骨鸡、猪肺、豆浆、饴糖、鸭蛋、橄榄等，以益胃养肺、润燥滋阴；并适当多食一点酸味果蔬，如苹果、石榴、葡萄、芒果、阳桃、柚子、柠檬、山楂等。对年老体弱者还可以多食米粥来益胃生津，要尽可能少食葱、生姜、蒜、韭、薤、椒等辛味之品。《医学入门》中所说："盖晨起食粥，推陈出新，利膈养胃，生津液，令人一日清爽，所补不少。"黑芝麻粥、百合莲子粥、红枣糯米粥、银耳冰糖粥等都是养阴益胃润燥的佳品。

秋天雨天稀少，气候干燥，根据"燥则润之"的原则，秋天的营养和饮食应以养阴清热、润燥止渴、清心安神的食物为主，脾胃虚弱或消化不良要用具有健脾养胃作用的莲子、扁豆、红枣等。老年人和儿童不要再食用生冷食物，以避免秋泻伤身。平时应注意多补充维生素，多饮些开水、牛奶、豆浆等，多吃些萝卜、芝麻、豆腐、鲜梨、柿子等食物。中秋至暮秋时节，人体精气开始封藏，进食滋补易被机体吸收藏纳，身体虚弱者及慢性病人可适量进补鸡肉、牛肉、黑枣、莲子等食物，以增强体质，促进康复。

初秋又属长夏季节，此时湿热交蒸，人体脾胃内虚，抵抗力下降，而气候渐冷，这时饮食应以温食为主，少食寒冷之物。温食可保护肺胃之气，而凉食、寒食则易伤肺胃之气，使肺气清肃，饮邪内留。清朝曹庭栋著《老老恒言》指出："夏至以后，秋分之前，外则暑阳渐炽，内侧微阴初生，最当调停脾胃，勿进肥浓。"如果过食寒凉之品或生冷、不洁瓜果，会造成湿热内蕴，毒滞肠中，引起腹泻、痢疾等疾病，尤其老人、小孩、体弱者更需注意。秋季是五谷丰登，各种瓜果丰收之时，品种繁多，果香诱人，使人大饱口福。多食水果对秋季最易出现的口鼻干干、皮肤粗糙、大便秘结等症大有裨益。一般来说，各种水果均有益于健康，如苹果含有多种维生素和大量的钾，对于心血管病人有益，而且有止泻作用。香蕉含有多种维生素，其中维生素 B 有利于血管壁的弹性，维生素 E 能增加细胞的分裂次数，所以对健康有益。香蕉还有止咳、润肠、降压作用。菠萝有利尿作用，对肾型高血压病人有益，对治疗支气管炎也有功效。柑橘有镇咳、调肺、健胃的作用。柿子有清热、去烦、生津、润肺化痰、涩肠止泻和降压作用等。梨可润肺、消痰止咳、治便秘。龙眼有滋补、强壮、安神、补血等作用，对夜间失眠的老人尤宜。葡萄可以预防疲劳，有益气、补血、利筋骨、健胃、利尿等作用。但大多数的水果均性味偏于寒凉，不可恣意饱食，以免伤害脾胃阳气，以防"秋瓜坏肚"。总之，瓜果虽甜美，却不可多食，否则易损伤脾胃的阳气。

4.2 秋季常用时令食物

秋季常用时令食物包括糯米、黄米、玉米、小麦、黑大豆、黄豆、黑芝麻、葡萄、梨、苹果、柚、松子、橄榄、柑子、菠萝、桃、罗汉果、荸荠、冬瓜、茄子、白菜、南瓜、白萝卜、胡萝卜、藕、甘薯、猪肺、猪蹄、猪皮、猪胰、牛奶、马乳、鸭肉、乌骨鸡肉、鸭蛋、蟹、泥鳅、鳖、鲍鱼、银鱼、贝、海参、白砂糖、冰糖。

4.3 秋季饮食调理佳品 23 款

秋天，天气逐渐由热转凉、转燥，人体的代谢也渐趋平缓，养生进补也要依据这些规律进行。天气转燥转凉固然再无夏日炎热潮湿之弊，令人感到舒适，但如果转化太快、太剧烈的话，人体也会适应不了，体内的阴阳平衡也可能会被破坏，表现出凉燥之邪伤人为患，所以《饮膳正要》说："秋气燥，宜食麻，以润其燥，禁寒饮食"。另一方面，秋季虽然由热转凉，但夏季余热时有反复，部分人群由于夏季调理不当或受暑热太过，到秋天后体内仍有夏季余火未消，当气候转燥后，变成燥火为患，出现口干、咽燥、咳嗽、皮肤干燥等症状。对这样的情况，就需以清平滋润为主进行调整理，不宜过食煎炸动火之品。

中医还认为，秋季天气肃杀，"在脏属肺"，而肺为娇脏，喜润恶燥，无论是初秋温燥，还是深秋凉燥，都容易伤肺致病。调理进补当以滋润为主，并根据天气寒温及个人身体状况，选择相应凉性、温性或平性饮食，以达到滋润益肺、祛邪强身之效。但也要注意，由于肺脏属金，恶热喜凉，故秋季养生调理饮食还是以平性和凉性为主，温补之品相对较少用。

秋季保健调理饮食是秋季 6 个节气均可食用的保健食物，下面介绍的 23 款可根据自己的身体状况任意选择食用。

杏梨饮

用料 杏仁 10 克,梨 1 只,冰糖少许。

制作方法 ❶ 将杏仁去皮、尖,除去杂质,洗净;梨去皮、核,洗净,切片;冰糖捣成屑。❷ 将梨、杏仁、冰糖屑放入锅内,加清水适量,用武火烧沸后,转用文火煮 30 分钟即成。

食用方法 代茶饮用。

功效 清热止咳。适用于秋季肺燥引起的咳嗽、烦渴、小便不利等症,其他季节因燥邪伤肺导致的干咳也可选用。

解析 杏仁性温归肺经,有祛痰止咳、平喘、润肠之功效;梨性凉润而甘,具有生津止咳、润肺之功效。二者做成饮料,加入甘凉之冰糖,可增强其清热润肺、止咳平喘之功效。秋季食用,对肺燥引起的咳嗽、烦渴、小便不利等症有较好疗效。

冰糖莲子

用料 干莲子 30 克,冰糖 200 克,白糖 200 克,京糕 25 克,桂花适量。

制作方法 ❶ 将莲子用温水冲洗 2 ~ 3 次,倒入碗中,加开水以淹过莲子为宜,上屉蒸 50 分钟左右(不用时放入冰箱)。❷ 将砂锅放在火上,注入清水,水开后,放入冰糖、白糖。开锅时撇去沫子,然后用净白布将糖水过滤。将莲子倒入海碗。将京糕切成小丁,撒在莲子上,加入桂花,将过滤好的糖汁浇入即成。夏季,可用鲜莲子,去绿皮和莲子心,其余做法同上。

食用方法 单独食用。

功效 清心安神。适用于秋季平补,其他季节也可食用。常用于心神不宁的心烦失眠以及心火上炎的口舌生疮等症。

解析 莲子甘平,具有补脾止泻、养心安神、益肾固精之功效;桂花具有化痰、散瘀之功效。莲子、桂花辅以清养脾胃的冰糖、白糖、京糕共制成羹,经常食用,可起到清心安神的疗效。

玉米须炖龟

用料 乌龟 1 只,玉米须 100 克,葱、姜、盐、黄酒各适量。

制作方法 ❶ 将乌龟放入热水盆中,排出尿水,再放入开水盆中烫死,去头、爪和内脏;玉米须洗净,装入纱布袋内,扎紧袋口。❷ 将乌龟、纱布袋放入砂锅内,加姜、葱、食盐、黄酒、清水适量,置武火上烧沸后,转用文火炖熬至熟即成。

食用方法 佐餐食用。

功效 养阴补血,利水降压。适用于口渴神倦、高血压、糖尿病等症。

解析 玉米须味甘性平,具有利尿、泄热、利胆之功效;乌龟味甘、咸,性平,有滋阴潜阳、补肾健骨功效,《本草纲目》称其"以养阴也"。玉米须与乌龟同烹,可发挥养阴利尿的功效,可做秋季调补之用,对高血压、糖尿病等病证有一定的调治功效。

菊花肉片

用料 猪瘦肉 600 克,鲜菊花 100 克,鸡蛋 3 个,鸡汤、食盐、白糖、黄酒、胡椒粉、芝麻油、姜、葱、水豆粉、猪油各适量。

制作方法 ❶ 将猪瘦肉切成薄片;菊花瓣用清水轻轻洗净,用凉水漂上;姜、葱洗净后,切成丝;鸡蛋去黄留清。❷ 将肉片用蛋清、食盐、绍酒、胡椒面、淀粉调匀浆好。另用小碗放食盐、白砂糖、鸡汤、胡椒粉、味精、湿淀粉、芝麻油(少许)兑成汁。❸ 将炒锅置武火上烧热,放入猪油待油五成热时,投入肉片,滑散后倒入漏勺沥油。将锅置火上,放熟油 20 毫升,待油温五成热时,放入姜、葱稍煸,即倒入肉片,烹入绍酒,把兑好的汁搅匀倒入锅内,先翻炒几下,放入菊花瓣,翻炒均匀,即可。

食用方法 佐餐食用。

功效 祛风,清热,平肝,明目。适用于虚风上作之头晕头痛、眼花干涩等症。食少泄泻者不宜多服。

解析 菊花味甘苦，性辛凉，具有疏风、清热、明目、解毒之功效；猪肉能滋阴润燥，配以鸡蛋等调味料共烹，味道清香而略带苦味，有较好的清风热、润燥火之效。适宜初秋时节服食。

九月鸡片

用料 鸡脯肉600克，鲜菊花100克，鸡蛋3个，清汤、食盐、白糖、黄酒、胡椒粉、麻油、葱、姜、水豆粉、玉米粉、猪油各适量。

制作方法 ❶将鸡脯肉切成薄片；菊花瓣用清水轻轻洗净，用冷开水漂净；葱、姜洗净后，切成丝。❷将鸡片加蛋清、食盐、黄酒、味精、胡椒粉、玉米粉调匀上浆。另用小碗放食盐、白糖、清汤、胡椒粉、水豆粉、麻油（少许）调成芡汁。❸将炒锅烧热，放猪油烧至油五成热时，放入鸡片，划散，鸡片盛起，留余油20毫升，烧至油五成热时，下葱、姜稍煸，即放鸡片，烹黄酒，再将调好的芡汁搅匀倒入锅内，先翻炒几下，接着把菊花瓣倒入锅内，翻炒均匀即成。

食用方法 佐餐食用。

功效 补养五脏，祛风明目，益血润容。适用于秋季调养、清除夏季余火，也可用于疮疽痈肿、风火眼赤、高血压、头晕等症的调养。

解析 菊花性凉，归肺、肝经，具有疏风、清热、明目之功效；鸡肉具有温中益气、补精添髓功效。二者共烹，较宜秋季进补之用，可全方具有祛风明目、补养五脏、清火之功效，且味道清香宜人。

油炸山药丸子

用料 山药粉50克，黑芝麻50克，肥肉400克，植物油100克，白糖250克，鸡蛋3个，豆粉100克。

制作方法 ❶将鸡蛋清、黄分开打入两个碗内，先将蛋清加豆粉、山药粉和匀（无疙瘩硬心），

再加蛋黄调成稠糊。将肥肉切成1厘米见方的丁，放入沸水锅内焯透，急捞出放入盘内晾凉，然后用蛋糊调匀。❷将锅烧热，放植物油，用筷子夹着蘸糊的肥肉丁，逐个放入油锅内炸，炸至蛋糊凝固时捞出晾凉。❸在烧锅内油九成熟时，将炸过的肥肉丁下锅重炸，至肥肉丁捞在勺内发出清脆响声时沥去油，装盘。❹锅内放清水（少许）、白糖，用文火炒至糖呈金黄色时，加入炸好的肥肉丁，将锅端起离火，不断铲动，随即撒入黑芝麻，继续炒至黑芝麻都粘在肥肉丁上，倒入盘内晾凉即成。

食用方法 佐餐食用。

功效 补肾益精，润养血脉。适用于脾肾虚弱、肤发枯燥、肺虚燥咳等症。脾胃湿热盛、消化不良者不宜多食。

解析 山药甘平，具有润燥健脾、补肺、固肾、益精之功效；黑芝麻甘平，有滋阴润燥功效。此外，两药皆能补肾，加入润燥的肥肉，拌制成肉麻丸，有较好的补肾润燥益精之功效。适宜秋季食用。

荸荠鸭子

用料 仔鸭1只，鸡肉泥100克，核桃仁200克，荸荠150克，鸡蛋1个，葱、姜、盐、黄酒、玉米粉、素油各适量。

制作方法 ❶将核桃仁、荸荠捣碎。❷将鸭子洗净，从背上剖开，除去内脏，放入沸水锅内焯一下，取出，放入盆内，加葱、姜、黄酒、盐少许，上笼用武火蒸熟。将鸭子取出晾凉后，拆去骨，一斩两半，去皮。另用鸡肉泥、蛋清、玉米粉（淀粉）、黄酒、盐调成糊，再将核桃仁、荸荠加入蛋清糊内，并将蛋清、核桃、荸荠糊涂抹在鸭子内腔上。❸将烧热的锅内放植物油，烧至六成热时，放鸭子下锅炸酥，捞出沥去油，切成长条块，装盘即成。

食用方法 佐餐食用。

功效 补肾，益肺，润燥。适用于肾亏腰痛、腿足软弱无力、肺虚久咳、气短喘促、慢性便秘

等症。

解析　荸荠即马蹄，性凉味甘而爽口，具有消除痹热之功；鸭肉具有滋阴养胃功效，加以核桃仁补肾，再与鸡肉泥及其他辅料、调料共烹，能起到益气力、补肾、润肺、除痹热之功效。秋季服用，对身体的一些虚损病症有较好的补益作用。

沙参心肺汤

用料　猪心、肺各 500 克，沙参 20 克，玉竹20 克，葱、食盐各适量。

制作方法　❶将沙参、玉竹择净后，用清水漂洗，再用纱布包好备用。❷将猪心、肺用水冲洗干净，挤尽血水，切成小块与沙参、玉竹一起放入砂锅内，再将葱清洗干净放入锅内，注入清水适量，先用武火烧沸后，再用文火炖约 1 小时 30分钟，视心、肺熟透时即成。食用时，加盐少许调味。

食用方法　每天 1 次，每次吃猪心、肺 100 克，佐餐食用。

功效　润肺止咳，养胃生津。适用于老年肺虚咳嗽、大便燥结等症。风寒咳嗽或感冒时不宜多服。

解析　沙参有两种，一种名北沙参，另一种名南沙参。北沙参为伞形科植物珊瑚菜的根，南沙参为桔梗科植物轮叶沙参、阔叶沙参的根，虽科属不同，但性味均为甘、凉，其功效都有养阴清肺、润肺止咳的作用，再配以玉竹滋阴润燥，加以猪心、肺"以脏补脏"共烹，则滋补之力更强。

乌梅蜜膏

用料　乌梅 500 克，蜂蜜 1000 毫升。

制作方法　❶将乌梅除去杂质，洗净，晒干，然后用清水少许浸润，使肉绵软，略晾，敲碎，剥取净肉。❷将乌梅肉放入锅内，加水适量，煎熬1 ~ 2 小时，滗出煎液，反复煎 3 次，将 3 次药液混匀，再继续煎熬，至稠时，加入蜂蜜，用文火煎

熬成膏即成。

食用方法　每天早晚空腹时食用，每次 1 ~ 2汤匙。

功效　收敛生津。适用于轻症秋季燥咳。燥邪太盛，气火过旺者不宜。

解析　乌梅味酸涩，具有收敛生津、安蛔驱虫之功效；蜂蜜具有补中润燥、止痛解毒之功效。二者结合制成乌梅蜜膏，食用后，可起到润肺、收敛生津之功效。

参芪精

用料　党参 250 克，黄芪 250 克，白糖 500 克。

制作方法　❶将党参、黄芪洗净，以冷水泡透，加水适量煎煮，每半小时取药液 1 次，共煎煮3 次，然后合并药液。❷浓缩药液，用文火煎熬至黏稠时，停火。❸待浓缩液冷却后，加入白糖，使之吸净药液，混合均匀，晒干，压碎，装入玻璃瓶（或瓷罐）内即成。

食用方法　用沸水冲化服，每次 10 克，每天2 次。

功效　补益肺脾元气。适用于气虚型心悸气短、食少便溏、脏器下垂、水肿、气喘、头晕等症。可作秋季食补之用。感冒发热时不宜服。

解析　党参、黄芪均味甘性温，入肺经，为补气药物；炙黄芪对脾虚泄泻、脱肛、气虚、血脱有较好疗效。参芪精系用党参、炙黄芪加入白糖调味熬成药块，食之对脾肺大有裨益。

罗汉果煲猪肺

用料　猪肺 100 克，罗汉果 1 个。

制作方法　❶将猪肺切成小块，挤出泡沫，洗净。然后放入砂锅中，加水适量。❷将罗汉果切成薄片，放入锅中同煮，肺熟即可服食。

食用方法　每天 1 次，既可单食，亦可佐餐。

功效　清热化痰，润肺止咳。适用于秋季肺燥咳嗽、咳痰不利，或吐痰黄稠、咽干口燥等症的调

理。单纯风寒咳嗽而无热者不宜多食。

解析 罗汉果味甘苦性凉，具有清热解暑、润肺止咳之功效，既可单用治疗咳嗽，又可与猪肺同煮，于餐饮中起药君之功，较适用于肺虚久咳的轻症，尤以秋季为宜。

银杏鸡丁

用料 嫩鸡肉 500 克，银杏 100 克，蛋清、食盐、绍酒、豆粉、芝麻油、葱段、猪油、清汤各适量。

制作方法 ❶ 将鸡肉切成约 1 厘米见方的丁，放在碗内，加入蛋清、食盐、豆粉拌匀上浆；白果剥去硬壳，下热油锅内爆至六成熟时，捞出剥去薄衣和心，洗净待用。❷ 将炒锅烧热，放入猪油，待油六成热时，将鸡丁下锅用勺划散，放入白果炒匀，至熟后连油倒入漏勺内，沥去油。❸ 将原锅加入猪油 25 克，投入葱段煸炒，随即烹入绍酒，加入汤、食盐，倒入鸡丁和白果，颠翻几下，用豆粉勾芡，推匀后，淋入芝麻油，再颠翻几下，起锅装盘即成。

食用方法 每天 1 次，佐餐食用。

功效 定咳喘，止带浊。适用于秋冬进补，可用于年老咳嗽、哮喘、小便频数、崩漏带下等症。有实邪者忌服。

解析 白果性温而涩，炒熟后则毒性全无，具有敛肺气、定喘嗽、止带浊、缩小便之功效；嫩鸡肉有温中益气，补精添髓功效。二者共烹，有较好的温肾纳气平喘功效。秋冬季节食用，对中老年人久咳虚喘、小便频数、崩漏带下等症有调养之功。

枸杞膏

用料 枸杞子 500 克，蜂蜜 1000 毫升。

制作方法 ❶ 将枸杞子洗净，放入锅内，加水适量，置武火上烧开，再改用文火熬煮 2 小时，滗出煎液，再加水适量煎熬，如此 3 次，合并 3 次煎液，再放入锅内，熬去水分。❷ 待煎液稍稠后加

入蜂蜜，用文火熬至黏稠，晾凉即成。

食用方法 每天早晚空腹食用，每次 1 ~ 2汤匙。

功效 滋肾，润肺，补肝，明目。适用于肝肾阴亏、腰膝酸软、头晕、目眩、虚劳咳嗽、消渴、遗精等症。脾虚有湿的泄泻病人不宜多食。

解析 枸杞子具有滋肾润肺、补肝明目之功效；蜂蜜可补中润燥，止痛解毒。二者制膏食用，可增强其滋肾明目之功效。经常食用，对肝肾阴亏、腰膝酸软、头晕、目眩、虚劳咳嗽、消渴、遗精等有效。

黄芪膏

用料 生黄芪 30 克，生石膏 20 克，鲜茅根 20 克，甘草 5 克，生山药 40 克，蜂蜜 30 毫升。

制作方法 ❶ 将生黄芪、石膏、鲜茅根洗净；黄芪切薄片，石膏捣细。将以上药物放入砂锅中，加水适量。❷ 将砂锅置武火上煎熬 30 分钟，滤出药汁，再加水适量，煎熬 3 次，去渣，过滤，然后在过滤煎液中加入山药末和甘草末，置武火烧沸，改用文火煎熬至稠膏时，加入蜂蜜即成。

食用方法 每天 3 次，每次 1 汤匙。

功效 补益肺脏，清热润燥。适用于秋季调养肺脏之用。燥火咳嗽者不宜多服。

解析 生黄芪性甘温，入肺、脾两经，具有益卫固表、利水消肿、托毒生肌功效；蜂蜜具有补中润燥、止痛解毒作用。配合清肺热之生石膏，凉血之茅根，益气之生甘草，润肺之蜂蜜，共炼成膏，食用后，起到良好的补肺润燥功效，经常食用，对肺气虚、血痹、溃久不敛有较好疗效。

百合梨膏

用料 梨 1000 克，百合 50 克，麦冬 30 克，川贝母 10 克，蜂蜜 500 毫升。

制作方法 ❶ 将梨去皮，去核，洗净；百合、麦冬、川贝母洗净。❷ 将洗净的药物、梨放入砂

锅内，加水适量，置武火上烧沸，再用文火煎熬
30 ~ 40 分钟，滗出煎液；再加水继续煎熬，如此
3 次，然后合并 3 次煎液，继续煎熬至黏稠时，加
入蜂蜜，煎熬至膏状时，晾凉即成。

食用方法　每天食 2 次，每次 15 克，温开水
送服。

功效　润肺止咳，利咽生津。适用于阴虚肺
燥、干咳心烦音哑等症。风寒咳嗽不宜多服。

解析　百合性平，具有润肺止咳、清心安神之
功效；梨具有清心润肺、化痰止咳功效；川贝、麦
冬性皆寒凉，均归肺经，有滋肺阴、止咳之功，五
者结合，制成膏剂，食用后，可增强其润肺止咳、
利咽生津之功效。秋季服用，对阴虚肺燥、干咳心
烦、音哑等症大有裨益。

天冬膏

用料　天冬 500 克，蜂蜜 30 毫升。

制作方法　❶将天冬放入砂锅内，加水熬取
药汁 3 次，共取药汁约 1000 毫升。❷在放有天冬
汁液的锅内，加蜂蜜，置武火上烧开，再用文火煎
熬至膏状，晾凉即成。

食用方法　每天早晚空腹时食用，每次 1 ~ 2
汤匙。

功效　滋肺润燥。适用于秋季感受温燥之燥
咳。虚寒便溏者慎服。

解析　天冬性寒凉，具有滋阴清热、润肺生
津之功效；蜂蜜具有补中润燥、止痛解毒功效。天
冬、蜂蜜共制成膏，则滋润之力倍增，食用后，可
起到明显的滋阴润燥之功效，尤宜于秋季阴虚燥
咳、咳嗽带血等症。

山药蛋黄粥

用料　蛋黄 2 个，山药 30 克，粳米 150 克。

制作方法　❶将鸡蛋打破，去白留黄，用筷
子将黄搅散。❷山药洗净，切片；粳米淘洗干净。
❸将山药、粳米一起放入锅内，加水适量，将锅置

武火上烧开，改用文火熬煮至熟，起锅前，将鸡蛋
黄倒入粥里，再拌匀烧开即成。

食用方法　每天早、晚各服 1 碗，长服效果
甚好。

功效　滋阴润燥，养血熄风。适用于秋季平补
之用。对心烦失眠、虚劳吐血、呕逆、小儿消化不
良等症有效。

解析　山药性质甘平，补而不腻，具有健脾、
补肺、固肾、益精之功效；粳米（大米）有健脾养
胃、止渴除烦功效。二者加营养丰富的蛋黄煮粥，
可增强其滋阴润燥、养血熄风之功效。经常服用，
对心烦失眠、虚劳吐血、呕逆、小儿消化不良有较
好疗效。

山药杏仁粥

用料　山药 50 克，杏仁 50 克，小米 250 克。

制作方法　❶将山药除去杂质，切片，煮熟；
小米炒香，磨成细粉；杏仁炒热，去皮尖，切碎为
末。❷再将以上药粉混合一起，拌匀加水煮成粥。

食用方法　每次用量 10 克，空腹，白开水送
服，不能超量，日服 2 次。

功效　补中益气，温中补肺。适用于秋季变凉
而致燥咳心烦不眠、慢性支气管炎等症。便溏者不
宜多服。

解析　山药具有健脾、补肺、固肾、益精之功
效；杏仁可祛痰止咳、平喘、润肠；小米性稍温，
可健脾养胃、除烦止渴。三者煮粥，食后可增强其
补中益气、温中补肺功效。经常食用，对肺虚久
咳、心烦不眠、慢性支气管炎等症有疗效。

枇杷藕百合羹

用料　枇杷 30 克，鲜藕 30 克，百合 30 克，
白糖 50 克，淀粉 25 克。

制作方法　❶将百合洗净；枇杷去皮、核；
藕洗净，切成 1 厘米厚的片。将百合、枇杷肉、藕
片放入锅内，加水适量，置武火上煮沸，改用文火

熬炖。❷待百合、枇杷、藕片煮烂成泥时，加入白糖、淀粉，再煮沸即成。

食用方法　每天早、晚食用。

功效　滋阴润肺，清热止咳。适用于燥热伤肺、肺热咳嗽、咯血、衄血、胃热呕秽等症。

解析　枇杷具有润肺止咳、和胃降逆之功效；鲜藕有清热、解暑、生肌作用；百合有润肺止咳、清心安神作用，再加白糖、淀粉和而食之，可增强其滋阴润肺、清热止咳之功效。经常食用，对燥热伤肺、肺热咳嗽、咯血、胃热呕秽等病大有裨益。

山药奶肉羹

用料　牛奶250毫升，猪瘦肉500克，山药100克，食盐、姜各适量。

制作方法　❶将猪瘦肉洗净，与生姜放入锅内，加水适量，用文火炖煮4小时。❷取猪肉汤1碗，与洗净的生山药片一起，放入锅内，用文火熬煮至烂。❸将锅内加入牛奶、食盐，烧沸即可。

食用方法　单食或佐餐食用。

功效　健脾，补肺，固肾，益精。适用于秋季进补，有益于脾虚泄泻虚劳咳嗽、消渴、遗精、带下、小便频数等症。

解析　山药具有健脾、补肺、固肾、益精之功效；猪瘦肉滋阴润燥；牛奶有补虚损、益肺胃功效。三者煮肉羹，可起到固肾益精、润燥补肺之功效，很适宜在秋季进食，以补肺润燥，预防秋季燥邪伤人。

人参莲肉汤

用料　白人参10克，莲子30枚，冰糖30克。

制作方法　❶将白人参、莲子（去心）放在碗内，加洁净水适量，浸泡1小时，再加入冰糖。❷将盛药物的碗置蒸锅内，隔水蒸炖1小时。

食用方法　喝汤，吃莲肉。人参可连续使用3次，次日再加莲子、冰糖和水适量，如前法蒸炖和服用。到第3次时，可连同人参一起吃下。

功效　补气益脾。适用于病后体虚、气弱、脾虚、食少、疲倦、自汗、泄泻等症。感冒发热者忌服。

解析　人参具有大补元气、补脾益肺之功效；莲肉具有补脾止泻、养心安神、益肾固精作用。人参和莲肉加入润肺止咳之冰糖烹制的汤品，食之可起补气益脾之功效，对病后体虚、疲倦、自汗者有较好疗效。四季可用，尤宜秋冬进补之选。

参麦甲鱼

用料　甲鱼1只，人参5克，浮小麦50克，茯苓10克，素油、葱结、姜片、精盐、料酒、鸡汤各适量。

制作方法　❶将人参、浮小麦、茯苓用纱布袋包好；甲鱼宰杀后，去内脏、头、尾，放入开水中，略烫，取出，刮去身体上的黑膜，洗净，切成均匀小块，完整地摆放在一深底大瓷碗内，将鸡汤、料酒、精盐、葱结、姜片、药包放入，盖上碗盖。❷将大瓷碗放在蒸笼中，用武火大汽蒸60分钟后，取出即成。

食用方法　佐餐食用。

功效　滋阴补血，益气健脾。适用于骨质疏松、体虚出汗、精神不振、呼吸不匀、气短等症。风寒感冒、发热初愈病人不宜食用。

解析　人参为补气药；浮小麦是禾本植物小麦的干燥瘪瘦的果实，性味甘、凉，归心经，具有止汗、退虚热之功效。甲鱼即鳖，具有滋阴凉血之功。以上三者入膳，可增强滋阴补血、益气健脾之功效。

二仁全鸭

用料　仔鸭1只，核桃仁50克，火麻仁15克，姜、葱、精盐、料酒各适量。

制作方法　❶将仔鸭宰杀后，去毛、内脏洗净；核桃仁洗净；火麻仁用水漂去皮；姜拍松，葱切段。❷将仔鸭、姜、葱段放入砂锅中，加清水适量，用武火烧沸，加料酒，再改用文火炖60分钟，加入精盐调味即成。

食用方法　佐餐汤饮。

功效　补肾健脾，润肠通便。适合于脾虚、食积不化、血虚便秘等症。泄泻病人不宜食用。

解析　核桃仁即胡桃仁，性味甘、温，具有补肾、温肺、润肠之功效；火麻仁性味甘、平，具有润肠通便的作用；鸭肉具有滋阴养胃、利水消肿的功效。三者经过文火慢炖，更能增强滋润、补肾、补脾、利水消肿、润肠通便的功效。

4.4　立秋饮食处方

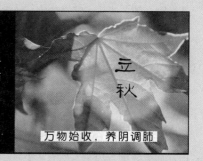

立秋是全年第13个节气，立秋后气温虽还是比较高，但气温由热转凉，风比夏季风凉爽，早晚气温变化很大。此时秋燥会对肺生较大影响，易罹患肺结核、痢疾、慢性支气管炎等症。立秋养生要注意调脾胃、防秋燥。

万物始收，养阴调肺

4.4.1　慢性支气管炎

慢性支气管炎在老年人中十分常见，尤其是在我国北方地区更常见。本病是一种发生于气管和支气管黏膜及其周围组织的慢性炎症性疾病，以咳嗽和咳痰为主要表现，通常每年发病持续3个月，连续发生2年或2年以上即可诊断。导致本病的原因至今还不完全清楚，一般认为是多种因素长期相互作用的结果，比如香烟、烟雾、粉尘、刺激性气体等有害气体的长期刺激，细菌、病毒、支原体等微生物的反复感染，以及免疫、年龄和气候等因素的影响。本病通常都是缓缓起病，病程比较长，反复急性发作而致病情不断加重。主要症状为咳嗽、痰多、喘息等。有时可因为呼吸道感染而突然发生急性加重。

慢性支气管炎属中医"咳嗽""喘证""痰饮"范畴。中医认为，本病的发生与年老体弱、脏腑功能失调和外邪侵袭等因素有关。此外，起居失调、烟酒刺激等因素也与本病有密切关系，均可致肺、脾、肾的生理功能失常而出现脾失健运、肺失肃降及肾不纳气等病理变化，而其中脾肾阳虚是本病的主要病机。治法为燥湿化痰，温肺化痰，止咳平喘。

川贝二参饮

用料　党参、北沙参、川贝母各10克，红枣5枚。

制作方法　❶将红枣去核；党参、北沙参切片；川贝母研粉。❷将红枣、党参、北沙参、川贝母粉放入炖锅内，加水500毫升。❸将炖锅置武火上烧沸，再用文火煮25分钟即成。

食用方法　代茶饮用。

功效　益胃生津，补气止咳。适用于气血两虚型之冠心病及咳嗽、慢性支气管炎等。

桔梗川贝饮

用料　桔梗60克，冰糖40克，川贝母10克。

制作方法　❶将桔梗洗净，切成薄片；川贝母洗净；冰糖打碎成屑。❷将桔梗、川贝母放入炖盅内，加水250毫升，置武火上烧沸，再用文火炖煮25分钟，加入冰糖屑即成。

食用方法　代茶饮用。

功效 开肺宣气，祛痰排脓。适用于风寒型慢性支气管炎等。

桑叶杏仁饮

用料 桑叶 10 克，杏仁 20 克，白糖 25 克。

制作方法 ❶将桑叶洗净；杏仁去皮，洗净。❷将桑叶、杏仁放入锅内，加水 500 毫升，置武火上烧沸，再用文火煎熬 25 分钟，停火，过滤，去药渣，在药液内加入白糖搅匀即成。

食用方法 代茶饮用。

功效 疏风清热，平喘止咳。适用于风热型慢性气管炎等。

桑菊杏仁茶

用料 桑叶 10 克，菊花 6 克，杏仁 20 克，白糖 25 克。

制作方法 ❶将桑叶、菊花洗净；杏仁去皮，洗净。❷将菊花、杏仁、桑叶同放锅内，加水 500 毫升，置武火上烧沸，再用文火煎煮 25 分钟，停火，过滤，去药渣，在药液内加入白糖搅匀即成。

食用方法 代茶饮用。

功效 清肺热，止咳嗽。适用于风热型慢性支气管炎、咳嗽、痰多等。

桔梗川贝粥

用料 川贝母 10 克，桔梗 30 克，大米 150 克，冰糖 25 克。

制作方法 ❶将桔梗洗净，切薄片；川贝母洗净；冰糖打碎成屑；大米淘洗干净。❷将大米、川贝母、桔梗同放锅内，加水 1500 毫升，置武火上烧沸，再用文火炖煮 35 分钟，加入冰糖屑即成。

食用方法 每天 1 次，早餐食用。

功效 开肺宣气，生津止渴，平喘止咳。适用于风寒型慢性支气管炎等。

陈皮桔梗粥

用料 陈皮 10 克，大米 150 克，桔梗、冰糖各 30 克。

制作方法 ❶将陈皮去白、洗净，切细丝；桔梗洗净，切薄片；大米淘洗干净；冰糖打碎成屑。❷将大米、陈皮、桔梗同放锅内，加水 1500 毫升，置武火上烧沸，打去浮沫，再用文火炖煮 35 分钟，加入冰糖屑即成。

食用方法 每天 1 次，早餐食用。

功效 燥湿化痰，平喘止咳。适用于风寒型慢性支气管炎等。

杏仁蒸雪梨

用料 雪梨 1 个，杏仁、冰糖各 20 克，川贝母 10 克。

制作方法 ❶将杏仁去皮，与川贝母打碎成粉；冰糖打碎成屑；梨去皮，在梨的蒂把处，切下 1/3 为盖，用小刀挖去梨核。❷将杏仁、川贝母粉和冰糖屑放入梨内，盖上盖，用牙签固定，放入炖锅内，加入开水适量，在梨周围放少许冰糖屑。❸将炖锅置武火蒸笼内蒸 45 分钟，停火，取出食用即成。

食用方法 每天 1 次，早餐食用。

功效 润肺、止咳。适用于风寒性慢性支气管炎、咳嗽等。

冰糖炖海参

用料 水发海参 50 克，冰糖 40 克。

制作方法 ❶将水发海参洗净，放入锅内，加水适量，放入盛有水的锅内，隔水炖至熟烂。❷将锅内放入冰糖屑，加少量水，熬成糖汁，倒入海参后即成。

食用方法 每天 1 次，早餐食用。

功效 补肾益精，养血润燥。适用于高血压、咳嗽、血管硬化、慢性支气管炎等。

银耳鹑蛋汤

用料 鹑蛋 20 个，干银耳 30 克，冰糖 150 克，猪油适量。

制作方法 ❶ 将干银耳用水发涨后，除去蒂和杂质，撕成小朵，放入锅内，加清水适量，久熬至熟烂备用。❷ 将 20 个酒盅里抹上猪油，然后将鹑蛋分别打入盅内，上笼用文火蒸 3 分钟左右，即可出笼，将鹑蛋起出，放入清水中漂起待用。❸ 将银耳羹烧开后，放入冰糖，待溶化后，撇去浮沫，把鹑蛋下锅内，同煮沸后，起锅即成。

食用方法 每天 1 次，早餐食用。

功效 补肺益气，养阴润燥。适用于病后体虚、肺虚久咳、痰中带血、大便秘结及慢性支气管炎、高血压等。

川贝酿梨

用料 雪梨 6 个，川贝母 12 克，糯米、冬瓜条各 1000 克，冰糖 180 克，白矾适量。

制作方法 ❶ 将糯米淘洗干净，蒸成米饭；冬瓜条切成黄豆大颗粒；川贝母打碎；白矾溶化成水；冰糖打碎成屑。❷ 将雪梨去皮后，由蒂把处下刀切下一块为盖，用小刀挖出梨核，浸没在白矾水内，以防变色，然后将梨在沸水中烫一下，捞出放入凉水中冲凉，再捞出放入碗内；将糯米饭、冬瓜条、冰糖屑拌匀装入梨内；川贝母分成六等份，分别装入雪梨中，盖好蒂把，装入碗内，然后置武火大汽蒸笼内蒸约 50 分钟，至梨熟烂即成。❸ 将锅内加水 30 毫升，置武火上浇沸后，放入剩余冰糖屑，溶化收浓汁，待梨出笼时，逐个浇在雪梨上。

食用方法 每天 1 次，早餐食用。

功效 润肺消痰，降火除热。适用于肺痨咳嗽、干咳、咯血、慢性支气管炎等。

川贝炖乌鸡

用料 乌鸡 1 只，川贝母 15 克，杏仁、丹参、葱各 10 克，料酒 10 毫升，红花 6 克，姜 5 克，盐 3 克，味精、胡椒粉各 2 克。

制作方法 ❶ 将乌鸡宰杀后，去毛、内脏及爪；丹参润透，切成薄片；川贝母去杂质，打成大颗粒；红花去杂质，洗净；姜拍松，葱切段。❷ 将乌鸡、川贝母、杏仁、红花、丹参、姜、葱、料酒同放炖锅内，加水 2800 毫升，置武火上烧沸，再用文火炖煮 35 分钟，加入盐、味精、胡椒粉搅匀即成。

食用方法 每天 1 次，早餐食用。

功效 活血祛痰，养气通络。适用于痰瘀型冠心病、慢性支气管炎及咳嗽等。

4.4.2 肺结核

结核病是由结核杆菌引起的一种慢性传染病。结核杆菌可侵犯人体的许多器官，但以肺部感染最为常见。人感染结核杆菌后也不一定发病，只有当人体抵抗力降低或体内发生相关的变态反应时，才可能引起各种症状。本病病人一般都有与结核病人的密切接触史。起病可急可缓，通常除了有低热（午后为著）、盗汗、乏力、食欲不佳、消瘦、女性月经失调等表现外，还有咳嗽、咳痰、咯血、胸痛、胸闷或呼吸困难等呼吸道症状。由于目前有专门针对结核杆菌的有效药物，所以只要能及时诊断，并恰当治疗，绝大多数病人都可治愈。

肺结核中医称"肺痨"。肺痨的致病因素分为内因和外因，内因是指气血虚弱，阴精耗损所致；外因是指痨虫传染。内因是基础，肺脏有损，则易被结核杆菌传染。药膳用滋阴润肺、益气养阴、填补精血、滋补脾肾的饮食来协助肺结核的康复。

贝母桔梗饮

用料 川贝母 10 克，桔梗 20 克，白糖 15 克。

制作方法 ❶ 将川贝母研成细粉；桔梗润透，切片。❷ 将川贝母、桔梗同放锅内，加水适量，置武火烧沸，文火煮 25 分钟，停火，过滤，加入白糖即成。

食用方法　代茶饮用。

功效　润肺止咳，利喉消炎。适用于肺结核及急、慢性咽炎病人。

百合饮

用料　百合 15 克，川贝母 6 克，麦冬、生地黄、熟地黄、百部、白及各 10 克，白糖 25 克。

制作方法　❶ 将以上药物洗净。❷ 将药物放入锅内，加水适量，置武火烧沸，再用文火煮 25 分钟，停火，过滤，加入白糖即成。

食用方法　代茶饮用。

功效　滋阴润肺。适用于肺结核病人。

生甘草饮

用料　白及 20 克，生甘草、沙参、麦冬、桔梗、玄参各 50 克。

制作方法　❶ 将上述中药捣碎，混合均匀备用。❷ 在服用时，每次取出 15 克，放入茶杯中，以沸水冲泡 1 小时，随时饮用。

食用方法　代茶饮用。

功效　清咽利喉，润肺止咳。适用于急、慢性咽炎及喉炎、肺结核等。

大蒜粥

用料　大蒜 15 瓣，小米 50 克。

制作方法　❶ 大蒜在沸水中煮 1 分钟取出，小米用蒜水煮成稀粥。❷ 将煮好的大蒜放入粥中搅拌，即可食用。

食用方法　早晚各服 1 次。

功效　温中散滞，消毒杀菌。适用于抗结核病、抗真菌病。

糙糯米粥

用料　糙糯米 100 克，薏米 50 克，红枣 8 枚。

制作方法　按常法共煮作粥。

食用方法　早晚各服 1 次。

功效　清热，利湿，排脓。适用于肺结核及贫血。

清咽粥

用料　玄参 30 克，甘草 10 克，乌梅 2 个，麦冬 20 克，大米 100 克。

制作方法　❶ 玄参、甘草切片，乌梅去核，麦冬去心，大米洗净。❷ 同放锅内，加水适量煮成粥食用。

食用方法　早晚各服 1 次。

功效　清咽利喉，生津止渴。适用于肺结核及急、慢性咽炎病人。

清咽汤

用料　沙参 30 克，乌梅 2 个，生甘草 10 克，麦冬 20 克，丝瓜 250 克，盐、味精各 2 克，芝麻油 25 毫升。

制作方法　沙参、丝瓜、生甘草切片；乌梅去核，麦冬去心，烧成丝瓜汤食用。

食用方法　每天 1 次，早餐食用。

功效　清热，利咽，解毒。适用于肺结核及急、慢性咽炎病人。

白及黄精粥

用料　白及 15 克，黄精 20 克，大米 100 克，白糖 25 克。

制作方法　❶ 将白及、黄精润透，切片；大米淘洗干净。❷ 将白及、黄精、大米同放锅内，加水适量，用武火烧沸，文火煮 35 分钟，加入白糖即成。

食用方法　每天 1 次，早餐食用。

功效　滋阴，润肺，止咳。适用于肺结核病人。

麦冬甘草粥

用料 麦冬 15 克，甘草 10 克，大米 100 克。

制作方法 ❶ 将麦冬洗净，去心；甘草切片；大米淘洗干净。❷ 将麦冬、甘草、大米同放锅内，加水适量，置武火上烧沸，再用文火煮 35 分钟即成。

食用方法 每天 1 次，早餐食用。

功效 滋阴润肺，清热消炎。适用于肺结核及急、慢性咽炎病人。

百合绿豆粥

用料 绿豆 50 克，百合 20 克，大米 60 克。

制作方法 ❶ 将绿豆洗净，百合洗净，大米淘洗干净。❷ 把大米、百合、绿豆放入锅内，加水适量，置武火烧沸，文火炖熬至熟成粥即可。

食用方法 每天 1 次，早餐食用。

功效 利尿消肿，滋阴清热。适用于肺结核、阴虚燥热等。

白及止咳糖浆

用料 人参 30 克，白及 20 克，远志、地龙各 90 克，鱼腥草 100 克，白糖 200 克，熟菜油适量。

制作方法 ❶ 将人参、白及、远志、地龙、鱼腥草淘洗干净，装在药包内，用绳扎紧口，放入锅或药罐内，加水适量，置武火上烧开，移文火上熬 20 分钟，取第 1 次药液；然后再加水熬 20 分钟，取第 2 次药液；如法取第 3 次药液，最后将 3 次药液倒入锅中，继续用文火煎熬浓缩，待药液稠厚时，加白糖，搅拌均匀，继续煎熬起丝状时，停火。❷ 将熬好的药汁和糖倒在涂有熟菜油的搪瓷盘中，晾凉，用刀划成小块，装糖盒内备用。

食用方法 每天 2 次，饮用。

功效 醒脑提神，戒烟止咳。适用于肺结核、吸烟引起的咳嗽、痰多等，对戒烟也有一定疗效。

虫草鲍鱼汤

用料 鲍鱼 100 克，虫草 10 克，熟火腿 50 克，水发玉兰片 50 克，水烫油菜 30 克，水发口蘑 100 克，花椒水、料酒各 5 毫升，精盐 3 克，素油 50 毫升。

制作方法 ❶ 将冬虫夏草用白酒浸泡 2 小时，洗净，去杂质，备用。❷ 把鲍鱼片切成波浪式的花刀片；口蘑切成薄片；火腿、玉兰片切成象眼片；油菜切成 4 厘米长的段。❸ 炒锅内放入鸡汤，待汤烧开时，放入虫草、口蘑、鲍鱼片、玉兰片、油菜、火腿、精盐、料酒、花椒水。待汤再开时，撇净浮沫，淋上明油，出锅盛入碗内即成。

食用方法 每天 1 次，食用。

功效 补肺益肾，止咳平喘。适用于腰膝酸软、喘咳短气、神疲少食及阳痿、遗精、自汗、劳嗽、痰血肺结核等。

桔梗麦冬炒苦瓜

用料 苦瓜 250 克，桔梗（鲜品）100 克，盐、味精各 2 克，姜 5 克，葱 10 克，素油 35 毫升。

制作方法 ❶ 将桔梗洗净，切成 3 厘米见方的片；苦瓜洗净，去瓤，切 3 厘米见方的块；姜切片，葱切段。❷ 将炒锅置武火上烧热，加入素油，烧六成热时，下入姜、葱爆香，随即下入苦瓜、桔梗、炒熟，加入盐、味精即成。

食用方法 每天 1 次，食用。

功效 清热解毒，利咽祛火。适用于肺结核及急、慢性咽炎病人。

麦冬沙参炒田螺

用料 田螺肉 150 克，麦冬 15 克，沙参 20 克，料酒 10 毫升，盐 2 克，姜、葱各 5 克，芝麻油 35 毫升。

制作方法 ❶ 麦冬洗净，去心；沙参润透，切片；田螺肉洗净，切片；姜切片，葱切段。❷ 将炒锅置武火上烧热，加入芝麻油，烧六成热，下入姜、葱、田螺肉，炒变色，加入麦冬、沙参炒熟，加入盐即成。

食用方法 每天 1 次，食用。

功效 润肺止咳，消炎利喉。适用于肺结核及急、慢性咽炎病人。

知母炖团鱼

用料 团鱼 1 只，知母、川贝母、天冬、麦冬、生地黄、山茱萸、地骨皮各 10 克，料酒 10 毫升，盐 3 克，姜 5 克，葱 10 克，芝麻油 20 毫升。

制作方法 ❶将药物洗净；团鱼宰杀后，去内脏及爪；姜切片，葱切段。❷将药物、团鱼、姜、葱、料酒同放炖锅内，加水适量，置武火烧沸，再用文火炖煮 45 分钟，加入盐、芝麻油即成。

食用方法 每天 1 次，食用。

功效 滋阴降火。适用于肺结核病人。

虫草金龟

用料 金龟 200 克，冬虫夏草 15 克，姜 15 克，葱 20 克，料酒 20 毫升，盐少许。

制作方法 ❶金龟去头、爪、内脏；冬虫夏草洗净，用酒浸泡 2 小时；葱切段，姜切片。❷将金龟放入蒸盆内，把虫草放入龟腹内，加入姜、葱、料酒、盐，加水少许，置武火蒸笼内蒸 50 分钟即成。

食用方法 每天 1 次，食用。

功效 滋补气血，健脾和胃，化气行水。适用于肺结核病人。

4.4.3 痢疾

痢疾是一种由痢疾杆菌（志贺菌）引起的急性消化道传染病，主要表现为大便次数增多、腹痛、腹泻、里急后重、肛门坠胀、排脓血便等。本病的传染源主要是病人和带菌者，可以通过人体接触被污染的水源、食物等造成传播。本病四季都可发病，以夏秋季节常见。目前有有效的抗菌药物治疗本病，治愈率高。

中医认为，痢疾主要病因是外感时邪疫毒，内伤饮食不洁。病位在肠，与脾胃有密切关系。病机为湿热、疫毒、寒湿结于肠腑，气血壅滞，脂膜血络受损，化为脓血，大肠传导失司，发为痢疾。暴痢多实证，久痢多虚证。痢疾的治疗方法为，初痢宜通，久痢宜涩，热痢宜清，寒痢宜温，寒热虚实夹杂者宜通涩兼施、温清并用。饮食以清热化湿、凉血解毒来调理。

桑叶桔梗饮

用料 佩兰、鲜茅根、生地黄、桑叶、薄荷各 12 克，杏仁、黄芩、赤芍、桑枝各 10 克，桔梗 8 克，白糖 30 克。

制作方法 ❶将以上药物洗净，放入锅内，加水适量。❷将锅置武火上烧沸，再用文火煎煮 30 分钟，停火，滤去渣，在药液内加入白糖搅匀即成。

食用方法 代茶饮用。

功效 清热化湿。适用于痢疾发热，肠伤寒病人。

五汁饮

用料 梨汁 30 毫升，藕汁、荸荠汁各 20 毫升，麦冬汁 10 毫升，鲜芦根汁 25 毫升。

制作方法 ❶将以上五种汁液同放锅内，加水适量。❷将锅置武火上烧沸，再用文火煮 30 分钟，停火，稍凉，放入茶瓶中即成。

食用方法 代茶饮用。

功效 生津止渴，清热解暑。适用于痢疾、肠伤寒初期病人。

佩兰郁金饮

用料 佩兰叶、郁金、竹茹各 10 克，茯苓、法半夏、滑石各 6 克，陈皮、枳实各 5 克，甘草 2

克，石菖蒲 3 克，白糖 25 克。

制作方法 ❶ 将以上药物装入锅内，加水适量。❷ 将锅置武火上烧沸，再用文火煎煮 40 分钟，滤去渣，在药液内加入白糖搅匀即成。

食用方法 代茶饮用。

功效 清热化湿。适用于痢疾、湿热不解之肠伤寒病人。

甘蔗马蹄饮

用料 红皮甘蔗 1 段，马蹄 7 个。

制作方法 ❶ 将甘蔗去皮，压榨取汁 1 杯，再将马蹄洗净，压榨取汁液。❷ 将马蹄汁倒入甘蔗汁液中，装入瓶中即成。

食用方法 代茶饮用。

功效 清热解暑，生津止渴。适用于痢疾、肠伤寒初期之高热、口渴。

二鲜饮

用料 鲜藕、鲜茅根各 120 克。

制作方法 ❶ 将鲜藕洗净，切成 0.2 厘米的片；鲜茅根洗净，切碎；一同放入锅内，加水适量。❷ 将锅置武火上烧沸，用文火煎煮 20 ～ 25 分钟，滤去渣，稍晾凉，装入罐中即成。

食用方法 代茶饮用。

功效 凉血止血，清热化瘀。适用于痢疾、肠伤寒初期病人。

金银花茶

用料 金银花、白糖各 30 克。

制作方法 ❶ 将金银花洗净，放入锅内，加水适量。❷ 将锅置武火上烧沸，再用文火煎煮 30 分钟，停火，滤去渣，加入白糖搅匀即成。、

食用方法 代茶饮用。

功效 清热解毒，疏散风热。适用于痢疾、肠伤寒病人。

鲜竹笋粥

用料 鲜竹笋 1 个，大米 100 克。

制作方法 将竹笋脱皮切碎，同大米煮作粥。

食用方法 早晚各服 1 次。

功效 润肠，健脾，开胃。适用于久泄、久痢、脱肛，亦可降血糖。

马齿苋粥

用料 马齿苋 500 克（干品 120 克），粳米 100 克。

制作方法 马齿苋菜洗净，捣烂后用纱布挤取其汁，下粳米煮作粥。

食用方法 空腹食用。

功效 清热利湿。适用于赤白痢疾、里急后重、心腹胀满等症，尚有明目去翳之功。

白木耳粥

用料 白木耳（即银耳）30 克，薤白 10 克，粳米 100 克。

制作方法 先将白木耳及薤白洗净、细切，与米共煮作粥。

食用方法 空腹食用。

功效 滋阴润肺。适用于久痢伤阴、腹痛下重者。

龟蛋粥

用料 龟蛋 1 枚，粳米 50 克。

制作方法 按常法先将粳米煮成粥，待熟时打破蛋壳同粥再煮，即成。

食用方法 空腹食用。

功效 止泻血。适用于红白痢疾。

鹌鹑赤豆粥

用料 鹌鹑 1 只，赤小豆 30 克，鲜姜 5 片。

制作方法　鹌鹑去毛及内脏，切块，同豆、姜共煮作粥。

食用方法　食肉、豆粥，每天 2 次。

功效　补五脏，止下痢。适用于赤白痢疾，也可作滋补食物。

山药芝麻糊

用料　山药 15 克，黑芝麻 120 克，鲜牛奶 200 毫升，冰糖 12 克，大米 150 克。

制作方法　❶ 将大米洗净，用清水泡 1 小时，捞出沥干，山药切成小粒；黑芝麻洗净，沥干水分，炒香。将以上三物放入容器内，加水和牛奶拌匀，磨碎后，滤取汁液。❷ 锅中加入清水，放入冰糖，溶化后滤取汁液，将冰糖水放入锅内，继续烧沸后，将芝麻汁液慢慢倒入锅内，不断搅动成糊，待熟后，起锅装入碗中即成。

食用方法　空腹食用。

功效　滋阴补肾。适用于痢疾、肠伤寒初期病人。

内金番茄炒鸡蛋

用料　鸡蛋 2 个，鸡内金 10 克，番茄 200 克，素油 15 毫升，盐 3 克。

制作方法　❶ 将鸡内金炒黄打成细粉；番茄洗净，切成 2 厘米见方的小块；鸡蛋打入碗内，用筷子搅散，加入盐搅匀。❷ 将鸡内金粉撒入鸡蛋内搅匀；炒勺放在中火上，下入素油，六成热时，倒入鸡蛋，用锅铲翻炒，随即将番茄倒入锅内，炒熟即成。

食用方法　每天 1 次，食用。

功效　补虚损，助消化。适用于痢疾、肠伤寒康复期病人。

马蹄苡仁炖鱼头

用料　鱼头 200 克，马蹄 30 克，薏苡仁 30 克，料酒 10 毫升，生姜 5 克，盐 3 克。

制作方法　❶ 将马蹄洗净，去皮；薏苡仁洗净去泥沙；鱼头洗净，切成 3 厘米宽的块；生姜拍破。❷ 将鱼头先煎黄，下料酒、生姜、薏苡仁、马蹄，放入炖锅内，加水适量，置武火上烧沸，再用文火炖煮至熟，加入盐即成。

食用方法　每天 1 次，食用。

功效　清热，祛湿，补虚。适用于痢疾、肠伤寒康复期病人。

金银花肉片汤

用料　猪瘦肉 250 克，金银花 20 克，料酒 10 毫升，生姜 10 克，盐 3 克，素油 15 毫升，小白菜 1000 克。

制作方法　❶ 将猪肉洗净，切薄片；金银花、小白菜洗净；生姜切片。❷ 将炒锅置武火上烧热，加入素油，烧至六成热，加入生姜爆锅，加水适量，烧沸，下入猪肉、金银花、小白菜，熟后加入盐即成。

食用方法　每天 1 次，食用。

功效　补虚损，清热解毒。适用于痢疾、肠伤寒康复期病人。

内金鸡蛋羹

用料　鸡蛋 2 个，鸡内金 10 克，盐 3 克，素油 15 毫升，生姜 6 克。

制作方法　❶ 将鸡内金炒黄，打成细粉；鸡蛋打在碗内，用筷子搅散；生姜切片。❷ 将炒锅置武火上烧热，加入素油，烧六成热时，将生姜放入锅内爆锅。加入清水适量，烧沸，再将鸡蛋徐徐地倒入汤内，加入鸡内金粉和盐，烧沸即成。

食用方法　每天 1 次，食用。

功效　补虚损，清热解毒。适用于痢疾病人。

党参苡仁鸭

用料　鸭 1 只，党参 15 克，薏苡仁 30 克，料酒适量，盐、生姜各 6 克。

制作方法 ❶ 将鸭宰杀后，去毛、内脏及爪；党参洗净，切 3 厘米的段；薏苡仁洗净去杂质；姜拍破。❷ 将党参、薏苡仁放入鸭腹内，将鸭放入炖锅中，加水适量，放入料酒、生姜。❸ 将炖锅置武火上烧沸，再用文火炖煮 1 小时，加入盐即成。

食用方法 每天 1 次，食用。

功效 清热，祛湿，补虚。适用于痢疾、肠伤寒康复期病人。

4.5 处暑饮食处方

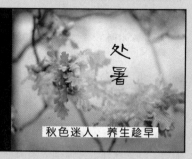

处暑是全年第 14 个节气，经过一个夏天的煎熬，处暑节气空气干燥，下雨少，很多人脾胃功能相对较弱，舌燥、口干，食欲不强，大便秘结，易罹患便秘、性功能减退、骨质疏松等。此节气仍很湿热，比较适合吃健脾祛湿养胃的食物，不宜吃口味太重的食物，也不要暴饮暴食，少吃过凉的食物以及不好消化的食物。

秋色迷人，养生趁早

4.5.1 便秘

便秘是指排便次数减少，同时排便困难、粪便干结。正常人每天排便 1 ～ 2 次或 1 ～ 2 天排便 1 次，便秘病人每周排便少于 3 次，并且排便费力，粪质硬结、量少。便秘是中老年人常见的症状，严重影响中老年人的生活质量。

中医认为，便秘的基本病机是邪滞大肠，腑气闭塞不通或者肠失温润，推动无力，导致大肠的传导功能失调。所以，便秘治疗原则分实证和虚证，实证以祛邪为主，虚证以养正为先，根据阴阳气血亏虚的不同而用滋阴养血、益气温阳的方法。

蜂蜜芝麻饮

用料 黑芝麻 50 克，白蜂蜜 30 毫升。

制作方法 ❶ 将黑芝麻淘洗干净，用文火炒熟。❷ 将白蜂蜜、黑芝麻放入锅内，加水 500 毫升，煮成饮料即成。

食用方法 每天 3 次，代茶饮用。

功效 乌须发，润肠通便。适用于各种类型便秘、须发早白等症。胃寒及糖尿病病人忌饮。

蜂蜜无花果饮

用料 无花果 6 个，蜂蜜 15 毫升。

制作方法 将无花果（干、鲜均可）放入沸水锅内煮 10 分钟，加入蜂蜜调匀即成。

食用方法 代茶饮。

功效 补中缓急，润肺止咳，健胃清肠，消肿解毒，滑肠通便。适用于脾胃虚弱、倦怠食少、脘腹胀痛、肠燥便秘等病人。便溏者忌食。

五汁蜂蜜饮

用料 芹菜汁 150 克，鲜藕汁 150 克，荸荠汁 150 克，青菜汁 30 克，甘蔗汁 150 克，蜂蜜 30 克。

制作方法 将甘蔗汁、鲜藕汁、荸荠汁、青菜汁和芹菜汁烧沸后，加入蜂蜜即成。

食用方法 每天 2 次，每次饮用 60 毫升。

功效 清热利水，润肠通便。适用于津枯肠燥的便秘和高血压病人的便秘。便溏者忌食。

桑葚牛奶饮

用料　牛奶1000毫升，桑葚1000克，蜂蜜30毫升。

制作方法　将桑葚洗干净，放入牛奶中，煮沸后，滤去杂质，加入蜂蜜即成。

食用方法　代茶饮。

功效　补肾益智，润肠通便。适用于肾气不足、失眠健忘、肠燥便秘病人。便溏者忌食。

蜂蜜核桃赤豆饮

用料　赤小豆20克，蜂蜜20毫升，荸荠45克，核桃20克。

制作方法　❶把赤小豆洗干净，发透；荸荠去皮，洗净；核桃研粉。❷锅置武火上，倒入清水，加入赤小豆煮40分钟，再下荸荠熬10分钟，过滤去渣后，加入蜂蜜、核桃粉即成。

食用方法　代茶饮用。

功效　利水消肿，润肠通便。适用于便秘或肠胃热毒便秘、水肿等症。胃寒及糖尿病病人忌饮。

桑葚香蕉果盘

用料　鲜桑葚1000克，香蕉1000克，苹果1000克，梨1000克，蜂蜜1000毫升。

制作方法　❶将鲜桑葚洗干净，去柄；香蕉去皮，切小段；苹果削皮、去核后切小块；梨去皮、去核后切小块。❷把以上鲜果放入碗里，用蜂蜜拌和均匀即成。

食用方法　可作菜上席，亦可当水果吃。

功效　补肝肾，润肠通便。适用于便秘兼有失眠、阴虚火旺等症。胃寒者忌食。

柏子仁拌香蕉

用料　香蕉200克，蜂蜜30毫升，柏子仁15克。

制作方法　❶将香蕉剥去皮，切小块，放入碗中；柏子仁打成粉。❷将蜂蜜、柏子仁倒入碗中搅匀即成。

食用方法　每天1次，既可佐餐，又可单食。

功效　润燥止痛，通便。适用于习惯性便秘、阴虚肠燥型便秘病人。糖尿病病人不宜吃。

芝麻核桃糊

用料　黑芝麻60克，核桃仁60克，米粉1000克，蜂蜜20毫升。

制作方法　❶将黑芝麻用锅炒5分钟。❷把核桃仁投入锅中用水煮20分钟，再把黑芝麻、米粉放入锅中文火煮8分钟，加入蜂蜜即成。

食用方法　每天早、晚各食1小碗。

功效　补肝肾，润肠通便。适用于大便燥结、须发早白等病人。糖尿病病人忌服。

芝麻蜂蜜糊

用料　黑芝麻60克，蜂蜜150毫升，米粉120克。

制作方法　❶黑芝麻用铁锅炒5分钟，捣碎。❷将黑芝麻加入米粉，边煮边搅成糊状，加入蜂蜜，搅匀即成。

食用方法　每天早、晚各食1小碗。

功效　补肝肾，润肠通便。适用于气血不足和阴津亏虚所致的老年人便秘、青年人须发早白等症。糖尿病病人忌服。

菠菜柏仁汤

用料　柏子仁15克，西红柿150克，菠菜30克，姜末10克，黑木耳15克，鸡蛋2个，精盐3克，味精3克，胡椒粉2克，鲜汤500毫升，葱花10克。

制作方法　❶西红柿烫洗剥皮，切成小块；把鸡蛋打入碗中搅散；菠菜洗净，切段；木耳发透后去根，撕成小片。❷鲜汤掺入锅内，置武火上烧沸，加入柏子仁、菠菜、木耳、西红柿、姜末、汤烧沸后倒入鸡蛋液，冲滚成蛋花，加入精盐、味精、葱花、胡椒粉即成。

食用方法 每天 1 次。

功效 养心安神，润肠通便。适用于各种类型便秘、心神不安、失眠等症。痰湿型肥胖人便秘不宜食用。

火麻仁粉丝汤

用料 番薯 1000 克，番薯粉丝 150 克，菜叶 25 克，西红柿 50 克，火麻仁 15 克，味精 3 克，香油 3 毫升，葱花 10 克。

制作方法 ❶ 将番薯洗干净，去皮，切成小块，放入开水锅中煮熟捞出；将菜叶、西红柿洗净，西红柿切片；火麻仁研粉。❷ 将番薯粉丝洗净发软，加入番薯、火麻仁、菜叶、西红柿、精盐、味精、葱花、香油，煮熟即成。

食用方法 佐餐食用。

功效 补气血，润肠通便。适用于各种便秘、气血不足等症。有胃病者忌服。

土豆大米粥

用料 土豆 100 克，大米 100 克。

制作方法 土豆去皮，洗干净，切成小块，和大米共煮成粥。

食用方法 空腹食用。

功效 健脾和中，益气调中。适用于胃燥、胃痛、便秘等。

牛乳粥

用料 粳米 100 克，鲜牛奶 1 袋（约 350 毫升）。

制作方法 先用淘净的米煮粥，粥熟时加入牛奶，煮沸即成。

食用方法 分次食用。

功效 补虚损，润五脏，健脾胃，化燥结。适

用于体弱无力、食欲不振及老年人便秘。

松仁粥

用料 松仁 15 克，粳米 30 克。

制作方法 按常法先煮粳米作粥，后将松仁和水研作糊状，入粥内，待三两沸，即可。

食用方法 空腹食用。

功效 补中益气。适用于老年气血不足或热症伤津引起的大便秘结症。

郁李仁粥

用料 郁李仁 10 克，粳米 100 克，蜂蜜、生姜汁各适量。

制作方法 将郁李仁浸泡、退皮，研为膏；粳米煮作粥，待粥熟下入郁李仁膏，姜、蜂蜜汁等。

食用方法 空腹食之。

功效 润肠通便，利水消肿。适用于大肠气滞、肠燥便秘或脚气浮肿、小便不利症。

苏子粥

用料 苏子 15 克，真荏子（即白苏子）15 克，粳米 30 克。

制作方法 先用水洗苏子，捞去浮者不用；真荏子洗净，干炒，同捣烂入水煎，过滤取其汁，与粳米同煮作粥。

食用方法 调入姜汁、清蜜各少许食用。

功效 润肠通便，平喘止咳。适用于老人大便干燥、气虚咳喘症。

肉苁蓉粥

用料 肉苁蓉 15 克，羊肉 50 克，粳米 100 克。

制作方法 先煎肉苁蓉去渣取汁，与切碎的羊肉入米煮作粥。

食用方法 空腹食用。

功效 补肾壮阳，润肠通便。适用于阳虚便秘

及肾命火衰、四肢欠温、腰膝冷痛等症。

三仁粥

用料 海松子（即红松的种子）30克，桃仁30克，郁李仁10克，粳米30克。

制作方法 海松子去皮，桃仁泡去皮尖，郁李仁去皮，三味共捣烂和水煎，过滤取汁，再入粳米煮作粥。

食用方法 饭后服1小碗，空腹食用。

功效 养血润肠，补肾益气。适用于老人忽然头痛、腹痛、便秘、不思饮食、胸腹胀满、大便干结病。

苁蓉羊腰粥

用料 羊腰1个，肉苁蓉10克，粳米100克。

制作方法 羊腰去内膜切碎，同粳米同煮成粥。

食用方法 空腹食用。

功效 补肾助阳，益精通便。适用于中老年人肾阳虚衰所致的畏寒肢冷、腰膝冷痛、小便频数、夜间多尿、便秘等。

菠菜粳米粥

用料 鲜菠菜200克，粳米30克。

制作方法 ❶菠菜择好洗净切段备用。❷粳米煮粥，快熟时，加入菠菜，煮沸即可。

食用方法 随时食用。

功效 润肠通便。适用于久病大便滞涩不通。

桃仁生地粥

用料 桃仁30克，生地、麦冬、玄参各10克，粳米100克，红糖少许。

制作方法 先把四味用清水泡30分钟，再煎煮30分钟，去渣留汁，与粳米煮粥，熟时加入红糖拌匀。

食用方法 每天1次食用。

功效 破血化瘀，润肠通便。适用于津亏、血瘀、便干。

蜂蜜麻仁粳米粥

用料 火麻仁10克，粳米1000克，葱丝3克，蜂蜜20毫升。

制作方法 ❶将火麻仁研碎，加水滤过，取汁，加入粳米。❷煮成稀粥，加入葱丝、蜂蜜即成。

食用方法 每天早、晚各1次。

功效 润肠通便。适用于体虚肠燥、大便秘结等症。有胃病者忌服。

蜜汁香蕉

用料 香蕉150克，蜂蜜50毫升。

制作方法 ❶将香蕉剥皮，切块，放入盘中。❷将蜂蜜淋入香蕉盘中即成。

食用方法 单独食用。

功效 生津止渴，润肠通便。适用于习惯性便秘病人。糖尿病病人忌食。

芝麻核桃膏

用料 黑芝麻1000克，核桃仁1000克，松子仁30克，蜂蜜1000毫升。

制作方法 ❶将黑芝麻捡去泥沙，洗净，用文火炒熟，凉后捣成泥状。❷把核桃仁、松子仁放入温油锅中炒酥香，凉后捣成泥状；将蜂蜜与以上药物、食物搅拌均匀，装入容器内备用。

食用方法 每次取1小匙开水冲服，每天2次。

功效 乌须发，润肠通便。适用于老年人津枯肠燥之便秘、须发早白。便溏者忌食。

粉蒸番薯

用料 番薯250克，米粉200克，精盐5克，香料粉2克。

制作方法　❶ 将番薯洗干净去皮，切 3 厘米见方的块；将米粉加入精盐、香料粉拌匀。❷ 将番薯块放入米粉中，粘裹均匀后，放蒸笼内蒸 25 分钟即成。

食用方法　单独食用。

功效　健脾益气，润肠通便。适用于习惯性便秘、气血不足等症。便溏者忌食。

藕粉蜂蜜糊

用料　藕粉 15 克，蜂蜜 30 毫升。

制作方法　将藕粉用凉开水搅成糊状，再放入蜂蜜烧沸，用勺子迅速搅匀即成。

食用方法　单独食用。

功效　清热解毒，润肠通便。适用于便秘、痔疮下血等症。便溏者忌食。

荸荠蜂蜜汤

用料　海蜇皮 20 克，荸荠 10 克，蜂蜜 50 毫升。

制作方法　❶ 海蜇皮漂去泥沙，洗干净，切丝；将荸荠去皮，洗净，剁碎。❷ 砂锅置武火上，放入清水、荸荠、海蜇皮，沸后改用文火煎 30 分钟，再放蜂蜜调味，滤渣食用。

食用方法　每天 2 次，单独食用。

功效　消瘿瘤，润肠通便。适用于阴虚火旺、大便燥结、瘿瘤等症。便溏者忌服。

海带豆腐冬瓜汤

用料　冬瓜 1000 克，海带 50 克，豆腐 1000 克，精盐 3 克，姜 3 克，葱 3 克，胡椒粉 2 克，香油 3 毫升。

制作方法　❶ 将冬瓜去皮，去子，洗净切片；海带泡洗干净，切细丝；豆腐切小块。❷ 将海带、冬瓜放入砂锅中，加适量鲜汤和姜末，煲半小时，放入豆腐、葱丝、精盐、胡椒粉，用文火煨 10 分钟，滴入香油即成。

食用方法　佐餐食用。

功效　消痰软结，泄泻利水，润肠通便。适用于瘿瘤、小便不畅、便秘病人。便溏者忌食。

核桃仁拌苦瓜

用料　苦瓜 150 克，核桃仁 30 克，姜末 3 克，蒜泥 5 克，葱丝 3 克，精盐 3 克，香油适量，米醋 3 毫升。

制作方法　❶ 将核桃仁用素油炸香；苦瓜去瓤，洗净，切成丝状，入开水中焯 3 分钟捞出，沥干水分。将二者放入盘中加入姜末、蒜泥、葱丝、精盐。❷ 倒入适量热香油调味，再倒入适量米醋，搅匀即成。

食用方法　佐餐食用。

功效　清热解毒，清心明目，润肠通便。适用于肝肾虚损、便秘等症。便溏者忌食。

麻油拌芹菜

用料　芹菜 150 克，蒜泥 5 克，黑芝麻油 20 毫升，精盐 2 克，米醋 3 毫升，五香粉 2 克。

制作方法　❶ 将芹菜去叶，洗净，切段，开水中焯过后捞出放盘中。❷ 倒入黑芝麻油、五香粉、蒜泥、精盐、米醋，拌匀即成。

食用方法　佐餐食用。

功效　润肠通便，乌须黑发。适用于便秘病人、乌发早白等症。便溏者忌食。

柏仁白菜

用料　小白菜 120 克，柏子仁 15 克，生粉 3 克，精盐 3 克，蒜末 10 克。

制作方法　❶ 将柏子仁除去油脂，研粉；小白菜洗干净，切段。❷ 用油勺烧热素油，放入蒜末，再把柏子仁、小白菜放入油锅炒，随后放精盐，炒熟勾入湿生粉即成。

食用方法　佐餐食用。

功效　养心安神，润肠通便。适用于失眠健

忘、惊悸、肠燥便秘等症。便溏者忌食。

芦荟炒空心菜

用料 空心菜 150 克，芦荟 50 克，精盐 2 克，酱油 2 毫升，花生油 35 毫升，五香粉 1 克，生粉 3 克。

制作方法 ❶ 把芦荟洗净切 3 厘米片；空心菜洗净，晾干，切成 4 厘米长段。❷ 油锅烧热后，将芦荟炒至半熟，再放入空心菜同炒，加入五香粉、酱油、精盐，炒熟后用生粉勾芡即成。

食用方法 佐餐食用。

功效 泻热杀虫，润肠通便。适用于习惯性便秘及热结便秘、小儿疳积等症。脾胃虚寒、食少便溏者忌食。

芦荟炒菠菜

用料 菠菜 1000 克，芦荟 50 克，五香粉 2 克，精盐 2 克，酱油 2 毫升，花生油 35 毫升，生粉 3 克。

制作方法 ❶ 芦荟去皮，洗净，切 4 厘米长丝；菠菜去黄叶，洗净，切段。❷ 花生油放入锅中，烧热，放入芦荟，稍炒后再放入菠菜同炒，加入五香粉、精盐、酱油，炒熟勾入湿生粉即成。

食用方法 每天 1 次，佐餐食用。

功效 泻热杀虫，补血，润肠通便。适用于习惯性便秘及热结便秘、小儿疳积等症。脾胃虚寒、食少便溏者忌食。

郁李仁炒蘑菇

用料 蘑菇 80 克，郁李仁 15 克，花生油 35 毫升，黄豆芽 1000 克，韭菜 50 克，精盐 3 克。

制作方法 ❶ 将郁李仁洗净；韭菜洗净，切段；黄豆芽洗净；蘑菇洗净，切片。❷ 将花生油倒入锅中，置旺火上，放入郁李仁、蘑菇，翻炒后倒入黄豆芽、韭菜同炒，调入精盐炒熟即成。

食用方法 每天 1 次，佐餐食用。

功效 润肠通便，利水消肿。适用于肠燥便

秘、水肿、小便不利病人。便溏者忌食。

郁李仁炒洋葱

用料 洋葱 60 克，郁李仁 15 克，荠菜 150 克，精盐 3 克，花生油 35 毫升，生粉 3 克。

制作方法 ❶ 将郁李仁洗净；荠菜洗净后切成段；洋葱洗净，切片。❷ 炒锅放旺火上，烧热，放入花生油，油六成热时，放入洋葱，稍炒后放入郁李仁、荠菜、精盐，勾入湿生粉，炒熟即成。

食用方法 每天 1 次，佐餐食用。

功效 润肠通便，利水消肿。适用于肠燥便秘、水肿、小便不利病人。便溏者忌食。

蜂蜜甘薯羹

用料 甘薯 80 克，蜂蜜 30 毫升。

制作方法 ❶ 将甘薯去皮，洗净，切成 3 厘米见方块。❷ 将甘薯放蒸锅内蒸，蒸熟后捣泥状，加入蜂蜜拌匀即成。

食用方法 单独食用或饭后食用。

功效 补中缓急，润肺止咳，滑肠通便。适用于脾胃虚弱、倦怠食少、脘腹胀痛、肠燥便秘等症。湿热积滞、胸闷不宽、便溏腹泻者忌食。

核桃仁煮豆腐

用料 豆腐 200 克，核桃仁 15 克，黑木耳 15 克，冬瓜 40 克，精盐 3 克，鸡精 2 克。胡椒粉适量，香油 2 毫升，鲜汤适量。

制作方法 ❶ 将核桃仁洗净，拣去杂质；黑木耳放水中发涨后去根撕成小片；冬瓜去皮，去子，切片；豆腐切成厚片。❷ 鲜汤倒入锅中，置武火上，加入冬瓜、黑木耳，煮 20 分钟后加入豆腐、核桃仁，调入精盐、鸡精、胡椒粉，滴入香油即成。

食用方法 佐餐食用。

功效 破血止瘀，润肠通便。适用于瘀血疼痛、肿块、便秘等症。孕妇忌食。

麻油紫菜汤

用料 紫菜 20 克，芝麻油 10 毫升，盐 2 克。

制作方法 ❶ 将紫菜洗净，用一碗开水冲泡发开。❷ 将紫菜放入沸水锅中煮熟，加入芝麻油、盐，即可食用。

食用方法 餐前食用。

功效 消痰软结，泄泻利水，润肠通便。适用于瘿瘤、疝气、痈肿、小便不畅、便秘等病人。便溏者忌食。

核桃仁烧魔芋

用料 水魔芋 500 克，核桃仁 30 克，菜油 3 毫升，酱油 10 毫升，姜粒 5 克，葱花 5 克，盐 3 克，骨头汤适量。

制作方法 ❶ 将核桃仁洗净，去皮；魔芋放入开水锅中煮透，切成条。❷ 锅中加入菜油，放入姜、葱炒出香味。放入核桃仁、魔芋条、酱油、盐翻炒，加骨头汤适量，煮沸，魔芋入味即成。

食用方法 每周 2 次，佐餐食用。

功效 破血止瘀，润肠通便。适用于瘀血疼痛、肿块、便秘等病人。孕妇及便溏者忌食。

首乌炖仔鸭

用料 仔鸭块 150 克，生何首乌 30 克，葱 5 克，姜 5 克，精盐 3 克，酱油 2 毫升，料酒 3 毫升，清淡肉汤适量。

制作方法 ❶ 将生何首乌、仔鸭块洗净，置于砂锅内，加入清淡肉汤。❷ 放入葱花、姜、料酒、精盐、酱油适量拌匀，炖至仔鸭块熟烂即成。

食用方法 佐餐或单独食用。

功效 润肠，解疮毒，补气血。适用于肠燥便秘、疮疖等病人。便溏者忌食。

双仁甘薯汤

用料 甘薯 50 克，杏仁 9 克，桃仁 9 克，当归 9 克，蜂蜜 15 毫升。

制作方法 ❶ 将杏仁、桃仁、当归、甘薯分别洗净，甘薯切 1 厘米方块。❷ 将杏仁、桃仁、当归、甘薯一同放入砂锅内，用水煮 30 分钟，加入蜂蜜拌匀即成。

食用方法 每天 2 次，早、晚空腹食用。

功效 补中缓急，破血止瘀，润肠通便。适用于瘀血疼痛、肿块、便秘等病人。孕妇及便溏者忌食。

冬苋菜鸭血羹

用料 鸭血 150 克，冬苋菜 250 克，葱白 3 克，精盐 2 克，香油 3 毫升，素油 5 毫升。

制作方法 ❶ 将冬苋菜撕去筋膜，洗净；葱洗净，切葱花。❷ 将冬苋菜放入锅内，煮至将熟时，将鸭血切成 2 厘米见方的小块，放入锅中同煮熟。❸ 加入素油、葱白、精盐、香油，混合均匀，趁热空腹食用。

食用方法 佐餐食用。

功效 清热解毒，润肠通便。适用于气血亏损、阴虚肠燥的大便秘结病人。胃寒便溏者忌食。

当归炖母鸭

用料 母鸭 1 只，全当归 10 克，生姜 10 克，葱结 10 克，精盐 5 克。

制作方法 ❶ 将母鸭宰杀后去毛及内脏，洗干净后，备用；将全当归、生姜、葱结洗净。❷ 将母鸭、全当归、生姜、葱结放入砂锅内，加适量清水，用武火烧沸，再用文火慢炖，鸡肉烂熟后，加入精盐即成。

食用方法 佐餐食用。

功效 补气血，止痛，润肠。适用于血虚、月经不调、经闭、痛经、崩漏、风湿麻痹、肠燥便秘等病人。食盛中满、大便泄泻者及孕妇忌食。

麻仁炖母鸭

用料　母鸭1只，火麻仁15克，生白术30克，葱5克，姜5克，料酒3毫升，精盐5克。

制作方法　❶ 将母鸭宰杀后去毛及内脏，洗干净；将生白术、火麻仁、洗净；姜切片，葱切段。❷ 将生白术、火麻仁、葱、姜、精盐放入鸭腹内。❸ 将母鸭放入砂锅内，加适量清水，先用武火锅烧开，然后改用文火慢炖，鸭肉烂熟即成。

食用方法　隔日1次，佐餐食用。

功效　补气血，润肠通便。适用于体虚肠燥、大便秘结等病人。肠滑泄泻者忌食。

核桃仁党参烧鲤鱼

用料　活鲤鱼1条，党参10克，核桃仁50克，冬笋15克，白糖6克，葱5克，姜5克，蒜5克，精盐3克，香菇15克。

制作方法　❶ 将活鲤鱼去鳞、鳃，剖腹去内脏，洗干净；锅置武火上，加入花生油，烧至油八成热，将鲤鱼下锅烧至呈黄色，捞出沥油。❷ 把党参洗净，润透切片；水发香菇一切两半；冬笋切片；葱、姜、蒜洗净，备用。❸ 锅内加适量素油、白糖，炒至糖油变为褐色时，将鲤鱼、党参片、香菇、冬笋片、核桃仁、葱、姜、蒜同时下锅，加清水适量，用武火烧沸后转用文火慢烧，至汤浓鱼熟后加精盐调味即成。

食用方法　每周2次，佐餐食用。

功效　补中益气，生津养血，润肠通便。适用于脾胃弱、中气不足、食少便溏、体乏无力、便秘等病人。有湿邪、气滞、怒火盛者忌食。

核桃爆腰花

用料　猪腰2对，核桃仁30克，韭菜1000克，精盐5克，料酒3毫升，植物油15毫升，芡粉5克。

制作方法　❶ 将猪腰剖开，去筋膜臊腺，洗

净切片，加入精盐、芡粉、味精腌制；核桃仁洗净。❷ 将炒锅置武火上，倒入植物油烧热，放入腰片稍炒后，加入核桃仁共炒至变色，再放入韭菜、料酒、精盐，翻炒即成。

食用方法　每周2次，佐餐食用。

功效　滋补肾精，润肠通便。适用于肠燥便秘、精气不足等病人。胃寒便溏者忌食。

核桃瘦肉煲

用料　猪瘦肉250克，核桃30克，杜仲15克，精盐5克，料酒2毫升，素油5毫升，葱5克，姜5克。

制作方法　❶ 将核桃去壳，取核，洗净；杜仲煎汁备用；猪瘦肉洗净切片；葱切段；姜切片。❷ 以上用料一起放入砂锅，加入杜仲汁及适量清水，用文火煨炖2～3小时，加入精盐、料酒，炖至肉烂熟即成。

食用方法　每周2次，佐餐食用。

功效　润肠通便，补肝肾，续筋骨，安胎，调血脉。适用于腰背酸疼、足膝无力、胎漏、崩漏、带下、遗精、跌打损伤、痈疮、折跌、痔瘘、便秘等病人。便溏者忌食。

生首乌煮田螺

用料　田螺150克，生首乌20克，精盐5克。

制作方法　❶ 将生首乌洗净切片；田螺去壳洗净。❷ 锅中加适量清水，将锅置武火上烧沸，放入生首乌片、田螺，煮熟，调入精盐即成。

食用方法　每周3次。

功效　润肠，解毒毒，补肾益精。适用于肠燥便秘、疮疖等病人。大便溏泻及有痰湿者忌食。

参麦炖老鸭

用料　老鸭1只，北沙参60克，麦冬60克，葱5克，姜5克，精盐3克，核桃仁50克，料酒2毫升。

制作方法 ❶将老鸭宰杀后去毛及内脏；沙参、麦冬洗净；葱切段；姜切片。❷将沙参、麦冬、核桃仁、葱、姜填入鸭腹中，放入砂锅，加入适量清水、料酒。先用武火烧沸，再改用文火炖鸭肉至烂熟时，调入精盐即成。

食用方法 每天 1 次，佐餐食用。

功效 清肺养阴，祛痰止咳，润肠通便。适用于肺热燥咳、虚劳久咳、阴伤咽干、口渴、便秘等病人。风寒咳嗽、肺胃虚寒、便溏者忌食。

芝麻柏仁猪肝汤

用料 猪肝 1000 克，柏子仁 15 克，丝瓜 150 克，黑芝麻 20 克，生姜 5 克，葱丝 5 克，精盐 3 克，胡椒粉适量，料酒 15 毫升，生粉 5 克，香油少许，鲜汤适量。

制作方法 ❶将柏子仁吸去油脂；丝瓜刮去粗皮，洗干净切片；猪肝去筋膜，切成薄片，加精盐、生粉、料酒拌匀。❷将锅置武火上，放入鲜汤、生姜、葱丝、料酒、胡椒粉，烧沸后再放入猪肝、丝瓜片、柏子仁、黑芝麻，煲 5 分钟后加入精盐，撇净浮沫，放入香油即成。

食用方法 每天中午 1 次，隔 3 天吃 1 次，也可作汤食用。

功效 利水，润肠。适用于老人及产妇便秘、痔瘘便血等症。肥胖痰湿型病人不宜多吃。

核桃仁菠菜猪肝汤

用料 猪肝 1000 克，核桃仁 20 克，菠菜 150 克，花生油 10 毫升，生姜 13 克，葱白 15 克，精盐 3 克，料酒 8 毫升，生粉 5 克，胡椒粉适量，清汤适量。

制作方法 ❶将核桃仁去杂质洗净；菠菜洗净，在沸水中烫片刻脱去涩味（即除去所含草酸），切段；将猪肝去筋膜，切成薄片，与精盐、生粉、料酒、花生油拌匀。❷将清汤（肉汤、鸡汤亦可）烧沸，加入洗净拍破的生姜和切成短节的葱白，煮

几分钟后，放入拌好的猪肝及菠菜，撇尽浮沫，再放入核桃仁、精盐、胡椒粉、料酒、菠菜，煮熟后放入花生油即成。

食用方法 每天中、晚餐作菜汤食用。

功效 补肾，润肠，通便。适用于便秘、面色萎黄、视物昏花、有大便涩滞等症。肥胖痰湿型便秘病人不宜。

4.5.2 骨质疏松

骨质疏松症在中老年人中非常常见，是一种由多种因素引起的骨骼密度下降、骨骼结构破坏、骨骼脆性增加的全身代谢性疾病。由于骨质疏松症病人骨骼的脆性增加，从而容易发生骨折，并引发其他一系列问题。本病一般分为原发性和继发性两类。原发性骨质疏松症又分为绝经后骨质疏松症、老年性骨质疏松症和特发性骨质疏松（包括青少年型）三种。绝经后骨质疏松症一般发生在妇女绝经后 5 ~ 10 年内；老年性骨质疏松症一般指老人 70 岁后发生的骨质疏松；而特发性骨质疏松主要发生在青少年，目前病因还不明确。

中医将骨质疏松称为"骨痿"。中医认为，骨质疏松发生的根本原因是肾虚精亏，部分病人又与后天失养，如脾胃虚弱、脾胃运化失调有关；也有部分病人由于经常感受风寒湿邪，邪气阻滞，正气亏虚，导致痰、瘀等继发致病因素的产生而痹阻经络，气血津液不能濡养筋骨，而发生疏松脆弱。西医一般认为骨质疏松是缺钙引起，需要补钙，而中医认为是肾虚加脾虚而导致的骨质疏松，而要补肾健脾，从根本上消除病因。

炒二茸

用料 鹿茸粉 3 克，松茸 200 克，鸡肉 150 克，火腿 50 片，豌豆 30 粒，鸡蛋清 2 个，葱、盐、茨粉、姜、素油各适量。

制作方法 ❶将鹿茸研成细粉；松茸蘑菇洗净，切成薄片；鸡肉洗净，切成薄片；火腿切成薄

片；鸡蛋清、盐、茨粉勾成汁液。❷将素油放入热炒锅内，烧六成热时，加入鸡肉、松茸、鹿茸粉、豌豆、火腿炒熟，加入薄茨，翻炒即成。

食用方法　每周1次，佐餐食用。

功效　补肾壮阳，益精填髓。适用于肾阳虚、阳痿、耳鸣、腰膝酸冷、梦遗、早泄、骨质疏松等症。阴虚火旺、口干咽燥者不宜多食。

温阳鸡羊汤

用料　公鸡1只，羊肉500克，牛鞭50克，狗鞭50克，菟丝子20克，肉苁蓉20克，枸杞子20克，料酒、姜、葱、盐、胡椒粉、鸡油各适量。

制作方法　❶将牛鞭用温水发涨，去净表皮，顺尿道对剖成两块，用清水洗净，再用冷水漂30分钟；狗鞭用油沙炒炮，以温水浸泡约30分钟，去泥沙，刷洗干净；羊肉洗净后，再入沸水锅内氽去血水，捞入凉水内漂洗；鸡宰杀后，去毛、内脏及爪；姜拍松，葱切段；药物洗净，装入纱布袋内，扎紧口。❷将牛鞭，狗鞭和羊肉置于炖锅中，加水烧沸，撇去浮沫，放入姜、葱、料酒、鸡。再以武火烧沸后，移文火上炖煮30分钟翻动一下，防止粘锅。然后用洁净纱布滤去姜、葱，再置中火上，放入药包，炖至牛鞭、狗鞭酥烂时，加入盐、胡椒粉、鸡油，搅匀即成。

食用方法　每天1次，每次吃牛鞭、狗鞭、羊肉、鸡肉，喝汤。既可单食，又可佐餐食用。

功效　暖肾温阳，壮骨，益精补髓。适用于中老年人虚损劳伤、肾气虚衰、阳痿不举、早泄、骨弱、骨质疏松等症，尤其适合虚寒怕冷的人。内热多火盛者不宜多服。配合服用钙剂效果更好。

温补羊肉汤

用料　羊肉500克，羊骨500克，制附片10克，料酒、姜、葱、盐、胡椒粉各适量。

制作方法　❶羊肉用清水洗净，放入沸水锅内，加姜、葱，煮至断红色，捞出，切成小块，再放入清水中，浸泡去血水；骨头拍破；姜拍松，葱缠成团。❷将炖锅内加入清水，置于武火上，将羊肉、羊骨、生姜、葱、料酒、制附片放入汤内，先用武火烧沸，再用文火炖2小时至羊肉熟烂，加入盐、胡椒粉即成。

食用方法　每天1次，每次吃羊肉喝汤，佐餐食用。

功效　温肾壮骨，补中益气。适用于气血两亏、四肢厥冷、体弱瘦黄、腰膝骨痛、骨质疏松等症。阴虚阳盛及孕妇均忌食。

黄精乳鸽骨头汤

用料　乳鸽1只，猪棒骨500克，黄精20克，料酒、姜、葱、盐各适量。

制作方法　❶将黄精浸透，洗净，切片。乳鸽宰杀，去毛及内脏。姜切片，葱切段；猪棒骨洗净，捶破。❷将黄精、乳鸽、棒子骨、料酒、姜、葱同放砂锅内，加水适量，置武火烧沸，再用文火炖煮1小时，加入盐即成。

食用方法　每天1次，每次喝汤吃乳鸽适量，佐餐食用。

功效　补肾滋阴，强筋健骨。适用于腰膝骨疼、四肢拘挛、痿痹、骨质疏松等症。中寒泄泻、痰湿痞满腹胀者忌食。

核桃扁豆骨头汤

用料　猪棒骨500克，核桃仁50克，白扁豆150克，料酒、姜、葱、盐各适量。

制作方法　❶将核桃仁洗净，白扁豆去泥沙，洗净；猪棒骨洗净，捶破；姜切片，葱切段。❷将核桃仁、白扁豆、猪棒骨、料酒同放炖锅内，加水适量，置武火烧沸，再用文火炖煮2小时，加入盐即成。

食用方法　每天1次，每次喝汤，吃核桃仁、白扁豆适量，佐餐食用。

功效　健脾补肾，强健筋骨。适用于腰膝酸

痛、纳食不佳、骨质疏松等症。

杞鞭壮骨汤

用料 仔公鸡 1 只，黄牛鞭 50 克，枸杞子 20 克，肉苁蓉 20 克，料酒、姜、葱、盐、胡椒粉各适量。

制作方法 ❶ 先将黄牛鞭用热水发涨，然后顺尿道对剖成两块，刮洗干净，以冷水漂 30 分钟。❷ 鸡宰杀后，去毛、内脏及爪。❸ 将砂锅加入清水，放入牛鞭，烧开，去浮沫，放入肉苁蓉、枸杞子、生姜、料酒、鸡肉，用武火烧沸，再用文火烧 2 小时，加入胡椒粉、盐即成。

食用方法 每天 1 次，每次吃鸡肉，喝汤。佐餐食用。

功效 补肾，益精，壮骨。适用于肝肾虚损、精血不足而见腰膝酸软、头昏、耳鸣、骨质不坚、骨折、阳痿、遗精等症。阳强易举者不宜多食。

什锦鹿茸羹

用料 鹿茸粉 3 克，水发海参 50 克，大虾 50 克，鸡脯肉 50 克，水发干贝 10 克，火腿 50 克，料酒、湿淀粉、水发口蘑、冬笋、豌豆、鸡蛋清、精盐、上汤各适量。

制作方法 ❶ 将鸡肉砸成泥，放入碗内，加入蛋清、上汤、盐搅匀。❷ 把海参、大虾、火腿、口蘑、冬笋切成块；干贝撕开。❸ 炒锅内放入清水，烧至八成沸时，将鸡泥放入锅内，凝固成疙瘩状，氽熟捞出。❹ 炒锅内放入上汤，加入盐、料酒、鸡泥疙瘩、海参、大虾、干贝、火腿、豌豆、口蘑、冬笋；烧沸后，撇净浮沫，放入鹿茸粉，用湿淀粉勾芡，淋上鸡油，盛入汤碗内即成。

食用方法 每周 1 次，佐餐食用。配合钙剂疗效更佳。

功效 补气血，壮元阳，健筋骨，益精髓。适用于肾阳虚之阳痿、早泄、腰膝酸冷、酸软乏力、畏寒怕冷。阴虚火旺、口燥咽干虚烦者忌食。

苁蓉鹿鞭汤

用料 鹿鞭 30 克，肉苁蓉 30 克，鸡蛋清 3 个，水发兰片 20 克，水发冬菇 20 克，火腿 20 克，油菜 20 克，姜丝、料酒、盐、素油、湿淀粉、上汤各适量。

制作方法 ❶ 将鹿鞭从中间破开，去掉其中白色白膜皮，用水洗净，顶刀切成薄片，用开水氽透捞出，滗净水分。❷ 将鸡蛋清和湿淀粉勾成芡。❸ 炒锅内放入上汤，加入兰片、火腿、冬菇、油菜、盐、姜丝、料酒、鹿鞭片、肉苁蓉片，烧沸后，撇净浮沫，煮 1 小时，放入芡汤即成。

食用方法 每天 1 次，佐餐食用。

功效 补肾益精，强筋健骨，润肠通便。适用于腰膝酸软、阳痿、不孕、肠燥便秘、骨弱痿软等症。

三子海参汤

用料 海参 30 克，菟丝子、沙苑子各 15 克，枸杞子 20 克，鸡脯肉 100 克，鸡蛋清 1 个，火腿、豌豆、黄瓜皮、盐、鸡汤、面粉各适量。

制作方法 ❶ 将水发海参顶刀切成大薄片，用开水焯一下，捞出控净水分，再用刀改成蝴蝶翅形状，摆在盘内，用洁布揾干水分，中间放一点儿面粉。鸡脯肉砸成细泥，加上蛋清、精盐、料酒、鸡汤，调成泥状。把鸡泥抹在海参片中间，放碗内上屉蒸熟取出。❷ 砂锅内放鸡汤、菟丝子、沙苑子、枸杞子、火腿、豌豆、黄瓜皮、海参、盐，文火慢炖 1 小时即成。

食用方法 每天 1 次，佐餐食用。

功效 补肾，强筋骨。适用于腰膝酸软、阳痿、早泄、骨弱、骨质疏松等症。强阳不痿及大便燥结者忌之。

虫草鲍鱼汤

用料 水发鲍鱼 100 克，虫草 1 只，水发口蘑

100克，熟火腿50克，水发兰片20克，油菜、花椒、料酒、鸡汤、食盐各适量。

制作方法 ❶将虫草用白酒浸泡2小时，洗净，去杂质，备用。❷把鲍鱼片切成波浪式的花刀片；口蘑切成薄片；火腿、兰片切成象眼片；油菜切成小段。❸炒锅内放入鸡汤，待汤烧热时，放入虫草、口蘑、鲍鱼片、兰片、油菜、火腿、精盐、料酒、花椒，武火煮沸，文火再烧30分钟即成。

食用方法 每周1次，每次喝汤，食口蘑、鲍鱼适量，佐餐食用。

功效 补肺益肾，益精壮骨。适用于腰膝酸软、喘咳短气、神疲少食、阳痿、遗精、骨弱、骨质疏松等症。肺热痰黄者不宜多服。

仙茅羊肾汤

用料 羊肾2只，仙茅20克，淫羊藿20克，潼蒺藜20克，枸杞子20克，苡仁20克，杜仲20克，料酒、盐、姜、葱、上汤各适量。

制作方法 ❶将羊肾一切两半，去白色臊腺，洗净，切成腰花；将以上中药放砂锅内用清水煎煮1小时，取药液适量；姜拍松，葱切段。❷将羊肾、药汁、姜、葱、料酒同放砂锅内，加水适量。置武火上烧沸，再用文火炖煮30分钟，加入盐即成。

食用方法 每天2次，佐餐食用。

功效 补肾壮阳，强筋骨去风湿。适用于肾虚阳痿、筋骨风湿酸软等症。火盛痰黄者不宜多食。

菟丝鸡腿扒牛鞭

用料 水发牛鞭（熟品）150克，菟丝子50克，熟鸡腿150克，姜、葱、料酒、花椒水、酱油、白糖、素油、湿淀粉、上汤各适量。

制作方法 ❶将菟丝子用盐水炒裂口，烘干，研成细粉；把牛鞭切成两半，去掉中间白皮，洗净，切条；鸡腿切成条。❷炒锅内放入素油，烧六成热时，加入姜、葱爆香，添入上汤、料酒、花椒水、白糖，放入牛鞭、鸡块、菟丝粉，烧沸后，撇

去浮沫，用文火煨1小时，用湿淀粉勾芡，淋上明油，翻匀，盛入盘内即成。

食用方法 每天1次，佐餐食用。

功效 补肝肾，益精髓，强筋骨，明眼目。适用于腰膝酸软、遗精、尿有余沥、目暗骨弱等症。

虫草猴头菇

用料 猴头菇30克，虫草5克，鸡蛋5个，鸡脯肉50克，猪肉50克，鸡蛋清3个，海米、火腿、香菜、葱、姜、湿淀粉、鸡汤各适量。

制作方法 ❶将虫草用白酒浸泡2小时，洗净泥沙；把猴头菇水发洗净，切成薄片，用1个蛋清和湿淀粉拌匀；锅内放入素油，烧至六成热时，放入拌好的猴头菇和虫草，滑好捞出，摆在碗内，加精盐、料酒，上笼屉蒸10分钟取出。❷把5个鸡蛋煮熟，捞入凉水中，泡5分钟，剥去壳，切成橘子瓣形（每个蛋切6块），取出蛋黄不用；鸡脯肉和猪肉剁成细泥，放入精盐、姜、葱末、鸡汤、鸡蛋清调好，浇在切后的蛋白上，再放上海米，用火腿、香菜末点缀一下，上屉蒸熟取出。将蒸好的猴头菇、虫草扣在盘当中，再把蒸好的蛋白摆在猴头菇、虫草的周围。❸锅内放入油，油热时，用姜、葱炝锅，添上鸡汤，放入精盐、料酒，捞出葱、姜，用湿淀粉勾芡，浇在猴头菇、虫草、蛋白上即成。

食用方法 每周1次，佐餐食用。

功效 补肺益肾，益精气，补精髓。适用于腰膝酸软、喘咳短气、神疲少食、阳痿、遗精、骨质疏松等症。

韭菜炒蛤蜊

用料 蛤蜊肉200克，核桃仁20克，韭菜50克，料酒、酱油、姜、葱、盐、素油各适量。

制作方法 ❶将核桃仁炸香，待用；韭菜洗净，切3厘米长的段；蛤蜊肉洗净，切细丝；姜、葱切丝。❷把炒锅置武火上烧热，加入素油，烧至

六成热时，加入姜、葱、料酒、蛤蜊肉、酱油、韭菜、盐、炒熟即成。

食用方法　每天 1 次，佐餐食用。

功效　补肾壮阳，强健筋骨。适用于脾肾虚损、阳痿、滑精、骨质疏松等症。

巴戟烧虾

用料　虾 250 克，巴戟 30 克，鲜茭白 250 克，素油、酱油、料酒、白糖、盐、葱、姜、蒜、鸡汤各适量。

制作方法　❶ 将茭白洗净，切片；虾用温水洗去泥沙，控干水分；葱、姜、蒜切末；巴戟放砂锅中煮 40 分钟，取药液适量。❷ 炒锅内放油，烧至六成热时，用葱、姜、蒜炝锅，下入虾、料酒，再放入茭白煸炒，添入酱油、白糖、盐、鸡汤、巴戟药液，在文火上煨 30 分钟即成。

食用方法　每天 1 次，佐餐。

功效　补肾阳，强筋骨，祛风湿。适用于腰膝酸软、关节疼痛、阳痿、遗精、风寒湿痹等症。

锁阳蒸鸽蛋

用料　鸽蛋 10 个，锁阳 50 克，熟五花猪肉 100 克，酱油、葱、八角、花椒、鸡汤各适量。

制作方法　❶ 把熟五花肉皮面抹上糖色，用熟油炸成金黄色时，取出切片，码在大碗内。❷ 将鸽蛋煮熟去壳，码在碗内肉片周围，把锁阳润透切片，放在鸽蛋周围，加上葱、花椒、八角、酱油、鸡汤，上屉蒸熟透即成。

食用方法　每天 1 次，佐餐食用。

功效　补肾壮筋骨、润肠通便。适用于腰膝酸软、阳痿、滑精、肠燥便秘等症。

猪棒骨补骨脂煮莴苣

用料　猪棒骨 500 克，补骨脂 15 克，莴苣 30 克，料酒、姜、葱、盐各适量。

制作方法　❶ 将猪棒骨洗净，敲破；补骨脂

用文火炒至微鼓；莴苣去皮，切块；姜切片，葱切段。❷ 将猪棒骨、补骨脂放入锅内，加水适量，置武火烧沸，再用文火煮 2 小时后，加入莴苣，再煮至熟透，加入盐即成。

食用方法　每天 1 次，佐餐食用。

功效　补肾壮阳。适用于肾虚冷泻、腰膝冷痛、骨折、骨质疏松等症。阴虚火旺者忌食。

锁阳炖猪蹄

用料　猪蹄 1 只，锁阳 30 克，料酒、姜、葱、盐各适量。

制作方法　❶ 将锁阳除去杂质洗净，切片；猪蹄去毛，洗净，剁成块；姜切片，葱切段。❷ 将锁阳、猪蹄、姜、葱、料酒同放炖锅内，加水适量，置武火烧沸，再用文火煮 1 小时，加入盐即成。

食用方法　每天 1 次，喝汤，吃猪蹄适量，佐餐食用。

功效　补肾阳，固肾壮骨。适用于腰膝无力、腿抽筋、骨质疏松、便秘等症。

黑芝麻炖泥鳅

用料　泥鳅 30 克，黑芝麻 50 克，料酒、姜、葱、盐各适量。

制作方法　❶ 将黑芝麻炒香；泥鳅去肠杂洗净；姜切片，葱切段。❷ 将泥鳅放入锅内，加水适量，置武火烧沸，再用文火炖煮 20 分钟，加入黑芝麻，姜、葱、料酒煮熟，加入盐即成。

食用方法　每天 1 次，每次喝汤，吃泥鳅适量，佐餐食用。

功效　补中益气，祛湿，抗骨折。适用于湿盛筋痿、腿抽筋、腰背疼痛等症。

杜仲炖龟肉

用料　龟 1 只（400 克），杜仲 20 克，料酒、姜、葱、盐、胡椒粉各适量。

制作方法　❶将杜仲浸透，洗净，切丝，用盐水炒熟；龟宰杀去头去尾，去内脏，去爪；姜切片、葱切段。❷将杜仲、龟肉、姜、葱放入砂锅内，加水适量，置武火烧沸，再用文火炖煮 1 小时，加入盐、胡椒粉即成。

食用方法　每天 1 次，每次喝汤吃龟肉适量，佐餐食用。

功效　滋阴补肾、强筋骨。适用于体弱腰酸腿疼、骨折、骨质疏松等症。

菟丝海参炖羊肉

用料　羊肉 250 克，海参 50 克，菟丝子 10 克，枸杞子 20 克，杜仲 15 克，山茱萸 15 克，素油、料酒、盐、姜、葱、上汤各适量。

制作方法　❶将 4 味中药放入砂锅，加清水煮 50 分钟，去药渣，留药液；羊肉洗净，切薄片；姜切片，葱切段；海参去肠杂，切片。❷将炒锅置武火上，加入素油，烧六成热时，下入姜、葱爆香，下入羊肉、海参、药汁液、料酒、盐、上汤，煮 30 分钟即成。

食用方法　每天 1 次，佐餐食用。

功效　补肾益精，强筋骨，抗衰老。适用于气血两虚、腰膝酸软、头晕眼花、四肢无力、小便频数、遗精、阳痿、筋骨虚软等症。

附片牛膝炖乳鸽

用料　乳鸽 2 只，制附片 10 克，牛膝 15 克，韭菜子 15 克，淫羊藿 10 克，料酒、盐、姜、葱、胡椒粉、上汤各适量。

制作方法　❶将以上药物洗净，放入纱布袋内，扎紧口；乳鸽宰杀后，除去毛、内脏及爪，洗净；姜拍松，葱切段。❷将乳鸽、药包、姜、葱同放砂锅内，加入料酒、水，置武火烧沸，再用文火炖煮 1 小时，加入盐、胡椒粉即成。

食用方法　每天 1 次，佐餐食用。

功效　补肝肾，壮筋骨。适用于腰膝酸软、骨

质疏松等症。阴虚而相火易动者不宜多食。

蓉芪菟丝炖乌鸡

用料　乌鸡 1 只（750 克），菟丝子 25 克，黄芪 30 克，肉苁蓉 30 克，料酒、盐、姜、葱、上汤各适量。

制作方法　❶将以上三味药物洗净；乌鸡宰杀后，去毛、内脏及爪；姜拍松，葱切段。❷将药物、乌鸡、姜、葱、料酒同放砂锅内，加入上汤，置武火上烧沸，再用文火炖煮 2 小时，加入盐即成。

食用方法　每天 1 次，佐餐食用。

功效　补肾壮筋骨，益精滑肠。适用于气虚乏力、腰膝冷痛、血枯便秘、骨质疏松等症。配合钙剂服用效果更佳。

杜仲爆羊腰

用料　羊腰 2 个，杜仲 20 克，五味子 10 克，淫羊藿 10 克，料酒、盐、酱油、豆粉、姜、葱、素油各适量。

制作方法　❶将杜仲、五味子、淫羊藿同放砂锅内，加清水适量，煮 1 小时留药液。❷将羊腰切成两片，除去白色臊腺，切成小块腰花，用豆粉、药汁液、酱油、盐、料酒搅匀，码味，挂浆，备用。❸将炒锅置武火上烧热，加入素油，烧至六成热时，下入姜、葱爆香，随即下入羊腰花、料酒，炒熟即成。

食用方法　每天 1 次，佐餐食用。

功效　补肾、强筋骨，壮阳。适用于肾虚腰痛、体弱乏力、骨质疏松等症。

鹿胶蒸公鸡

用料　子公鸡 1 只，鹿角胶 30 克，水发冬菇 100 克，油菜梗 100 克，葱段、姜片、蜂蜜、精盐、酱油、花椒、鸡汤、素油各适量。

制作方法　❶将子公鸡宰杀后，去毛、内脏

及爪，从脊背处破开，拍断大骨，用开水烫 5 分钟，捞出用洁布擦干净水分，鸡皮上抹上蜂蜜；冬菇用水洗净；油菜梗切成柳叶片，用开水烫一下，捞出投凉。❷ 炒锅内放入素油（1000 毫升，实耗 50 毫升），烧至六成热时，将鸡下入锅内，炸至金黄色时捞出，胸脯朝下，放入碗内，加入鸡汤，将鹿角胶、油菜梗、盐、酱油、葱、冬菇、姜、花椒放入鸡腹内，上笼蒸 2 小时。

食用方法　每天 1 次，佐餐食用。

功效　补血益精。适用于腰膝无力、阳痿、早泄、虚寒崩漏等症。

杜仲核桃煨猪腰

用料　猪腰 4 个，核桃仁 30 克，杜仲 15 克，盐适量。

制作方法　❶ 用竹片将猪腰剖开，但不切断，成两半，削去白色膜腺，然后把切好的杜仲片、核桃仁和盐装入猪腰内，用湿卫生纸将猪腰包裹数层。❷ 将包好的猪腰放入柴灰火中慢慢烧烤，烤熟后取出，除去卫生纸即成。

食用方法　每 3 天 1 次，佐餐食用。

功效　壮腰补肾，益智健脑。适用于肾虚腰痛、脑力衰退等症。

4.5.3　性功能减退

性功能减退大多表现为性冲动频度的减少、性能力的减弱，具体表现为阳痿、早泄、遗精、性冷淡等。阳痿即阴事不举，是指同房时男性生殖器举而不坚或痿软失用。早泄是指性交时男方不能持久，一触即泄。遗精是指不因性生活而精液遗泄。一般而言，男性 20～40 岁时是性功能最旺盛时期，40 岁以后性功能逐渐减退。但性功能的个体差异很大，有的 30 岁已出现阳痿，有的 70 岁还性欲旺盛。

中医认为，性功能障碍多由恣情纵欲、思虑忧郁、饮食不节、久病体虚以致精元亏虚、命门火衰、心脾两亏或肝郁化火、湿热下注所致。阳痿、早泄、遗精三种病症虽有不同，但病机多有相似。遗精和早泄多因情志失调或房事过度、手淫频繁、饮食失节等伤肾气不能固摄而病；阳痿则多因命门火衰或心脾受损或恐惧伤肾所致。治疗一般以温肾壮阳、填补真精、滋养心脾、清泻湿热等为主。饮食调养也遵从同样原则。

巴戟龙虾汤

用料　龙虾 1 只（500 克），巴戟 10 克，鸡内金 10 克，鸡血藤 10 克，益智仁 10 克，鹿衔草 15 克，锡菜藤菜 1 片，姜 10 克，葱 10 克，盐 5 克，白糖 10 克，料酒 10 毫升。

制作方法　❶ 以上 6 味药物装入炖杯内加清水 1000 毫升，置武火烧沸用文火煎煮 25 分钟，滗出汁液，如上法再煎药一次合并两次药液 1000 毫升待用。❷ 龙虾宰杀，用刀在虾身正中一剖为二，分泌腺会给刀锋顺势拖去此乃放尿。放尿剥去皮，宰下头尾将龙虾肉切成 2 厘米厚的段，码在蒸盆内，放入盐、料酒、白糖、姜粒、葱花，注入药液。❸ 蒸盆置武火上，在蒸笼内大汽蒸 15 分钟即成。❹ 上桌前除去姜、葱，将龙虾头尾烧热摆成原状；中间放龙虾肉，装盘；装花上桌即成。

食用方法　每周 1 次，每次吃龙虾 50 克。

功效　补肾阳，强筋骨，治阳痿。适用于性功能减退、阳痿病人。

鹿鞭狗肾汤

用料　鹿鞭 20 克，狗鞭 1 只，母鸡肉 250 克，枸杞子 15 克，料酒 10 毫升，姜、葱和盐各 5 克。

制作方法　❶ 鹿鞭先用温水反复浸泡发涨去净表皮，顺尿道对剖成两块，除去内层皮用清水洗净，浸泡 30 分钟；狗鞭用油沙炒炮以温水浸泡 30 分钟洗净；鸡肉、羊肉洗净，切 4 厘米见方的块待用。❷ 肉苁蓉、枸杞、菟丝子装入纱布内扎紧口，生姜切片，葱切段。❸ 鹿鞭、狗鞭、羊肉、鸡肉、药包、姜、葱共放炖锅内，加入清水 1800 毫升用武火烧沸，撇去浮沫用文火炖煮1小时，加入盐搅匀即成。

食用方法 每天1次，每次吃鸡肉、鹿鞭、狗鞭60克，喝汤200毫升。

功效 暖肾壮阳，填精补髓。适用于性功能减退、肾阳不足、精血亏损、阳痿、早泄、遗精、形寒畏冷、神疲乏力，以及妇女少腹虚寒、宫冷不孕等症。

鹿尾巴培元汤

用料 鹿尾巴50克，鸡肉250克，巴戟10克，枸杞子20克，桑葚20克，山药20克，黄精20克，调味料适量。

制作方法 ❶鹿尾巴洗净，放入蒸盆内，加清水50毫升，姜片、料酒10毫升，置蒸笼内，武火蒸1小时取出，切成薄片（按骨节横切）待用。❷巴戟、枸杞子、桑葚、山药、黄精，同放药包内扎紧口待用。❸姜拍松，葱切段；鸡肉洗涤切4厘米见方的块。❹鹿尾巴连药液同放炖锅内加入药包、鸡肉、姜、葱、盐，注入清水800毫升。❺炖锅置武火上烧沸，再用文火炖煮1小时即成。

食用方法 每天1次，每次吃鹿鞭、鸡肉50克，喝汤150毫升。

功效 补元阳，固腰肾，行气血，壮筋骨。适用于性功能减退、早泄、遗精、阳痿及风湿病人。

黄牛鞭壮阳汤

用料 黄牛鞭500克，枸杞子20克，肉苁蓉20克，肥母鸡1000克，料酒20毫升，盐5克，姜10克，葱15克。

制作方法 ❶牛鞭从尿道破开，洗净，切成薄片；姜切片，葱切段；枸杞子洗净，去蒂柄洗净；肉苁蓉洗净，切薄片；鸡肉切3厘米见方块。❷鸡肉、牛鞭、肉苁蓉、枸杞子、料酒同放炖锅内，加入清水3500毫升；置武火上烧沸，再用文火炖煮55分钟，加入盐、味精即成。

食用方法 每周1次，每次吃牛鞭50克，喝汤。

功效 补肾明目，填精益髓。适用于阳痿、早泄及女子子宫寒冷等症。

鹿鞭壮阳汤

用料 鹿鞭1条，枸杞子15克，菟丝子10克，狗肾（狗鞭）50克，巴戟9克，山药10克，猪肉100克，母鸡肉200克，料酒10毫升，胡椒粉3克，花椒3克，盐5克，姜5克。

制作方法 ❶先将鹿鞭用热水发涨5～6小时，中途换两次热水，以保持热度。然后顺尿道对剖成两块，剖洗干净以冷水漂30分钟，母鸡肉（连骨）洗净待用。❷枸杞子去杂质；肉苁蓉洗净，用酒浸泡蒸2小时，取出漂洗干净，切片后，用纱布包好；生姜洗净拍松待用。❸用炖锅注入清水800毫升，放入鹿鞭烧沸，撇去浮沫；放入姜、料酒、母鸡肉，用武火烧沸，再用文火炖煮2小时，取出鹿鞭切2厘米的段，再用枸杞子、肉苁蓉文火炖50分钟即成。❹食用时除去药，加入盐即上桌。

食用方法 每天1次，每次吃牛鞭鸡肉50克。

功效 补肾气，益精血，去湿痹。适用于性功能减退、阳痿者。

锁阳牛肉汤

用料 牛肉500克，锁阳9克，仙茅9克，枸杞子9克，金樱子9克，熟地黄9克，狗鞭100克，菟丝子9克，山药9克，姜10克，葱15克，盐5克。

制作方法 ❶锁阳洗净，切薄片；牛肉洗净，切成3厘米见方的块；其他药物洗净，放入纱布袋内，姜拍松，葱切段。❷狗鞭用油沙炒松（以黄色为度），捞起，筛去沙，切成薄片，洗净。❸将炖锅内加入锁阳、牛肉、药包、狗鞭、姜、葱、料酒和水；再将炖锅置武火上烧沸，撇去浮沫，再用文火炖 55 分钟，加入盐搅匀即成。

食用方法　每天 1 次，每次吃牛肉、狗鞭 50 克，随意喝汤。

功效　补气血，壮元阳。适用于性神经衰退、性功能低下等症。

枸杞内金鸽肉汤

用料　乳鸽 1 只，鸡内金 10 克，枸杞子 20 克，姜 5 克，葱 10 克，盐 4 克，料酒 20 毫升，胡椒粉 3 克。

制作方法　❶ 鸡内金烘干，打成细粉；枸杞子去杂质洗净；姜切片，葱切段，乳鸽宰杀后去毛、内脏及爪，用沸水焯去血水待用。❷ 乳鸽放入蒸杯内，加入鸡内金粉、枸杞子、姜、葱、盐、料酒，注入清水 800 毫升。❸ 蒸杯放入蒸笼内，武火蒸 50 分钟即成。

食用方法　每天 2 次，每次吃鸽半只，喝汤。

功效　健脾胃，补肾阴。适用于性功能减退、遗精病人。

肉苁蓉牡蛎汤

用料　牡蛎肉 250 克，牡蛎粉 6 克，肉苁蓉 10 克，巴戟 10 克，大鸡血藤 10 克，金樱子 10 克，墨鱼 250 克，姜 10 克，葱 10 克，盐 5 克，料酒 20 毫升。

制作方法　❶ 以上 4 种中药洗净，装入纱布袋内扎紧口；牡蛎肉、墨鱼洗净发透；姜切片，葱切段。❷ 牡蛎肉、药包、墨鱼、姜、葱、盐、料酒放入炖锅内加水 800 毫升。❸ 炖锅置武火上烧沸，再用文火煮 45 分钟即成。

食用方法　每天 1 次，每次吃墨鱼、牡蛎肉 50 克，喝汤。

功效　滋阴补肾，补气补血。适用于性功能减弱及肾阴阳两虚病人。

海马虾仁粥

用料　虾仁 50 克，海马 20 克，姜、蒜各 5 克，盐 4 克，大米 250 克。

制作方法　❶ 海马用黄酒浸泡；虾仁洗净；姜切粒，蒜切片。❷ 大米放入锅内加水 1200 毫升。置武火烧沸，撇去浮沫；加入海马、虾仁、姜、蒜、盐，煮 40 分钟即成。

食用方法　每天 1 次，每次吃粥 1000 克。

功效　补肾壮阳，生津止渴。适用于性功能减退病人。

韭菜枸杞炒虾球

用料　虾仁 1000 克，韭菜 250 克，枸杞子 20 克，料酒 15 毫升，盐 5 克，淀粉 30 克，酱油 20 毫升，鸡蛋 1 个，姜 10 克，葱 15 克，素油 1000 毫升（实耗 50 毫升）。

制作方法　❶ 韭菜洗净，切 4 厘米长的段；枸杞洗净，去杂质；虾仁洗净，搅成虾泥；姜切粒，葱切花待用。❷ 虾仁放入碗内，打入鸡蛋，加入淀粉、盐、酱油，拌匀制成小丸，用素油炸成金黄色。❸ 炸丸后，留素油 30 克，烧六成热，下入姜、葱爆香；随即下入韭菜，炒断生加入虾球、料酒，随即起锅即成。

食用方法　每天 1 次，佐餐食用。

功效　补肾壮阳。适用于性功能减弱、阳痿、遗精、腰膝冷痛等病人。

韭菜核桃炒米饭

用料　韭菜 250 克，核桃仁 30 克（核桃仁），枸杞子 20 克，米饭 150 克，素油 30 毫升，葱 10 克，盐 4 克。

制作方法　❶ 把葱切花，韭菜洗净切段（小段）；核桃去壳留仁，用熟油炸香；枸杞子洗净去杂质；米饭分散待用。❷ 把炒锅置武火上，加入素油，放入葱爆香，加入韭菜、米饭、枸杞子、核桃仁、盐炒匀即成。

食用方法 每天 2 次，主食用，每次 1000 克米饭。

功效 补肾壮阳，益精补髓。适用于性功能减退、阳痿、遗精病人。

巴戟枸杞蒸麻雀

用料 麻雀 4 只，巴戟 10 克，枸杞子 20 克，鸡汤 250 毫升，料酒 5 毫升，盐 4 克，姜、葱各 5 克。

制作方法 ❶ 巴戟洗净；枸杞子洗净去杂质；麻雀宰杀后去毛、内脏及爪。❷ 巴戟、枸杞子、麻雀、料酒、盐、姜、葱同放蒸杯内，加入鸡汤 250 毫升。❸ 蒸杯置蒸笼内，武火蒸 40 分钟即成。

食用方法 每天 1 次，每次 1 杯。

功效 补肾壮阳，补益气血。适用于性功能减退病人。

4.6 白露饮食处方

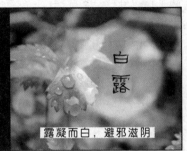

白露是全年第 15 个节气，此节气夜晚转凉，空气中的水分凝结在树枝、杂草上，形成露珠，是一年中昼夜温差最大的一个节气，易生"秋燥"，人们易罹患高脂血症、发热、更年期综合征等。白露时节的饮食应当以健脾润燥为主，宜吃性平味甘、容易消化的平补食物。

露凝而白，避邪滋阴

4.6.1 发热

正常人在大脑里体温中枢的调控下，机体的产热和散热过程可保持动态平衡，使得体温保持在 36.2 ~ 37.2℃。当机体由于某些异常因素的作用而发生体温中枢的功能障碍时，体内产热增加，而散热不能相应地随之增加或散热减少，则体温就会升高至 37.2℃以上，称为发热。引起发热的原因有感染性发热和非感染性发热两类，前者包括细菌、病毒、真菌及寄生虫等各种病原体侵入机体后引起的发热，后者多数是因为中暑、中毒、变态反应、自主神经功能紊乱及某些疾病所导致。

中医认为，发热病因有外感和内伤之分。外感发热多以高热为主，有风热证、风寒证、暑湿证、湿热证、肺热证、胃热证等；内伤发热多以低热为主，可见肝郁发热、瘀血发热、气虚发热、血虚发热、阴虚发热、阳虚发热等。外感发热与内伤发热的鉴别点在于：两者虽均有发热，但外感发热起病较急而病程较短，呈持续性，热度大多较高，发热初期大多伴有恶寒，其恶寒得衣被而不减，常兼有头疼、身痛、鼻塞、流涕、咳嗽等症；内伤发热指以内伤为病因，脏腑功能失调、气血水湿郁遏或气血阴阳亏虚为基本病机，起病缓慢而病程较长，呈间歇性，多为低热，或自觉发热，或五心烦热，表现高热者较少，不恶寒，或虽有怯冷，但得衣被则除，多兼见头晕、神疲、自汗、盗汗、脉弱无力等症。中医治疗发热的原则是"热者寒之"，一般所用的调理饮食均为寒凉中药与食物烹制而成的食物。

绿豆粥

用料 绿豆 30 克，大米 60 克。

制作方法 将绿豆、大米淘洗干净，放入锅内，加水适量，用武火烧沸，再用文火煮 35 分钟即成。

食用方法 每天 2 次，食用。

功效 清热，解毒，利尿。适用于高热病人食用。

绿豆丝瓜汤

用料 绿豆 50 克，丝瓜 250 克，盐 2 克，芝麻油 15 毫升。

制作方法 ❶ 将绿豆淘洗干净；丝瓜去皮，切 3 厘米见方的片。❷ 将丝瓜、绿豆放入锅内，加水 350 毫升，置武火上烧沸，再用文火煮 35 分钟，加入盐、芝麻油即成。

食用方法 每天 1 次，食用。

功效 清热，解毒。适用于高热病人。

枸杞天冬羹

用料 枸杞子、天冬各 20 克，银耳（干品）25 克，冰糖 15 克，猪油少许。

制作方法 ❶ 枸杞子去果柄、杂质，洗净；天冬浸泡一夜，切片，用蜂蜜浸泡；银耳用温水浸泡，撕去蒂头，除去杂质；冰糖打碎成屑。❷ 将银耳放入锅内，加水 800 毫升，用武火煮沸，加少许猪油，用文火熬 35 分钟即成银耳羹；冰糖加水 200 毫升，熬化，加鸡蛋清除去杂质。❸ 在银耳羹内加入枸杞子、天冬片、冰糖汁，即可装碗，装饰上桌供食。

食用方法 每天 1 次，食用。

功效 补肝肾，美容颜。适用于肝肾阴虚、腰膝酸软、头晕目眩、目昏多泪、虚劳咳痰及消渴、遗精等。

麦冬玫瑰羹

用料 麦冬、冰糖各 20 克，玫瑰 5 朵，藕粉 30 克。

制作方法 ❶ 麦冬用清水浸泡一夜，捶破，除去内梗；鲜玫瑰花撕下花瓣，用清水洗去泥土，用清水浸泡后，沥干水分；冰糖打碎成屑，用清水 150 毫升，煮 15 分钟，将鸡蛋清放入冰糖汁内，用蛋白将冰糖杂质提出即成。❷ 藕粉放入 150 毫升清水中调匀；将锅放在武火上烧沸，再把调好的藕粉倒入，煮熟，备用。❸ 麦冬、玫瑰花放入锅内，加水 150 毫升，煮 25 分钟，再将药液与藕粉合并，加入冰糖汁液即成。装盘、装饰上桌。

食用方法 每天 1 次，食用。

功效 养阴润肺，清心除烦，益胃生津。适用于肺燥干咳、虚劳烦热、热病伤津及咯血、肺痿、肺痈、便秘等。

怀山药拌苦瓜

用料 山药 30 克，苦瓜 400 克，葱 10 克，料酒、酱油各 10 毫升，姜 5 克，盐 3 克，鸡精 2 克，白糖 15 克，芝麻油 25 毫升。

制作方法 ❶ 山药润透，切薄片；苦瓜去瓤，切薄片；姜切片，葱切段。❷ 将山药、苦瓜、料酒、姜、葱同放锅内，加水 800 毫升，用中火煮熟，捞起苦瓜，沥干水分，放入拌盆内，加入盐、鸡精、白糖、酱油、芝麻油、山药片，拌匀即可用西红柿、樱桃装盘装饰上桌供食。

食用方法 每天 1 次，食用。

功效 健脾，补肺，固肾，益精，清热，解毒。适用于脾虚泄泻、久痢、虚劳咳嗽、消渴、遗精、带下、小便频数、视物不清等。

麦冬拌苋菜

用料 麦冬 30 克，苋菜 500 克，料酒、酱油各 10 毫升，葱、大蒜各 10 克，姜 5 克，盐 3 克，鸡精 2 克，白糖 15 克，芝麻油 25 毫升。

制作方法 ❶将麦冬捶破，除去内梗，用蜂蜜浸泡；苋菜去黄叶、老梗，洗净，用沸水焯一下，沥干水分；大蒜去皮，洗净，切片；姜切片，葱切段。❷将苋菜、麦冬、料酒放入拌盆内，加入盐、白糖、酱油、鸡精、姜、葱、芝麻油，拌匀，码味 30 分钟，捞起将苋菜、麦冬整齐地装盘，装饰上桌供食。

食用方法 每天 1 次，食用。

功效 养阴润肺，清心除烦，益胃生津。适用于肺燥干咳、虚劳烦热、赤白痢疾、二便不通及吐血、咯血等。

百合烧鱼肚

用料 鱼肚 400 克，百合 30 克，葱 10 克，料酒、酱油各 10 毫升，姜 5 克，素油 45 毫升，盐、胡椒粉各 3 克，鸡精 2 克，白糖 15 克。

制作方法 ❶将百合用温水浸泡，然后放入蜂蜜水中浸泡；鱼肚用素油发透，加入碱水洗净油渍，备用；姜切片，葱切段。❷将炒锅置武火上烧热，加入素油，烧至六成热时，下入姜、葱爆香，随即下入鱼肚、料酒、百合、白糖、酱油，加水适量，烧熟，加入盐、鸡精、胡椒粉即成。装盘装饰上桌。

食用方法 每天 1 次，食用。

功效 润肺止咳，清心安神。适用于阴虚久咳、痰中带血、虚烦惊悸、肾虚遗精及崩漏、破伤风等。

芡实枸杞酿藕

用料 鲜藕 500 克，薏苡仁、芡实、莲米各 15 克，枸杞子 20 克，百合 15 克，糯米 50 克，白糖 100 克。

制作方法 ❶将鲜藕粗壮部位，削去一头，内外洗净，用筷子透通孔眼，将淘过的糯米、芡实、枸杞子、薏苡仁、百合、莲米等，由孔装入筑

紧，用刀敲拍孔口，使之封闭不漏。❷将已酿好的藕上笼蒸 45 分钟后，取出切成 0.6 厘米厚的圆片，撒上白糖，装饰上桌即成。

食用方法 每天 1 次，食用。

功效 清热润肺，安神养心。适用于肺虚久咳、热病烦渴及水肿、遗精等。

凉拌鱼腥草

用料 鱼腥草（鲜品）500 克，葱、大蒜、白糖各 15 克，莴苣 50 克，盐 3 克，鸡精 2 克，芝麻油 25 毫升。

制作方法 ❶将鱼腥草去老梗、黄叶，洗净；莴苣去皮，切成 4 厘米长的丝；大蒜去皮，切成薄片；葱切段。❷将鱼腥草、莴苣、大蒜、盐、葱、白糖、鸡精、芝麻油，拌匀即可装盘，装饰上桌供食。

食用方法 每天 1 次，食用。

功效 清热解毒，排脓，利尿。适用于肺痈、咯吐脓血、疮痈肿毒、热淋、小便涩痛等。

枸杞炒白菜梗

用料 白菜梗 500 克，枸杞子 20 克，料酒 10 毫升，葱 10 克，姜 5 克，盐 3 克，鸡精 2 克，素油 35 毫升。

制作方法 ❶将枸杞子去杂质、果柄；白菜梗洗净，切 5～6 厘米长、3 厘米宽的长条块；姜切片，葱切段。❷将炒锅置武火上烧热，加入素油，烧至六成热时，下入姜、葱爆香，随即下入白菜梗、料酒，炒熟，加入盐、鸡精、枸杞子即可装盘，装饰上桌供食。

食用方法 每天 1 次，食用。

功效 滋肾，润肺，补肝，清心，明目。适用于肝肾阴亏、腰膝酸软、头晕目眩、目昏多泪、虚弱咳嗽、消渴、遗精、口干烦渴、小便不畅及便秘、糖尿病等。

天冬烧鱿鱼

用料　鱿鱼 400 克，天冬 30 克，葱 10 克，料酒、酱油各 10 毫升，姜 5 克，番茄汁 25 毫升，鸡精 2 克，白糖 15 克，盐、胡椒粉各 3 克，素油 45 毫升。

制作方法　❶ 将天冬浸泡一夜，切片，用蜂蜜浸泡；鱿鱼洗净，切 3 厘米宽、4 厘米长的条块，用开水余卷；姜切片，葱切段。❷ 将炒锅置武火上烧热，加入素油，烧至六成热时，下入姜、葱、白糖、酱油爆香，下入鱿鱼，炒变色，加入天冬、清汤，烧熟，加入盐、鸡精、胡椒粉、番茄汁即可装盘，装饰上桌供食。

食用方法　每天 1 次，食用。

功效　滋阴清热，润肺生津，滋养脏腑，补益元气。适用于阴虚发热、咳嗽吐血、咽喉肿痛及肺痿、消渴、便秘、女子崩漏等。

玉竹炒苦瓜

用料　苦瓜 500 克，玉竹、红海椒各 30 克，料酒 10 毫升，葱 10 克，姜 5 克，胡椒粉、盐各 3 克，鸡精 2 克，素油 45 毫升。

制作方法　❶ 将玉竹浸软，切 3 厘米长的段；苦瓜去瓤，洗净，切 2 厘米宽、4 厘米长的段；红海椒去籽，洗净，切 4 厘米长、2 厘米宽的块；姜切片，葱切段。❷ 将炒锅置武火上烧热，加入素油，烧至六成热时，下入姜、葱爆香，随即下入苦瓜、玉竹、料酒、红海椒炒熟，加入盐、鸡精、胡椒粉即成。装盘，装饰上桌供食。

食用方法　每天 1 次，食用。

功效　养阴润燥，生津止渴。适用于热病阴伤、虚劳发热、小便频数及咳嗽、烦渴、糖尿病等。

麦冬炒肚片

用料　猪肚 400 克，红海椒、麦冬各 20 克，料酒 10 毫升，葱 10 克，姜 5 克，胡椒粉、盐各 3 克，鸡精 2 克，素油 45 毫升。

制作方法　❶ 将麦冬浸泡一夜后捶破，除去内芯；猪肚反复冲洗干净，切 2 厘米宽、3 厘米长的块；红海椒洗净，切 3 厘米见方的块；姜切片，葱切段。❷ 将炒锅置武火上烧热，加入素油，烧至六成热时，下入姜、葱爆香，下入猪肚、料酒、红海椒、麦冬、盐、鸡精、胡椒粉，炒熟，装盘，装饰上桌。

食用方法　每天 1 次，食用。

功效　滋阴清热，润肺生津。适用于阴虚久咳、痰中带血、虚烦惊悸、脾胃虚弱等。

党参炒豇豆

用料　豇豆 500 克，党参、大蒜各 20 克，姜 5 克，葱 10 克，盐 3 克，鸡精 2 克，素油 35 毫升。

制作方法　❶ 将党参润透，切 3 厘米长的段，用大米炒黄，备用；豇豆撕去筋，去掉两端，洗净；大蒜去皮，切成薄片；姜切片，葱切段。❷ 将豇豆切成 4 厘米长的段；炒锅置武火上烧热，加入素油，烧至六成热时，下入姜、葱爆香，下入大蒜、豇豆、盐、鸡精，炒熟，盛入盘内，装饰上桌供食。

食用方法　每天 1 次，食用。

功效　补中，益气，生津。适用于脾胃虚弱、气血两亏、体倦乏力、食少、口渴、久泻、脱肛等。

党参菜胆

用料　菜胆 500 克，党参 20 克，红海椒、胡萝卜各 15 克，料酒 10 毫升，葱 10 克，姜 5 克，盐 3 克，鸡精 2 克，芝麻油 30 毫升。

制作方法　❶ 党参去杂质，润透，用大米炒黄，备用；菜胆去老叶、黄叶；红海椒洗净，切成 3 厘米长的丝；胡萝卜去皮，切成五星形；姜切片，葱切段。❷ 将锅置武火上烧沸，菜胆下入煮 3 分钟，捞出沥干水分，放入拌盆内，加入党参、盐、鸡精、姜、葱、芝麻油拌匀，码味 30 分钟。然后除去调料，只用菜胆，在菜胆头开小口，放入红海椒，依盘整齐装好，再将党参、胡萝卜放在菜胆上即可供食。

食用方法 每天 1 次，食用。

功效 补中、益气，生津。适用于脾胃虚弱、气血两亏、疲倦无力、食少、口渴、久泻、脱肛等。

生姜苡仁烧鲳鱼

用料 鲳鱼 400 克，生姜、薏苡仁各 30 克，葱 10 克，料酒、酱油各 10 毫升，胡椒粉、盐各 3 克，鸡精 2 克，白糖 15 克，素油 35 毫升。

制作方法 ❶将生姜去皮，切成薄片；薏苡仁去杂质，浸泡一夜；葱切段；鲳鱼去鳃、鳞、肠子，洗净。❷炒锅置武火上烧热，下入素油，烧六成热时，下入姜、葱爆香，下入鲳鱼、薏苡仁、料酒、酱油、白糖，加水少许烧熟，加入盐、胡椒粉即成。装盘，装饰上桌供食。

食用方法 每天 1 次，食用。

功效 健脾补肺，清热利湿，温胃止呕。适用于脾虚泄泻、湿痹、筋脉拘挛、屈伸不利、水肿、脚气、淋浊、白带、呕吐等。

玉竹煮大虾

用料 大虾 400 克，玉竹 30 克，料酒 10 毫升，葱 10 克，姜 5 克，盐、鸡精各 3 克，八角 2 粒，桂皮 6 克，鸡汤 1800 毫升。

制作方法 ❶将玉竹润透，切成 3 厘米长的段；大虾用少量酒饲养，洗净；八角、桂皮洗净；姜切片，葱切段。❷将玉竹放入锅内，加入料酒、姜、葱、盐、鸡精、八角、桂皮、鸡汤，置武火烧沸，再加入大虾，用中火煮 6 分钟即成。捞起大虾装盘，装饰上桌供食。

食用方法 每天 1 次，食用。

功效 养阴，补肾，生津。适用于热病伤津、肾虚腰痛、小便频数等。

莲子烧兔丁

用料 兔肉 500 克，莲子 30 克，葱 10 克，料酒、酱油各 10 毫升，鸡精 2 克，白糖 15 克，素油 50 毫升，胡椒粉、盐各 3 克。

制作方法 ❶将莲子用清水浸泡一夜，切两端，用牙签捅去莲心；兔肉切成丁，放沸水氽一下；姜切片，葱切段。❷将炒锅置武火上烧热，加入素油，烧至六成热时，下入姜、葱爆香，随即下入兔肉丁、料酒、莲子、白糖、酱油，炒熟，加入盐、鸡精、胡椒粉即成。装盘，装饰上桌供食。

食用方法 每天 1 次，食用。

功效 养心安神，补脾止泻，益肾固精。适用于脾虚腹泻、遗精、白带等。

天冬炒田螺

用料 田螺肉 400 克，天冬 20 克，胡萝卜 30 克，料酒、酱油、葱各 10 克，姜 5 克，鸡精 2 克，白糖 15 克，胡椒粉 3 克，素油 50 毫升。

制作方法 ❶将天冬用清水浸泡一夜，切片，用蜂蜜浸泡 2 小时，备用；田螺肉洗净，加少许醋抓匀，然后用清水冲洗干净；胡萝卜去皮，洗净，切 3 厘米见方的薄片；葱切段，姜切片。❷将炒锅置武火上烧热，加入素油，烧至六成热时，下入姜、葱爆香，随即下入田螺肉、料酒、天冬、胡萝卜、盐、白糖、酱油、鸡精、胡椒粉即成。装盘，装饰上桌供食。

食用方法 每天 1 次，食用。

功效 滋阴清热，润肺生津。适用于阴虚发热、咳嗽吐血、咽喉肿痛及肺痿、消渴、便秘等。

洋参烧鸡翅

用料 鸡翅 400 克，西洋参 20 克，葱 10 克，料酒、酱油各 10 毫升，姜、盐各 5 克，鸡精 2 克，白糖 15 克，素油 50 毫升，番茄汁 25 毫升。

制作方法　❶ 西洋参润透，切薄片；鸡翅洗干净，挂芡后用素油炸好，备用；姜切片，葱切段。❷ 将炒锅置武火上烧热，加入素油，烧至六成热时，下入姜、葱爆香，下入白糖、酱油炒成枣红色，下入炸鸡翅、西洋参，加入上汤少许，烧熟，加入茄汁即成。装盘，装饰上桌。

食用方法　每天 1 次，食用。

功效　益气生津，润肺清热，适用于气阴虚所致少气、口干口渴、乏力等。

4.6.2　高脂血症

血脂是血液中所含脂质的总称，主要包括胆固醇、甘油三酯、磷脂、脂肪酸等，它们是血液的重要组成部分。当脂肪代谢或运转异常使血浆一种或多种脂质高于正常时，称为高脂血症。高脂血症的主要危害是可导致动脉粥样硬化，进而引起众多的相关疾病，其中最常见的一种致命性疾病就是冠心病。

中医认为，高脂蛋白血症属于"痰浊""血瘀""湿阻"等范畴，与肝、脾、肾三脏关系最为密切，其中尤以脾、肾为要。饮食不节、摄食过度或过多食用肥腻甘甜厚味，使其随饮食进入人体，由于身体转化不及，滞留血中，即可导致血脂升高。如果长期饮食失当，或饮酒过度，不仅会损及脾胃，健运失司，不能化精微以营养全身，反而会变生脂浊，混入血中，引起血脂升高。

山楂粥

用料　山楂 60 克，粳米 50 克，砂糖 15 克。

制作方法　❶ 山楂洗净，放入砂锅煎取浓汁，去渣；粳米洗净。❷ 将山楂汁放入砂锅，加入清水、粳米，用文火煮成粥，停火，加入砂糖调味，即成。

食用方法　可在两餐之间当点心食用，7 ~ 10 天为 1 个疗程。

功效　健脾胃，消积食，散瘀血。适用于冠心病、高脂血症、高血压等症。不宜空腹食用。

木耳山楂粥

用料　黑木耳 15 克，山楂 15 克，粳米 50 克，冰糖 25 克。

制作方法　❶ 将黑木耳用温水浸泡发透，去蒂，撕成小片；山楂、粳米洗净。❷ 将木耳、山楂、粳米放入锅中，加入清水，用文火煮至熟透成粥，调入冰糖，即成。

食用方法　早晚食用，每天 2 次。

功效　降血脂，降血压，软化血管。适用于血管硬化、高脂血症、高血压、眼底出血等症，也有益于久病体虚者。脾胃虚弱者忌食。

首乌大枣粥

用料　制何首乌 15 克，大枣 6 枚，粳米 50 克，红糖 20 克。

制作方法　❶ 制何首乌洗净，切成薄片，煎成汁后沥去药渣；大枣洗净，去核取肉。❷ 粳米淘洗干净，放入锅中加清水、制何首乌汁、大枣，熬煮成粥，加入红糖，即成。

食用方法　每天 1 ~ 2 次，7 天为 1 个疗程，隔几日后，可继续食用。

功效　补气血、强肝肾、降血脂。适用于肝肾亏虚、头发早白、头晕耳鸣、腰膝酸痛、大便秘结、冠心病、高脂血症、神经衰弱等症。大便溏泄者不宜食。

红薯粳米粥

用料　红薯 150 克，粳米 50 克。

制作方法　❶ 红薯洗净，削去皮，切成小块。❷ 红薯与淘净的粳米一起放入锅中，加水熬煮成粥即可。

食用方法　早、晚 2 次食用。

功效　益气健脾，润肠通便。适用于便秘、夜盲症、大便出血、动脉硬化、肥胖、高血脂等症。

决明菊花粥

用料　决明子 12 克，菊花 6 克，粳米 50 克，砂糖 15 克。

制作方法　❶将决明子炒至味香，出锅待凉；菊花、粳米洗净。❷将决明子与菊花一起用瓦罐煎汁去渣后，放入粳米，用文火熬制成粥，放入砂糖调味，即成。

食用方法　每天 1 次，5～7 次为 1 个疗程。

功效　平肝明目，疏风解热。适用于冠心病、高脂血症、脑动脉硬化、高血压、大便干燥等症。大便溏稀者忌食。

南瓜粳米粥

用料　南瓜 250 克，粳米 50 克。

制作方法　❶南瓜洗净，除去外皮、内瓤及南瓜子，切成大小适宜、厚薄均匀的片。❷与淘洗干净的粳米一同入锅，加水，熬至稀粥即成。

食用方法　作早、晚餐食用。

功效　补中益气，降血脂，降血糖。适用于轻型糖尿病、高脂血症、神疲乏力、烦热、口渴等症。大便溏稀者忌食。

大枣龙眼粥

用料　大枣 9 枚，桂枝 9 克，黄芪 9 克，龙眼肉 9 克，大米 50 克。

制作方法　❶大枣洗净，去核；龙眼肉、桂枝洗净；黄芪洗净，切成薄片；大米淘洗干净。❷将桂枝、黄芪一起放入瓦罐内，加水 150 毫升，用文火煮 25 分钟后晾凉，滤去药渣，留汁。❸将药汁与大米一同入锅，加清水适量，放入龙眼肉、大枣，再用文火熬至米烂成粥，即可食用。

食用方法　每天 1 次，可作早餐用。

功效　补气养血，宁心安神。适用于高血压、心脑血管病、心气不足、心悸、失眠等症，也有益

于久病体虚者。胃热者忌食。

赤豆糯米粥

用料　赤小豆 30 克，糯米 50 克，白砂糖 15 克。

制作方法　❶赤小豆、糯米洗净，放入锅内，加水适量。❷先用武火烧沸后，再用文火继续煮至熟透成粥，调入白砂糖，即成。

食用方法　每天 1 次，作早餐用。

功效　利水消肿，除温解毒。适用于肥胖症、高脂血症及各种水肿等症。

萝卜香米粥

用料　白萝卜 350 克，香米 50 克，白糖 5 克。

制作方法　❶白萝卜洗净，切块，加水煮熟，绞取汁。❷香米淘洗干净，同萝卜汁一起入锅，加入适量清水，用文火煮成稀粥，加入白糖调味，即成。

食用方法　每天 2 次，早、晚餐食用。

功效　消食利膈，化痰宽中，降脂降压。适用于食积胀满、痰嗽失声、吐血、消渴、胆石症、高血压、高脂血等症。

党参枣米饭

用料　党参 10 克，大枣 20 枚，糯米 250 克，白糖 50 克。

制作方法　❶将党参、大枣放入锅内，加水泡发，然后煎煮 30 分钟左右，捞出党参、大枣，药液备用。❷糯米淘洗净，加清水适量，放入大碗内，蒸熟，取出扣入碗内，摆上大枣、党参。❸将药液煮沸，加白糖适量，文火浓煎取汁，浇在枣饭上即成。

食用方法　经常食用，疗效更佳。

功效　健脾益气，开胃消食。适用于高血压、高脂血症、冠心病、脑血管病、消化不良、营养不良等症。实邪、气滞、怒火盛者忌食。

山楂面饼

用料　山楂 50 克，白糖 15 克，面粉 150 克。

制作方法　❶ 山楂去核，洗净，切块。❷ 将山楂放入碗中，加清水适量，置笼中蒸熟，加白糖搅匀，冷后压成薄饼服食。

食用方法　每天 1 次，午餐或晚餐食用。

功效　健脾消食，和中止泻。适用于高血压、高脂血症、冠心病、脑血管病、消化不良、营养不良等症。脾胃虚弱者忌服。

淮山豆沙糕

用料　鲜淮山药 1000 克，豆沙馅 1000 克，面粉 150 克，红丝少许，白糖 20 克，香精少许，青丝少许。

制作方法　❶ 鲜淮山药去皮，洗净，蒸熟，捣泥。❷ 将淮山药泥加入面粉内，搓成面团，铺干，拌匀豆沙馅，再摆上金糕，撒上白糖和青丝、红丝，切成条状入笼蒸熟即成。

食用方法　每天 1 次，食用。

功效　补脾胃，助消化。适用于高血压、高脂血症、冠心病、脑血管病、消化不良、营养不良等症，也有益于术后恢复期者。

降脂汤圆

用料　山药 150 克，白糖 90 克，糯米 500 克，蜜饯 50 克。

制作方法　❶ 山药去皮，洗净，剁成碎末，放入碗内，将碗再放入盛水的锅内蒸熟，然后取出；蜜饯剁成粒，加白糖搅匀成馅备用。❷ 糯米用水浸泡 3 小时后磨成糯米粉，揉成面团，作为汤圆坯子，放入山药馅，包成汤圆煮熟即成。

食用方法　每天 1 次，午餐或晚餐食用。

功效　补益脾肾，降脂化腻。适用于高血压、高脂血症、冠心病、脑血管病、消化不良、营养不良等症，也有益于术后恢复期者。便秘者忌食。

健脾糕

用料　山药 150 克，扁豆 50 克，陈皮 3 克，红枣 150 克，面粉 150 克。

制作方法　❶ 山药洗净，去皮，切成薄片；大枣去核，切碎；鲜扁豆切碎；陈皮切丝。❷ 将山药、扁豆、陈皮、红枣同放盆内，加面粉、清水调和，制成糕坯，上笼武火大汽蒸 15 ~ 20 分钟即成。

食用方法　每天 1 次，早餐食用。

功效　健脾利湿，降脂祛腻。适用于高血压、高脂血症、冠心病、脑血管病、消化不良、营养不良等症。便秘者忌食。

莲米糕

用料　山药、芡实、莲米各 30 克，大米 150 克，糯米 200 克，白糖 30 克。

制作方法　❶ 将山药、芡实、莲米、大米、糯米五味焙干，共磨成细粉。❷ 将细粉加清水适量，揉成面团，制成糕状，上笼用武火蒸 20 ~ 30 分钟，待熟时，撒上白糖即成。

食用方法　每天 1 次，早餐食用。

功效　健脾益肾，祛湿降浊。适用于高血压、高脂血症、冠心病、脑血管病、消化不良、营养不良等症，也有益于术后恢复期者。大便秘结者慎用。

九仙糕

用料　山药、莲米、白茯苓、薏苡仁各 5 克，炒麦芽、炒扁豆、芡实各 20 克，柿霜 2 克，白糖 500 克，糯米粉 1000 克。

制作方法　❶ 将前 8 味加清水适量，武火煮沸后，转文火煮 25 ~ 30 分钟，去渣取汁。❷ 将药液放入盆中，加入糯米粉、白糖揉成面团，做成糕，上笼蒸 25 ~ 30 分钟即成。

食用方法　每天 1 次，早餐食用。

功效　补虚损，健脾胃，消食积。适用于高血压、高脂血症、冠心病、脑血管病、消化不良、营养不良等症，也有益于术后恢复期者。大便秘结者慎用。

核桃扁豆泥

用料　核桃仁 10 克，黑芝麻 10 克，扁豆 150 克，白糖 100 克，植物油 80 毫升。

制作方法　❶扁豆去皮，取豆，加清水少许，上笼蒸约 2 小时，熟烂时，取出挤水，捣泥，用细纱过滤，余渣再捣成泥。❷黑芝麻、核桃分别炒香，研细。❸将锅刷净，置火上烧热，放入植物油，将油烧至六成热，倒入扁豆泥翻炒，待水分将尽，放入白糖炒至不粘锅底，再放入植物油、黑芝麻、白糖、核桃仁，混合炒片刻后，温服食。

食用方法　每天 1 次，午餐或晚餐食用。

功效　健脾益肾，降脂降浊。适用于高血压、高脂血症、冠心病、脑血管病、消化不良、营养不良等症，也有益于术后恢复期者。大便溏泄者不宜食用。

白扁豆花抄手

用料　白扁豆花 1000 克，猪肉 1000 克，胡椒粉 1 克，白面粉 150 克，精盐 2 克，生粉 3 克，鸡蛋 1 个。

制作方法　❶选取白扁豆花正开者，洗净，以沸水烫过；猪肉剁为肉泥，加胡椒粉、鸡蛋、生粉、精盐，做成馅。❷用烫扁豆花的沸水待凉和面，擀面皮，并切成三角形，包成小馄饨，煮熟食之。

食用方法　作为正餐食用。

功效　温中健脾，利湿化浊。适用于高血压、高脂血症、冠心病、脑血管病、消化不良、营养不良等症，也有益于术后恢复期者。寒热者忌食。

核桃酥豆泥

用料　扁豆 150 克，黑芝麻 10 克，核桃 5 克，植物油 125 毫升，白糖 50 克。

制作方法　❶将扁豆淘洗净，放入沸水锅中煮 30 分钟，至豆皮能挤脱为度，捞出挤去外皮，放入碗内，加清水淹没豆仁，上笼用武火大汽蒸约 2 小时，至扁豆熟烂为度。❷黑芝麻、核桃炒香，研末。❸将铁锅烧热后放入植物油，烧至六成热时，将豆泥放入锅中翻炒，至水分将尽时，放白糖炒匀（炒至不粘锅为度），再加植物油、芝麻、白糖、核桃，炒匀至溶化混合即成。

食用方法　每天 1 次，食用。

功效　降血脂，补肝肾，健脾胃，润五脏。适用于高血压、高脂血症、冠心病、脑血管病、消化不良、营养不良等症，也有益于术后恢复期者。寒热者忌食。

枣泥桃仁酥

用料　枣泥 250 克，核桃 50 克，面粉 500 克，山药 50 克，植物油少许，猪油适量。

制作方法　❶将山药去皮洗净，煮熟，捣泥；将山药、枣泥、核桃共拌匀制成馅。❷用 200 克面粉与猪油拌匀，制成干油酥备用。剩余的面粉与猪油加清水适量制成油面团，将干油酥包入油面团内，卷成筒状，用刀切成 25 克一个的面坯，并制成圆形皮子，然后包上枣泥馅，制成有花纹的桃酥饼形状，锅中放植物油烧至六成热时，将桃酥生坯下锅炸至两面呈浅黄色即可。

食用方法　每天 1 次，午餐或晚餐食用。

功效　补益脾胃，降脂祛腻。适用于高血压、高脂血症、冠心病、脑血管病、消化不良、营养不良等症，也有益于术后恢复期者。便溏者忌食。

玫瑰大枣糕

用料　玫瑰 6 克，红枣 50 克，核桃仁 30 克，植物油 20 毫升，鸡蛋 2 个，红薯 90 克，瓜片 15 克，荸荠 60 克，白糖 60 克。

制作方法　❶红枣铺在铁丝网架上，用文火把枣皮烘焦，边烧边簸动，烧至枣皮呈黑皮，将红枣倒入冷水内泡约 5 分钟，捞出擦掉枣上的黑皮，去核，留肉待用。❷ 核桃仁去皮，放油锅内炸黄捞出；枣肉剁为泥；红薯洗净，煮熟去皮，压成泥状；核桃、瓜片、荸荠均切成丁。❸ 枣泥、植物油和红薯泥等放入盆内，打散鸡蛋倒入盆内，加入核桃仁、瓜片、荸荠、白糖、玫瑰，拌匀。碗内抹上植物油，将拌好的枣泥等放入碗内，用手压平，用湿棉纸密封，上笼蒸 40 分钟出笼，扣入另一盘内，撒上白糖即成。

食用方法　作点心食用。

功效　补脾和胃，益气生津。适用于高血压、高脂血症、冠心病、脑血管病、消化不良、营养不良等症，也有益于术后恢复期者。大便溏泄及脾胃虚寒者慎食。

红枣芸豆卷

用料　芸豆 500 克，红枣 250 克，红糖 150 克，桂花适量。

制作方法　❶ 芸豆用水泡发后加水适量，煮熟，候冷，放在洁净布上搓成芸豆泥。❷ 大枣去核，洗净，煮熟，加红糖、桂花，压成枣泥。❸ 芸豆泥摊在面板上，上面平铺一层枣泥，然后纵向卷起，再用刀切块即成。

食用方法　每天 1 次，早餐服食。

功效　健脾利湿。适用于高血压、高脂血症、冠心病、脑血管病、消化不良、营养不良等症，也有益于术后恢复期者。

茯苓包子

用料　茯苓 50 克，面粉 350 克，猪肉 200 克，酱油 3 毫升，葱花 20 克，姜 15 克，精盐 4 克，麻油 6 毫升，黄酒 10 毫升，鸡蛋 2 个，生粉 5 克，胡椒粉 2 克，骨头汤适量。

制作方法　❶ 茯苓切片，加水煎取浓汁，共煎 3 次，取汁备用。❷ 将面粉倒在案板上，加酵面及茯苓液调成发酵的面团，待面团发酵后，加适量碱水，揉匀碱液，搓制成面皮约 20 个。❸ 猪肉洗净，剁茸，加酱油、姜末、精盐、麻油、黄酒、葱花、胡椒粉、骨头汤等，搅拌成馅，放入面皮中，制成包子生坯，上笼蒸熟服食。

食用方法　每天 1 次，早餐或宵夜食用。

功效　养心安神，健脾开胃，除湿化痰，利水消肿。适用于高血压、高脂血症、冠心病、脑血管病、消化不良、营养不良等症，也有益于术后恢复期者。精滑者忌食。

茯苓造化糕

用料　茯苓 10 克，莲米 10 克，山药 10 克，芡实 10 克，大米 350 克，白糖 50 克，花生油 35 毫升。

制作方法　❶ 将茯苓、莲米、山药、芡实、大米一同磨成细粉。❷ 将细粉与白糖同放盆内，加清水、花生油适量，揉成面团，做成糕状，上笼蒸熟，切成小块食用。

食用方法　每天 1 次，早餐食用。

功效　补虚损，益脾胃。适用于高血压、高脂血症、冠心病、脑血管病、消化不良、营养不良等症，也有益于术后恢复期者。精滑者忌食。

薏米饼

用料　茯苓 30 克，薏苡仁 30 克，面粉 30 克，白糖适量，花生油 50 毫升。

制作方法　❶ 将茯苓、薏苡仁共研细末。❷ 茯苓、薏苡仁末与面及白糖和匀，加水、花生油和匀，压制成饼，蒸熟，切成小块服食。

食用方法　每天 1 次，午餐或晚餐食用。

功效　健脾和胃，化痰消腻。适合用于高血压、高脂血症、冠心病、脑血管病、消化不良、营养不良等症，也有益于术后恢复期者。汗少和大便秘结者不宜食用。

枸杞蛋汤

用料 鸡蛋2个，枸杞子10克。

制作方法 枸杞子择洗干净，将枸杞子、鸡蛋加清水适量同煮，待熟后去蛋壳，再煮5~10分钟，即可食用。

食用方法 每天1次，早餐食用。

功效 益气养血。适用于高血压、高脂血症、冠心病、脑血管病、消化不良、营养不良等症，也有益于术后恢复期者。阴虚火旺者忌食。

枸杞鸽蛋汤

用料 鸽蛋4个，枸杞子15克，白糖适量。

制作方法 枸杞子择洗干净，将鸽蛋煮熟，去壳，与枸杞子同放碗中，加清水适量蒸熟，调入白糖后即可服食。

食用方法 每天1次，早餐食用。

功效 养心益肾，降脂去腻。适用于高血压、高脂血症、冠心病、脑血管病、消化不良、营养不良等症，特别适合身体虚弱者。

乳鸽枸杞汤

用料 乳鸽1只，枸杞子30克，精盐3克，姜、葱各5克，料酒5毫升，胡椒粉1克。

制作方法 枸杞子择洗干净，将乳鸽去毛杂，洗净，与枸杞子同放锅中，加清水、姜、葱、料酒，文火炖熟，调入精盐、胡椒粉，即可食用。

食用方法 佐餐食用。

功效 补气益血。适用于高血压、高脂血症、冠心病、脑血管病、消化不良、营养不良等症。

银杞鸡肝羹

用料 鸡肝1副，水发银耳15克，枸杞子5克，茉莉花24朵，精盐3克，葱、姜各5克，料酒5毫升，生粉4克，味精2克，胡椒粉少许。

制作方法 ❶将鸡肝洗净，切片，放入碗中，加湿生粉、料酒、姜、葱、精盐，拌匀备用。❷枸杞子、银耳、茉莉花洗净。❸锅中放鸡汤煮沸后，加入料酒、姜汁、精盐、味精，煮沸，放入银耳、鸡肝、枸杞子，烧沸煮至鸡肝熟后下入茉莉花，再煮沸，调入精盐、味精、胡椒粉，装碗即可。

食用方法 佐餐食用，每周2~3次。

功效 补益肝肾，清心明目。适用于高血压、高脂血症、冠心病、脑血管病、消化不良、营养不良等症。风寒咳嗽者忌食。

桃仁烧鸡丁

用料 嫩鸡肉150克，枸杞子20克，核桃仁50克，精盐2克，胡椒粉、味精各1克，生粉3克，花生油45毫升，黄酒6毫升，蛋清1个，白糖1克，麻油少许，鸡汤适量。

制作方法 鸡肉洗净，切丁，加精盐、黄酒、味精、胡椒粉、蛋清、生粉，调匀上浆。

食用方法 每周1次，佐餐食用。

功效 补肾强腰，明目益睛。适用于高血压、高脂血症、冠心病、脑血管病、消化不良、营养不良等症。便溏者忌食。

玉米须炖龟

用料 金龟1只，玉米须30克，葱10克，姜10克，精盐3克，料酒5毫升，胡椒粉适量，猪油少许。

制作方法 ❶将金龟放入热水中，排出尿水，再放入沸水中烫死，去头、爪、甲、脏；玉米须布包；葱切段，姜切片。❷将金龟、玉米须一同放入砂锅中加清水适量，先用武火炖沸，调入精盐、葱、姜、胡椒粉、料酒、猪油，然后煮至龟肉熟后去药包，即可食用。

食用方法 每3天1次，佐餐食用，食龟肉，喝汤。

功效 养阴补血。适用于高血脂等症。脾胃虚弱者忌食。

米酒炖仔鸡

用料　仔鸡1只，甜米酒30毫升，洋葱头20克，胡椒粉2克，生姜15克，酱油5毫升，香油1毫升，精盐3克。

制作方法　❶洋葱、生姜切成薄片备用；把宰杀处理完毕的鸡切成方块，鸡头、鸡脚亦剁成方块，入沸水锅中余去血水，捞出装入砂锅内。❷将洋葱、姜片、酱油、甜米酒、胡椒粉一起放入砂锅，用微火炖约90分钟，待鸡汁渐干时，加精盐、香油少许即成。

食用方法　佐餐食用，每2天1次。

功效　补虚益肾，降压降脂。适用于冠心病、高血压、高脂血症、营养不良、慢性肾炎等症。阴虚火旺者忌食。

杞叶猪肝羹

用料　猪肝1000克，枸杞叶250克，精盐3克，胡椒粉2克，姜片10克，生粉3克，葱段10克。

制作方法　❶枸杞叶洗净；猪肝洗净，切片，加入精盐、生粉拌匀。❷锅中放入植物油，下猪肝炒熟后沥尽油。❸锅置武火上，下入鲜汤、猪肝、姜片、葱段，稍煮，调入精盐、胡椒粉，起锅食用。

食用方法　佐餐食用。

功效　补肝明目。适用于高血压、高脂血症、冠心病、脑血管病、消化不良、营养不良等症。脾虚便溏者宜食用，性功能亢进者不宜食用。

枸杞炒青笋

用料　猪瘦肉150克，枸杞子1000克，青笋150克，白糖1克，精盐3克，生粉4克，料酒10毫升，芝麻油少许。

制作方法　❶猪瘦肉洗净，切丝，加精盐、生粉拌匀；青笋洗净，切丝；枸杞子择洗干净。

❷锅中放入适量植物油烧热后，下肉丝滑散，烹入青笋丝、料酒，加白糖、精盐，炒匀勾芡，再下枸杞子翻炒数次，淋入芝麻油，炒熟，起锅即成。

食用方法　佐餐食用。

功效　补益肝肾。适用于高血压、高脂血症、冠心病、脑血管病、消化不良、营养不良等症。外邪实热、脾虚便溏者不宜食用。

杞笋炒兔肉

用料　兔肉150克，枸杞子15克，精盐2克，花生油35毫升，葱花、姜末、蒜末各5克，生粉3克，料酒10毫升，冬笋1000克。

制作方法　❶兔肉洗净，切丝，加入精盐、生粉、料酒拌匀；枸杞子择洗干净；冬笋切丝。❷锅中放花生油适量滑锅后，放入兔肉滑熟后沥尽油，放入冬笋、枸杞子、葱、姜、蒜、精盐，炒匀勾芡，起锅即可服食。

食用方法　佐早餐食用，每天1次。

功效　补益肝肾，滋阴潜阳。适用于高血压、高脂血症、冠心病、脑血管病、消化不良、营养不良等症。

红杞烧活鱼

用料　鲫鱼1条，枸杞子15克，香菜适量，精盐3克，料酒10毫升，姜、葱各15克，米醋少许，花生油30毫升。

制作方法　❶鲫鱼去鳞、鳃、内脏，洗净，在鱼身上斜切成十字花样，加精盐、料酒腌15分钟，入油锅中炸熟，捞出，沥油。❷枸杞子择洗干净。❸锅中放植物油适量滑锅后，下葱、姜略炒，而后加清水、精盐、料酒、米醋，煮沸，下入鱼及枸杞子，煮沸后，文火慢炖至入味，加入香菜调味，起锅即成。

食用方法　佐餐食用。

功效　健脾利湿，滋补肝肾。适用于高血压、高脂血症、冠心病、脑血管病、消化不良、营养不良等症。

4.6.3　更年期综合征

更年期综合征指在更年期前后体内性激素波动变化引起的一系列躯体及心理症状。女性更年期综合征发生一般在 45 ~ 55 岁，由于卵巢功能衰退，自主神经功能失调，导致出现月经紊乱、潮热、出汗、失眠、记忆力下降、焦虑不安、情绪低落、激动易怒、阴道干涩等症状，同时心血管疾病和骨质疏松的发病率也增加。男性更年期综合征一般在 60 岁或 60 岁以上才出现，常无明显自觉症状，故多数被忽略。更年期综合征的预防，一是要加强饮食和营养，二是要加强体重管理，保持正常体重，三是尽可能维持适当性生活。

中医认为，更年期综合征是肝肾阴亏、素体阴虚或失血耗液、房劳多产，致肾气虚衰，精血不足，肾精无力化血，肝血来源不足，水不涵木，导致肝肾阴虚引起的，所以女性在生活中要注意肾脏的保养，饮食上应多吃些黑色食物，如黑米、黑豆等，可以起到疗养的作用。

桑葚大枣饮

用料　桑葚 15 克，红枣 6 枚。

制作方法　❶桑葚、红枣洗净，润透。❷锅内注入水置中火上，放入桑葚、红枣烧沸，转用文火熬煮 40 分钟，沥去药渣，药汁倒入碗内即可食用。

食用方法　代茶饮。

功效　补肝肾，益气血。适用于更年期耳鸣、头晕、脾虚食少、两足无力等症。糖尿病病人忌食。

枸杞菊花茶

用料　枸杞子 10 克，菊花 10 克，葡萄干 20 克，白糖少许，纯净水适量。

制作方法　❶枸杞子、菊花、葡萄干放入茶杯中，冲入烧开的纯净水，盖上茶杯盖焖 5 ~ 10

分钟。❷取下茶杯盖，撒入白糖，用小勺搅匀即可。

食用方法　每天早、晚各饮 1 杯，连饮数天。

功效　养血滋阴，清虚热，明目。适用于更年期阴虚血亏所致潮热汗出、目昏不明等病人。胃寒者忌食。

桑叶蒺藜饮

用料　刺蒺藜 10 克，桑叶 9 克，白芍 9 克，红糖少许，净水 1000 毫升。

制作方法　❶刺蒺藜、桑叶、白芍入砂锅，加水适量，上火煎十几分钟，去药渣留汁。❷杯中放入红糖，冲入药汁，用勺搅匀即可。

食用方法　每天早、晚各饮 1 杯，连饮数日。

功效　平肝疏风，降血压。适用于更年期肝风内动所致血压高、头晕头痛等病人。便溏者忌食。

罗布麻钩藤饮

用料　罗布麻 9 克，钩藤 10 克，夏枯草 6 克，红糖少许，净水适量。

制作方法　❶罗布麻、钩藤、夏枯草入锅，加入适量净水，置火上煎十几分钟，去药渣留汁。❷将杯中放入红糖，冲入药汁，用勺搅匀即可。

食用方法　每天早、晚各饮 1 杯，连饮数日。

功效　平肝清热，降血压。适用于更年期阴虚内热、血压高等病人。脾胃虚弱者忌食。

灵芝蜜枣饮

用料　灵芝 9 克，蜜枣 8 枚，蜂蜜少许，纯净水适量。

制作方法　❶将灵芝、蜜枣入砂锅中，加入纯净水适量，置火上，先用旺火煎至汤沸，再转用小火煎 10 分钟，去灵芝渣留蜜枣及汁。❷将蜂蜜淋入杯中，兑入药汁，用勺搅匀即可。

食用方法　每天早、晚各饮 1 次，食枣饮汁。

功效　安神宁心，养血补虚。适用于更年期妇女心慌、气短、乏力等症。

合欢赤芝饮

用料 合欢皮、赤芝各 9 克，龙眼肉 10 克，白糖少许，纯净水适量。

制作方法 ❶将合欢皮、赤芝、龙眼肉放入锅中，加入适量清水，置火上，先用旺火煎至汤沸，再用小火煎 10 分钟，去药渣留龙眼肉及汁。❷把白糖撒入杯中，兑入药汁，用小勺搅匀即可。

食用方法 每天早、晚各饮 1 杯，7 天为 1 个疗程。

功效 安神宁心，养血。适用于更年期见血虚亏损所致心神不宁、心悸失眠等症。脾虚泄泻者忌食。

远志松仁饮

用料 远志 9 克，夜交藤 9 克，松仁 9 克，白糖适量，纯净水适量。

制作方法 ❶夜交藤、远志、松仁入锅，加入适量纯净水，置火上，先用旺火煮沸，再转用小火煎 10 分钟，去药渣留汁及松仁。❷将杯中放入白糖，兑入药汁及松仁，用小勺搅匀即成。

食用方法 每天早、晚各饮 1 杯，7 天为 1 个疗程。

功效 安神宁心，养血润燥，安神。适用于更年期心悸、乏力、便秘者。大便泄泻者忌食。

女贞白芍饮

用料 女贞子 9 克，浮小麦 15 克，白芍 9 克，白糖少许，净水适量。

制作方法 ❶浮小麦、白芍、女贞子放入砂锅中，加适量纯净水，置火上，先用旺火煎至汤沸，再转用小火煎 10 分钟，去药渣留汁。❷将白糖放入杯中，兑入药汁，用勺搅匀即可。

食用方法 每天早、晚各饮 1 次，7 天为 1 个疗程。

功效 清热止汗，益气滋阴。适用于更年期气

阴两亏所致虚热、多汗等症。脾胃虚寒泄泻及虚者忌服。

地骨当归饮

用料 地骨皮、当归各 10 克，五味子 6 克，白糖少许，纯净水适量。

制作方法 ❶地骨皮、当归、五味子入锅，加入适量净水，置火上，先用旺火煎至汤沸，再转用小火煎 10 分钟，去药渣留汁。❷杯中放入白糖，兑入药汁，用小勺搅匀即可。

食用方法 每天早、晚各饮 1 杯，7 天为 1 个疗程。

功效 清虚热，敛汗。适用于更年期综合征汗出潮热者。湿盛中满、泄泻者忌食。

五味白薇饮

用料 五味子 9 克，白薇 9 克，熟地黄 10 克，白糖少许，净水适量。

制作方法 ❶五味子、白薇、熟地黄入砂锅，加入适量净水，先用旺火煎至汤沸，再转用小火煎十几分钟，去药渣留汁。❷杯中放入少许白糖，兑入药汁，用勺搅匀即可。

食用方法 每天早、晚各饮 1 杯，7 天为 1 个疗程。

功效 清虚热，滋阴养血，固汗。适用于更年期潮热、汗出等症。表邪、实热者忌食。

灵芝龙眼茶

用料 灵芝 9 克，龙眼肉 10 克，冰糖少许，纯净水适量。

制作方法 ❶灵芝、龙眼肉放入茶杯，用开水沏泡 10 分钟待用。❷将冰糖压碎，撒入沏好的灵芝龙眼茶中，用勺搅匀即可。

食用方法 每天早、晚各饮 1 杯，连饮数天。

功效 安神宁心，养血。适用于更年期心血亏虚所致失眠、心悸、怔忡等症。

菊花龙眼茶

用料　菊花 10 克，龙眼肉 10 克，冰糖少许，纯净水适量。

制作方法　❶菊花、龙眼肉放入杯中，纯净水烧开冲入杯中，盖杯盖焖 5～10 分钟。❷将冰糖压碎撒入杯中，用勺搅匀即可饮。

食用方法　每天早、晚各饮 1 杯，7 天为 1 个疗程。

功效　平肝，清热，降血压，养血安神。适用于更年期肝热、骨蒸潮热、高血压等病人。胃寒者忌食。

百合桂圆红枣粥

用料　百合 30 克，桂圆 50 克，红枣 15 个，白米 100 克。

制作方法　按常法共煮粥。

食用方法　每天 1 次，食用。

功效　润肺燥，补心脾，益气血，清心安神。适用于更年期心神不宁、烦心失眠、焦虑等症。

合欢花粥

用料　合欢花（干品）30 克或鲜品 50 克，粳米 50 克，红糖适量。

制作方法　将合欢花、粳米、红糖同放锅内加水 500～600 毫升，用文火煮至粥熟即可。

食用方法　每晚睡前 1 小时空腹温热食用。

功效　安神解郁，活血悦颜，利水消肿。适用于更年期易怒、忧郁、虚烦不安、健忘失眠等症。

合欢茯苓粥

用料　合欢花 9 克，茯苓 10 克，酸枣仁 6 克，大米 60 克，白糖少许，纯净水适量。

制作方法　❶合欢花、茯苓、酸枣仁入锅，加水上火煎十几分钟，去药渣留汁。❷大米入锅，淘洗干净，加适量水煮粥如常法。粥熟兑入药汁，撒入白糖，用勺搅匀即成。

食用方法　每天早、晚各食 1 次，连食数日。

功效　安神养血，宁心镇惊。适合于更年期心悸、失眠等症。大便泄泻者忌食。

茯苓黑豆粥

用料　黑豆 30 克，茯苓 10 克，大米 100 克。

制作方法　❶黑豆拣去杂质，洗净，浸泡透；茯苓研粉；大米淘洗干净。❷将茯苓、黑豆、大米、水放入锅中，中火烧沸，转用文火熬熟即成。

食用方法　早餐食用。

功效　宁心安神。适用于更年期心悸、头晕目眩、身体消瘦等症。虚寒精滑者忌食。

杜仲银耳羹

用料　银耳 20 克，炙杜仲 10 克，冰糖 30 克。

制作方法　❶将炙杜仲放入清水锅内，熬 25 分钟，取汁，去渣；银耳用清水泡透，去梗，撕成小片。❷清水注入锅中，放入银耳，中火烧沸，转用文火煲 2 小时，倒入杜仲药汁，加入冰糖，熬化即成。

食用方法　宜作夜宵，常食。

功效　补肝肾，壮腰膝。适用于肝肾阴虚、头晕头痛、腰膝酸软等症。风寒咳嗽者忌食。

沙参炖豆腐

用料　豆腐 200 克，北沙参 15 克，虾仁 100 克，姜片 5 克，葱结 5 克，盐 3 克，味精 3 克，素油 50 毫升，料酒少许，鲜汤 150 毫升，鸡蛋清少许。

制作方法　❶北沙参润透切片，淘洗干净；虾仁挑去虾线，加盐、料酒、生粉、蛋清腌 30 分钟；豆腐切成 2 厘米见方小块。❷炒锅置武火上，烧热，放入素油烧至三成热时，将虾仁滑出锅沥油。❸炒锅置武火上，烧热，放入素油烧至六成热时，放入姜、葱爆香，加入北沙参、鲜汤，下入豆腐、盐、虾仁同烧至入味勾芡起锅即成。

食用方法　佐餐食用。

功效　润肺止咳。适用于更年期肺虚咳嗽、头晕眼花等症。

桑葚糯米饭

用料　鲜桑葚100克，糯米250克，清水适量。

制作方法　❶鲜桑葚洗净，糯米淘洗干净。❷鲜桑葚倒入清水锅内，中火熬20分钟，取汁，弃渣不用。❸将桑葚汁与糯米同放锅内，煮熟即可食用。

食用方法　佐餐食用。

功效　补血益肾，聪耳明目。适用于更年期消渴、耳鸣、目暗、心悸、失眠等症。大便秘结者忌食。

山药蒸仔鸡

用料　仔公鸡1只，山药20克，枸杞子15克，姜6克，盐3克，料酒6毫升，胡椒粉适量，香菇15克，火腿片10克，笋片15克，姜3克，葱5克，清汤1000毫升。

制作方法　❶将山药洗净，润透；枸杞子拣去杂质，洗净，润透；鸡肉洗净入沸水锅中氽去血水，切成小块。❷将鸡肉、山药、枸杞子、香菇、火腿片、笋片、胡椒粉、姜、葱、盐、料酒一同放入蒸盆内，掺入清汤蒸1小时取出即可食用。

食用方法　随意服食。

功效　滋补肝肾、益精血，健脾胃。适用于更年期肝肾虚亏引起的耳鸣、头晕、乏力倦怠、月经不畅等症。

枸杞炒肉丝

用料　瘦猪肉30克，枸杞子50克，青笋1000克，植物油15毫升，食盐3克，白糖3克，料酒6毫升，芝麻油适量，湿淀粉10克，酱油5

毫升。

制作方法　❶将瘦猪肉洗净，切成6厘米长的丝；青笋切成细丝；枸杞子择去杂质，洗净。❷肉丝中加入盐、生粉拌匀，在六成热油锅内炒熟，即下入青笋丝、酱油、白糖、料酒、湿淀粉，炒匀，淋入芝麻油起锅装盘即成。

食用方法　佐餐食用，每天1次。

功效　滋阴补肾。适用于体弱乏力、肾虚目眩、视物模糊等症。阴虚火旺者忌食。

女贞炖海参

用料　海参30克，女贞子10克，白菜心200克，姜片、葱段各10克，精盐3克，胡椒粉2克，清汤200毫升。

制作方法　❶女贞子择去杂质洗净；海参发透，切片；白菜心洗净。❷将清汤入锅置武火上，放入海参、姜、葱、女贞子烧沸，转用文火炖40分钟，放入白菜心、盐、胡椒粉调匀，汤沸，即可食用。

食用方法　佐餐食用，3天1次。

功效　滋补肝肾，明目乌发。适用于更年期眩晕耳鸣、须发早白、视力减退等症。阴虚火旺者忌食。

夜明砂蒸猪肝

用料　鲜猪肝90克，夜明砂6克，胡椒粉2克，米酒5毫升，生粉3克，香菜少许，姜片、葱段各5克。

制作方法　❶将夜明砂淘洗干净；猪肝去筋膜，切片，放入盐，米酒，生粉，拌匀。❷将夜明砂与猪肝放入蒸碗内，加入姜、葱、米酒、胡椒粉，上笼蒸熟，撒上香菜即可食用。

食用方法　每天1次，佐餐食用。

功效　养肝血，明眼目。适用于更年期肝血不足、肝肾亏损之视力模糊、夜盲等症。胃热者忌食。

杜仲炒腰花

用料　猪腰子 250 克，炙杜仲 12 克，料酒 25 毫升，葱 10 克，盐 5 克，酱油 10 毫升，醋 5 毫升，大蒜、生姜各 10 克，白糖 5 克，花椒 1 克，油 30 毫升，淀粉 10 克。

制作方法　❶ 猪腰子切成腰花；炙杜仲加清水适量，熬成药液 50 毫升；姜切成片，葱切成节。❷ 用药液的一半，加料酒、淀粉和盐，拌入腰花内，再加白糖，调匀待用。❸ 油烧至八成热，放入花椒，加入腰花、葱、姜、蒜大火炒散即成。

食用方法　佐餐食用，每周 2 次。

功效　补肝肾，降血压。适用于更年期肾虚腰痛、步履不稳等症。阴虚火旺者忌食。

山药炖甲鱼

用料　甲鱼 1 只，鲜山药 60 克，枸杞子 10 克，女贞子、熟地黄各 15 克，姜块、葱白各 10 克，精盐 4 克，鸡精 3 克，胡椒粉适量，清汤 1500 毫升。

制作方法　❶ 将甲鱼去血、去内脏，刮去粗皮，洗净，入沸水锅中余去血水；鲜淮山药去皮，洗净切块；将枸杞子、女贞子、熟地黄洗净，放入药袋。❷ 将清汤注入锅中，放入甲鱼、山药、药袋、姜、葱、料酒、盐，武火烧沸，转用文火炖 2 小时，捞出药袋、姜、葱，调入鸡精，即可食用。

食用方法　1 周 3 次，佐餐食用。

功效　补肝肾。适用于肝肾阴虚所致的腰酸痛、眩晕头痛、头晕眼花等症。

女贞决明汤

用料　女贞子 12 克，黑芝麻、桑葚、决明子各 10 克，泽泻 9 克。

制作方法　❶ 将女贞子、决明子、桑葚、黑芝麻、泽泻洗净。❷ 将以上 5 味药放入清水锅中，中火烧沸后转用文火熬 1 小时，滤去药渣，取汁，即可饮用。

食用方法　早晚空腹温服，每天 1 次。

功效　滋补肝肾，清养头目，润肠通便。适用于更年期头晕目花、便秘、动脉硬化等症。大便泄泻者忌食。

虫草乌鸡汤

用料　乌鸡肉 350 克，冬虫夏草 5 克，山药 30 克，精盐 3 克，鸡粉 2 克，胡椒粉 1 克，米酒 6 毫升，姜片、葱各 10 克，清汤 1000 毫升。

制作方法　❶ 将乌鸡肉入沸水锅中余去血水，剁成块；将虫草洗净，用料酒浸透；将山药洗净，切片。❷ 将清汤注入锅中，置旺火上，放入鸡肉、虫草、山药、姜、葱、米酒，烧沸，转用文火，炖至鸡肉熟，调入盐、胡椒粉、鸡粉，即可食用。

食用方法　饮汤食肉，常食为佳。

功效　滋阴清热，补益肝肾。适用于更年期月经淋漓不尽、腰膝酸软、虚痨发热等症。

熟地黄乌龟汤

用料　乌龟肉 250 克，熟地黄 15 克，清汤 800 毫升，食盐 3 克，鸡粉 2 克，胡椒粉 1 克，料酒 5 毫升，姜片、葱结各 10 克，香菇 50 克，西红柿 1 个。

制作方法　❶ 将乌龟肉洗净，余去血水；熟地黄洗净，切片；香菇、西红柿洗净，切片。❷ 将清汤注入锅中，置旺火上，放入乌龟肉、熟地黄烧沸，转用文火，放入香菇、胡椒粉、料酒、姜、葱炖至肉熟。❸ 再加入盐、鸡粉、西红柿调匀，即可食用。

食用方法　食肉饮汤，1 周 3 次。

功效　滋阴补血。适用于更年期赢瘦乏力、心悸、心慌、失眠等症。脾虚湿滞、腹满便溏者忌食。

甲鱼猪髓汤

用料 甲鱼 1 只，猪脊髓 200 克，食盐 2 克，鸡精 2 克，胡椒粉 1 克，姜片、葱段各 10 克，清汤 1500 毫升。

制作方法 ❶将甲鱼去血，去内脏，刮去粗皮，洗净；将猪脊髓洗去血膜。❷将清水倒入锅中，放入甲鱼、姜、葱、料酒，武火烧沸，转文火煲 2 小时，放入猪脊髓、盐、胡椒粉、鸡精，汤沸即可食用。

食用方法 食肉饮汤，佐餐食用。

功效 滋阴补肾，填精益髓。适用于更年期肾阳不足、头晕目眩、多梦、腰膝酸痛等症。

四味乌鸡汤

用料 乌鸡 1 只，当归、白芍、熟地黄各 10 克，川芎 6 克，精盐 4 克，鸡精 3 克，胡椒粉适量，黄酒 10 毫升，姜片、葱段各 10 克，鲜汤 1000 毫升。

制作方法 ❶将乌鸡去毛及内脏洗净，入开水锅中焯去血水，剁成块；将当归、白芍、熟地黄、川芎洗后装入药袋。❷将鲜汤倒入锅中，置旺火上，放入乌鸡、药袋、姜、葱、料酒、胡椒粉，沸后转用文火，炖 90 分钟，至肉熟放入盐、鸡精，即可食用。

食用方法 酌量佐餐服食。

功效 滋阴养血。适用于更年期肝阴虚、头痛眩晕、目干昏花、胁肋胀痛、烦躁易怒等症。湿盛中满、泄泻者忌食。

生地黄精粥

用料 生地黄 15 克，黄精（制）15 克，粳米 1000 克，清水 500 毫升。

制作方法 ❶将生地黄、黄精洗净润透切片；将粳米淘洗干净。❷将清水倒入锅中，放入生地黄、黄精、粳米沸后转用文火，煲至汁稠米烂，即

可食用。

食用方法 宜作早餐、宵夜食用。

功效 滋阴补肾。适合于更年期肾阴不足、绝经前后、头目昏眩、心烦易怒、情志失常等病人。脾虚泄泻者忌食。

柴胡地骨汤

用料 银柴胡 10 克，地骨皮、五味子、当归各 9 克，红糖少许，净水适量。

制作方法 ❶银柴胡、地骨皮、五味子、当归入锅，加水，置火上煎十几分钟，去药渣留汁。❷取一小杯，注入药汁，放红糖，用勺搅匀即可。

食用方法 每天饮 2 杯，7 天为 1 个疗程。

功效 清虚热，止汗，滋阴。适用于更年期阴虚、潮热汗出等症。有表邪、实热者忌食。

枸杞白薇粥

用料 枸杞子、白薇各 9 克，当归 10 克，红糖少许，大米 50 克，净水适量。

制作方法 ❶将枸杞子、白薇、当归放入砂锅，加入适量净水，置火上，先用旺火煎至汤沸，再转小火煎 10 分钟，去药渣留汁。❷大米淘洗干净，入锅加入适量净水煮粥如常法。❸粥熟时，倒入药汁，撒入红糖，用勺按同一方向搅匀即可。

食用方法 每天早、晚各 1 次。

功效 养血滋阴，退虚热，止汗。适用于更年期潮热、汗出等症。阴虚火旺者忌食。

三丝炒香芹

用料 香芹 1000 克，胡萝卜、莴笋、豆芽各 50 克，葱丝、姜丝各 5 克，食盐少许，色拉油 50 毫升，酱油 10 毫升。

制作方法 ❶胡萝卜、莴笋去皮洗净切丝；香芹去根及叶洗净斜刀片，与豆芽一同放入盘中待用。❷炒锅上火，倒入色拉油烧热，下葱姜丝炝锅，放入食盐，烹入酱油，加入上述菜快速翻炒至

熟即可。

食用方法 每天食 1 次，连食数天。

功效 清热平肝，降血压。适用于更年期肝阳上亢、高血压等症。

玉米须煮蚌肉

用料 蚌肉 150 克，玉米须 1000 克，精盐 3 克，鸡粉 2 克，胡椒粉适量，姜片、葱段各 10 克，鸡汤 750 毫升。

制作方法 ❶将玉米须洗净，装入药袋；蚌肉去内脏，洗净。❷将鸡汤注入锅中，放入药袋、蚌肉、姜、葱烧沸至熟，放入盐、胡椒粉、鸡粉调味，即可食用。

食用方法 食肉饮汤，隔日服 1 次。

功效 滋阴平肝，清热利尿。适用于更年期肝阳上亢所致的头晕、耳鸣、心悸、失眠、虚热、水肿、尿路感染等症。胃寒者忌食。

香芹炖豆腐

用料 香芹 1000 克，豆腐 150 克，葱 5 克，姜片 5 克，食盐少许，米醋适量，香油 10 毫升，清汤适量。

制作方法 ❶香芹去根及叶，洗净切成斜刀段；豆腐切成小厚片。一同放入砂锅中，注入清汤待用。❷砂锅置火上，加入葱、姜片、食盐、米醋炖熟。❸将香油淋入砂锅，调匀即可。

食用方法 隔天食 1 次，7 天为 1 个疗程。

功效 清热平肝，降血压，润肠。适合肝热上炎、头晕、高血压、便秘病人食用。

胡萝卜煨鸭

用料 鸭脯肉、胡萝卜各 150 克，葱片、姜片各 10 克，食盐少许，米醋适量，酱油 10 毫升，色拉油 50 毫升，清汤适量。

制作方法 ❶鸭肉切成厚片，胡萝卜洗净切滚刀块，放盘中待用。❷炒锅上火，注入色拉油烧

热，下葱、姜片炝锅，放入鸭片、胡萝卜、食盐、米醋、酱油及清汤，用小火煨熟即可。

食用方法 每天或隔日食 1 次，7 天为 1 个疗程。

功效 降血压，滋阴，退虚热。适用于更年期高血压病人。中脘胀满者忌食。

桑叶芍药粥

用料 桑叶、菊花、白芍各 9 克，熟地黄 10 克，川芎 6 克，大米 50 克，白糖少许，净水适量。

制作方法 ❶桑叶、菊花、白芍、熟地黄、川芎入锅加水上火煎十几分钟，去药渣留汁。❷大米淘洗干净，入锅加水煮粥如常法，待粥熟，兑入药汁，用勺按同一方向搅匀，撒入白糖即可。

食用方法 每天早、晚各食一次，连食数日。

功效 清热平肝，降压，滋阴益肾。适用于更年期阴虚内热、血压高、头痛者。脾虚泄泻者忌食。

决明粟米粥

用料 石决明、珍珠母各 15 克，当归、枸杞子各 9 克，粟米 50 克，白糖少许，净水适量。

制作方法 ❶石决明、珍珠母、当归、枸杞子入锅，加入适量清水，置火上煎十几分钟，去药渣留药汁。❷粟米淘洗干净，入锅加适量水，置火上煮粥如常法。❸待粥熟时，兑入药汁，下白糖，用小勺按同一方向搅匀即可（按同一方向搅不稀）。

食用方法 每天早、晚各食 1 次。

功效 清肝，明目，降血压。适用于更年期肝盛阴亏、目暗不明、高血压等症。温盛中满、泄泻者忌食。

西洋参猪肝粥

用料 猪肝 1000 克，西洋参 10 克，枸杞子 12 克，盐 4 克，大米 1000 克，姜片 5 克，葱结 10 克，米酒少许，生粉 2 克。

制作方法 ❶将西洋参润透切片；枸杞子拣去杂质、洗净；猪肝切片，放入盐、米酒、生粉拌匀，码味；大米淘洗干净。❷锅置武火上，加入清水，放入大米烧沸后，转文火，加入西洋参、枸杞子熬至汁稠，下入猪肝、盐、姜、葱烧沸即可。

食用方法 宜作早餐食用。

功效 补气补血。适用于更年期气虚、耳鸣、目暗昏花、心悸失眠等症。上感风寒者忌食。

4.7　秋分饮食处方

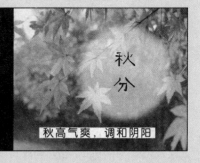

秋分是全年第 16 个节气，此节气的秋燥属于凉燥，头痛鼻塞，咽喉发痒，口干舌燥，人们易罹患糖尿病、流行性感冒、甲状腺病等。这个时节的饮食起居养生，要注意把握平衡，调和体内的阴阳之气。

秋高气爽，调和阴阳

4.7.1　糖尿病

糖尿病是一种以血糖增高为特征的代谢性疾病。血糖之所以增高，是由于胰腺内的胰岛功能受到损害或有缺陷，其分泌的胰岛素不能满足代谢需要而导致。如果机体长期存在高血糖，会引起全身各种组织，特别是心脏、肾脏、眼睛、血管、神经的慢性损害和功能障碍，严重影响机体健康。本病症状主要有多饮、多食、多尿、消瘦（即所谓"三多一少"）及疲乏无力、肥胖等。本病病因包括遗传因素和环境因素两类，无论 1 型糖尿病或 2 型糖尿病都存在明显的遗传异质性，即存在家族发病倾向。环境因素包括进食过多、运动过少、体重超标及免疫系统异常等。

中医对糖尿病的认识在世界上是最早的。中医认为，糖尿病属于"消渴"，其早期病理变化以阴虚燥热为主，如果病变早期得不到及时正确的治疗，则阴损及气，燥热伤阴耗气，同时由于人体脏腑功能失调，产生痰浊瘀血，从而使气血运行受阻，因此糖尿病中期病理变化为气阴两虚，痰瘀阻络。如病程迁延日久，阴损及阳，则可形成糖尿病后期阴阳两虚的病理变化。可用滋阴之品清热养阴或者健脾益气等来达到治疗调养目的。

五味沙参茶

用料 五味子、沙参各 9 克，麦冬 5 克，生地黄、生石膏、花粉各 15 克，黄芩、知母、玄参、天冬各 6 克，葛根、石斛各 5 克，普洱茶 15 克，冰糖 30 克。

制作方法 ❶将以上药物洗净，装入纱布袋内，与茶叶同放茶壶内，加水 1000 毫升。❷将茶壶置武火上烧沸，用文火蒸煮 15 分钟，滗出汁液；再加入清水 600 毫升，放入冰糖，煎煮 10 分钟，滗出汁液；合并 2 次煎液，用纱布过滤即成。

食用方法 每天 1 次，代茶饮用。

功效 滋阴润肺，清热生津。适用于糖尿病属肺热伤津等症。风寒咳嗽、脾胃虚寒者忌饮。

川贝炖雪梨

用料 雪梨 2 只，川贝母 5 克，糯米 50 克，陈皮 5 克，冬瓜 30 克。

制作方法 ❶将川贝母打成细粉；雪梨去皮，切块；糯米淘洗干净；陈皮洗净切丝；冬瓜洗净，切成 2 厘米长的块。❷ 将冬瓜、陈皮、雪梨放入蒸碗底部，撒入川贝粉将糯米放在上面，加水淹过糯米。❸ 将蒸碗置武火大汽蒸笼内蒸 50 分钟，调味即成。

食用方法 每天 1 次，早餐食用，分 2 次食完。

功效 润肺，生津，止渴。适用于糖尿病病人。脾胃虚寒及有湿痰者忌食。

百合葛根粥

用料 百合、葛根各 10 克，大米 50 克。

制作方法 ❶ 百合洗净，撕成瓣状；葛根切片；大米淘洗干净。❷ 将葛根放入锅内，加入清水适量，煎煮 30 分钟，除去葛根，放入大米、百合，先用武火烧沸，再用文火煮 30 分钟即成。

食用方法 每天 1 次，早餐或宵夜食用。

功效 补肺清热，止渴。适用于糖尿病病人。内寒痰嗽、中寒便滑者忌服。

六味烧海参

用料 水发海参 30 克，猪肉 50 克，熟地黄、山药、茯苓、山茱萸、泽泻、牡丹皮各 9 克，蒜苗 30 克，葱、姜各 5 克，精盐 3 克，味精 2 克，猪油少许，水淀粉适量，胡椒粉适量，料酒 5 毫升，酱油少许，纱布药包 1 个。

制作方法 ❶ 将六味中药洗净，切片后都放入药包；海参切成片；猪肉剁细粒；蒜苗切大粗花；葱切花；姜切片。❷ 将炒锅置于武火上，加入药包、清汤、海参、料酒、精盐，烧沸后改文火煨 30 分钟捞起。❸ 在炒锅内放猪油烧至五成热，加入猪肉粒，炒散，加入料酒、精盐少许，再加适量清汤和煮过药包、海参的药汁烧开，放入海参、酱油、蒜苗、葱、姜，烧至汁浓，调入适量胡椒粉，加水淀粉勾芡即成。

食用方法 佐餐食用。

功效 滋阴补肾。适用于因糖尿病引起的肾阴不足、腰酸腿软、头晕目眩、耳鸣耳聋、口渴、足

跟痛等症。大便溏泄者及有湿痰者忌食。

玉竹炖白鸽

用料 白鸽 1 只，山药 15 克，玉竹 5 克，麦冬 15 克，葱、姜各 5 克，料酒 3 毫升，精盐 3 克。

制作方法 ❶ 白鸽去毛及肠杂，洗净；山药、玉竹、麦冬洗净；姜切片，葱切段。❷ 将全部用料放入瓦锅内，加适量清水，用武火烧沸后改用文火煮 2 小时，加入精盐调味即成。

食用方法 佐餐食用，每天 1 次。

功效 滋补脾肺，生津止渴。适用于因糖尿病导致虚损、口渴多饮、精神疲倦、全身乏力、知饥不食、食不知味、形体消瘦等症。胃有痰湿气滞、阴病内寒者忌食。

萝卜牛肚汤

用料 牛肚 1000 克，鲜白萝卜 150 克，陈皮 5 克，生姜 6 克，植物油 10 毫升，葱 6 克，精盐 3 克，胡椒粉适量。

制作方法 ❶ 白萝卜洗净，切块；生姜洗净，捣烂；陈皮用纱布包扎好；牛肚洗净，切块；姜拍松，葱切段。❷ 在锅内放植物油烧热，放入姜、葱、牛肚，炒片刻铲起和药包一同放入瓦锅，加入适量清水，用慢火煲至牛肚软熟，加入精盐、胡椒粉，调味即成。

食用方法 每周 3 次，佐餐食用。

功效 健脾胃。适用于因糖尿病导致痰浊壅滞，或因糖尿病并发胃肠感染、呼吸系统感染等症。湿热者忌食。

菠菜根粥

用料 鲜菠菜根 250 克，鸡内金 10 克，大米 50 克。

制作方法 菠菜根洗净，切碎，加水同鸡内金共煎煮 30 ~ 40 分钟，然后下米煮作烂粥。

食用方法 每天分 2 次，连菜与粥服食。

功效　止渴，润燥，养胃。适用于糖尿病病人。

地黄粥

用料　生地黄、酸枣仁各 30 克，粳米 100 克。

制作方法　先煎地黄、酸枣仁 30 分钟滤汁，以汁煮米作粥。

食用方法　随意服用。

功效　滋肝益心，清热安神。适用于热病后阴液已伤、烦热而渴、手中心热、夜间尤甚、口干喜饮、大便干燥、失眠等症。

西瓜子粥

用料　西瓜子 50 克，粳米 30 克。

制作方法　先将西瓜子和水捣烂，水煎去渣取汁，后入米作粥。

食用方法　任意食用。

功效　清热养胃，生津止渴。适用于热病后烦渴喜饮症。

猪胰薏米粥

用料　猪胰 1 具，薏米 50 克。

制作方法　将猪胰洗净，切小块同薏米共煮粥服食。

食用方法　每天 1 剂，连用 10 天。

功效　健脾，固肾，益肺。适用于糖尿病。

天花粉山药粥

用料　天花粉 15 克，山药 20 克，粳米 30 克。

制作方法　把天花粉用纱布包起来与山药，粳米煮粥。

食用方法　每天 1 次。

功效　滋胃阴，生津液。适用于糖尿病胃热阴虚、口干欲饮者。

芡实糯米粥

用料　芡实、糯米各 50 克。

制作方法　将芡实捣碎，与糯米共煮粥。

食用方法　每天 1 次。

功效　补益，滋阴。适用于糖尿病肾气不固、腰酸、多尿者。

桑螵蛸粥

用料　桑螵蛸 15 克，糯米 100 克。

制作方法　先煮桑螵蛸 20 分钟，去渣取汁，与糯米煮粥。

食用方法　分早晚服。

功效　补肾气，固腰脊，清尿液。适用于肾气亏虚、腰酸多尿或尿混浊者。阴虚火旺或内有湿热的遗精、尿频者不宜用。

淮山药粥

用料　淮山药 60 克，薏仁米 30 克，粳米 100 克。

制作方法　均洗净共煮粥。

食用方法　每天食 1 次。

功效　健脾养胃，清热，利咽、生津。适用于脾胃虚弱、口渴善饥者。

鹿角胶粥

用料　粳米 100 克，鹿角胶 10～15 克。

制作方法　粳米煮粥熟后，加入烊化的鹿角胶拌匀。

食用方法　任意食用。

功效　补肾固阳。适用于糖尿病肾阳虚损，如怕冷、面色㿠白、四肢欠温者。

参精山药粥

用料　红参 3 克，黄精、山药、玉竹各 10 克，桑叶 6 克，大枣 3 枚（去核），粳米 100 克。

制作方法　红参、黄精、玉竹、桑叶水浸泡，煎煮去渣留汁，与山药、大枣、粳米入砂锅煮粥。

食用方法　分早晚 2 次服食。

功效　健脾益气，养阴和胃。适用于消渴病气阴两虚症，症见咽干口燥、倦怠乏力、多食易饥、口渴喜饮、气短懒言、五心烦热、心悸失眠、溲赤便秘、舌红少津、苔薄、脉细数无力，或细弦。

栗子猪腰粥

用料　猪腰子 1 个，生栗子 50 克，粳米 50 克，陈皮 6 克，花椒粉少许，精盐 2 克，葱、姜各 3 克。

制作方法　❶猪腰子洗净，剖开，剥去脂膜，除去腰臊，切成 1 厘米见方的小块；陈皮洗净；葱、姜洗净，切末；生栗子去壳，洗净。❷粳米淘洗干净，同猪腰子、陈皮、生栗子一起放入锅内，加入适量清水，置旺火上煮成粥。拣出陈皮，加入精盐、花椒粉、葱、姜，调味即成。

食用方法　当早、晚餐食用，每周 2 次。

功效　补肾气，健脾胃，强筋骨。适用于因糖尿病引起的肾虚腰痛、足软、小便频数及年老体弱等症。湿热者忌食。

苦瓜焖瘦肉

用料　瘦猪肉 120 克，苦瓜 80 克，蚝油 3 毫升，精盐 3 克，生粉 5 克，葱、姜各 5 克，植物油 15 毫升。

制作方法　❶瘦猪肉洗净，捣烂如泥，用蚝油、精盐、生粉混合均匀；苦瓜洗净，横切成长约 5 厘米筒状，挖去苦瓤，填入瘦肉泥。❷在锅内加入植物油烧热，放苦瓜爆炒片刻，取出放入瓦锅内，加入适量清水，慢火焖 1 小时，苦瓜熟烂味香时加葱、姜，调味即成。

食用方法　佐餐食用，每周 1 次。

功效　清热解毒，除烦止渴。适用于因糖尿病导致热伤胃阴、烦渴多饮、多食消瘦、大便秘结等

症。脾虚泄泻者忌食。

马蹄蕹菜汤

用料　马蹄 10 枚，鲜蕹菜 250 克，精盐 5 克，葱、姜各 5 克，熟猪油 10 毫升，料酒 3 毫升，肉汤 500 毫升。

制作方法　❶蕹菜去杂质，洗净，切成 4 厘米长的段；马蹄去皮，洗净；姜切丝，葱切末。❷将锅烧热加入猪油，葱、姜爆香，放入蕹菜、精盐、料酒，翻炒片刻，加入肉汤，放入马蹄一同煮熟，调味后装碗即成。

食用方法　每周 2 次，佐餐食用。

功效　清热解毒，凉血，利尿，通便。适用于糖尿病、便血、便秘、痔疮、淋浊等症。脾胃虚寒及虚者慎服。

丹参牛尾汤

用料　牛尾 1 条约 500 克，丹参、生黄芪、当归尾、川芎各 15 克，料酒 10 毫升，姜、葱各 5 克，精盐 5 克，胡椒粉适量。

制作方法　❶丹参、黄芪、当归尾、川芎洗净；牛尾洗净，剁成寸段；葱切段，姜切片。❷将以上用料一起放入砂锅内，加入适量清水、料酒，先用武火煮沸，再用文火煮 1 小时，加入精盐、胡椒粉，调味即成。

食用方法　佐餐食用，每 2 天 1 次。

功效　补气活血。适用于因糖尿病并发偏瘫而气虚血瘀、半身不遂、口眼㖞斜、口角流涎、小便失禁、大便干硬等症。无瘀血者慎服。

粟米冬瓜汤

用料　冬瓜（连皮）30 克，粟米 50 克，鸡肉 1000 克，姜、葱各 5 克，精盐 3 克，料酒 5 毫升。

制作方法　❶粟米洗净；冬瓜、鸡肉洗净，切块；葱切段，姜拍松。❷将以上用料一起放入

瓦锅内，加入料酒、清水适量，先用武火煮开后再用文火煮约 1 小时以上，至粟米熟烂，放入盐调味即成。

食用方法　佐餐食用，每天 1 次。

功效　滋肺养肾，利水降浊。适用于因糖尿病引发的肺肾阴虚、口干口渴、心烦气促、小便频繁而量少、全身水肿、血压偏高等症。脾胃虚寒及虚者慎服。

冬菇炖豆腐

用料　豆腐 30 克，冬菇 50 克，银耳 20 克，金针菜 20 克，粉丝 30 克，葱 5 克，猪油 15 毫升，精盐 4 克，胡椒粉适量。

制作方法　❶香菇、银耳、金针菜洗净；豆腐切块；葱切丝。❷在锅内放入猪油烧热，放入葱、豆腐煎香，加入适量清水，然后放入冬菇、银耳、金叶菜，用文火炖出香味时，再加入粉丝炖熟，加入盐、胡椒粉，调味即成。

食用方法　佐餐食用，每天 1 次。

功效　清养肺胃，降血脂。适用于因糖尿病导致肺胃阴虚证，或因糖尿病并发肺结核、支气管炎、口干口渴、多饮多食而消瘦、大便干结、干咳无痰等症。脾胃虚寒及虚者慎服。

海藻生蚝汤

用料　新鲜生蚝 30 克，海藻 30 克，生姜 6 克，红枣 6 枚，葱 6 克，精盐 5 克，料酒 10 毫升。

制作方法　❶海藻、生蚝洗净；葱、姜洗净，切丝；红枣去核，洗净。❷将以上用料同放瓦锅内，加入料酒、适量清水，先用武火煮开，再用文火炖 2 小时，加入盐，调味即成。

食用方法　佐餐食用，每天 1 ~ 2 次。

功效　滋阴消痰，软坚散强。适用于因糖尿病并发肺结核而阴虚火旺、呛咳痰少、黏稠难咳、口燥咽干、心烦失眠等症。脾胃虚寒及虚者慎服。

洋参鸡肉汤

用料　鸡肉肋 200 克，西洋参 6 克，石斛 10 克，精盐 3 克，料酒 5 毫升，葱、姜各 5 克。

制作方法　❶西洋参、石斛、鸡肉肋洗净；葱切段，姜拍松。❷将用料一同放入瓦锅内，加适量清水，先用武火煮开后，再用文火煮 60 分钟，加入精盐，调味即成。

食用方法　佐餐食用，每周 1 ~ 2 次。

功效　养胃液，清胃热，生津止渴。适用于因糖尿病导致胃液不足、虚火上炎、心烦、口干舌燥、神疲乏力等症。脏寒、郁火、中阳衰微、胃有寒湿者忌食。

薯叶冬瓜汤

用料　番薯叶、冬瓜各 150 克，精盐 5 克，香油 3 毫升，酱油 2 毫升，淀粉适量。

制作方法　❶冬瓜去硬皮、去瓤，洗净，切片；薯叶洗净，切碎。❷将冬瓜片与番薯叶同放锅中煮沸，放入淀粉勾芡，再煮沸即可停火，加入香油、精盐、酱油，调味即成。

食用方法　每天 1 次，佐餐食用。

功效　补虚益气，健脾胃。适用于因糖尿病并发脾胃不佳、体虚乏力等症。胃寒泄泻者忌食。

沙参炖燕窝

用料　沙参 10 克，燕窝 5 克，鸡汤 50 毫升，精盐 3 克。

制作方法　❶将燕窝放入温水中浸泡发透，用镊子夹去燕毛，洗净；沙参润透，切薄片。❷将燕窝、沙参、鸡汤、精盐同放入蒸杯内。❸将蒸杯置武火大汽蒸笼内蒸 60 分钟即成。

食用方法　每周 2 次，早餐食用。

功效　滋阴润肺，清热生津。适用于糖尿病属肺热伤津等症。风寒咳嗽、脾胃虚寒者忌食。

葛根炖猪尾

用料　猪尾 200 克，葛根 9 克，生地黄 15 克，葱 10 克，姜 5 克，料酒 10 毫升，精盐 3 克，上汤 1000 毫升。

制作方法　❶将猪尾用镊子夹净毛杂，洗净后剁成 3 厘米长的段；葱、姜洗净，葱切段，姜拍松；生地黄切片；葛根洗净。❷将猪尾、姜、葱、料酒、精盐、葛根、生地黄放入炖锅内，加上汤适量，用武火炖沸，再用文火炖 1 小时即成。

食用方法　每天 1 次，佐餐食用。

功效　滋阴润肺，清热解毒。适用于阴虚、肺热伤津之糖尿病等症。胃寒者忌食。

虫草水鸭汤

用料　水鸭肉 150 克，冬虫夏草 6 克，山药 20 克，红枣 6 枚，姜、葱各 5 克，料酒 5 毫升，精盐 3 克。

制作方法　❶鸭肉洗净，去其肥脂；冬虫夏草、山药、红枣，去核；生姜切片，葱切段。❷将以上用料一同放入瓦锅内，加适量水，先用武火煮开，再用慢火煮至鸭肉软熟，调味即成。

食用方法　佐餐食用，每天 1 次。

功效　化痰止血，养阴除热。适用于因糖尿病并发肺结核、虚火上炎等症。

天冬煲兔肉

用料　兔肉 150 克，天冬、鲜藕各 15 克，料酒 6 毫升，姜 6 克，葱 10 克，精盐 3 克，植物油 10 毫升，胡椒粉适量。

制作方法　❶天冬洗净，切片；鲜藕洗净，切 1 厘米厚的块；兔肉洗净，切 3 厘米见方的块；姜、葱洗净，姜拍松，葱切段。❷将植物油放入锅内加热，放入葱、姜煸香，加入兔肉炒变色，加清水适量、天冬、鲜藕、料酒、精盐，用武火烧沸，再用文火煲至汤浓稠时，撒上胡椒粉，调味即成。

食用方法　每天 1 次，佐餐食用，吃兔肉、鲜藕，喝汤。

功效　滋阴补肺，清热解毒。适用于糖尿病属肺热伤津等症。虚寒便溏者忌食。

石斛炖猪肺

用料　猪肺 200 克，石斛 9 克，沙参 9 克，料酒 6 毫升，葱、姜各 5 克，精盐 3 克，胡椒粉适量。

制作方法　❶石斛洗净，切成 1 厘米长的段；沙参润透，切成片；猪肺洗净，切成 4 厘米见方的块；姜拍松，葱切段。❷将石斛、猪肺、沙参、姜、葱、精盐、料酒放入炖锅内，加入清水适量。❸将炖锅置武火上烧沸，再和文火炖 60 分钟即成。食用前加入胡椒粉、调味即可。

食用方法　每天 1 次，佐餐食用，吃猪肺，喝汤。

功效　清肺止热，止烦渴。适用于糖尿病。湿温尚未化燥者忌食。

五味煲仔鸡

用料　仔鸡肉 150 克，五味子 6 克，料酒 5 毫升，葱 6 克，姜 5 克，精盐 3 克，香菇 15 克，植物油 20 毫升，上汤 500 毫升。

制作方法　❶香菇洗净，发透，一切两半；五味子洗净；鸡肉洗净，切 3 厘米见方的块；姜、葱洗净，姜拍松；葱切段。❷在炒锅内放入植物油烧热，将葱、姜放入锅内爆香，加入鸡块、料酒、精盐、香菇，略炒片刻，然后加入五味子、上汤，先用武火烧沸，再用文火煲 50 分钟左右即成。

食用方法　每天 1 次，佐餐食用。吃鸡肉，喝汤。

功效　益气生津，补肺养心。适用于糖尿病。阴虚火旺者忌食。

沙参蒸鲍鱼

用料　鲍鱼 50 克，沙参 10 克，莲子 6 克，葱

10 克，姜 5 克，精盐 3 克，料酒 6 毫升。

制作方法 ❶ 鲍鱼洗净，切成薄片；沙参润透切片；莲子用温水发透，去心；姜、葱洗净，葱切段，姜切丝。❷ 将鲍鱼、葱、姜、料酒、精盐放入碗内，腌渍 30 分钟入味。❸ 将腌渍的鲍鱼、沙参、莲子放入蒸杯内，蒸 1 小时即成。

食用方法 每天 1 ~ 2 次，佐餐或单食。

功效 滋阴生津。适用于糖尿病。风寒咳嗽、脾胃虚寒者忌食。

玉竹炒藕片

用料 莲藕 200 克，玉竹 15 克，胡萝卜 50 克，植物油 30 毫升，姜 10 克，胡椒粉适量，精盐 3 克，料酒 3 毫升。

制作方法 ❶ 莲藕洗净，切薄片；胡萝卜洗净，削皮，切丝；玉竹洗净，切 2 厘米长的段。❷ 将藕片放入沸水锅内，焯水，取出沥干水分。❸ 在炒锅内放入植物油烧热，加入莲藕、玉竹、胡萝卜丝，炒至均匀，放入精盐、姜、料酒、胡椒粉，调味即成。

食用方法 每天 1 次，佐餐食用。

功效 养阴润燥，生津止渴。适用于糖尿病。胃有痰湿气滞、阴病内寒者忌食。

玉竹煲兔肉

用料 兔肉 150 克，玉竹 10 克，香菇 15 克，料酒 6 毫升，精盐 5 克，葱 10 克，姜 5 克，西芹 50 克，鸡汤 500 毫升。

制作方法 ❶ 玉竹洗净，切 3 厘米长的段；西芹洗净，切 3 厘米长的段；香菇发透，洗净，去蒂，一切两半；姜、葱洗净，姜榨成汁，葱切段；兔肉切 3 厘米长、2 厘米宽的块。❷ 在煲锅内放入兔肉、玉竹、西芹、香菇、姜汁、葱、料酒，加入鸡汤，先用武火煮沸，放入精盐，再用文火煲 1 小时，调味即成。

食用方法 每天 1 次，佐餐食用，喝汤，吃兔肉。

功效 润肺，生津，止烦渴。适用于糖尿病。胃有痰湿气滞、阴病内寒者忌食。

黄精煲乌鸡

用料 乌鸡 1 只，黄精 9 克，料酒 6 毫升，葱 10 克，姜 5 克，精盐 5 克。

制作方法 ❶ 黄精洗净，切片；乌鸡宰杀，去毛及内脏；葱切段，姜拍松。❷ 将鸡放入炖锅内，将黄精、葱、姜放入鸡腹内，精盐和料酒抹在鸡身上，加入清水。❸ 将炖锅置武火上烧沸，再用文火炖 50 分钟，调味即成。

食用方法 每天 1 次，佐餐食用，吃鸡肉，喝汤。

功效 养阴润肺，补中益气。适用于糖尿病。中寒泄泻、痰湿气滞者忌食。

百合石斑鱼

用料 石斑鱼 1 条，百合、薏苡仁各 15 克，料酒 6 毫升，葱、姜各 6 克，精盐 3 克，香菇 20 克。

制作方法 ❶ 石斑鱼去鳞及鳃、内脏，洗净；薏苡仁、百合洗净香菇发透去蒂，一切两半；葱切段，姜拍松。❷ 将精盐、料酒抹在石斑鱼身上，将鱼放在蒸盆内，将香菇、薏苡仁、百合、葱、姜放在鱼身上。❸ 在锅内加入适量清水，将蒸盆放入蒸笼内，用武火大汽蒸 15 分钟即成。

食用方法 每天 2 次，佐餐食用，吃鱼肉。

功效 清热润肺，补气补血。适用于糖尿病。内寒痰嗽、中寒便滑者忌食。

荷叶蒸凤脯

用料 乌鸡肉 150 克，鲜荷叶 2 张，火腿肉 30 克，香菇 30 克，精盐 4 克，芝麻油 3 毫升，香油 15 毫升，料酒 5 毫升，胡椒粉适量，生粉 10 克，姜、葱各 10 克。

制作方法 ❶ 将鸡肉、蘑菇均切成 1 厘米厚的片；火腿切成 10 片；姜切片，葱切段；荷叶洗净，用沸水稍烫一下，去掉蒂梗，切成 10 块三角形。❷ 将香菇用沸水焯透捞出，将乌鸡肉、香菇一同放入盘内，加入精盐、姜片、葱段、胡椒粉、料酒、芝麻油、香油、生粉搅拌均匀，然后分成 10 份放入三角形荷叶上，再各加火腿 1 片，包成长方形包，摆在盘上，上笼蒸约 2 小时即成。

食用方法　佐餐食用，每周 2 次。

功效　清热解暑，升运脾气。适用于糖尿病病人。上焦邪证、虚者忌食。

山药虫草汤

用料　山药 15 克，玉竹 20 克，虫草 10 克，料酒 10 毫升，鸽子 1 只，姜 5 克，葱 10 克，精盐 5 克，胡椒粉 2 克。

制作方法　❶ 将鸽子宰杀后，去毛及内脏和爪，切成 10 大块；虫草洗净；玉竹切 4 厘米长的段；山药切片；姜拍松；葱切段。❷ 将鸽肉放在炖锅内，加入料酒、玉竹、虫草、山药、姜、葱，加鲜汤。❸ 将锅置武火上烧沸，撇去浮沫，再用文火炖 45 分钟，调入精盐、胡椒粉，即可食用。

食用方法　每天 1 次，佐餐食用。

功效　补肺肾，止消渴。适用于糖尿病。实邪病者忌食。

蒲公英肉汤

用料　瘦猪肉 150 克，蒲公英 15 克，红枣 5 枚，料酒 10 毫升，姜 5 克，胡椒粉 2 克，葱 10 克，精盐 5 克，上汤适量。

制作方法　❶ 瘦猪肉洗净，切成 3 厘米见方的块，入沸水锅中焯去血水；蒲公英洗净；红枣洗净，去核；姜、葱洗净，姜拍松，葱切段。❷ 将瘦猪肉、蒲公英、红枣、姜、葱、料酒同放炖锅内，加入上汤，武火烧沸，撇去浮沫，再用文火煲 40 分钟，调入精盐、胡椒粉，即可食用。

食用方法　每天 1 次，佐餐或单食均可，吃猪肉，喝汤。

功效　清肺热，止烦渴。适用于糖尿病。脾胃虚寒者忌食。

青瓜拌海蜇

用料　海蜇 150 克，薏苡仁 30 克，青瓜 30 克，芝麻油 15 毫升，醋 10 毫升，精盐 3 克，白糖 2 克。

制作方法　❶ 薏苡仁洗净，去泥沙，煮熟。❷ 海蜇洗净，用清水浸泡 2 日（注意换水），海蜇漂净后，再洗净，切成丝状，放入沸水锅中焯透，再用凉水散开，捞起，沥干水分。❸ 青瓜刮去皮，去子，切成丝，用精盐腌渍，除去水分。❹ 将青瓜、海蜇、薏苡仁、醋、芝麻油、白糖、精盐一同拌匀即成。

食用方法　每天 1 次，佐餐食用。

功效　滋阴润肺，清热解毒。适用于糖尿病。脾虚、便难及孕妇忌食。

巴戟炖鹿肉

用料　鹿肉 150 克，巴戟天 10 克，肉苁蓉 10 克，小茴香 8 克，生姜 8 克，葱 6 克，料酒 8 毫升，精盐 4 克，植物油 15 毫升。

制作方法　❶ 鹿肉洗净，切块；生姜、葱洗净，切丝；巴戟天、肉苁蓉、小茴香洗净。❷ 在锅内放入植物油烧热，加入葱、姜、鹿肉，煎炒片刻铲起；将全部用料同放砂锅内，加料酒、清水适量，用武火煮开后，再用文火炖至鹿肉软熟，加入精盐，调味即成。

食用方法　佐餐食用，每天 1 ～ 2 次。

功效　补肾壮阳。适用于因糖尿病并发阳痿或肾阳不足、房事不举、举而不坚、伴腰膝酸软、头晕目眩、精神萎靡、面色苍白等症。阴虚火旺者忌服。

黄豆鹿鞭汤

用料　鹿鞭 1 具，黄豆 120 克，小茴香少许，大蒜 10 克，生姜 8 克，葱 6 克，料酒 5 毫升，精盐 4 克，植物油 15 毫升。

制作方法 ❶鹿鞭洗净，去掉其周围之肥肉，切片；姜切片，葱切段；黄豆用水浸洗；大蒜捣烂。❷在锅内放入植物油，烧热，加入葱、姜、鹿鞭，爆炒出香味，再放入黄豆、小茴香、大蒜、料酒，用文火焖至鹿鞭软熟时，加入调味品即成。

食用方法 佐餐食用，每天 1 ~ 2 次。

功效 健脾降脂，温肾壮阳。适用于因糖尿病并发阳痿、夜尿频繁、腰酸乏力、性欲下降、临房不举、举而不坚、早泄、遗精、食欲缺乏、大便溏稀等症。阴虚火旺者忌服。

贝母水鱼汤

用料 水鱼 1 只，川贝母 15 克，腐竹（豆腐皮）50 克，葱 5 克，生姜 8 克，花椒 8 克，精盐 5 克。

制作方法 ❶腐竹用水浸软；生姜、川贝母、花椒洗净；用滚水烫水鱼，令其排尿，然后洗净，切开，去其内脏；葱切段，姜拍松。❷将全部用料放入瓦锅内，加入适量清水，先用武火煮开后，再用文火煲 2 小时，至水鱼甲脱落，放入精盐，调味即成。

食用方法 佐餐食用，每天 1 ~ 2 次。

功效 滋肺阴，退虚热，止咳喘。适用于因糖尿病并发而烦渴多饮、口干舌燥、干咳无痰、气喘乏力等症。脾胃虚弱、食少便溏及孕妇忌服。

山药炖乳鸽

用料 乳鸽 1 只，鲜山药 1000 克，精盐 3 克，高汤适量，葱、姜各 6 克，料酒 5 毫升。

制作方法 ❶将乳鸽宰杀，清洗，剁成块；山药去皮，切成滚刀块；葱、姜拍碎。❷将锅置火上，加入高汤、葱、姜和鸽肉烧沸，撇去浮沫，用小火煮至七成熟，放入山药、精盐，炖至烂熟即可。

食用方法 每周 2 次，佐餐食用。

功效 补肾益精，消渴止咳，祛风解毒。适用于因糖尿病引起的肾阳不足、腰膝酸软、食少体倦、乏力、久咳气喘、遗精、带下、健忘等症。实邪病证忌食。

虫草汽锅鸡

用料 鸡肉 150 克，冬虫夏草 3 克，胡椒粉适量，生姜、葱白各 3 克，精盐 2 克，料酒 2 毫升。

制作方法 ❶鸡肉洗净，切成 2 厘米见方的块；虫草去灰渣，洗净；葱切段，姜切片。❷在沸水锅中先下葱、姜、胡椒粉，再下鸡块焯去血水，待肉变色后捞出，沥去水分。❸将鸡肉放入汽锅中，虫草摆在鸡肉上，加入适量清水和调料，盖紧盖子，上蒸笼用旺火蒸 40 分钟，即成。

食用方法 每周 2 次，佐餐食用。

功效 补肾益精，培中运脾。适用于因糖尿病引起的神疲少食、腰膝酸软等症。

4.7.2 流行性感冒

流行性感冒是由流感病毒引起的一种急性呼吸道传染病，具有高度传染性，易在人群造成流行。本病的特点是起病急，可有畏寒、高热、头痛、乏力、全身酸痛等以及轻微的上呼吸道炎症，少数病人可有腹泻、眼结膜充血、咽部充血等，婴儿、老年人及体弱者易发生肺炎等并发症。本病一年四季均有发生，尤以冬春为多见。病人及隐性感染者为主要传染源，其传播途径为飞沫传播，且病初 2 ~ 3 天传染性最强。

流行性感冒属于中医"时行感冒"的范畴。中医认为，流感的病因是时行六淫病邪，主要由感受风邪兼夹时行之气侵袭人体而为病。如冬季多为风寒之邪，春季多为风热之邪，夏季多挟暑湿，梅雨季节多兼湿邪，秋季每兼燥气为患等。一般来说，以风寒、风热两类居多。本病初期可有风寒风热之分，但随正邪交争之剧渐趋热化，或见热毒之象。治疗以祛邪为主，素体虚弱，同时应兼以扶正。

防风流感饮

用料 防风、苍术、白芷、川芎、黄芩各9克，羌活6克，细辛3克，生地黄18克，红糖30克。

制作方法 将上述8种中药用纱布袋装好，放入砂锅内，加红糖和水、煎熬60分钟即可。

食用方法 当茶饮用。

功效 清热解毒，解表，发汗，镇痛。适用于流行性感冒及发热、恶寒、心中烦躁等。

黄芩饮

用料 黄芩、白糖各15克。

制作方法 ❶将黄芩洗净，润透，切片。❷将黄芩、白糖放入炖锅内，煮25分钟即可。

食用方法 当茶饮用。

功效 清热泻火，燥湿，解毒。适用于流行性感冒及肺热咳嗽、内热亢盛、吐血、咯血等。

双花流感饮

用料 金银花、连翘、黄芩、藿香、大黄、菊花、滑石各10克，芥穗、薄荷叶各5克，石菖蒲、木通各7克，神曲、白蔻各6克，红糖30克。

制作方法 将上述13种中药装入纱布袋内，放入砂锅，加水和红糖，煮熬45分钟即可。

食用方法 当茶饮用。

功效 清热解毒，解表，发汗，镇痛。适用于流行性感冒及头痛、头晕、发热等。

石菖蒲饮

用料 石菖蒲、白糖各15克。

制作方法 ❶将石菖蒲洗净、浸泡、润透，切片。❷将石菖蒲片、白糖一起放入锅内，加水煮30分钟即可。

食用方法 当茶饮用。

功效 散风去湿，活血，理气，开窍。适用

于流行性感冒及热病神昏、风寒湿痹、胃痛、腹痛等。

大黄槟榔茶

用料 大黄粉3克，槟榔10克，白糖15克。

制作方法 将大黄粉、槟榔、白糖放入开水杯中，浸泡15分钟即可饮用。

食用方法 当茶饮用。

功效 清热、泻火，解毒，活血，泻下攻积。适用于流行性感冒及大便秘结、热毒疮疡、目赤口疮等症。

石菖蒲生姜汤

用料 石菖蒲20克，生姜5克，白糖15克。

制作方法 ❶将石菖蒲洗净，浸泡润透，切片，生姜切片。❷将石菖蒲、生姜放入锅内，加白糖和水，煮30分钟即可。

食用方法 每天2次，食用。

功效 散风去湿，活血，理气，开窍。适用于流行性感冒及热病神昏、风寒湿痹、胃痛、腹痛等。

黄芩炖雪梨

用料 雪梨2只，黄芩、白糖各15克。

制作方法 ❶将黄芩洗净，润透、切片；雪梨去皮去核，切成2厘米见方小丁块。❷将黄芩、雪梨、白糖放入锅内，加水炖30分钟即可。

食用方法 每天1次，食用。

功效 清热解毒，燥湿泻火，止血。适用于流行性感冒及肺热咳嗽、内热亢盛、吐血、咯血等。

石菖蒲炒韭菜

用料 韭菜300克，石菖蒲20克，盐3克，鸡精2克，素油15毫升。

制作方法 ❶将石菖蒲加水煮25分钟，停火，

过滤、去渣、留汁液；韭菜洗净，切 3 厘米长的段。❷ 将炒锅内加素油，烧至七成热时，放入韭菜、石菖蒲液、盐、鸡精、武火翻炒 3 ~ 5 分钟即可。

食用方法　每天 2 次，食用。

功效　散风去湿，活血，理气，开窍。适用于流行性感冒及热病神昏、风寒湿痹、胃痛、腹痛等症。

黄芩炒苦瓜

用料　苦瓜 30 克，黄芩 20 克，大葱、姜各 5 克，盐 3 克，鸡精 2 克，素油 10 毫升。

制作方法　❶ 洗净黄芩，加清水煮 25 分钟，过滤、去渣、留汁液；苦瓜切片；葱、姜切丝。❷ 将炒锅内加入素油，烧至七成热时，放入葱、姜爆出香味，然后放入黄芩液、苦瓜、盐、鸡精，翻炒 3 ~ 5 分钟即可。

食用方法　每天 2 次，食用。

功效　清热解毒，燥湿泻火，止血。适用于流行性感冒及肺热咳嗽、内热亢盛、吐血、咯血等。

4.7.3　甲状腺疾病

甲状腺疾病是一类比较常见的内分泌系统疾病，主要包括甲状腺功能亢进症（简称甲亢）、甲状腺炎（包括急性、亚急性和慢性甲状腺炎症）、甲状腺肿（分为单纯性甲状腺肿和结节性甲状腺肿）以及甲状腺肿瘤（含良性和恶性肿瘤）等。甲状腺疾病的症状比较复杂多样，后二者大多需要外科手术治疗。

中医认为，甲状腺疾病属于"瘿病""瘿肿""瘿瘤"范畴，是由情志内伤及饮食失调所致。气滞痰凝壅结颈前，日久引起血脉瘀阻，以致气、痰、瘀三者合而为患。瘿病初起多实，病久则由实致虚，尤以阴虚、气虚为主，以致成为虚实夹杂之证。若经常注意在饮食中补充一些碘，是可以预防或治愈的。

海藻饮

用料　海藻 50 克，白糖 25 克。

制作方法　❶ 将海藻洗净，切碎。❷ 将海藻放入锅内，加水 400 毫升，置武火烧沸，再用文火炖煮 25 分钟，加入白糖即成。

食用方法　当茶饮用。

功效　软坚，消痰，利水，泄热。适用于甲状腺肿大、水肿、脚气等。

半边莲饮

用料　半边莲、茯苓、瞿麦各 15 克，泽泻、猪苓各 10 克，白糖 30 克。

制作方法　❶ 将以上药物洗干净，放入瓦锅内，加入清水适量。❷ 将瓦锅置武火上烧沸，再用文火煎煮 25 分钟，停火，过滤去渣，留汁液，在汁液内加入白糖搅匀即成。

食用方法　当茶饮用。

功效　解毒消肿，渗湿利水。适用于甲状腺癌病人。

马勃饮

用料　马勃、山豆根、山慈菇各 6 克，三棱、莪术各 10 克，白糖 30 克。

制作方法　❶ 将以上药物洗干净，放入瓦锅内，加水适量。❷ 将瓦锅置武火上烧沸，再用文火炖煮 25 分钟，停火，过滤去渣，留汁液，在汁液内加入白糖搅匀即成。

食用方法　当茶饮用。

功效　清热解毒，软坚化结。适用于甲状腺癌病人。

蜂房饮

用料　露蜂房 4 克，赤芍、莪术、红花、薏苡仁、山药、枸杞子、白术、白扁豆各 15 克，白糖 30 克。

制作方法 ❶将以上药物洗干净，置瓦锅内，加水适量。❷将瓦锅置武火上烧沸，再用文火煮50分钟，停火，过滤去渣，留汁液，在汁液内加入白糖搅匀即成。

食用方法 当茶饮用。

功效 活血化瘀，散结消肿。适用于甲状腺癌病人。

合欢饮

用料 合欢树皮3克，甘草、木香各6克，贝母、白术、茯苓、乌药、黄花、枣仁、当归、远志、党参、香附各10克，白糖30克。

制作方法 ❶将以上药物洗干净，放入瓦锅内，加水适量。❷将瓦锅置武火上烧沸，再用文火煎煮25分钟，停火，过滤，留汁液，在汁液中加入白糖搅匀即成。

食用方法 当茶饮用。

功效 活血化瘀，软坚化结。适用于甲状腺癌病人。

黄药子饮

用料 黄药子20克，白糖25克。

制作方法 ❶将黄药子润透，切片。❷将黄药子放入锅内，加水30毫升，置武火烧沸，再用文火煮25分钟，加入白糖即成。

食用方法 当茶饮用。

功效 凉血，降火，消瘿，解毒。适用于甲状腺肿大等。

补骨脂饮

用料 补骨脂、僵蚕各10克，半夏9克，天南星6克，白糖3克。

制作方法 ❶将补骨脂、半夏、天南星、僵蚕洗干净，放入瓦锅内，加水适量。❷将瓦锅置武火上烧沸，再用文火煎煮25分钟，停火，过滤去渣，留汁液，在汁液内加入白糖搅匀即成。

食用方法 当茶饮用。

功效 祛风解痉，化痰散结。适用于甲状腺癌病人。

黄药子饮

用料 黄药子、海藻、夏枯草各10克，山慈菇3克，蒲黄根8克，白糖30克。

制作方法 ❶将以上药物洗净放入炖锅内，加水适量。❷将炖锅置武火上烧沸，再用文火煎煮25分钟，停火，过滤，留汁液，在汁液内加入白糖搅匀即成。

食用方法 当茶饮用。

功效 清热解毒，软坚散结。适用于甲状腺癌病人。

海带粥

用料 海带50克，大米1000克。

制作方法 ❶将海带洗净，切丝；大米淘洗干净。❷将海带、大米同放锅内，加水适量，置武火烧沸，再用文火煮35分钟即成。

食用方法 每天2次，食用。

功效 软坚，消瘿。适用于甲状腺肿大等。

黄药藕节粥

用料 黄药子20克，藕节150克，大米1000克。

制作方法 ❶将黄药子洗净，藕节洗净，切片；大米淘洗干净。❷将黄药子、藕节、大米同放锅内，加水适量，置武火烧沸，再用文火煮35分钟即成。

食用方法 每天1次，早餐食用。

功效 凉血，消瘿瘤。适用于甲状腺肿大等。

白芥生地粥

用料 白芥子10克，生地30克，粳米50克。

制作方法　将白芥子炒香，与生地入锅加清水 500 毫升，煮取 300 毫升；后与粳米煮成粥。

食用方法　代早晚餐主食食用。

功效　化痰散结，养阴益气。适用于甲状腺肿大的甲亢患者。

绿豆海带粥

用料　绿豆 60 克、海带 30 克，大米 30 克，陈皮 6 克，红糖 60 克。

制作方法　将海带泡软洗净切丝。铝锅内加清水，入大米、绿豆、海带、陈皮，煮至绿豆开花为度。

食用方法　放入红糖溶匀服食。

功效　清凉解毒，消肿软坚。适用于瘿瘤及青春期甲亢、缺碘性甲状腺肿大。

海藻酒

用料　海藻 500 克，冰糖 30 克，白酒 500 毫升。

制作方法　❶ 将海藻洗净，放入酒坛内，加入白酒。❷ 冰糖打碎成屑，也放酒坛内，盖严盖，15 天后即可饮用。

食用方法　每天 1 次，饮用。

功效　软坚，消瘿瘤。适用于甲状腺肿大等。

海带炖鲜藕

用料　海带、鲜藕各 250 克，碘盐 3 克。

制作方法　❶ 将海带洗净，切丝；藕洗净，切 0.2 厘米厚的片。❷ 将海带、藕同放炖锅内，加水适量，置武火烧沸，再用文火炖煮 35 分钟，加入碘盐即成。

食用方法　每天 1 次，早餐食用。

功效　软坚，凉血，消瘿。适用于甲状腺肥大病人。

海带炖淡菜

用料　海带 250 克，淡菜 150 克，料酒 10 毫升，葱 10 克，姜 5 克，碘盐 3 克。

制作方法　❶ 将海带洗净，切丝；淡菜洗净；姜切片；葱切段。❷ 将海带、淡菜、姜、葱、料酒同放炖锅内，加水适量，置武火上烧沸，再用文火炖煮 35 分钟，加入碘盐即成。

食用方法　每天 1 次，早餐食用。

功效　补肝肾，消瘿瘤。适用于甲状腺肿大等。

海带炖仔鸭

用料　仔鸭 1 只，海带 250 克，料酒 10 毫升，葱 10 克，姜 5 克，盐 4 克，胡椒粉 2 克。

制作方法　❶ 将海带用清水浸漂 2 小时，切丝；鸭宰杀后，去毛、内脏及爪；姜切片，葱切丝。❷ 将鸭、海带、料酒、姜、葱同放炖锅内，加水 2800 毫升，置武火烧沸，再用文火炖煮 45 分钟，加入盐、胡椒粉即成。

食用方法　每天 1 次，早餐食用。

功效　软坚化痰，利水泄热。适用于甲状腺肿大等。

淡菜炖乌鸡

用料　乌鸡 1 只，淡菜 250 克，料酒 10 毫升，葱 10 克，姜 5 克，碘盐 4 克。

制作方法　❶ 将淡菜洗净；乌鸡宰杀后去毛、内脏及爪；姜切片，葱切段。❷ 将淡菜、乌鸡、姜、葱、料酒同放锅内，加水适量，置武火烧沸，再用文火炖煮 45 分钟，加入碘盐即成。

食用方法　每天 1 次，早餐食用。

功效　滋阴，软坚，消瘿瘤。适用于甲状腺肿大等。

红枣羊靥汤

用料 羊靥（羊甲状腺）4个，红枣6枚，料酒6毫升，姜、葱各6克，盐3克。

制作方法 ❶将羊靥洗干净；红枣去核洗净；姜切片，葱切段。❷将羊靥、红枣、姜、葱、料酒放入瓦锅内，加水适量，置武火上烧沸，再用文火炖煮30分钟，加入盐即成。

食用方法 每天1次，早餐食用。

功效 补气血，消癌肿。适用于甲状腺病人。

海藻羊靥汤

用料 羊靥1个，海藻、干姜各20克，桂心、昆布、柳根须各10克，料酒6毫升，姜、葱各6克，盐3克。

制作方法 ❶将以上药物及羊靥洗干净；姜切片，葱切段。❷将羊靥、干姜、海藻、桂心、昆布、柳根须、葱、料酒同放瓦锅内，加入清水适量，置武火上烧沸，再用文火炖煮30分钟，加入盐即成。

食用方法 每天1次，早餐食用。

功效 消痰，散结，利水。适用于甲状腺癌病人。

橘红猪靥汤

用料 猪靥1个，橘红10克，料酒6毫升，珍珠粉、姜、葱各6克，炙干沉香2克，盐3克。

制作方法 ❶将猪靥洗干净，切成薄片；橘红洗净；姜切片，葱切段。❷将猪靥、橘红、沉香、珍珠粉、姜、葱、料酒同放炖锅内，加水适量，置武火上烧沸，再用文火炖煮30分钟，加入盐即成。

食用方法 每天1次，早餐食用。

功效 解毒，消结，化痰。适用于甲状腺癌病人。

海带牛靥汤

用料 牛靥1个，海带1000克，料酒6毫升，姜、葱各6克，盐3克。

制作方法 ❶将海带用清水发透泡去盐分，切成细丝，牛靥洗净切薄片；姜切丝，葱切段。❷将牛靥、海带、姜、葱、料酒同放炖锅内加入清水适量，置武火上烧沸，再用文火煎煮30分钟，加入盐即成。

食用方法 每天1次，早餐食用。

功效 清热解毒，散坚消结。适用于甲状腺癌病人。

海带鹿靥汤

用料 鹿靥1个，海带1000克，红枣6枚，料酒6毫升、姜、葱各6克。

制作方法 ❶将海带用清水发透，漂去盐分，切成丝；红枣去核，洗净；鹿靥洗净切薄片；姜切丝，葱切段。❷将海带、红枣、鹿靥、姜、葱、料酒同放炖锅内，加水适量，置武火上烧沸，再用文火炖煮40分钟，加入盐即成。

食用方法 每天1次，早餐食用。

功效 消痰，化结，利水。适用于甲状腺癌病人。

魔芋汤

用料 魔芋（发好者）1000克，苍耳草、贯众、山药10克，玄参、海藻、蒲黄根各15克，牡蛎20克，红花6克，三七粉3克，料酒、姜、葱、盐各适量。

制作方法 ❶除三七粉外，其余药物装入纱布袋内，扎紧口，放入瓦锅内煮25分钟，停火，过滤留汁液待用。❷将药液、魔芋、料酒、姜、葱放入锅内，加水适量，置武火上烧沸，用文火煮25分钟，加入盐即成。

食用方法 每天1次，早餐食用。

功效　软坚散结。适用于甲状腺癌病人。

海藻墨鱼汤

用料　墨鱼（带骨）、昆布、猪瘦肉各 1000 克，海藻 20 克，黄芩、根花、当归各 10 克，黄连、海螵蛸各 6 克，黄浮石 12 克，黄花 15 克，料酒、姜、葱、盐各适量。

制作方法　❶将墨鱼发透，洗净，切成 4 厘米长的块；药物放入纱布袋内；扎紧口；猪瘦肉洗净，切薄片；姜切片，葱切段。❷将墨鱼、瘦肉、药袋、姜、葱、料酒同放炖锅内，加水适量，置武火烧沸，再用文火炖煮 35 分钟，加入盐即成。

食用方法　每天 1 次，早餐食用。

功效　滋阴，清热，软坚，消肿，散结。适用于甲状腺癌病人。

牡蛎扁豆汤

用料　牡蛎肉 150 克，白扁豆 50 克，当归、桃仁、丹参、红花、薏苡仁各 15 克，半夏、海藻、昆布各 12 克，料酒 6 毫升，姜、葱各 6 克，盐 3 克。

制作方法　❶将牡蛎肉洗净，切成薄片；白扁豆洗净去杂质；昆布用清水发透切丝；其余药物装入纱布袋内；姜切片，葱切段。❷将白扁豆、昆布、牡蛎肉、料酒、姜、葱、药袋同放炖锅内，加水适量，置武火上烧沸，再用文火炖煮 25 分钟即成。

食用方法　每天 1 次，早餐食用。

功效　解毒，活血，化瘀，散结。适用于甲状腺癌病人。

三靥汤

用料　羊靥、牛靥、猪靥各 1 个，海藻 20 克，海带 1000 克，料酒 10 毫升，姜、葱各 10 克，盐 3 克。

制作方法　❶将羊靥、牛靥、猪靥洗净，切片；海藻洗净，海带用清水发透，切丝；姜切片，葱切段。❷将三靥、海藻、海带、姜、葱、料酒同放锅内，加水适量，置武火上烧沸，再用文火炖煮 40 分钟，加入盐即成。

食用方法　每天 1 次，早餐食用。

功效　软坚化石，消肿。适用于甲状腺癌病人。

鹿靥牡蛎汤

用料　鹿靥 1 个，牡蛎肉 150 克，海藻 20 克，料酒 6 毫升，姜、葱各 6 克，盐 3 克。

制作方法　❶将鹿靥洗净切片；牡蛎肉洗净切片；海藻洗净；姜切片，葱切段。❷将牡蛎肉、鹿靥、料酒、海藻、姜、葱同放炖锅内，加水适量，置武火上烧沸，再用文火炖煮 35 分钟，加入盐即成。

食用方法　每天 1 次，早餐食用。

功效　解毒，化瘀，消肿，散结。适用于甲状腺癌病人。

海藻乌鸡粥

用料　乌鸡肉 50 克，海藻 30 克，大米 1000 克。

制作方法　❶将海藻洗净；乌鸡肉洗净，切 2 厘米见方的块；大米淘洗干净。❷将大米、海藻、乌鸡肉同放锅内，加水适量，置武火上烧沸，再用文火煮 35 分钟即成。

食用方法　每天 1 次，早餐食用。

功效　养胃，软坚，消肿，散结。适用于甲状腺癌病人。

羊靥粥

用料　羊靥 1 个，大米 1000 克，海藻 20 克，牡蛎肉 50 克，盐 3 克。

制作方法　❶将羊靥洗净，切薄片；大米淘洗干净；海藻洗净；牡蛎肉洗净切片。❷将羊靥、海藻、牡蛎肉、大米同放锅内，加水适量，置武火上烧沸，再用文火煮 35 分钟，加盐搅匀即成。

食用方法 每天 1 次，早餐食用。

功效 养胃，软坚，散结，消肿。适用于甲状腺癌病人。

海藻炖田螺

用料 田螺肉 250 克，海藻 150 克，料酒 10 毫升，葱 10 克，姜 5 克，碘盐 3 克。

制作方法 ❶ 将海藻、田螺洗净；姜切片，葱切段。❷ 将海藻、田螺肉、料酒、姜、葱同放锅内，加水适量，置武火上。

食用方法 每天 1 次，早餐食用。

功效 清热，软坚，消瘿瘤。适用于甲状腺肿大等。

海藻炖海参

用料 海藻 50 克，海参 250 克，料酒 10 毫升，葱 10 克，姜 5 克，碘盐 3 克。

制作方法 ❶ 将海藻洗净，切 3 厘米长的段；海参发好后，去肠杂，切 4 厘米长、2 厘米宽的块；姜切片，葱切段。❷ 将海参、海藻、料酒、葱、碘盐、放入锅内，加水适量，置武火烧沸，再用文火炖煮 35 分钟即成。

食用方法 每天 1 次，早餐食用。

功效 软坚，填精，消瘿瘤。适用于甲状腺肿大等。

海带炖蛤蜊肉

用料 海带、蛤蜊肉各 250 克，料酒 10 毫升，葱 10 克，姜 5 克，碘盐 3 克，鸡油 35 毫升。

制作方法 ❶ 将海带洗净，切丝；蛤蜊肉洗净，切块；姜切片，葱切段。❷ 将海带、蛤蜊肉、料酒、姜、葱同放锅内，加水适量，置武火烧沸，再用文火炖煮 35 分钟，加入碘盐即成。

食用方法 每天 1 次，早餐食用。

功效 软坚，消瘿瘤。适用于甲状腺肿大等。

4.8 寒露饮食处方

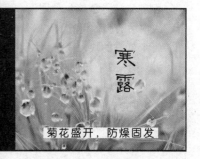

寒露是全年第 17 个节气，此节气气候由热转寒，万物随寒气增长，逐渐萧落，自然界中的阴阳之气开始转变，阳气渐退，阴气渐生，北方出现霜冻，南方天高气爽，菊花盛开，红叶遍山。人们易罹患性功能障碍，如阳痿、早泄、遗精。寒露是热与冷交替的季节，人体的生理活动也要适应自然界的变化，以确保体内的阴阳平衡。

菊花盛开，防燥固发

4.8.1 遗精

遗精是指男性无性交活动、无自慰时的射精现象。如果遗精发生在梦中，则称之为梦遗；若发生在无梦状态，甚至是清醒状态时，则称为滑精。未婚男性青少年发生遗精为正常生理现象，未婚成年男子和婚后分居者也可能发生遗精，如遗精后无

身体不适，则为正常生理现象。如果有规律的性生活仍然遗精，或未婚者频频发生遗精（每周超过 2 次）或一有性欲就遗精、无梦无欲而精液自出等，均属于病态。

从中医的角度来看，成年男子在无正常性生活的情况下偶尔出现遗精，是"精满而溢"的正常表现。但是次数过多、过频，并且伴有其他临床症

状时，方为病态。这个病理关键在于心和肾。心藏神，接受所有外来刺激，其中包括性刺激。只有在接受性刺激后才能激发情欲，使下焦相火冲动，出现射精。精藏于肾，故遗精之病无论何种原因引起，均与肾脏有关。因此，遗精是因为肾失摄藏所致，若劳逸不能结合、忧郁损肝、房事不节、嗜食醇酒厚味者，均会导致肾失封固而产生遗精、滑精。

芡实茯苓粥

用料 芡实 15 克，茯苓 10 克，大米适量。

制作方法 先将芡实，茯苓捣碎，入锅内煎至软烂时，再加入大米煮成粥。

食用方法 代早餐食用。

功效 补肾填精，健脾益气。适用于精液异常者。

红杞牛鞭汤

用料 牛鞭 50 克，鸡肉 250 克，枸杞子 25 克，料酒 10 毫升，盐 3 克，胡椒粉 3 克，姜 5 克，葱 10 克，上汤适量。

制作方法 ❶将牛鞭用温水发透，从尿道剖开，去内层筋膜，切成 3 厘米长的段；鸡肉洗净，切 3 厘米见方的块；姜切片，葱切段；枸杞子洗净，去果柄、杂质。❷将牛鞭、鸡肉、枸杞子、姜、葱、料酒同放炖锅内，加入上汤，置武火上烧沸，再用文火炖 3 小时，加入盐、胡椒粉即成。

食用方法 每天 1 次，佐餐食用。

功效 滋阴，补肾，止遗精。适用于肾虚腰痛、滑精、遗精等症。阴虚火旺者忌食。

补骨脂炖雄鸡

用料 雄乌鸡 1 只，补骨脂 15 克，莲子 20 克，杭菊 6 克，枸杞子 20 克，菟丝子、覆盆子、龙骨、炒白芍各 15 克，芡实 30 克，料酒 10 毫升，姜 5 克，葱 10 克，盐 5 克，胡椒粉 3 克，上汤适量。

制作方法 ❶将以上九味中药洗净，装入洁净纱布袋内，扎紧口；乌鸡宰杀后，去毛桩、内脏及爪；姜拍松，葱切段。❷将药包、乌鸡、料酒、姜、葱同放炖锅内，加入上汤，置武火上烧沸，再用文火炖 1.5 小时，加入盐、胡椒粉即成。

食用方法 每天 1 次，佐餐食用。

功效 补肾，固精。适用于神疲乏力、腰膝酸软、头晕耳鸣、遗精、滑精、梦遗等症。阴虚火旺者忌食。

茯神炖金龟

用料 金龟 1 只，茯神 9 克，芡实 30 克，炒白术 9 克，莲子 15 克，山药 20 克，莲须 5 克，煅牡蛎 5 克，金樱子 9 克，党参 30 克，炒黄柏 3 克，料酒 10 毫升，姜 5 克，葱 10 克，盐 5 克，胡椒粉 3 克，上汤适量。

制作方法 ❶将以上 10 味中药洗净，装入洁净纱布袋内，扎紧口；金龟宰杀后，去内脏及爪甲；姜拍松，葱切段。❷将药包、金龟、料酒、姜、葱同放炖锅内，加入上汤，置武火上烧沸，再用文火炖 1 小时，加入盐、胡椒粉即成。

食用方法 每天 1 次，佐餐食用。

功效 祛湿热，固精气，止遗精。适用于梦遗、头晕耳鸣、腰膝酸软、面色无华等症。阴虚火旺者忌食。

金樱知母炖乳鸽

用料 乳鸽 2 只，金樱子 10 克，知母 12 克，熟地黄 15 克，白芍 9 克，桑螵蛸 9 克，黄柏 6 克，浮小麦 15 克，大枣 8 枚，料酒 10 毫升，盐 5 克，姜 5 克，葱 10 克，胡椒粉 3 克，上汤适量。

制作方法 ❶将以上八味中药洗净，装入洁净纱布袋内；乳鸽宰杀后，去毛桩、内脏及爪；姜拍松，葱切段。❷将乳鸽、料酒、姜、葱同放炖锅内，加入上汤，置武火上烧沸，再用文火炖 1 小时，加入盐、胡椒粉即成。

食用方法　佐餐食用。

功效　清心补肾，固精。适用于遗精、滑精、梦遗、神疲乏力、腰膝酸软、耳鸣头晕、精神萎靡等症。阴虚火旺者忌食。

椹樱炖圆贝

用料　鲜圆贝肉30克，桑葚30克，金樱子30克，山茱萸30克，柴胡、枳壳、炒白芍、淡苁蓉各12克，红枣10枚，甘草6克，料酒10毫升，盐4克，姜4克，葱8克，胡椒粉3克，上汤适量。

制作方法　❶将以上九味中药洗净，装入洁净纱布袋内，扎紧口，放入瓦锅内，加入上汤，置武火烧沸，用文火煮35分钟，停火，除去药包，留药汁。❷将药汁液烧沸，下入圆贝肉、姜、葱、料酒、盐、胡椒粉，煮10分钟即成。

食用方法　每天1次，佐餐食用。

功效　祛郁散结，滋补肝肾，固精止泄。适用于肝气郁结、心情不畅、遗精、滑精等症。阴虚火旺者忌食。

生地黄麦冬炖鲜鱿

用料　鲜鱿鱼30克，麦冬15克，生地黄、党参各20克，黄柏10克，砂仁、甘草各6克，料酒10毫升，盐4克，姜4克，葱6克，上汤适量，鸡油25毫升，胡椒粉3克。

制作方法　❶将鲜鱿鱼去筋膜、肠杂及骨，洗净，切成3厘米见方的块；将以上药物洗净，麦冬去内梗，砸扁；党参切成3厘米长的段，然后将六味中药装入纱布袋内，扎紧口；姜拍松，葱切段。❷将药包放入炖锅内，加入上汤，置武火上烧沸，再用文火炖煮25分钟，除去药包，加入鲜鱿鱼、姜、葱、料酒、鸡油、盐及胡椒粉，再煮10分钟即成。

食用方法　每天1次，既可单食，又可佐餐。

功效　滋阴，补肾，止遗精。适用于梦遗多年、心慌、心烦、失眠、食欲缺乏、倦怠等症。感冒风寒、痰饮湿浊、咳嗽、脾胃虚寒者忌食。

锁阳炖山鸡

用料　山鸡1只，锁阳20克，煅龙骨12克，远志6克，党参25克，金樱子12克，砂仁6克，五味子6克，料酒10毫升，盐5克，姜5克，葱10克，胡椒粉3克，上汤适量。

制作方法　❶将以上七味中药洗净，放入纱布袋内，扎紧口；山鸡宰杀后，去毛桩、内脏及爪；姜拍松，葱切段。❷将山鸡、药包、姜、葱同放炖锅内，加入料酒、上汤，置武火上烧沸，再用文火炖煮1小时，加入盐、胡椒粉即成。

食用方法　每天1次，佐餐食用。

功效　滋阴，补肾，止遗精。适用于梦遗、滑精、失眠、头晕等症。阴虚火旺者忌食。

牡丹皮炖鳖鱼

用料　鳖鱼1只，牡丹皮、知母各10克，山药20克，山茱萸15克，龙骨25克，料酒10毫升，盐5克，胡椒粉3克，姜5克，葱6克，上汤适量，鸡油25毫升。

制作方法　❶将以上五味中药洗净，装入纱布袋内，扎紧口；鳖鱼宰杀后，去头、尾及肠杂；姜拍松，葱切段。❷将鳖鱼、药包、料酒、姜、葱、胡椒粉、鸡油同放入炖锅内，加入上汤，置武火上烧沸，再用文火炖1小时，调入盐即成。

食用方法　每天1次，佐餐食用。

功效　滋阴补肾，降火除烦，止遗精。适用于阴虚火旺、阳事易举但举而不坚、梦遗、心悸、头晕、失眠、倦怠等症。阴虚火旺者忌食。

枣仁金龟

用料　金龟1只，酸枣仁（炒）9克，生地黄20克，黄连3克，当归15克，远志6克，茯苓15克，石莲肉10克，甘草3克，料酒8毫升，姜4克，葱6克，盐4克，胡椒粉3克，鸡油25毫升，上汤适量。

制作方法　❶ 将以上八味中药洗净，装入纱布袋内，扎紧口；金龟宰杀后，去头、尾及肠杂，留龟肉、龟壳及龟板；姜拍松，葱切段。❷ 将金龟、药包、料酒、姜、葱、同放入炖锅内，加入鸡油、上汤，置武火上烧沸，再用文火炖 2 小时，加入盐、胡椒粉即成。

食用方法　每天 1 次，佐餐食用。

功效　滋阴清火，养心安神，固精止遗。适用于火扰精关、固封失藏、遗精、滑精等症。实邪郁火及滑泄者忌服。

4.8.2　阳痿

阳痿是男性的常见病和多发病，是指性交时男性的阴茎不能勃起或勃起硬度不足，无法插入女方阴道内完成性交。病人往往痛苦而又无奈。偶尔几次阴茎不能勃起者，一般不属于阳痿。阳痿分为原发性与继发性两类。从未进行过成功性交的为原发性阳痿；原来可以进行正常性交，后来阴茎痿而不举者，称为继发性阳痿。导致阳痿的原因包括器质性因素，如过度手淫、前列腺炎和全身性疾病，如高血压、糖尿病等，以及精神因素，如对维持阴茎勃起没有信心、担心自己不能让性伴侣获得满足。

中医认为，房事不节、恣情纵欲、过分劳神和劳累过度、情志失调、饮食失节及不良嗜好导致伤气伤肾、脾胃受损、气血两虚而导致阳痿。适当合理的饮食，如常吃韭菜、核桃仁、鱼类、狗肉、公鸡肉、鹿肉、牛鞭、虾仁、羊肉等补肾壮阳、益气养血的食物，可以有效增强男性勃起功能，显著改善性功能。

枸杞苁蓉壮阳汤

用料　肉苁蓉 20 克，枸杞子 20 克，黄牛鞭 100 克，小公鸡 1 只，料酒 10 毫升，姜 5 克，葱 10 克，盐 5 克，鸡油 20 毫升，胡椒粉 3 克。

制作方法　❶ 将牛鞭用热水泡发，然后顺尿道对剖成两块，刮洗干净再以冷水泡 30 分钟；枸杞子拣除杂质；肉苁蓉洗干净，用酒润透，蒸 2 小时，取出漂洗干净，切片；鸡宰杀后，去毛桩、内脏及爪。❷ 砂锅内注入清水，放入牛鞭，烧开，撇去浮沫，放入生姜、料酒、鸡肉，用武火烧沸，再用文火炖 1 小时，将牛鞭捞起，切 3 厘米长的段。再放入原汤内，再加入肉苁蓉、枸杞子，稍炖，加葱、鸡油、胡椒粉、盐即成。

食用方法　每天 1 次，正餐食用。

功效　滋补肝肾，益精润燥。适用于肝肾虚损、精血不足、腰膝酸软、头晕、耳鸣、阳痿、遗精等症。阴虚火旺者忌食。

菟丝鹿鞭壮阳汤

用料　鹿鞭 50 克，狗鞭 100 克，枸杞子 20 克，菟丝子 20 克，巴戟 9 克，小公鸡 1 只，料酒 10 毫升，盐 5 克，胡椒粉 3 克，姜 5 克，葱 10 克，鸡油 25 毫升。

制作方法　❶ 将鹿鞭用温水发透，刮去粗皮杂质，剖开，再刮去里面的内膜筋皮，洗净，切成 3 厘米长的段；狗鞭先用油沙炒，再用温水浸漂，刷去泥沙，洗干净；鸡宰杀后，去毛桩、内脏及爪，洗净，剁成 3 厘米见方的块；三味中药洗净，去杂质，装入纱布袋内，扎紧口；姜拍松，葱切段。❷ 在炖锅内注入清水 500 毫升，放入鹿鞭段，加入姜、葱、料酒用中火煮 15 分钟，如此煮 2 次，以除去鹿鞭的腥味，除去用过的汤。❸ 在炖锅内，放入鹿鞭、狗鞭、鸡、药袋、姜、葱，加水 3000 毫升，先置武火上烧沸，再用文火炖 1 小时，加入盐、胡椒粉、鸡油，除去药包即成。

食用方法　每天 1 次，佐餐食用。

功效　温肾壮阳，健脾补肺。适用于肾虚腰痛、阳痿、早泄等症。阴虚火旺者忌食。

肉苁蓉双鞭壮阳汤

用料　牛鞭 100 克，狗鞭 50 克，羊肉 500 克，公鸡 1 只,菟丝子 20 克,肉苁蓉 20 克,枸杞子 20 克,料酒 10 毫升,姜 5 克,盐 5 克,胡椒粉 3 克,鸡油 25 毫升,葱 10 克。

制作方法 ❶ 将牛鞭用温水发涨,去尽表皮,顺尿道对剖成两块,用清水洗净,再用冷水漂 30 分钟;狗鞭先用油沙炒,再以温水浸漂约 30 分钟,刷去泥沙,刷洗干净;羊肉洗净后,入沸水锅内余去血水,捞入凉水内漂洗;鸡宰杀后,去毛、内脏及爪,洗净;姜拍松,葱切段;三味药物洗净,装入纱布袋内,扎紧口。❷ 将牛鞭、狗鞭和羊肉、鸡置于炖锅中,加水烧沸,撇去浮沫,放入姜、葱、料酒。再以武火烧沸后,移文火上炖煮,每 30 分钟翻动一下,防止粘锅。至六成熟时,拣去姜、葱,再置中火上,放入药包,炖至牛鞭、狗鞭酥烂时,取出牛鞭、狗鞭、羊肉和鸡。将牛鞭切成 3 厘米长的段,狗鞭切成 2 厘米长的段,羊肉切成 3 厘米见方的块,鸡肉切成 3 厘米见方的块,装入碗中。再将原汤倒入碗中,加入盐、胡椒粉、鸡油,搅匀即成。

食用方法 每天 1 次,既可单食,又可佐餐食用。

功效 暖肾壮阳,益精补髓。适用于虚损劳伤、肾气虚衰、阳痿不举、举而不坚、早泄、滑精等症。阴虚火旺者忌食。

锁阳羊肉粥

用料 羊肉 100 克,锁阳 10 克,大米 100 克。
制作方法 将羊肉切细,先煎锁阳,去渣留汁,入羊肉、大米同煮为粥即可。
食用方法 佐餐常食。
功效 补肾益精,润燥养筋,润肠通便。适用于阳痿、遗精、腰膝酸软、肠燥便秘、性功能衰弱,对改善瘫痪也有一定作用。高血压及阴虚内热、上火者不宜食用。

荔枝苁蓉粥

用料 肉苁蓉、荔枝各 30 克,粳米 50 克,葱白 10 克。
制作方法 将肉苁蓉洗净后切成片,入锅中加水 800 毫升,煮 1 小时左右去渣,取药汁;将荔枝去壳、核。荔枝肉与粳米、药汁、葱白煮成粥。
食用方法 代早餐食用。
功效 温阳补精,壮阳通便。适用于虚寒性体质阳痿便秘患者,还可降血压、血糖,常吃有良效。

麻雀大米粥

用料 麻雀 5 只,大米 50 ~ 100 克,油、盐、葱末各适量。
制作方法 ❶ 麻雀去毛及内脏,切碎块。❷ 油锅烧热先煸葱末,再下麻雀炒半熟,同淘洗干净的大米共煮作粥,加盐调味。
食用方法 空腹服之,每天 1 次。
功效 温阳补肾。适用于阳痿、早泄、腰酸等肾虚症。

鹿肾苁蓉粥

用料 鹿肾 1 对,肉苁蓉 30 克,粳米 100 克,姜、葱、食盐各少许。
制作方法 ❶ 将鹿肾剖开去脂膜洗净,切细。❷ 肉苁蓉煎 30 分钟,去渣取汁,与粳米、鹿肾共煮粥。
食用方法 空腹食之。
功效 益肾,填精,壮阳。适用于阳痿不举、腰酸腿软、肾虚耳聋耳鸣、便秘等症。

五味粥

用料 羊肾(羊腰子)3 对,羊肉 250 克,葱白 1 根,枸杞叶 500 克,大米 100 克。
制作方法 ❶ 羊肾切开去筋膜,切片。❷ 羊肉洗净切片；葱白切段，枸杞叶、大米洗净，按常法共煮粥。

食用方法　每天1次。

功效　补肾益精，助阳事。适用于阳事衰败、腰腿无力及男子五劳七伤等肾虚症。

羊奶粥

用料　羊奶500克，粳米150克。

制作方法　先煮粳米粥熟，再加羊奶煮沸，即可。

食用方法　代早餐食用。

功效　温补肾阳。适用于体虚或病后阳痿。

菌灵红杞炖双鞭

用料　牛鞭100克，狗鞭50克，仔公鸡1只，菌灵芝、肉苁蓉、枸杞子各20克，菟丝子、巴戟、淫羊藿各15克，姜10克，葱15克，料酒10毫升，盐5克，胡椒粉3克，鸡油25毫升。

制作方法　❶将菌灵芝、巴戟、菟丝子、枸杞子、淫羊藿洗净；肉苁蓉去鳞片，刷洗干净，切片；然后将上述药物装入纱布袋内，备用；鸡宰杀后，去毛桩、内脏及爪。❷牛鞭用温水发涨，去尽表皮筋膜，顺尿道对剖两块，除去内膜，用清水洗净，再用冷水漂洗30分钟；狗鞭用油沙炒酥，用温水浸泡30分钟，刷洗干净；姜拍松，葱切段。❸将牛鞭、狗鞭、药袋、仔公鸡同放入炖锅，加清水3000毫升，加入姜、葱、料酒，置武火上烧沸，再用文火炖煮1小时，将牛鞭、狗鞭、仔公鸡捞起，切成食指大小的条块，再放入原汤，加入盐、胡椒粉、鸡油搅匀即成。

食用方法　每天1次，佐餐食用。

功效　暖肾壮阳，填精补髓，抗老延年。适用于肾阳虚、阳痿不举、举而不坚、神经衰弱、失眠等症。阴虚火旺者忌食。

菟丝枸杞猪肉丸

用料　菟丝子100克，黑芝麻50克，猪肉30克，鸡蛋2个，砂糖35克，枸杞子15克，胡椒粉1克，生粉20克，料酒5毫升，姜末少许，花生油30毫升，麻油少许，盐3克。

制作方法　❶菟丝子洗净；黑芝麻洗净，中火炒香；枸杞子洗净研粉。❷鸡蛋打碎，取蛋清搅匀，加入芡粉打成糊，调入盐。❸猪肉切碎成粒，用蛋清糊、菟丝子、枸杞子、胡椒粉、生粉、料酒、姜末拌匀，入油锅炸至金黄色捞起。❹锅内放少许麻油，温热时放入砂糖，搅动至糖全部溶化后，放入炸好的肉丸，再搅动使其粘匀糖汁。❺立即倒入黑芝麻，搅动使芝麻均匀黏附于肉丸表面，即可装盘上桌。

食用方法　佐餐食用，每天1次。

功效　滋补肝肾，益气健脾。适用于脾肾虚弱、头晕健忘、白发、脱发等症。阴虚火旺者忌用。

金樱芡实鸡汤

用料　母鸡1只，金樱根15克，芡实30克，鸡精3克，姜、葱各10克，米酒10毫升，胡椒粉1克，盐3克。

制作方法　❶将金樱根洗净切碎；芡实洗净。❷将母鸡开膛，去内脏后洗净，将金樱根、芡实塞入母鸡腹腔内，将整只鸡放入炖盅内，加米酒、姜、葱、胡椒粉，加适量的水，隔水炖3小时左右，调入盐、鸡精后即可食用。

食用方法　佐餐食用。

功效　补肾固精。适用于遗精、滑精、小儿遗尿等症。阴虚火旺者忌服。

鹿茸鲢鱼汤

用料　鲢鱼1条，山药25克，枸杞子20克，龙眼15克，鹿茸5克，绍酒10毫升，葱、姜丝各

5克、盐3克，鸡精3克。

制作方法　❶将鲢鱼去鳞，除去内脏洗净后切成块状，用热油爆炒后放少许姜丝、绍酒捞起；山药、枸杞子、龙眼洗净润透；鹿茸研粉。❷鲢鱼、山药、枸杞子、龙眼放入锅中，加适量的水、料酒、葱，用小火煲2小时，加入鹿茸粉，调味后即可。

食用方法　佐餐食用。

功效　滋补肝肾，益气生血。适用于气血虚亏、肝肾不足等症。阴虚火旺者忌食。

附子菟丝狗肉汤

用料　狗肉500克，菟丝子20克，制附片5克，料酒10毫升，盐5克，胡椒粉3克，姜5克，葱10克。

制作方法　❶将狗肉清洗干净，整块下锅，用沸水煮透，再捞入凉水内，洗净血沫，晾干水分，切成3厘米长的长方块；姜切片，葱切段。❷将砂锅置火上，放入狗肉、姜片煸炒，烹入酒炝锅，然后一起倒入大砂锅内，同时将菟丝子、附片用纱布包好，放入砂锅内，加入清汤、盐、葱，置武火上烧沸，撇去浮沫，盖好盖，再用文火炖2小时，待狗肉炖至酥烂时，挑出姜、葱、药包，加入盐、胡椒粉搅匀即成。

食用方法　每天1次，每次吃狗肉50克，喝汤，佐餐食用。

功效　补中益气，温肾壮阳。适用于阳痿、阳气偏衰、精神不振、腰膝酸软等症。阴虚火旺者忌食。

锁阳附片羊肉汤

用料　羊肉500克，制附片3克，锁阳10克，姜15克，葱10克，盐5克，胡椒粉3克，料酒10毫升。

制作方法　❶羊肉先用清水洗净，放入沸水锅内，加姜、葱，煮至羊肉没有血色，将羊肉捞

出，剔去骨，切成3厘米见方的块，再放入清水中，浸漂去血水，骨头拍破；姜拍松，葱缠成团；将附片用纱布袋包好扎口；锁阳切片。❷炖锅内注入清水，置武火上，下羊肉、锁阳、生姜，葱、料酒、药包，先用武火烧沸，再用文火炖至羊肉酥烂，加入盐、胡椒粉即成。

食用方法　每天1次，每次吃羊肉适量，喝汤，佐餐食用。

功效　温肾壮阳，补中益气。适用于肾阳不足、阳痿、气血两亏、体弱面黄、肌肤不润、面色无华等症。阴虚火旺者忌食。

枸杞苁蓉鱼头汤

用料　鱼头1个，肉苁蓉20克，枸杞子10克，绍酒10毫升，蒜、姜、葱各10克，鸡精2克，盐3克。

制作方法　❶将鱼头洗净，去鳃；肉苁蓉洗净，浸润，切片；枸杞子洗净浸润；姜拍松，葱切段。❷将锅置武火上烧热，加入清水1000毫升，烧沸后放入鱼头、肉苁蓉，水沸后，除去浮沫，放入绍酒、姜、葱、枸杞子和蒜，用文火煮20分钟，加入盐、鸡精即成。

食用方法　佐餐食用。

功效　温补肾阳。适用于肾阳虚、畏寒、肢冷等症。阴虚火旺者忌食。

雪莲花鹿筋汤

用料　干鹿筋200克，雪莲花10克，香菇50克，鸡爪250克，火腿25克，料酒10毫升，鸡油25毫升，姜5克，葱10克，胡椒粉3克，盐4克。

制作方法　❶将鹿筋用冷水洗净，加入沸水浸泡，水冷再换，反复多次，待鹿筋发涨（夏天大约3天，冬天6天），若急用时可用油或蒸的方法发涨。将发涨的鹿筋除去筋膜，洗净，切成食指大小的条块，放入锅内，加入姜、葱、料酒、清水适量，用武火烧沸，再用文火炖煮45分钟，取出鹿

筋放入小坛子内。❷鸡爪用沸水氽去血水，脱去黄衣及爪尖，折去大骨，洗净，放入坛子内。❸将雪莲花淘洗净后，用纱布袋装好，放入坛子内，再放入火腿片、香菇片，加入骨头汤、料酒、姜、葱，上笼蒸至鹿筋酥软熟透（约 2 小时），滗出原汤，加入盐、胡椒粉，搅匀，倒入坛子内，鹿筋和鸡爪再蒸 30 分钟取出坛子即可。

食用方法　每天 1 次，佐餐食用。

功效　祛寒壮阳，强筋健骨。适用于肾阳虚弱、风湿性关节炎、腰膝酸软、手足乏力、阳痿、月经不调、白带等症。阴虚火旺者忌食。

虫草炖雄乌鸡

用料　雄乌鸡 1 只，冬虫夏草 4 条，火腿 25 克，姜少许，黄酒少许，盐、鸡精各 3 克，葱少许。

制作方法　❶将虫草洗净，放于白酒中浸泡；乌鸡宰杀后洗净，切成块；火腿切大片；姜拍松，葱切段。❷将乌鸡、火腿放入煲内，加入清水 3000 毫升，置武火上烧沸，再加入黄酒、姜、葱，改用文火炖 4 小时。❸将鸡肉和汤倒入炖盅内，放入冬虫夏草，盖上盅盖隔水炖 2 小时，调入盐、鸡精即可。

食用方法　佐餐食用。

功效　温肾润肺，滋补气血。适用于肾虚、性欲低下等症。

巴戟枸杞凤爪

用料　鸡脚（新鲜）6 对，红枣 5 枚，巴戟 30 克，枸杞子 30 克，盐、鸡精各 3 克，胡椒粉 1 克，葱 10 克，料酒 15 毫升，高汤 500 毫升，生姜少许。

制作方法　❶将巴戟、红枣、枸杞子洗净；姜拍松，葱切段。❷将巴戟、红枣、枸杞子放入煲中，加入高汤，置武火上烧沸，放入鸡脚、生姜、葱、料酒、胡椒粉，烧沸后改用文火煮 30 分钟，加入盐、鸡精即成。

食用方法　佐餐食用。

功效　温里健脾，生血，补肾。适用于脾肾虚、腰膝酸软等症。阴虚火旺者忌食。

龙眼苁蓉炖鸡

用料　土鸡 1 只（500 克），黑芝麻 30 克，龙眼肉 30 克，肉苁蓉 20 克，鸡精 3 克，姜、葱各 10 克，料酒 10 毫升，盐 3 克，胡椒粉 2 克，高汤少许。

制作方法　❶将鸡洗净，切块；肉苁蓉洗净切片。❷将鸡放入煲内，加入黑芝麻、肉苁蓉、龙眼、料酒、姜、葱、胡椒粉，再加入高汤置武火上烧沸，改用文火炖 2 小时，加入盐、鸡精即可。

食用方法　佐餐食用。

功效　滋补肝肾，益气血。适用于心肾虚弱等症。阴虚火旺者忌食。

苁蓉虫草炖乳鸽

用料　乳鸽 2 只，冬虫夏草 5 克，山药 10 片，圆肉 8 枚，雪耳 15 克，莲子 15 克，肉苁蓉 20 克，葱少许，料酒 10 毫升，盐、鸡精各 3 克，胡椒粉 1 克，姜少许。

制作方法　❶将宰杀后的乳鸽洗净，放于沸水中氽去血水，滤去水分；莲子用温水浸软去心；雪耳浸透洗净，虫草、肉苁蓉洗净，用酒浸润备用。❷将乳鸽放入炖盅内，然后放入莲子、生姜、葱、料酒、雪耳、圆肉、山药、冬虫夏草、肉苁蓉，放适量水加盖，隔水炖 3 小时，加入盐、鸡精、胡椒粉调味后即可。

食用方法　佐餐食用。

功效　温肾壮阳，益气补血。适用于肾亏体虚、久病不愈等症。阴虚阳亢者忌食。

枸杞巴戟炒大虾

用料　大虾 300 克，芥菜 500 克，巴戟 30 克，枸杞子 20 克，番茄酱适量，醋少许，盐 5 克，姜丝少许，黄酒适量，酱油少许，大蒜少许，高汤适量，糖2克。

制作方法 ❶虾去脚爪，除砂肠，留壳，用姜丝、黄酒及酱油拌匀腌10分钟备用；枸杞子洗净。❷用热油炒大蒜粒，倒入虾，炒成红色。加入巴戟、黄酒、高汤、糖和盐，将汁收干后加枸杞子、番茄酱和醋。❸将芥蓝菜洗净切段，用滚水氽一下，用油锅快炒一下，加入高汤等调味料，取出放于盘中，上面放入大虾即可。

食用方法 佐餐食用。

功效 温补肾阳。适用于阳痿、神经衰弱等症。阴虚火旺者忌食。

巴戟锁阳炖猪尾

用料 猪尾1条，巴戟、锁阳各20克，肉苁蓉、乌豆各50克，丁香10克，双蒸酒75毫升，盐、鸡精各3克，姜、葱各10克。

制作方法 ❶将猪尾切去肥肉部分，刮净皮毛，切成约2寸小段，用清水略煮，除去浮油；锁阳洗净切片。❷将猪尾放入锅内，加入清水500毫升，然后放入乌豆、巴戟、肉苁蓉、锁阳、丁香、姜、葱及双蒸酒炖3小时，调入调料即可。

食用方法 佐餐食用。

功效 温肾阳，利水，除风湿。适用于疝气、肾虚、水肿等症。阴虚火旺者忌食。

枸杞韭黄炒猪腰

用料 猪腰子1~2个，韭黄150克，枸杞子15克，蒜片2克，盐3克，素油35毫升，绍酒10毫升，生粉4克，葱段、姜片各5克。

制作方法 ❶将猪腰子从中间破开，除去内中的臊腺，洗净切片，放入盐、生粉、绍酒，用姜片和蒜片拌匀。❷将韭黄洗净切成小段；枸杞子洗净。❸起油锅将猪腰子快速炒熟铲起。将韭黄炒熟后倒入猪腰子、枸杞子，调味即可食用。

食用方法 佐餐食用。

功效 滋补肾虚，补肝肾。适用于肾虚腰痛、遗精等症。阴虚火旺者忌食。

菟丝核桃炒腰花

用料 猪腰子2个，核桃仁50克，木耳25克，菟丝子15克，葱、姜各10克，盐3克，料酒5毫升，生粉4克，花生油50毫升，蒜苗150克。

制作方法 ❶将核桃仁洗净，用油炸香；猪腰子破开，去掉中间的臊腺，用菜刀在表面划格子状，用盐腌后，用葱、姜、生粉、料酒拌匀；菟丝子研成粉。❷将锅置武火上，加入花生油，油温烧至八成热，下姜、葱、木耳、蒜苗、猪腰，翻炒断生后，加入菟丝粉、盐、料酒，勾芡加入核桃仁即成。

食用方法 佐餐食用。

功效 温补肾阳，润肠通便。适用于腰膝酸软、便秘等症。阴虚火旺者忌食。

苁蓉白果烧鸡块

用料 鸡1只，肉苁蓉15克，白果50克，栗子100克，薏苡仁15克，姜少许，葱少许，盐5克，料酒15毫升，花生油50毫升。

制作方法 ❶将鸡洗净，切成块状；肉苁蓉浸润，切片；白果洗净；葱切段，姜拍松。❷将锅置武火上，加入花生油，油温至七成时，加入姜、葱炒香，放入鸡块、肉苁蓉、栗子、白果和薏苡仁，加入清水30毫升，煮至15分钟，水分干时，加入盐、料酒即成。

食用方法 佐餐食用。

功效 温肾阳，利水除湿。适用于腰痛、尿频等症。阴虚火旺者忌食。

杞蓉鹿鞭炖鳝鱼

用料 鳝鱼肉150克，肉苁蓉15克，枸杞子50克，鹿鞭10克，姜丝10克，黄酒10毫升，盐3克。

制作方法　❶ 将鳝鱼肉洗净，切段；鹿鞭润透，洗净，切段；枸杞浸润；肉苁蓉浸润切片。❷ 将鳝鱼肉、肉苁蓉、鹿鞭放入炖锅内，锅置武火上烧沸，加入黄酒、姜丝，煮沸后改用文火煮 40 分钟，加入盐即可。

食用方法　佐餐食用。

功效　益气壮阳。适用于气虚阳衰、精神不振、风湿等症。阴虚火旺者忌食。

沙苑子蝴蝶海参

用料　水发海参 30 克，菟丝子 15 克，豌豆 3 克，沙苑子粉 15 克，盐 3 克，黄瓜皮 2 克，枸杞子 20 克，火腿 5 克，鸡汤 500 毫升，鸡脯肉 100 克，鸡蛋清 1 个，面粉 10 克。

制作方法　❶ 将水发海参切成大薄片，用开水烫一下，捞出滤干水分，再用刀切成蝴蝶翅形状，摆在盘内，用干净布揝干水分，中间放一点面粉；鸡脯肉剁茸，加蛋清、盐、料酒、鸡汤，调成肉泥，把鸡泥做成粗细蝴蝶腹，装放于海参中间，再用火腿、黄瓜片点成蝴蝶肢、腿、须，豌豆做成蝴蝶眼状，上蒸屉蒸熟取出，放在汤盘内。❷ 在砂锅内放入鸡汤、菟丝子、盐、沙苑子粉、枸杞子、料酒、味精，开锅后去浮沫，浇在海参盘中即可。

食用方法　佐餐食用。

功效　补肾，明目，壮阳。适用于视物不清、阳痿不举、早泄、滑精、腰膝酸软、肌肤不润、面色无华等症。阴虚火旺者忌食。

杜仲韭黄炒虾仁

用料　鲜虾仁 300 克，韭黄 150 克，杜仲 10 克，芡粉 10 克，葱 15 克，料酒 10 毫升，盐 5 克，素油 35 毫升，姜 10 克。

制作方法　❶ 将虾仁洗净，用芡粉、盐上浆；韭黄去老梗，洗净，切成 3 厘米长的段；姜切片，葱切段；杜仲用盐炒后研成粉。❷ 将炒锅置武火上烧热，放入素油，烧六成热时，下入姜、葱爆香，

下入虾仁、韭黄、杜仲粉、料酒，略炒，加入盐翻锅即成。

食用方法　每晚 1 次，佐餐食用。若治阳痿，可同时饮白酒 15 毫升。

功效　补肾壮阳。适用于腰腿无力、早泄、遗精、阳痿、遗尿等症。阴虚火旺者忌食。

龙马虾仁童子鸡

用料　仔公鸡 1 只，海马 10 克，海龙 10 克，虾仁 30 克，料酒 10 毫升，姜 5 克，葱 10 克，胡椒粉 3 克，水芡粉 25 克，清汤适量，盐 5 克。

制作方法　❶ 将仔公鸡宰杀后，除尽毛，洗净，剁去爪，剖腹除去内脏，洗净，放入沸水锅内焯去血水，剁成 3 厘米见方的块，装入碗内。❷ 将海龙、海马、虾仁用温水洗净，海马、海龙用白酒泡 30 分钟，和虾仁一起放入鸡肉碗里，加葱、姜等调料一半，加清汤适量，上笼蒸熟烂。❸ 将鸡肉出笼后，拣去葱段、姜块，把鸡肉捞出放入碗中；原汤内调入剩下的调料，用武火烧沸，除去浮沫，入芡粉勾芡收汁，浇在鸡肉上面即成。

食用方法　每天 1 次，既可佐餐，又可单食。

功效　温中壮阳，益气补精。适用于阳痿、早泄、虚劳羸瘦、小便频数、女子崩漏、带下等症。阴虚火旺者忌食。

枸杞木耳炒肉丝

用料　猪瘦肉 250 克，枸杞子 20 克，莴苣 100 克，素油 35 毫升，黑木耳 20 克，白木耳 20 克，料酒 10 毫升，白糖 3 克，盐 5 克，酱油 10 毫升，芡粉 25 克，姜 5 克，葱 15 克。

制作方法　❶ 将猪瘦肉洗净，切成 4 厘米长的细丝；莴苣去皮，洗净，切成 4 厘米长的细丝；黑、白木耳用温水发 30 分钟，去蒂头、杂质，撕成瓣状；枸杞子洗净，去果柄、杂质；姜切片，葱切段。❷ 将肉丝放入碗内，再放入水芡粉、酱油、料酒、姜、葱，挂浆。❸ 将炒勺置武火上烧热，放

入素油，烧至六成热时，下入姜、葱爆香，随即下入肉丝，炒变色，下入料酒、黑白木耳、莴苣丝、枸杞子、盐、白糖，炒熟即成。

食用方法　每天 1 次，佐餐食用。

功效　滋肝补肾，抗老益寿，护肤美容。适用于肾虚阳痿、体弱乏力、贫血、视物不清、腰痛、面色无华等症。阴虚火旺者忌食。

巴戟杜仲炒腰花

用料　猪腰子 250 克，杜仲 20 克，巴戟 10 克，姜 5 克，葱 10 克，盐 5 克，芡粉 20 克，大蒜 10 克，白糖 3 克，醋 2 毫升，酱油 10 毫升，花椒 3 克，素油 35 毫升，料酒 10 毫升。

制作方法　❶ 将猪腰子洗净，一剖两半，去腰臊筋膜，切成腰花；巴戟切段；杜仲加清水，熬成浓汁 50 毫升；姜切片，葱切段；白糖、醋、酱油和芡粉调成汁，备用。❷ 将锅置武火上烧热，放入素油，烧至六成热时，放入花椒、姜、葱爆香，加入巴戟、腰花，略炒，加杜仲汁、料酒，迅速翻炒，再放入兑好的汁，颠锅即成。

食用方法　每天 1 次，佐餐食用。

功效　补肝肾，健筋骨，降血压。适用于肾虚腰痛、阳痿、遗精、眩晕、尿频、老年耳聋以及肾阳不足型的高血压等症。阴虚火旺者忌食。

鹿茸麻雀饼

用料　麻雀 4 只，猪瘦肉 250 克，鹿茸 6 克，面粉 250 克，白糖 10 克，盐 3 克，芡粉 20 克，酱油 6 毫升，素油 35 毫升，料酒 6 毫升。

制作方法　❶ 将麻雀用水溺死，除去毛、头、爪、内脏，洗净，切成 3 厘米见方的块；猪瘦肉洗净，切成 3 厘米见方的块，再将麻雀肉、猪肉同剁成泥，放入碗内，加入盐、酱油、芡粉、白糖、料酒做成肉馅，备用；鹿茸研粉。❷ 将面粉用水揉成面团，发透，做成剂子，备用。❸ 将剂子用擀面杖擀成面皮，然后左手拿面皮摊在手上，右手将麻雀

肉馅放在面皮上，再放进鹿茸粉，然后包合成饼，一个一个地放好。❹ 平锅置中火上烧热，放入素油，烧至六成热时，下入面饼，先烙黄一面，再烙另一面，烙熟即成。

食用方法　每天 1 次，正餐食用。

功效　补肾壮阳。适用于中老年人阳气衰弱、脏腑虚损、精神萎靡、体冷无力、阳痿等症。阴虚火旺者忌食。

续断炖狗肉

用料　烫皮狗肉 500 克，红薯（地瓜）500 克，续断 10 克，盐 5 克，姜 5 克，葱 10 克，料酒 10 毫升。

制作方法　❶ 将续断切片；红薯洗净，去皮，切成 3 厘米见方的块；狗肉用水反复冲洗干净，用木棒边捶边用水冲洗干净，再用沸水氽去血水，切成 4 厘米见方的块；姜切片，葱切段。❷ 将红薯、狗肉、续断、姜、葱、料酒同放入炖锅内，加水适量，置武火上烧沸，再用文火炖约 1 小时，加入盐调味即成。

食用方法　每天 1 次，佐餐食用。

功效　补肾，壮阳，通便。适用于阳痿、便秘等症。阴虚火旺者忌食。

巴戟核桃鸡

用料　鸡 1 只，鸡肉泥 150 克，核桃仁 30 克，巴戟 30 克，蛋清适量，葱、姜、盐各 5 克，黄酒 10 毫升，玉米粉适量。

制作方法　❶ 将鸡宰杀后，去内脏，洗净，用滚水拖一遍，装入盘内，放葱、姜、食盐、黄酒，上笼蒸熟后取出。❷ 将鸡对半切开，另用鸡泥、蛋精、玉米粉、黄酒调成糊状，再把核桃仁、巴戟加入糊内，拌匀后，铺在鸡内膛上。❸ 将鸡放入大油锅中用温火炸酥，成金黄色捞出，用刀切成条块，放于盘内即可。

食用方法　佐餐食用。

功效　温肾阳，润肠。适用于肾虚、咳嗽等症。阴虚火旺者忌食。

菟丝肉桂炖鸡肝

用料　鸡肝2克，肉桂2克，菟丝子10克，黄酒少许，盐3克，葱10克，鸡粉2克，姜10克。

制作方法　❶ 将肉桂、鸡肝、菟丝子洗干净同放入炖盅内，加适量水，并放姜、葱及黄酒。❷ 盖上炖盅的盖，隔水炖2小时左右，调味后即可食用，小儿量酌减。

食用方法　佐餐食用，1周2次。

功效　温阳、补肾。适用于肾虚腰痛、小儿遗尿等症。孕妇不宜。

莲子芡实煲老鸭

用料　老鸭1只，芡实200克，莲子30克，鸡精3克，姜15克，葱10克，料酒15毫升，清水适量，盐4克。

制作方法　❶ 将芡实洗干净，用水浸泡至透；莲子洗净去心。❷ 将老鸭开膛去内脏洗净后，把芡实、莲子放入鸭腹中，然后把整只鸭子放入瓦煲内，加适量清水、姜、葱、料酒，用文火煲3小时左右，加食盐、鸡精调味即可食用。

食用方法　佐餐食用，每周2次。

功效　固肾，涩精，滋补肾阴。适用于肾虚、遗精等症。外感前后、疟痢疳痔者忌食。

4.8.3　早泄

性交时时间过短即射精，称为早泄，也属男性常见的疾病，是指在性交时男性的阴茎在插入女方阴道之前或刚刚插入，或在女方阴道内抽动若干次就发生射精，以致双方都无法获得性满足的情况。引起早泄的心理性因素很多，如担心性交失败、长期手淫、性知识缺乏、夫妻感情不融洽或不善于默契配合、长时间性压抑或女方厌恶性交要求快速结束房事等；其他如尿道炎、前列腺炎、精囊炎以及

前列腺增生等泌尿生殖系统疾病，以及糖尿病、心血管疾病等，也与早泄的发生相关。

中医认为，早泄的发生与多种因素有关，主要与虚损（肾、心、脾虚）和肝胆湿热的关系最为密切。先天不足、手淫和性生活过度、肾虚不能藏精、精液排泄失控会导致早泄，用脑过度或劳倦伤神也能造成早泄。当出现早泄的时候，思想不要紧张，一方面要积极治疗，另一方面可以自己适当调节饮食，简单易行，不失为一种健康的家庭养生方法。

人参龙骨炖牛鞭

用料　鲜牛鞭1条，人参15克，炒白术10克，龙骨6克，芡实、炒黄芪各30克，茯苓20克，龙眼肉、当归各15克，远志10克，炒枣仁15克，木香3克，炙甘草3克，盐、姜各5克，胡椒粉3克，葱10克，料酒10毫升，上汤适量。

制作方法　❶ 将以上12味中药洗净，放入洁净纱布袋内，扎紧口；牛鞭从中间破开，除去尿筋，洗净，切段；姜拍松，葱切段。❷ 将药包、牛鞭、姜、葱、料酒同放炖锅内，加入上汤，置武火上烧沸，再用文火炖1小时，加入盐、胡椒粉即成。

食用方法　每天1次，佐餐食用。

功效　健脾补肾，益气固精。适用于肾脾不足、体虚倦怠、乏力、少气、失眠、心悸怔忡、自汗、健忘、食欲缺乏、面色无华、早泄、阳痿等症。阴虚火旺者忌食。

附子猪肾汤

用料　猪肾2只，制附片10克，料酒6毫升，盐、姜各3克，葱6克，胡椒粉2克，上汤适量。

制作方法　❶ 将猪肾一切两半，除去白色臊腺，切成3厘米见方的块；制附片用沸水先煮1小时，弃去水，留附片待用。❷ 将附片放入炖杯内，加入姜、葱、料酒、上汤；置武火上烧沸，用文火

炖 45 分钟，再加入猪肾、盐、胡椒粉，煮 5 分钟即成。

食用方法　每天 1 次，每次 1 杯（不吃附片）。

功效　补肾阳，固精，益气。适用于早泄、滑精不固、一触精出、阴冷精薄、形寒肢冷、气短、尿频、面色无华、阳痿等症。阴虚火旺者忌食。

鹿衔草炖鹌鹑

用料　鹌鹑 3 只，鹿衔草 35 克，山药 30 克，淫羊藿 20 克，肉桂 5 克，制附片 10 克，五味子 20 克，鹿角胶 12 克，料酒 10 毫升，盐 5 克，葱 10 克，姜 5 克，胡椒粉 3 克，上汤适量。

制作方法　❶ 将附片先煮 1 小时；鹿角胶溶化；其余五味中药洗净，装入纱布袋内；鹌鹑宰杀后，去毛桩、内脏及爪；姜拍松，葱切段。❷ 将鹌鹑、附片、鹿角胶、药包、姜、葱、料酒同放炖锅内，加上汤适量，置武火上烧沸，再用文火炖煮 1 小时，加入盐、胡椒粉即成。

食用方法　每天 2 次，佐餐食用。

功效　补肾，固精。适用于头晕、乏力、腰膝酸软，性功能低下、性交时举而不坚，并有早泄等症。阴虚火旺者忌食。

五倍子炖乌鸡

用料　雄乌鸡 1 只，五倍子 15 克，料酒 10 毫升，盐 5 克，姜 5 克，葱 10 克，胡椒粉 3 克。

制作方法　❶ 将五倍子洗净；雄乌鸡宰杀后，去毛、内脏及爪；姜拍松，葱切段。❷ 将五倍子、雄乌鸡、姜、葱、料酒同放炖锅内，加入清水 2800 毫升，置武火上烧沸，再用文火炖煮 1 小时，加入盐、胡椒粉即成。

食用方法　每天 2 次，佐餐食用。

功效　固精涩肠，止血，解毒。适用于早泄、遗精，以及肺虚久咳、久痢、久泻、脱肛、自汗、盗汗、便血、衄血等症。阴虚火旺者忌食。

龙骨海马炖公鸡

用料　公鸡 1 只，海马 15 克，巴戟天 15 克，龙骨 10 克，菟丝子 15 克，紫贝齿 10 克，牡蛎粉 9 克，鹿角胶 15 克，益智仁 6 克，金樱子 15 克，海参 250 克，牡蛎肉 150 克，料酒 10 毫升，盐 5 克，姜 5 克，葱 10 克，胡椒粉 3 克，上汤适量。

制作方法　❶ 鹿角胶熔化；海马用白酒浸泡 2 小时；其余七味中药洗净，用水煮 25 分钟，停火，过滤，留取汁液待用。❷ 海参发透，去肠杂，切成薄片；牡蛎肉洗净，切薄片；公鸡宰杀后，去毛、内脏及爪；姜切片，葱切段。❸ 将公鸡肉、海参、牡蛎肉、海马、鹿角胶、药液、姜、葱、料酒同放炖锅内，置武火上烧沸，再用文火炖 2 小时，加入盐、胡椒粉即成。

食用方法　每天 2 次，佐餐食用。

功效　补肾固精，宁心安神。适用于神经衰弱、腰膝酸软、阴囊湿冷、早泄、阳痿、失眠等症。阴虚火旺者忌食。

山药熟地炖乳鸽

用料　乳鸽 2 只，山药、生地黄各 20 克，山茱萸、覆盆子、当归各 15 克，枸杞子 20 克，女贞子 15 克，鹿角胶 9 克，韭菜子 15 克，龟板胶 10 克，黄精 20 克，五味子 15 克，料酒 10 毫升，精盐 5 克，姜 5 克，葱 10 克，胡椒粉 3 克，上汤适量。

制作方法　❶ 将以上 12 味中药洗净，用洁净纱布袋包好，扎紧口；乳鸽宰杀后，去毛、内脏及爪；姜拍松，葱切段。❷ 将乳鸽、药包、姜、葱、料酒同入炖锅内，加入上汤，置武火上烧沸，再用文火炖煮 1 小时，加入盐、胡椒粉即成。

食用方法　每天 2 次，佐餐食用。

功效　滋阴，补肾，固精。适用于肾阴虚的早泄、阳事不举、失眠、多梦、神倦乏力、手足心热、精液清稀等症。脾虚湿滞、腹满便溏者忌食。

参茸炖白鹅

用料　白鹅 1 只，鹿茸 10 克，人参、肉苁蓉各 15 克，炙黄芪 25 克，芡实 30 克，菟丝子 20 克，柏子仁 10 克，五味子 15 克，黄连 3 克，砂仁 6 克，料酒 10 毫升，盐 5 克，姜 5 克，葱 10 克，胡椒粉 3 克，上汤适量。

制作方法　❶ 将以上 10 味中药洗净，装入洁净纱布袋内，扎紧口；白鹅宰杀后，去毛、内脏及爪；姜拍松，葱切段。❷ 将药包、白鹅、姜、葱、料酒同放炖锅内，加入上汤，置武火上烧沸，再用文火炖 1 小时，加入盐、胡椒粉即成。

食用方法　每天 2 次，佐餐食用。

功效　温肾，清心，固精。适用于肾气不足的滑精早泄、阳痿、听力减退、头晕耳鸣、腰脊酸痛、齿脱发落、面色淡白、小便频数等症。阴虚火旺者忌食。

芡实黑米粥

用料　芡实 50 克，莲子 50 克，黑米 100 克，白糖 20 克。

制作方法　❶ 将黑米洗净，淘去泥沙；莲子去心；芡实洗干净。❷ 将芡实、莲子、黑米同放锅内，加入清水适量，如常法煮粥，粥成后加入白糖。

食用方法　每天早晚各 1 次。

功效　生津，止渴，固精。适用于烦渴、早泄等症。阴虚火旺者忌食。

龙骨炖乌鸡

用料　乌鸡 1 只，龙骨 10 克，芡实 30 克，沉香 6 克，山茱萸 20 克，桂皮 6 克，肉苁蓉 20 克，莲子心 10 克，料酒 10 毫升，盐 5 克，胡椒粉 3 克，姜 5 克，葱 10 克，上汤适量。

制作方法　❶ 山茱萸用酒浸泡 2 小时；将其余六味中药放入洁净布袋内，扎紧口；乌鸡宰杀后，去毛、内脏及爪；姜拍松，葱切段。❷ 将药包、山茱萸、乌鸡、料酒、姜、葱同放炖锅内，加入上汤，置武火上烧沸，再用文火炖煮 1 小时，加入盐、胡椒粉即成。

食用方法　每天 1 次，佐餐食用。

功效　壮元阳，益精髓，止遗泄。适用于阳痿、早泄、肝肾虚损、精关不固、心有余火、元阳不足、面色无华等症。阴虚火旺者忌食。

榧子炖乌鸡

用料　乌鸡 1 只，榧子 15 克，莲子（去心）25 克，枸杞子 25 克，白龙骨 9 克，巴戟 15 克，破故纸（炒）12 克，芡实 30 克，牡蛎粉（煅）6 克，料酒 10 毫升，姜 5 克，葱 10 克，胡椒粉 3 克，盐 4 克。

制作方法　❶ 将以上 8 味中药洗净，装入纱布袋内，扎紧口；乌鸡宰杀后，去毛、内脏及爪；姜拍松，葱切段。❷ 将药包、乌鸡、料酒、姜、葱同放炖锅内，加入清水适量，置武火上烧沸，再用文火炖 1 小时，加入盐、胡椒粉即成。

食用方法　每天 1 次，佐餐食用。

功效　补心益肾，固精止遗。适用于心悸怔忡、夜间梦多、烦闷、遗精早泄、消渴、四肢无力、面色无华、头晕、耳鸣等症。阴虚火旺者忌食。

牛膝炖麻雀

用料　麻雀 20 只，牛膝 25 克，何首乌 15 克，茯苓 15 克，当归 20 克，枸杞子 25 克，菟丝子 20 克，补骨脂 20 克，料酒 10 毫升，盐 4 克，姜 5 克，葱 10 克，胡椒粉 3 克。

制作方法　❶ 将以上 7 味中药洗净，装入纱布袋内，扎紧口；麻雀宰杀后，去毛、内脏及爪；姜拍松，葱切段。❷ 将药包、麻雀、料酒、姜、葱同放炖锅内，加入清水适量，置武火上烧沸，再用文火炖煮 45 分钟，加入盐、胡椒粉即成。

食用方法　每天 1 次，佐餐食用。

功效　乌须发，固精气，强筋骨，美容颜。适用于须发早白、遗精、早泄等症。阴虚火旺者忌食。

香萸炖乌鸡

用料　乌鸡 1 只，麝香 3 克，山茱萸（酒浸取肉）25 克，破故纸（酒浸焙干）、当归各 20 克，料酒 10 毫升，盐 4 克，葱 10 克，胡椒粉 3 克，姜 5 克。

制作方法　❶ 将以上 3 味中药（麝香不放入，吞服用）洗净，装入纱布袋内，扎紧口；乌鸡宰杀后，去毛、内脏及爪；姜拍松，葱切段。❷ 将药包、乌鸡、料酒、姜、葱同放炖锅内，加入清水适量，置武火上烧沸，再用文火炖煮 45 分钟，加入盐、胡椒粉即成。

食用方法　每天 1 次，佐餐食用（吞服麝香）。

功效　补肾壮阳，固精止泄。适用于耳鸣、腰膝酸软、阳痿、早泄、滑精等症。阴虚火旺者及孕妇忌食。

龙骨金锁乌鸡汤

用料　乌骨鸡 1 只，五色龙骨 9 克，覆盆子 20 克，莲子 10 克，芡实 30 克，金樱子 15 克，料酒 10 毫升，姜 5 克，胡椒粉 3 克，盐 4 克，葱 10 克。

制作方法　❶ 将以上 5 味中药洗净，放入纱布袋内，扎紧口；乌鸡宰杀后，去毛、内脏及爪；姜拍松，葱切段。❷ 将药包、乌鸡、料酒、姜、葱同放炖锅内，加水适量，置武火上烧沸，再用文火炖 1 小时，加入盐、胡椒粉即成。

食用方法　每天 1 次，佐餐食用。

功效　固精益髓。适用于肾虚、腰膝酸软、精气不足、早泄、滑精等症。阴虚火旺者忌食。

虫草童子鸡

用料　仔公鸡 1 只，冬虫夏草 10 克，料酒 10 毫升，姜 5 克，盐 4 克，葱 10 克，胡椒粉 3 克。

制作方法　❶ 将冬虫夏草用白酒浸泡，洗净泥沙；鸡宰杀后，去毛、内脏及爪；姜拍松，葱切段。❷ 将冬虫夏草、鸡、料酒、姜、葱同放炖锅内，加入清水适量，置武火上烧沸，再用文火炖 1 小时，加入盐、胡椒粉即成。

食用方法　佐餐食用。

功效　补肺，止咳，壮阳，固精。适用于咳喘、咯血、阳虚阳痿、早泄、滑精等症。阴虚火旺者忌食。

熟地炖乌鸡

用料　乌骨鸡 1 只，熟地黄 20 克，山茱萸 20 克，黄柏（盐水炒）5 克，知母（盐水炒）6 克，料酒 10 毫升，盐、姜各 5 克，葱 10 克，胡椒粉 3 克，上汤适量。

制作方法　❶ 将以上 4 味中药洗净，放入洁净纱布袋内，扎紧口；乌鸡宰杀后，去毛、内脏及爪；姜拍松，葱切段。❷ 将药包、乌鸡、姜、葱、料酒同放炖锅内，加入上汤，置武火上烧沸，再用文火炖煮 1 小时，加入盐、胡椒粉即成。

食用方法　每天 2 次，佐餐食用。

功效　补肾，固精，清火。适用于早泄、兼有内火见口苦胁痛、烦闷不舒、便黄、淋浊、食欲缺乏、阴肿阴痒等症。脾虚湿滞、腹满便溏者忌食。

党参龙眼炖牡蛎

用料　牡蛎肉 200 克，龙眼肉 25 克，党参 30 克，冰糖 30 克。

制作方法　❶ 将龙眼肉去杂质，洗净；党参洗净，切 3 厘米长的段；牡蛎肉洗净，切 3 厘米见方的薄片；冰糖打碎成屑。❷ 将龙眼肉、党参、牡蛎肉、冰糖同放炖锅内，加清水 30 毫升，置武火上烧沸，再用文火炖 30 分钟即成。

食用方法　每天 1 次，每次 1 杯。

功效　补气血，固精气。适用于失眠、气虚、早泄等症。阴虚火旺者忌食。

4.9 霜降饮食处方

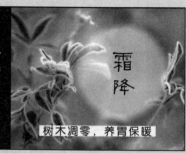

霜降是全年第 18 个节气，也是秋季的最后一个节气。由于天气逐渐变得寒冷，人们易罹患风湿病、抑郁症、老年痴呆病等。饮食养生民间有"冬补不如补霜降"的说法，此时宜平补，尤其应健脾养胃润燥，以养后天。

树木凋零，养胃保暖

4.9.1 风湿病

风湿病是常见病和多发病，是一大类侵犯关节、骨骼、肌肉、血管及有关软组织或结缔组织为主的疾病，种类很多，其中多数属于自身免疫性疾病。本病发病多数比较隐蔽而缓慢，病程比较长，且大多具有一定的遗传倾向。风湿病大多有关节病变和症状，如关节疼痛、红肿及功能受损等，往往是多个关节受损。诊断及治疗均有一定难度。目前认为，风湿病与感染、遗传、代谢障碍、环境、退行性改变、创伤与劳损等因素密切相关。

风湿病在中医属"痹证"范畴。发生原因主要是人体的内在因素，即认为"邪气所凑，其气必虚"，就是说，由于人体体质虚弱，气血不足，或劳累过度，肌肤毛孔疏松，营卫不固，外邪乘虚而入，流注经络、肌肉、关节，致使气血凝滞、阻塞不通，不通则痛而出现关节疼痛、酸困木麻、活动不利。外因则与气候条件、生活环境有关，主要是风、寒、湿、邪气的侵犯，气候变化无常，冷热交错，或居处潮湿、寒冷，或涉水、冒雨、吹空调和风扇等，风寒湿邪乘机体抵抗力降低时侵入人体，注于经络，留于关节、肌肉，使气血痹阻而为痹证。

虫草羊肉汤

用料 羊肉 350 克，冬虫夏草 6 克，山药 15

克，枸杞子 15 克，生姜 5 克，蜜枣 6 枚，葱 10 克，料酒 3 毫升，精盐 3 克，胡椒粉适量。

制作方法 ❶ 羊肉洗净，切块，入开水锅中余去膻味；冬虫夏草、山药、枸杞子洗净；姜、葱洗净，姜切片，葱切段；蜜枣洗净。❷ 将羊肉、姜、葱、蜜枣、山药、枸杞子、冬虫夏草、料酒一齐放入锅内，加入清水，即可佐餐食用。

食用方法 每 2 天 1 次，早餐食用。

功效 温补肝肾，益精壮阳。适用于风湿病、肝肾两虚、肾阳不足、阳痿滑泄、腰酸足软、夜尿频多等症病人。

巴戟羊肉汤

用料 羊肉 350 克，巴戟天、肉苁蓉、枸杞子各 10 克，生姜、大蒜、姜各 5 克，料酒 3 毫升，精盐 3 克，葱 10 克，胡椒粉适量。

制作方法 ❶ 将羊肉洗净，切块，入开水锅中余去膻味；巴戟天、枸杞子、肉苁蓉洗净；葱洗净，切段；姜洗净，切片；大蒜去皮，洗净，切片。❷ 将羊肉、姜、蒜片、巴戟天、枸杞子、肉苁蓉一齐放入砂锅内，加清水适量，先用武火煮沸后，改用文火煲 3 小时，撒入葱段，调入精盐、胡椒粉、料酒，即可食用。

食用方法 佐餐食用，每 2 天 1 次。

功效 补益肝肾，益精助阳。适用于风湿病、肝肾不足、腰酸足软、夜尿频多、阳痿、精冷、妇女带下或年老体弱便秘等症病人。

海参鸭肉汤

用料 老鸭肉150克，海参30克，生姜6克，葱6克，精盐3克，料酒6毫升，胡椒粉适量。

制作方法 ❶将生姜洗净，去皮，切片；葱去须，洗净，切段；鸭肉洗净，切块，入开水锅内余去血水；海参水发后洗净，切厚片。❷将锅放入清水适量，煮沸后放鸭肉、姜、葱、料酒，先用武火煮沸后，改用文火炖2小时，放入海参，再炖30分钟，调入精盐、胡椒粉，即可食用。

食用方法 佐餐食用，3天1次。

功效 补肝肾，滋阴液。适用于风湿病、肾病、肝肾虚、腰膝酸软、头目眩晕、耳鸣耳聋、盗汗遗精、口干咽燥等症病人。

火腿蛋花汤

用料 火腿肉30克，鸡蛋1个，榨菜24克，精盐1克，香菜5克，麻油3毫升，葱、胡椒粉各5克。

制作方法 ❶将火腿肉洗净，放沸水中烫过，切丝；榨菜洗净切丝；鸡蛋去壳，加入精盐搅拌均匀；香菜洗净，切碎；葱洗净，切丝。❷将锅内加入清水煮沸，放入火腿、榨菜煮15分钟，然后把鸡蛋液放入沸汤中，并不断搅拌，蛋花浮起时，停火，放入精盐、胡椒粉、麻油调味，即可食用。

食用方法 适量饮用或佐餐，每周3次。

功效 补肾健脾，益精养血。适用于风湿病、肾虚、腰膝乏力、小便频数等症病人。

附子煲羊肉

用料 羊肉350克，熟附子15克，生姜5克，精盐3克，姜10克，葱10克，料酒3毫升，胡椒粉适量。

制作方法 ❶将羊肉洗净，切块，入开水锅中余去膻味；熟附子、生姜、葱洗净；姜切片；葱切段。❷将羊肉、熟附子、葱段、姜切、料酒一齐放入锅内，加入清水适量，先用武火煮沸后，改用文火煲2小时，调入精盐、胡椒粉，即可食用。

食用方法 佐餐食用，每2天1次。

功效 温壮肾阳。适用于风湿病、肾虚阳痿、腰酸肢冷、阳痿早泄、举而不坚、性欲冷淡等症病人。

苁蓉煲羊肉

用料 羊肉350克，肉苁蓉15克，大蒜30克，生姜5克，精盐3克，料酒6毫升，姜10克，葱10克，胡椒粉适量。

制作方法 ❶将肉苁蓉洗净；羊肉洗净，切块，用开水余去膻味；大蒜去皮；葱、姜洗净；葱切段；姜切片。❷将羊肉、肉苁蓉、大蒜、生姜、葱、料酒一齐放入锅内，加入清水适量，先用武火煮沸后，改用文火煲2小时，调入精盐、胡椒粉，即可食用。

食用方法 佐餐食用，每周2次。

功效 温肾壮阳，利水消肿。适用于风湿病、肾阳不足、下肢水肿、小便不利、腰酸足软、筋骨乏力等症病人。

巴戟炖羊腰

用料 羊腰（即羊肾）2只，巴戟天15克，锁阳15克，淫羊藿15克，生姜5克，精盐3克，料酒6毫升，姜10克，葱10克，胡椒粉适量。

制作方法 ❶将羊腰切开，割去白筋膜，用清水冲洗干净；巴戟天、锁阳、淫羊藿、生姜、葱洗净；姜切片；葱切段。❷将羊腰、巴戟天、锁阳、淫羊藿、生姜、葱、料酒一齐放入锅内，加入清水适量，先用武火煮沸后，改用文火煲2小时左右，调入胡椒粉、精盐，即可食用。

食用方法 佐餐食用，每周2次，食羊腰喝汤。

功效 补益肝肾，益精壮阳。适用于风湿病、肾阳不足、腰酸足软、阳事不举、举而不坚、精神萎靡等症病人。

杜仲炖羊鞭

用料　羊鞭 1 条，杜仲、巴戟天各 15 克，红枣 6 枚，生姜 5 克，精盐 3 克，料酒 6 毫升，姜、葱各 10 克，胡椒粉适量。

制作方法　❶将鲜羊鞭洗净，切去肥油，用开水汆去膻味，然后用清水漂净，切块；杜仲、巴戟天、生姜洗净，红枣洗净，去核；葱、姜洗净，姜切片，葱切段❷将羊鞭、杜仲、巴戟天、生姜、红枣、葱、姜一并放入锅内，加入清水适量，先用武火煮沸后，改用文火煲 3 小时，调入精盐、胡椒粉，即可食用。

食用方法　佐餐食用，1 周 3 次，喝汤食牛鞭。

功效　补肾壮阳，强壮腰膝。适用于风湿病、肾气不足、阳痿早泄、腰膝酸软、下肢乏力、精神萎靡、风湿腰痛等症病人。

芡实炖牛鞭

用料　牛鞭 2 只，芡实 10 克，山药 15 克，枸杞子 10 克，生姜 5 克，精盐 3 克，姜、葱各 10 克，料酒 6 毫升，胡椒粉适量。

制作方法　❶将牛鞭从中间切开，割去白膜，用清水反复冲洗，用开水汆去膻味；山药、枸杞子、芡实洗净；姜切片，葱切段❷将牛鞭、山药、枸杞子、芡实、生姜、葱一齐放入锅内，加入清水适量，先用武火煮沸后，改用文火煲 2 小时，调入精盐、胡椒粉，即可食用。

食用方法　佐餐食用，每周 2 次。

功效　壮腰健肾，涩精止遗。适用于风湿病、肾气不足、遗精滑泄、腰膝酸软、精神不振、神疲乏力等症病人。

蚕豆炖瘦肉

用料　猪瘦肉 1000 克，蚕豆 60 克，冬瓜 200 克，精盐 3 克，姜 10 克，葱 10 克，料酒 6 毫升，胡椒粉适量。

制作方法　❶将冬瓜去子，洗净，切块；蚕豆去壳，洗净；猪瘦肉洗净，切块；姜、葱洗净，姜去皮、切片；葱切段。❷把全部用料一齐放入锅内，加清水适量，先用武火煮沸后，改用文火煮至蚕豆烂熟，调入精盐、胡椒粉，即可食用。

食用方法　佐餐食用，每天 1 次。

功效　补肾健脾，利湿退肿。适用于风湿病、肾病、水肿、按之凹陷、面色萎白、疲倦食少、腰痛膝软、小便水利、大便溏泄等症病人。

熟附炖猪腰

用料　猪腰子 2 个，熟附子 15 克，鹿筋 30 克，生姜 6 克，葱 10 克，精盐 3 克，料酒 6 毫升，胡椒粉适量。

制作方法　❶将熟附子洗净；姜切片，葱切段；鹿筋洗净，浸软，切段；猪腰子切开去脂膜，洗净，切片。❷把全部用料一齐放入锅内，加入适量清水、料酒，先用武火煮沸后，改用文火煮 2～3 小时，调入精盐、胡椒粉，即可食用。

食用方法　适量饮汤食肉，每 2 天 1 次。

功效　温补肾阳，散寒祛湿。适用于风湿病、肾病阳虚、面色晦滞、畏寒怕冷、下肢欠温、腰痛膝软等症病人。

杜仲猪腰汤

用料　猪腰子 1 个，杜仲 15 克，精盐 3 克，料酒 6 毫升，姜、葱各 10 克，胡椒粉适量。

制作方法　❶将杜仲洗净，切细丝；猪腰切开去脂膜，洗净切片；姜、葱洗净，姜切片，葱切段。❷把全部用料一齐放入锅内，加入适量清水、料酒，先用武火煮沸后，改用文火煮 1 小时，调入精盐、胡椒粉，即可食用。

食用方法　佐餐食用，每周 3 次。

功效　补肝肾，泄湿浊。适用于风湿病、肾病、轻度浮肿、小便不利、腰膝酸软等症病人。

黄芪炖猪骨

用料 猪脊骨 350 克，黄芪 15 克，土茯苓 15 克，精盐 3 克，姜、葱各 10 克，料酒 6 毫升，胡椒粉适量。

制作方法 ❶把黄芪、土茯苓洗净；猪脊骨洗净，斩块；姜、葱洗净，姜切片，葱切段。❷把全部用料一齐放入锅内，加入适量清水、料酒，先用武火煮沸后，改用文火炖 3 小时，调入精盐、胡椒粉，即可食用。

食用方法 佐餐食用，每周 3 次。

功效 健脾益气，利水消肿。适用于风湿病、肾病、小便不利、腰痛乏力等症病人。

狗脊猪尾汤

用料 猪尾 1 条，狗脊 30 克，枸杞子 6 克，精盐 3 克，姜、葱各 10 克，料酒 6 毫升，胡椒粉适量。

制作方法 ❶将枸杞子、狗脊洗净；猪尾刮净毛，洗净，斩小段；姜、葱洗净，姜切片，葱切段。❷把全部用料一齐放入锅内，加入适量清水，先用武火煮沸后，转用文火煮 2.5 小时，调入精盐、胡椒粉，即可食用。

食用方法 适量饮用，每周 3 次。

功效 补肾强腰。适用于风湿病、肾病、腰膝酸痛、小便不利等症病人。

枸杞鸭肾汤

用料 鸭肾 1 个，猪肝 60 克，枸杞子 20 克，枸杞梗 20 克，精盐 3 克，姜、葱各 10 克，料酒 6 毫升，胡椒粉适量。

制作方法 ❶将枸杞子择去杂质，洗净；枸杞梗洗净，折断，扎好；猪肝、鸭肾洗净，切片，用油、精盐拌匀；姜、葱洗净，姜切片，葱切段。❷用清水适量煮枸杞梗，煮沸几分钟去掉枸杞梗，放入枸杞子、猪肝、鸭肾、姜、葱、料酒煮沸后，

调入精盐、胡椒粉，即可食用。

食用方法 适量饮用或佐餐。

功效 补肾肝，益精血。适用于风湿病、肾病、腰痛遗泄、眩晕头痛、微肿、潮热、尿少或清长等症病人。

川断牛尾汤

用料 牛尾 1 条，川断 25 克，胡桃肉 60 克，精盐 3 克，味精 3 克，料酒 15 毫升，老姜、大葱各 10 克，胡椒粉适量。

制作方法 ❶将川断、胡桃肉洗净；牛尾用沸水烫，去毛，洗净，斩数段；姜、葱洗净，姜切片，葱切段。❷把川断、牛尾、胡桃肉、老姜、大葱一齐放入锅内，加鲜汤适量，武火煮沸后，再用文火炖 3 小时，调入精盐、味精、料酒、胡椒粉，即可食用。

食用方法 适量饮用或佐餐。

功效 补肾强骨。适用于风湿病、肾病、腰膝酸痛、腰腿冷痛乏力、小便清长、有水肿尿少等症病人。

熟地黄牛骨汤

用料 牛骨 500 克，熟地黄 60 克，江珧柱 30 克，老姜、大葱各 10 克，料酒 10 毫升，精盐 3 克，胡椒粉适量。

制作方法 ❶将熟地黄洗净，切片；江珧柱洗净，浸软，撕开；牛骨洗净斩件，入沸水锅中汆去血水，捞出沥水；老姜、大葱洗净，姜切片，葱切段。❷把牛骨、熟地黄、江珧柱、老姜、大葱、料酒一齐放入锅内，加清水适量，武火煮沸后，改用文火煮 3 ～ 4 小时，调入精盐、胡椒粉即可。

食用方法 适量饮用。

功效 滋阴益肾，养血强筋。适用于肾病日久、精血亏虚者，症见面色萎黄、精神不振、肢体倦怠、腰膝乏力等症病人。肾病者有实邪者不宜饮用本汤。

苁蓉羊肾羹

用料　羊肾 2 个，肉苁蓉 30 克，精盐 3 克，老姜、大葱各 10 克，料酒 10 毫升，生粉 6 克，胡椒粉适量。

制作方法　❶ 将肉苁蓉用酒浸一夜，去皱皮，切细；羊肾切开去脂膜，洗净切粒，加入精盐、料酒、生粉腌匀；葱去须洗净切葱花，姜切粒。❷ 把肉苁蓉放入锅内，加清水适量，煎半小时，放入羊肾烧沸，下入葱花，精盐、料酒、胡椒粉调味，勾入湿生粉成稠状，即可食用。

食用方法　适量空腹食用或佐餐。

功效　补肾，益精，壮阳。适用于肾病后及肾病属肾虚者，症见面色无华、腰膝冷痛、耳鸣、夜多小便、筋骨无力、阳痿遗精、不孕等症病人。

羊肉虾仁羹

用料　羊肉 500 克，虾肉 1000 克，大蒜子 30 克，生姜 2 片，精盐 3 克，老姜、大葱各 10 克，料酒 12 毫升，生粉 6 克，胡椒粉适量。

制作方法　❶ 将蒜子去衣洗净切细；葱去须洗净切葱花；生姜洗净切丝；羊肉洗净，切薄片，加入精盐、料酒、生粉腌匀；虾肉洗净切粒，用精盐、料酒、生粉腌匀。❷ 起油锅，用姜丝爆羊肉，加清水适量，煮沸后放蒜粒、虾肉粒煮 20 分钟，放葱花、料酒、精盐调味后，勾入少许生粉，成稀糊状，即可食用。

食用方法　适量饮用。

功效　温补肾阳。适用于肾病属肾阳虚衰者，症见腰痛、足软弱、下半身常有冷感、小腹拘急、小便不利，或小便反多、时有水肿，或遗泄等症病人。肾病阴虚阳亢及湿热内盛者不宜用；肾病后期肾功能不全需控制蛋白入量者亦不宜用。

海参虾肉汤

用料　海参 150 克，虾肉 150 克，姜 2 片，精盐 3 克，老姜、大葱各 10 克，料酒 10 毫升，胡椒粉适量。

制作方法　❶ 将虾肉去虾腺，洗净，沥水；将发好的海参洗净切丝；姜洗净切姜丝，葱去须洗净切段。❷ 起油锅，放入姜、葱爆香，加入清水适量，武火煮沸，放海参、虾肉、姜丝煮 5 分钟，放大葱、料酒，加入精盐、胡椒粉，调味即可。

食用方法　适量饮汤食肉。

功效　温肾壮阳，益精养血。适用于肾病属肾精亏虚、肾阳衰弱者，症见阳痿不举、小便频数、腰痛或病后及产后肾虚等症病人。肾炎急性发作及肾炎后期肾功能减退时均不宜用。

参茸炖龟肉

用料　乌龟 1 只（约 500 克），人参、鹿茸、枸杞子各 6 克，土鸡 750 克，精盐 3 克，老姜、大葱各 10 克，料酒 10 毫升，胡椒粉适量。

制作方法　❶ 人参、鹿茸、枸杞子洗净；乌龟用开水烫，去龟壳、肠脏，洗净，斩件，入沸水锅中余去血水；土鸡宰杀后去毛，去内脏，剁成块，入沸水锅中余去血水；姜、葱洗净，姜切片，葱切段。❷ 把乌龟、土鸡、人参、鹿茸、老姜、大葱、料酒一齐放入炖盅内，加鲜汤适量，炖盅加盖，文火隔水炖 3 小时，加入精盐、胡椒粉，即可食用。

食用方法　适量饮汤食肉。

功效　填精益精，补气养血。适用于肾病日久、精血亏虚者，症见形体羸弱、腰膝酸软无力、头晕目眩、气声低微、精神不振、小便不利或频数、或失眠心悸、或阳痿阴冷、肾功能减退等症病人。肾病有实邪者不宜用。

杜仲煮羊肾

用料　羊肾 2 个，杜仲 15 克，五味子 6 克，精盐 3 克，老姜、大葱各 10 克，料酒 12 毫升，生粉 3 克，胡椒粉适量。

制作方法　❶将杜仲、五味子洗净；羊肾切开去脂膜，洗净，切片，加入精盐、生粉、料酒腌渍；姜、葱洗净，姜切片，葱切段。❷把杜仲、五味子一齐放入砂锅内，加开水适量，文火煮1小时，放入羊肾、老姜、大葱、料酒煮沸，调入精盐、胡椒粉，即可食用。

食用方法　饭前适量饮用。

功效　温肾涩精，强筋健骨。适用于肾病属肝肾虚寒者，症见腰脊冷痛、足膝无力、阳痿遗精、反复水肿、小便频数或不利、时有头晕耳鸣或肾炎水肿等症病人。肾病属阴虚阳亢者不宜用。

黄芪乌龟汤

用料　乌龟1只（约350克），黄芪30克，薏苡仁15克，杜仲10克，猪瘦肉250克，生姜2片，大葱10克，料酒12毫升，精盐3克，胡椒粉适量。

制作方法　❶将黄芪洗净，切片；薏苡仁洗净，晾干水后略炒；杜仲洗净，切块；乌龟用开水烫后，去龟壳、肠脏、洗净，斩件，入沸水锅中余去血水；瘦肉洗净，切块。❷把黄芪、薏苡仁、乌龟、瘦肉、生姜、大葱、料酒一齐放入锅内，加清水适量，武火煮沸后，文火炖2小时，放入精盐、胡椒粉调味即可。

食用方法　适量饮用或佐餐。

功效　健脾益肾消肿。适用于慢性肾炎脾肾虚弱，症见反复水肿、尿检常有蛋白质、尿量偏少、食欲缺乏、倦怠无力、头晕耳鸣、腰膝酸软等症病人。肾病有外感者不宜饮用。

熟地黄炖鳖鱼

用料　鳖鱼1只（约250克），熟地黄15克，枸杞子30克，精盐3克，姜、葱各10克。

制作方法　❶将熟地黄洗净，切小片；枸杞子洗净；鳖鱼宰杀后，放入沸水中烫一下，去肠脏、头、爪，洗净斩件；姜、葱洗净，姜切片，葱切段。❷把全部用料放入炖盅内，加开水适量，炖盅加盖，文火隔水炖2小时，调入精盐、胡椒粉，即可食用。

食用方法　适量饮汤食肉。

功效　滋阴补肾。适用于肾病属肝肾阴虚者，症见肾病反复发作、腰膝酸软、头目眩晕、耳鸣耳聋、或盗汗遗精、或潮热心烦、或口燥咽干等症病人。肾病脾肾阳虚，见食少便溏、小便清长者不宜用。

胡桃仁鱼汤

用料　塘虱鱼2条，胡桃肉35克，黑豆30克，陈皮1小片，胡椒粉2克，精盐3克，料酒10毫升，姜、葱各15克。

制作方法　❶将黑豆、陈皮洗净，泡透；姜、葱洗净，姜切片，葱切段；胡桃肉用开水烫，去衣洗净；塘虱鱼去鳃及肠脏，洗净，剁成块，腌码。❷把黑豆、胡桃肉、陈皮放入锅内，加清水适量，武火煮沸，文火煮至黑豆稔熟，放塘虱鱼、姜、葱、料酒煮沸后，调入精盐、胡椒粉，即可食用。

食用方法　佐餐食用。

功效　补肾益精，理气行水。适用于肾病属脾肾不足者，症见水肿时发、腰膝乏力、头晕目眩、胃纳不佳等症病人。

黑豆鲤鱼汤

用料　鲤鱼1条（约250克），黑豆30克，姜15克，精盐3克，葱6克，胡椒粉2克，料酒10毫升。

制作方法　❶将黑豆洗净，浸3小时；姜洗净，切片；葱洗净，切段；鲤鱼去鳞、鳃、肠脏，洗净，切块，放入精盐、生粉腌码。❷将锅置武火上，倒入植物油烧至七成热时，倒入鲤鱼块、姜片、葱略煎，盛盘备用。❸先将黑豆倒入清水锅中，煮至黑豆稔熟，再将鲤鱼段、生姜、料酒、葱段同放入锅内，武火煮沸后，调入精盐、胡椒粉，即可食用。

食用方法　佐餐食用。

功效　补肾利水。适用于肾病水肿肾虚者，症见水肿反复发作，以下半身水肿为多，小便不利、口干渴、面色苍白、四肢不温等症病人。

蚕豆鲍鱼汤

用料　罐头鲍鱼1000克，鲜蚕豆150克，鸡肉60克，胡椒粉2克，精盐3克，料酒10毫升，姜14克，葱14克，生粉5克。

制作方法　❶ 将蚕豆洗净，用水煮10分钟，取出去皮，掰开两半；鸡肉洗净，切小片，用调味料及生粉拌；鲍鱼切小片。❷ 把蚕豆放锅内，加清水适量，武火煮5分钟，放鲍鱼、鸡肉片、料酒煮熟调入精盐、胡椒粉即可食用。

食用方法　佐餐食用。

功效　健脾益精，利水通淋。适用于肾病属脾肾两虚者，症见反复水肿、食减便溏、腰膝乏力、淋病遇劳即发、精神疲乏、妇女肾虚崩漏、带下等症。阴虚火旺者不宜用胡椒粉，可用葱1根切葱花。

赤豆鲫鱼羹

用料　鲫鱼1条（约250克），赤小豆60克，精盐3克，姜15克，葱15克，料酒10毫升，胡椒粉2克。

制作方法　❶ 将赤小豆洗净浸一夜；葱去须洗净切葱花；姜洗净，切片；鲫鱼去鳞、内脏、鳃，洗净加入精盐、料酒腌渍。❷ 赤小豆捣烂（或放搅拌机内搅拌），鲫鱼蒸熟放冷后拆骨取肉。❸ 将锅置武火上，加入清水适量煮沸，放鲫鱼肉、姜片、料酒，煮开后放赤小豆泥，并不断搅拌，放入葱花，煮成稀糊状，调入精盐，即可食用。

食用方法　佐餐食用。

功效　健脾利水，除湿消肿。适用于肾病水肿属脾虚湿盛者，症见全身水肿、小便不利、腰痛乏力，或头晕、心悸，或小便淋痛等症。

山药炖鱼肚

用料　鱼肚30克，山药15克，芡实10克，鸡肉30克，胡椒粉2克，精盐3克，姜、葱各15克，料酒10毫升。

制作方法　❶ 将山药、芡实洗净，浸半小时；姜、葱洗净，姜切片，葱切段；鱼肚用开水浸泡20分钟，洗净，切件；鸡肉洗净剁成块，余去血水。❷ 将鱼肚、山药、芡实、姜、葱、料酒放入炖盅内，加开水适量，炖盅加盖，文火隔水炖2小时，调入精盐、胡椒粉，即可食用。

食用方法　佐餐食用。

功效　补肾涩精，健脾益气。适用于肾病日久、肾虚不固者，症见遗精、遗尿、头晕耳鸣、腰酸疲乏，或老人视物不清、夜尿频多、手足不温等症。肾病遗泄属湿热内蕴者不宜用。

千斤拔鸡汤

用料　鸡肉250克，千斤拔120克，鸡脚8只，花生肉（连衣）120克，红枣10克，胡椒粉2克，精盐3克，姜、葱各15克，料酒10毫升。

制作方法　❶ 鸡肉洗净切块，用开水焯过；鸡脚去皮、爪甲、洗净，用开水焯过；姜、葱洗净，姜切片，葱切段。❷ 千斤拔洗净，切碎；花生肉、红枣（去核）洗净，与鸡脚、鸡肉、姜、葱、料酒一齐放入锅内，加清水适量，武火煮沸后，文火煲3小时，调入精盐、胡椒粉，即可食用。

食用方法　佐餐食用。

功效　强筋健骨。适用于风湿痹证日久、肝肾两虚之下肢痿软，或产后受风、气血两亏之下肢痿软无力，或卒中后遗之步履困难、肢体乏力等症病人。风湿热实证者不宜用。

栗子鸡脚汤

用料　鸡脚10只，猪瘦肉500克，栗子90克，胡桃肉60克，陈皮9克，胡椒粉2克，精盐3克，葱 15 克，姜 10 克，料酒 10 毫升。

制作方法 ❶ 鸡脚用开水焯过、去皮及爪甲、洗净；猪瘦肉洗净、切块，一齐放入开水锅内，余去血水，取出洗净；姜、葱洗净，姜切片，葱切段。❷ 栗子去壳，去衣；胡桃肉洗净；陈皮用清水浸软，刮去瓤，洗净。❸ 将鸡脚、栗子、胡桃肉、陈皮、猪瘦肉、姜、葱、料酒同放入锅内，加清水适量，武火煮沸后，文火煲 3 小时，调入精盐、胡椒粉，即可食用。

食用方法 佐餐食用。

功效 补肾强筋，健脾益气。适用于肾气不足，症见腰膝无力、头晕耳鸣、夜尿频多，或先天不足、后天失养、营养不良之形体消瘦、肢体乏力，或脾虚久泻等症病人。栗子稍腻滞，老人、小儿不宜过食，以免滞中。

芡实鸡脚汤

用料 鸡脚 10 只，猪蹄筋 60 克，芡实 60 克，山药 60 克，蜜枣 6 个，精盐 3 克，姜、葱各 15 克，料酒 10 毫升，胡椒粉适量。

制作方法 ❶ 猪蹄筋浸软、切段、洗净；姜、葱洗净，姜切片，葱切段；鸡脚用开水焯过、去皮及爪甲、洗净，一齐放入沸锅内，武火煮 5 分钟，取出备用。❷ 蜜枣（去核）、芡实、山药洗净，与鸡脚、猪蹄筋一齐放入锅内，加清水适量，武火煮沸后，文火煲 3 小时，调放精盐、胡椒粉，即可食用。

食用方法 适量饮汤食肉。

功效 强壮筋骨，舒筋活络。适用于风湿日久、风邪入络，症见筋络拘挛、肢体痿痹，或平素肾虚之腰膝乏力、形体虚羸者等症。如风湿痹证，可加千斤拔 60 克，以祛风湿、壮筋骨。

苁蓉炖鲤鱼

用料 鲤鱼 1 条，肉苁蓉 10 克，山药 10 克，巴戟天 10 克，生姜 5 克，葱 10 克，精盐 3 克，料酒 6 毫升，胡椒粉适量，植物油 15 毫升。

制作方法 ❶ 将鲤鱼去鳞、去内脏、洗净；将肉苁蓉、山药、巴戟天、生姜、葱洗净；姜切片，葱切段。❷ 将锅中放入植物油烧热，放入葱、姜爆出香味，放入鲤鱼，两边煎黄，然后放入适量清水、料酒、肉苁蓉、巴戟天、山药，先用武火煮沸后，改用文火炖 2 小时，调入精盐、胡椒粉，即可食用。

食用方法 佐餐食用，每周 3 次。

功效 补肾益精。适用于风湿病、肾阳不足、阳痿早泄、精冷稀少、腰膝冷痛、神疲乏力、大便秘结、小便频数等症病人。

薏苡仁炖牛蛙

用料 牛蛙 3 只，薏苡仁 15 克，扁豆 15 克，生姜、葱各 10 克，精盐 3 克，料酒 6 毫升，胡椒粉适量。

制作方法 ❶ 将扁豆、薏苡仁洗净，浸半小时；生姜、葱洗净，生姜切片，葱切段；牛蛙去皮、肠脏、趾，洗净，斩成块。❷ 将全部用料一齐放入锅内，加入清水适量，先用武火煮沸后，改用文火煮至扁豆烂熟时，调入精盐、胡椒粉，即可食用。

食用方法 佐餐食用，每周 2 次。

功效 健脾肾，利水湿。适用于风湿病、肾病属脾湿盛者、水肿、下肢软甚、小便不利、食少便溏、脘闷腹胀、腰痛足软等症病人。

4.9.2 抑郁症

抑郁症是一种十分常见的心理精神疾病，以连续且长期的心情低落为主要表现特征，是现代人心理疾病最重要的类型。病人通常表现为心情低落和现实过得不开心，情绪长时间低落消沉，从一开始的闷闷不乐到最后的悲痛欲绝，自卑、痛苦、悲观、厌世，感觉活着每一天都是在绝望地折磨自己，于是消极、逃避，最后甚至有自杀倾向和自杀行为。每天只想躺在床上，什么都不想做，有明显的焦虑感，严重者会出现幻听、被害妄想、多重人格等精神分裂症状。有的病人还有胸闷、气短等症状。本病每次发作可持续至少 2 周以上、一年，甚至数年，大多数病人有复发的倾向。

中医认为，抑郁属于"郁证"范畴。它发生的主要原因是情志所伤，肝气郁结，肝失调达，导致五脏气机不和。病变往往集中在肝、心、脾三脏，并表现为气血失调。抑郁会导致肝失疏泄，脾失健运，心神失常，以及脏腑阴阳、气血失调。针对抑郁的饮食，必须具有疏肝理气、清肝泻火、化痰利气、养心安神、健脾解郁的功效。

麦冬煮鹌蛋

用料 鹌鹑蛋 15 个，麦冬 20 克，白糖 30 克。

制作方法 ❶ 将麦冬去心，洗净；鹌鹑蛋煮熟，去壳。❷ 将麦冬、鹌鹑蛋（已去壳）同放锅内，加水 800 毫升，置武火烧沸，再文火煮 15 分钟，加入白糖即成。

食用方法 每天 1 次，早餐食用。

功效 养阴，清心，解郁。适用于抑郁者。

石斛花生

用料 花生米 400 克，鲜石斛 50 克，盐 4 克，大茴香、山柰各 3 克。

制作方法 ❶ 将鲜石斛用水洗净，淘去泥沙，切成长 1 厘米的节子；花生米择去霉烂颗粒，用水洗净，沥干水分，待用。❷ 将锅内加入清水适量，放入食盐、大茴香、山柰，待食盐溶化后，把花生米倒入锅中，置旺火上烧沸后，移至文火上煮约 1.5 小时，待花生米入口成粉质时即成。

食用方法 每天 1 次，佐餐食用。

功效 养阴，清热，解郁。适用于抑郁者。

百合酿藕

用料 鲜藕 400 克，百合、薏苡仁、芡实各

15 克，莲米 25 克，糯米 120 克。

制作方法 ❶ 取鲜藕粗壮部位，削去一头，内外洗净，用竹筷透通孔眼，将淘洗过的糯米，由孔装入压紧，用刀背敲拍孔口，使之封闭不漏，放锅内煮 10 分钟，放入清水中漂一下，然后刮去外面粗皮，切成 6 毫米厚圆片待用。❷ 将莲米刷净皮，捅去心，薏苡仁、百合、芡实分别洗净，冲洗后装入碗中，加清水适量，上蒸笼待用。❸ 将上述配料放在一起，置武火蒸 30 分钟即成。

食用方法 每天 1 次，食用。

功效 润肺止咳，宁心安神。适用于抑郁者。

莲子白果炒鸡蛋

用料 鸡蛋 3 个，莲子、白果各 20 克，盐 3 克，素油 35 毫升。

制作方法 ❶ 莲子、白果去心，烘干，研成细粉；鸡蛋打入碗中。❷ 将莲子、白果粉同放鸡蛋碗中，加入盐搅匀。❸ 炒锅置武火上烧热，加入素油，烧至六成热时下入鸡蛋，两面煎成金黄色时即成。

食用方法 每天 1 次，早餐食用。

功效 养心安神。适用于抑郁症病人。

珍珠烧萝卜

用料 白萝卜、胡萝卜各 200 克，水溶珍珠粉 10 克，姜 5 克，料酒、葱适量，盐 4 克，素油 35 毫升。

制作方法 ❶ 白萝卜、胡萝卜去皮，洗净，切 3 厘米长的块；姜切片，葱切段。❷ 将炒锅置武火上烧热，加入素油，烧至六成热时，下入姜、葱爆香，随即下入胡萝卜、白萝卜、水溶珍珠粉、水（适量），烧煮熟，加入盐即成。

食用方法 每天 1 次，食用。

功效 镇心安神，消积化食。适用于抑郁症病人。

百合炒青笋

用料 青笋 200 克，百合 30 克，红椒 25 克，姜 5 克，料酒 10 毫升，葱 10 克，盐 3 克，素油 35 毫升。

制作方法 ❶将百合用水浸泡 3 小时，洗净；青笋去皮，切菱形片；姜切片，葱切段；红椒洗净，切菱形。❷将炒锅置武火上烧热，加入素油，烧至六成热时，下入姜、葱爆香，随即加入青笋、百合、红椒，炒熟，加入盐即成。

食用方法 每天 1 次，食用。

功效 清心安神。适用于抑郁症病人。

丹参怀山炸大虾

用料 大虾 10 只，丹参 20 克，山药粉 30 克，豆粉 50 克，料酒、酱油各 10 毫升，白糖 15 克，盐 4 克，葱适量，素油 1000 毫升（实耗 75 毫升）。

制作方法 ❶将丹参、山药研成细粉，过筛；大虾去头、留尾，去沙腺肠杂；葱切丝。❷将丹参、山药粉、豆粉、盐、酱油、白糖、料酒同放碗内，加水适量，调成糊状，备用。❸将炒锅置武火上烧热，加入素油，烧至六成热时，将虾放入糊状调料内，挂上浆，一只一只放入油锅内炸成金黄色即成。

食用方法 每天 1 次，食用。

功效 补肾，安神，解郁。适用于抑郁者。

珍珠蒸鹅蛋

用料 鹅蛋 2 个，水溶珍珠粉 6 克，白糖 15 克。

制作方法 ❶将鹅蛋煮熟，去壳。❷水溶珍珠粉、白糖放在鹅蛋上，盛装在容器里，置蒸笼内武火蒸 5 分钟，取出，装盘即成。

食用方法 每天 1 次，早餐食用。

功效 润燥养血，镇心安神。适用于抑郁者。

丁香鸭

用料 鸭子 1 只，公丁香、肉桂、草豆蔻、生姜、盐各 5 克，葱 15 克，卤汁适量，冰糖 30 克，芝麻油 3 毫升。

制作方法 ❶将鸭子宰杀后，除去毛桩，剖腹去内脏，用清水冲洗干净；公丁香、肉桂、草豆蔻用水煎熬 2 次，每次水沸后 20 分钟，即可滤出汁，共收集过滤药液 3000 毫升；将葱、姜洗净，姜拍松。❷将药液倒入适当的锅中，加入姜、葱，放入鸭子，最好能全部腌入汁内，置文火上煮至六成熟时，捞起晾凉。❸将处理过的鸭子放入卤汁锅内，用文火卤熟后捞出，撇净浮沫。❹取适量的卤汁放入锅内，加食盐、冰糖屑拌匀，调好色味，放入鸭子，置文火上边滚边浇卤汁，直到卤汁均匀地黏在鸭子上，色红亮时捞出，再均匀地涂上芝麻油即成。

食用方法 每 2 天 1 次，食用。

功效 疏肝理气，宁心安神。适用于抑郁者。

陈皮油烫鸡

用料 嫩公鸡 1 只，陈皮 15 克，生姜、盐各 5 克，葱 10 克，花椒 2 克，冰糖 25 克，素油 1000 毫升（实耗 75 毫升），芝麻油 3 毫升，卤汁适量。

制作方法 ❶将鸡宰杀后，除去毛，剖腹去内脏，冲洗干净；陈皮切碎；葱、姜洗净，拍破。❷向锅内加清水适量，下入陈皮一半，以及姜、葱、花椒、食盐，放入鸡一起煮至六成熟，捞出，鸡晾凉。❸向锅中倒入卤汁，置中火上烧沸，将鸡放入卤汁内，用文火煮至鸡熟，捞出。另用锅加入卤汁少许，下入冰糖、食盐收成汁，调好味，涂抹在鸡的面上。❹将锅置火上，倒入素油，烧至油热后，炸酥陈皮捞起切丝，然后油锅离火，将鸡倒提，用油反复淋烫至颜色红亮为度。然后往鸡的表面抹上芝麻油。将鸡斩块后装盘内，并将炸酥的陈皮丝撒在鸡肉上即成。

食用方法 每 2 天 1 次，食用。

功效　温中益气，提神解郁。适用于抑郁者。

软炸白花鸽

用料　鸽肉 250 克，山药、豆粉各 50 克，酱油、料酒各 10 毫升，花椒、盐各 10 克，素油 1000 毫升（实耗 75 毫升），食盐 5 克，鸡蛋 5 个。

制作方法　❶将鸽肉洗净去皮，剞成十字花，切成 2 厘米见方的块，装于碗中，用料酒、酱油腌好。再用鸡蛋清调山药粉、豆粉成糊状待用。❷将腌好的鸽肉用蛋清糊拌匀，将油烧至六成热，离火后，逐个下入装好的鸽肉块，用漏勺翻着炸，待糊凝后捞起，掰去角叉，成形后，将锅置火上，待油温升高，将鸽肉下锅复炸一次，待成金黄色，捞出沥去油，装入盘中，撒上花椒盐即成。

食用方法　每 2 天 1 次，食用。

功效　健脾，固肾，益精，开郁。适用于抑郁者。

4.9.3　老年痴呆症

老年痴呆症又叫阿尔茨海默病，近年来有越来越多发的趋势。它是一种起病隐蔽、发展缓慢的神经系统的进行性和退行性疾病，主要表现为认知功能下降、记忆障碍、失语、失认、失用、执行功能障碍及视空间技能损害，同时还有人格和行为改变、精神症状等。本病的发病原因目前还不清楚，可能是在许多因素（包括生理因素和心理因素）的综合作用下导致的。本病可能与家族遗传、头部外伤、某些元素代谢异常、性别、低教育水平、病毒感染、母育龄过高或过低等相关。本病起病隐匿，病人及家人常说不清何时起病。多见于 70 岁以上（男性平均 73 岁，女性为 75 岁）老人，女性较男性多（女男比例为 3：1）。病人的日常生活能力会逐渐下降，严重者需完全依赖照护，严重记忆力丧失，仅存片段的记忆；日常生活不能自理，大小便失禁，呈现缄默、肢体僵直，最终昏迷。一般死于感染等并发症。

中医认为，老年痴呆的病因为"本虚标实"，本虚是脏腑功能虚损，标实是指气滞、血瘀、痰浊、热毒。脏腑功能虚损主要表现为肾脏亏虚。肾主藏精，维持着一生的生长壮老已。肾虚髓海不足，脑髓空虚就会发生老年性痴呆。标实是指气滞、血瘀、痰浊、热毒。长期情志不畅，容易出现气滞；血液运行不畅，容易出现血瘀，脑供血不足；痰和瘀互阻，容易出现老年痴呆，记忆下降；长期饮食不节，容易出现热毒。不论中医和西医，接触有毒有害物质，如汞中毒、铅中毒，都可能造成老年痴呆。

山药茯苓粥

用料　山药、茯苓各 20 克，粳米 150 克，白糖 25 克。

制作方法　❶山药洗净，润透，切薄片；茯苓研成细粉；粳米淘洗干净。❷将粳米、山药放入锅内，加水适量，置武火上烧沸，撇去浮沫，放入茯苓粉，再用文火煮 35 分钟，加入白糖即成。

食用方法　每天 1 次，早餐食用。

功效　健脾，除湿，安神。适用于老年性痴呆症病人。实邪证病人忌用。

山药芝麻粥

用料　山药 20 克，黑芝麻 20 克，粳米 150 克，白糖 25 克。

制作方法　❶将山药润透，切成片；黑芝麻去杂质；粳米淘洗干净。❷将山药、黑芝麻、粳米放入锅内，加清水适量，置武火上烧沸，再用文火煮 35 分钟，加入白糖即成。

食用方法　每天 1 次，早餐食用。

功效　补脑，润肠，补脾。适用于老年性痴呆症病人。实邪证病人忌用。

黄芪炖鹌鹑

用料　鹌鹑 2 只，黄芪 25 克，何首乌 15 克，料酒 15 毫升，姜 10 克，葱 15 克，精盐 3 克，胡椒粉适量，鸡油 30 毫升。

制作方法 ❶ 将何首乌去杂质，洗净；黄芪润透，切薄片；鹌鹑宰杀后，去毛、内脏及爪；姜拍松，葱切段。❷ 将何首乌、黄芪、鹌鹑、料酒、姜、葱同放炖锅内，加水适量，置武火上烧沸，再用文火炖煮 60 分钟，加水鸡油，精盐、胡椒粉即成。

食用方法 每天 2 次，佐餐食用。

功效 补肝肾，益气血。适用于老年性痴呆症病人。实证及阴虚者忌食。

首乌煮鸡蛋

用料 鸡蛋 2 个，何首乌 10 克，白糖 20 克。

制作方法 ❶ 将何首乌放入炖锅内，加水适量，煮 25 分钟，加入鸡蛋煮熟。❷ 在鸡蛋内加白糖搅匀即食。

食用方法 每天 1 次，单独食用。

功效 补肝，益肾，益血，祛风。适用于老年性痴呆病人。大便溏泄者及有湿痰者忌食。

首乌煮猪肝

用料 猪肝 250 克，何首乌 20 克，料酒 10 毫升，姜 10 克，葱 15 克，精盐 3 克，胡椒粉适量，素油 30 毫升，芡粉 25 克，酱油 10 毫升。

制作方法 ❶ 将何首乌放入锅内煮 25 分钟；姜拍松，葱切段；猪肝洗净，切成薄片。❷ 将猪肝放入碗内，加入酱油、料酒、精盐、味精、芡粉抓匀。❸ 将炒锅置武火上烧热，加入素油，烧至六成热时，放入姜、葱爆香，倒入何首乌药液，再加清水适量，烧沸，下入猪肝、胡椒粉、精盐煮熟即成。

食用方法 佐餐食用。

功效 补肝，益肾，祛风。适用于老年痴呆病人。大便溏泄及有湿痰者忌食。

木耳炖雪蛤

用料 雪蛤 10 克，白木耳 20 克，冰糖 30 克。

制作方法 ❶ 将白木耳用温水浸泡 2 小时，除去蒂头、杂质，撕成瓣状；雪蛤用温水浸泡 4 小时，除去筋膜、黑仔；冰糖打碎成屑。❷ 将白木耳、雪蛤放入炖盅内，加水适量，置武火上烧沸，再用文火炖煮 90 分钟，加入冰糖屑即成。

食用方法 每天 1 次，早餐食用。

功效 滋阴，润肺，止咳，补血。用于老年性痴呆症病人。风寒咳嗽及感冒便溏者忌食。

荸荠炖仔鸭

用料 仔鸭 1 只，荸荠 1000 克，昆布 250 克，料酒 15 毫升，姜 10 克，葱 15 克，精盐 4 克，胡椒粉适量。

制作方法 ❶ 将荸荠去皮，一切两半，洗净；昆布用水浸泡发好，切细丝；仔鸭宰杀后，去毛、内脏及爪；姜拍松，葱切段。❷ 将荸荠、昆布、鸭、料酒、姜、葱同放炖锅内，加入清水适量，置武火上烧沸，再用文火炖煮 2 小时，加入精盐、胡椒粉即成。

食用方法 每天 2 次，佐餐食用。

功效 补气血，利尿消肿。适用于老年性痴呆症病人。脾胃虚寒及虚者慎食。

山药蒸鲩鱼

用料 鲩鱼（草鱼）800 克，山药 30 克，料酒 15 毫升，葱 15 克，姜 10 克，酱油 10 毫升，白糖 10 克，精盐 3 克，胡椒粉适量，素油 30 毫升。

制作方法 ❶ 将山药润透，洗净，切薄片，煮熟；鲩鱼宰杀后，去鳞、鳃、肠杂，斜切口，放入山药，加入精盐、胡椒粉、姜、葱、白糖、酱油、料酒，码味 40 分钟。❷ 将鲩鱼、山药放入蒸盘内，上笼用武火蒸 9 分钟即成。

食用方法 每天 2 次，佐餐食用。

功效　补脾胃，益气血。适用于老年性痴呆症病人。实邪证病人忌食。

山药炖兔肉

用料　兔肉 500 克，山药 20 克，红枣 8 枚，枸杞子 20 克，料酒 15 毫升，姜 10 克，葱 15 克，精盐 3 克，胡椒粉适量，鸡油 30 毫升。

制作方法　❶ 将山药润透，切薄片；枸杞子洗净，去果柄、杂质；红枣洗净，去核；兔肉洗净，切成 2 厘米宽、3 厘米长的块；姜拍松，葱切段。❷ 将山药、红枣、枸杞子、兔肉、姜、葱、料酒同放炖锅内，加水适量，置武火上烧沸，再用文火炖 60 分钟，加入精盐、胡椒粉、鸡油即成。

食用方法　每天 2 次，佐餐食用。

功效　补气血，驻容颜。适用于老年性痴呆症病人。实邪证病人忌食。

5 冬季重在养肾

——寒冬补益最当时

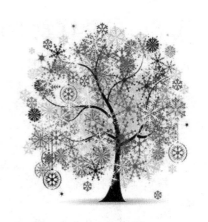

冬季始于立冬，止于立春，包含立冬、小雪、大雪、冬至、小寒、大寒等6个节气。冬季气候寒冷，草木凋零，是万物生机潜伏闭藏的季节，人应顺应自然界收藏之势，收藏阴精以润养五脏，抗病延年。此亦即秋冬养收气、养藏气以适应自然界阴气渐旺的规律，从而为来年阳气生发打基础，而不应耗伤阴精之气。《黄帝内经·素问·四气调神论》指出："逆冬令则少阴不藏、肾气独沉"，此处，少阴是指肾。肾主藏精，是人体阴阳的根本，主骨，生髓，其华在发，应于冬时。在自然界万物收藏之冬，人体的阳气也潜在于内，人们应顺阴冬季节的特点，以敛阴护阳为根本。如果不注意调护，违背了这个规律，逆时令而为，就会肾阴不能固藏，肾气亡失。中医认为，人体的能量来源于肾，肾的机能旺盛，生命力也旺；肾的机能衰弱，生命力也弱。如果在冬天能使肾保持正常的生理功能，就可以适应冬季的气候变化，维持正常的新陈代谢。

5.1 冬季饮食养生的原则

冬季的三个月从立冬到立春，气候寒冷，草木凋零，是万物失去生机、潜伏闭藏的季节。人应顺应自然界收藏之势，收藏阴精以润养五脏，抗病延年。因此，冬季必须养气、收气、藏气，以适应自然界阴气渐生的规律，从而为来年阳气生发打基础，而不可耗伤阴精之气。

冬季调补的历史在中国由来已久，其基本原则可以归纳为四个字：厚味温补。厚味不单是指冬季所服食的膳食味道浓郁，更是指膳食营养丰富，味道甘美。中医认为，"厚味填精"，意指滋味浓郁甘美的饮食可补充人体所需的精华营养。温补的意思很好理解，由于冬季寒冷，阴气较盛，人体需要进食一些温热性食物来驱寒温阳。这两个特点结合在一起，就是"厚味温补"的冬季养生调补原则。

从另一方面看，中医认为人体的一切生命活动都是由元气推动的，而元气主要由肾化生，冬季"在脏属肾"，"肾主藏精"，通过冬季补益肾精可以促进元气的生成，所以冬季调补的另一原则特点可以归纳为"补肾填精益元气"。

"厚味温补"与"补肾填精益元气"是冬季养生调补的原则，其中"厚味温补"是从人们服药膳的性、味方面归纳的，而"补肾填精益元气"则是从所服药膳的功能作用上归纳的，两者是统一的。

5.2 冬季常用时令食物

冬季常用时令食物包括小米、黑豆、芝麻、黄豆、慈姑、栗子、花生、胡桃仁、鸽肉、雀肉、鹌鹑、羊肉、羊肾、猪肾、狗肉、乌骨鸡、鳙鱼、乌鱼、黄花鱼、鳖、龟、虾、海参、鹌鹑蛋、牛奶、酒。

5.3 冬季饮食调理佳品 33 款

冬天天气寒冷，"寒主收引"，人与自然相应，机体也处于收敛潜藏阶段，代谢水平降低，消耗减少，吸收能力增强，所以冬季是传统的调补季节。

冬季饮食养生最重要的是养肾。养肾要着重防寒敛阴护阳，其原则是，饮食要有丰富足够的营养，热量要充足，有助于保护人体的阳气，以拥阴护阳为主导，提高抗御风寒能力。冬季也是饮食调补的最好季节，民间素有"冬季进补，开春找虎"的谚语。

冬季饮食调补应以温为主，温热性的食物有狗肉、牛肉、羊肉、鸡肉、雀肉、虾仁、黄豆、蚕豆、刀豆、淡菜、胡萝卜、葱、蒜、椒、韭菜、芥菜、青菜、香菜、胡椒、糯米、红糖、核桃仁、桂圆、红枣、橘子、柚子、松子仁等。

冬季养阴，就是补养人体的阴精。冬季饮食调补应注意营养素的全面搭配和平衡吸收，以"五畜为益"。偏于阳虚的人以羊肉、鸡肉等温热食物为宜，此类食物具有温中、益气、补精、填髓的作用，如牛骨髓、蛤蟆油之类。阴气不足者，则宜食鸭肉、鹅肉等。鸭肉性甘寒，有益阴养胃，补肾消肿、化痰止咳作用；鹅肉性味甘平，鲜嫩松软，清香不腻。鳖、龟、藕、黑木耳等也是益阴佳品。同时还应多吃蔬菜，橘、柑、山楂、梨、苹果等水果。

冬季饮食还要注意，一是防止滞而不消化，因冬季食物多厚味、脂肪多，易引起泄泻或发胖；二是防止生内热，以免引起喉炎、牙龈肿痛等症；三是要尽量多吃青菜及豆瓜类等。

红枣粥

用料 红枣 20 枚，粳米 100 克，冰糖 20 克。

制作方法 ❶ 粳米淘洗干净，红枣洗净，放入锅中。❷ 将锅置武火上煮沸后，加入冰糖，再用文火煎熬 30 分钟即成。

食用方法 每天早、晚餐食用。

功效 健脾益气，补血益胃。适用于脾胃虚弱、血亏、营养不良、久病体弱等症。

解析 红枣具有补中益气养血之功效；粳米可健脾养胃；冰糖益胃养阴。三者均为常品，易得而味佳，煮粥服食，有较好温补之功。

龙眼莲子粥

用料 龙眼肉、莲子各 20 克，红枣 10 枚，糯米 100 克，白糖 15 克。

制作方法 ❶ 将莲子去心，洗净；红枣去核；糯米淘洗干净。❷ 将糯米、龙眼肉、莲子、红枣同放锅内，加水适量，置武火烧沸，再用文火煮 30

分钟，加入白糖即成。

食用方法 每天 1 次，早餐食用。

功效 益心安神。适用于心阴血亏、脾气虚弱、心悸、健忘、少气、面黄肌瘦等症。

解析 龙眼肉具有益心脾、补气血、养血安神功效；莲子具有养心安神、补脾止泻、益肾固精之功效；红枣具有补中益气、养血之功效；糯米甘温，可暖脾胃，补中益气。全方共奏养血益心安神之功。

羊肉温中粥

用料 羊肉 500 克，草果 1 个，肉桂 3 克，胡豆 200 克，粳米 100 克，食盐、香菜各适量。

制作方法 ❶ 将羊肉洗净，同草果、肉桂、胡豆（捣碎，去皮）放入锅内，加水适量，先武火煮沸，后用文火熬成汤，滤净羊肉与中药，保留汤，下粳米、食盐调匀，继续置文火熬熟。❷ 在粳米粥内，放入香菜叶，将羊肉切块，盛入碗中，分碗盛装。

食用方法　吃肉喝粥。

功效　补脾，温中，顺气。适用于胃中虚冷之脘腹疼痛、呕吐等症。阴虚火旺者不宜久服。

解析　由于草果、肉桂、羊肉皆为辛温祛寒之品，故共烹后使其温热更甚，此为本方的重要特点，加入的胡豆、粳米均性质平和，有调和养胃之功，故而本方较适合胃中虚寒的人士冬季调养之用。

核桃粥

用料　核桃仁50克，粳米300克。

制作方法　将粳米洗净，与核桃仁一同放入锅内，加水适量，置武火上烧沸后，转文火熬煮熟即成。

食用方法　每天1次，早餐食用。

功效　养胃益肾。适宜秋冬补益之选。

解析　核桃仁甘温，具有补肾、温肺、润肠之功效；粳米能健脾养胃，二者煮粥食用，适宜秋冬进补之用，尤适用于中老年人肠燥便干者。

羊肉萝卜汤

用料　羊肉500克，豌豆100克，萝卜30克，草果1个，生姜、香菜、胡椒、食盐、醋各适量。

制作方法　❶将羊肉洗净，切成小块；豌豆择选干净，淘洗净；萝卜切小块；香菜洗净，切段。❷将草果、羊肉、豌豆、生姜放入锅内，加水适量，置武火上烧开，即移文火上煎熬1小时，再放入萝卜块煮熟。❸放入香菜、胡椒、盐，盛碗即成。食用时，加醋少许。

食用方法　每天1次，佐餐食用。

功效　温胃消食。适用于脘腹冷痛、食滞胃脘、消化不良等症。胃寒不盛者可用半个草果。

解析　羊肉具有益气补虚、温中暖下之功效；草果具有温中燥湿、除痰截疟、开郁消食功效；萝卜具有健胃、消食、止咳化痰、利尿的功效。三者加入益胃气之豌豆，则补中有行，补而不滞，有

很好的温胃、消食、利尿之功效。对常感脘腹冷痛、食滞胃脘、消化不良的人士，很适宜冬季调治之用。

大麦汤

用料　羊肉200克，大麦仁500克，草果1个，食盐适量。

制作方法　❶将羊肉洗净；大麦仁用开水淘洗净，备用。❷将大麦仁放入锅内，加水适量，先用武火烧沸，再用文火煮熟。❸将羊肉、草果放入锅内，加水适量熬煮2小时，然后将羊肉、草果捞起，将汤与大麦仁粥合并，再用文火炖熬熟透。❹将羊肉切成小块，放入大麦汤内，加盐少许，调匀，即可食用。

食用方法　每天1次，佐餐食用。

功效　温中下气，暖脾胃，破冷气，去腹胀。适用于脾胃虚寒之腹胀、腹痛等症。

解析　草果具有燥湿除寒、祛痰截疟、消食化积等功效；羊肉具有益气补虚、温中暖下功效；大麦仁具有益气健脾、和胃调中等功效。三者共烹，以麦仁为主，功效上主要体现为温暖脾胃，兼有破冷气之效。若胃寒不盛而以虚为主，可去草果而仅用羊肉与麦仁，则补虚效果更佳。

芪杞炖乳鸽

用料　乳鸽1只，黄芪、枸杞子各30克。

制作方法　❶将乳鸽浸入水中淹死，去毛和内脏，洗净，放入炖盅内，加水适量，再加入黄芪和枸杞子。❷将盛乳鸽和药的盅放入锅内，隔水炖熟即成。

食用方法　可加食盐、味精少许，每3天炖服1次。

功效　补中益气。适用于体虚气弱的中老年人，症见中气虚弱、体倦乏力、表虚自汗、疮溃后久不愈合、慢性疖疮等。

解析　黄芪有补中益气之功效；枸杞子性平

味甘，具有滋补肝肾、明目、润肺的作用；食物乳鸽有补肝肾、益精血、补气祛风之功效。黄芪、枸杞子与乳鸽之炖品可发挥补中益气之功效，对中气虚弱、消渴、体倦乏力、自汗、妇女血虚经闭、恶疮、疥癣、疮溃不愈合病人都有较好疗效。

黄芪汽锅鸡

用料 仔母鸡 1 只，黄芪片 30 克，葱、生姜、食盐、料酒、花椒水各适量。

制作方法 ❶ 将仔母鸡宰杀后，去毛和内脏，剁成小块，放入沸水锅内烫 3 分钟捞出，洗净血沫，装入汽锅内，加入葱、生姜、食盐、绍酒、花椒水等。❷ 将黄芪片洗净，放入汽锅内，盖上盖，上笼蒸 2 小时取出，拣去葱、生姜、黄芪即成。

食用方法 每天 1 次，佐餐食用。

功效 补中益气。适用于内伤劳倦、脾虚泄泻、气衰血虚等症。

解析 黄芪甘温，能补中益气；鸡肉有温中益气、补精添髓作用。二者药食结合，对虚劳羸瘦、中虚胃呆、脾虚泄泻、气衰血虚、消渴水肿、小便频数、崩漏带下、产后乳少、劳后虚弱均有较好疗效。

鲫鱼羹

用料 大鲫鱼 1000 克，荜茇 10 克，缩砂仁 10 克，陈皮 10 克，大蒜 2 头，胡椒 10 克，泡辣椒 10 克，葱、食盐、酱油各适量。

制作方法 ❶ 将鲫鱼去鳞、鳃和内脏，洗净；在鲫鱼腹内，装入陈皮、缩砂仁、荜茇、大蒜、胡椒、泡辣椒、葱、食盐、酱油，备用。❷ 在锅内放入油烧热，将鲫鱼放入锅内煎黄，再加入水适量，炖煮成羹即成。

食用方法 空腹食之。

功效 醒脾暖胃。适用于脾胃虚寒之食欲缺乏、慢性腹泻、慢性痢疾等症。阴虚火旺者不宜多服。

解析 荜茇有温中止痛作用，为君药，佐以消食开胃的砂仁，再加入行气健脾的陈皮，配以开胃暖中的鲫鱼共烹，药食结合，相辅相成，相得益彰，以增强其醒脾暖胃之功效，对脾胃虚寒之长期食欲缺乏、腹泻、痢疾有显著疗效，冬季常食还有预防上述疾病的作用。

清蒸人参鸡

用料 母鸡 1 只，人参 15 克，火腿、竹笋各 50 克，水发香菇 5 克，精盐、料酒、葱、生姜各适量。

制作方法 ❶ 将母鸡宰杀洗净，切块。将火腿、竹笋、香菇、葱、生姜均切片。将人参用开水泡开，上笼蒸 30 分钟，取出。❷ 将鸡块放在盆内，放入人参、火腿、竹笋、香菇、葱、生姜、精盐、料酒，添入清水（淹没过鸡），上笼，在武火上蒸烂熟。❸ 将蒸烂熟的鸡放在大碗内，将人参（切碎）、火腿、竹笋、香菇摆在鸡肉上（除去葱、生姜不用），将蒸鸡的汤倒在锅里，置火烧开，撇去沫水，调好口味，浇在鸡肉上即成。

食用方法 可分餐佐食。

功效 大补元气，固脱生津，安神。适用于劳伤虚损、食少、倦怠、健忘、眩晕头痛、阳痿、尿频、气血亏虚等症。感冒发热的病人忌服。

解析 人参具有大补元气、补脾益肺、生津止渴之功效；鸡肉为滋补气血，二者结合烹饪食用，可增强补元气、安心神之功效，配以火腿、竹笋、香菇、能开胃健脾，增进食欲。常食对劳伤虚损、倦怠、阳痿、气血亏损者有较好疗效。

爆人参鸡片

用料 鸡脯肉 200 克，鲜人参 10 克，冬笋 25 克，黄瓜 100 克，鸡蛋清 1 个，精盐、料酒、葱、生姜、香菜、鸡汤、水豆粉各适量。

制作方法 ❶ 将鸡脯肉切成大片；人参洗净，斜刀切成厚片；冬笋、黄瓜切厚片；葱、姜切丝；

香菜切长段。将鸡片上加盐、味精后拌匀，下入鸡蛋清、水豆粉拌匀。❷ 将锅内放油烧至五成热时，下入鸡片，用铁筷子划开，熟时捞出，控净油。用精盐、鸡汤、料酒兑成汁水。❸ 将锅内放底油，油六成热时，下入葱丝、生姜丝、笋片、人参片煸炒，再下黄瓜片、香菜梗、鸡片，烹上汁水，颠翻几下即成。

食用方法　可分餐佐食。

功效　大补元气。适用于气虚、身体衰弱等症。感冒发热者忌服。

解析　人参大补元气、安神益智；鸡肉补中益气、滋补气血。人参鸡肉共烹食用，可增强补元气，安心神，益气血之功效，气虚体弱者食用大有裨益。

人参汤圆

用料　人参20克，玫瑰蜜、樱桃蜜各15毫升，黑芝麻30克，白糖150克，鸡油30毫升，面粉15克，糯米粉500克。

制作方法　❶ 将人参加水润软切片，再微火烘脆，研成细粉；鸡油熬熟，滤渣晾凉；面粉放干锅内炒黄，黑芝麻炒香，捣碎待用。❷ 将玫瑰蜜、樱桃蜜加入白糖，撒入人参粉和匀，点入鸡油调和，再加炒面、黑芝麻粉揉至滋润成馅备用。❸ 将糯米粉和匀，掺水淋湿，成滋润的粉团，搓成长条，分成小团，包上馅子，制成汤圆。待锅内清水烧沸时，将汤圆下锅，文火煮至汤圆浮上水面后2分钟即成。

食用方法　每天1次，每次吃汤圆100克，早餐食用。

功效　补中益气，安神强心。适用于脾虚泄泻、心悸自汗、倦怠乏力等症。

解析　人参具有大补元气、补脾益肺、生津止渴、安神益智之功效；黑芝麻有乌须发、补肝肾功效；糯米粉具有暖脾胃、益胃气之功效。三者再加入辅料制成汤圆，补益之力较好，而且口味亦佳，适宜各种体质人士冬季进补选用。

五味子膏

用料　五味子500克，蜂蜜1000毫升。

制作方法　❶ 将五味子除去杂质，淘洗干净，加水浸泡2小时，去核；再洗，尽量洗去其味，过滤。❷ 将五味子肉放入锅内，加入蜂蜜，与五味子肉拌匀，用文火煎熬，成膏后，晾凉。

食用方法　早晚空腹服1~2汤匙，温开水送下。

功效　敛肺滋肾，生津涩精。适用于因肺气肾阴俱亏而引起的久咳无痰、喘息口渴、自汗盗汗、劳伤羸瘦、梦遗滑精、久泻久痢等症。外有表邪、内有湿热或咳嗽初起、痧疹初发者慎用。

解析　五味子具有纳气生津、补肾养心、收敛固涩的功效；蜂蜜具有补中润燥、止痛、解毒之功效。二者制成五味子膏，可增强滋肾敛肺、生津涩精之功效。对久咳无痰、喘息口渴、自汗盗汗、梦遗滑精等症有较好疗效。

金樱子膏

用料　金樱子500克，蜂蜜1000毫升。

制作方法　❶ 将金樱子洗净，除去杂质，切成两瓣，用水稍泡，捞出，闷润后，除去残留毛刺，挖净核。❷ 将金樱子放入锅内，加水适量，置武火上烧沸，改用文火熬煮2小时，滗出煎液，再加水煎熬，如此3次，将3次汁液混合，再放入锅中，加蜂蜜同熬至膏状，晾凉即成。

食用方法　每天服2次，每次10~20克，白开水送服。

功效　固精涩肠，缩尿止泻。适用于滑精、遗尿、小便频数、脾虚泻痢、肺虚喘咳、自汗盗汗、崩漏带下等症。痰火盛者不宜多服。

解析　金樱子含柠檬酸、苹果酸、鞣质、树脂、维原糖、蔗糖、淀粉等成分，具有固精涩肠、缩尿止泻功效；蜂蜜具有补中润燥、止痛解毒功效。二者制成膏食用，可增强固精涩肠、缩尿止泻的作用，经常食用，对滑精、遗尿、小便频数、脾虚泄泻、肺虚咳嗽、自汗盗汗有疗效。

龙眼核桃鸡

用料 嫩鸡肉 500 克，鸡蛋 2 个，龙眼肉 20 克，核桃肉 100 克，芫荽 50 克，火腿 50 克，面皮、食盐、白糖、胡椒粉、淀粉、芝麻油、花生油、生姜、葱各适量。

制作方法 ❶ 将鸡肉去皮，切成薄片；核桃仁用沸水泡后去皮，放入油锅内炸熟，切成细粒；芫荽择洗干净；龙眼肉用温水洗净，切成粒；姜、葱洗净后，切成末；火腿切成小片，鸡蛋去黄留清，加豆粉调成蛋清糊。❷ 将鸡片用食盐、白糖、胡椒粉、姜葱末、核桃仁、龙眼肉、蛋清糊（少许）调匀后，将面皮放在案板上，先放芫荽叶少许，火腿 1 片，再把鸡肉片放上，然后折成长方形的小包。❸ 将花生油倒入锅内，烧至五成热时，把包好的鸡肉下锅炸熟，捞出装盘即成。

食用方法 每天 1 次，佐餐食用。

功效 温中益气，补肾固精。适用于虚烦失眠、脑力衰退等症。

解析 龙眼肉具有补心脾、益气血之功效；核桃肉具有补肾、温肺、润肠功效；鸡肉、鸡蛋有滋补气血作用。药食结合，食用后可增强温中益气、补肾固精功效，对虚烦失眠、脑力衰退、体弱者食用尤佳。

虫草鹌鹑

用料 鹌鹑 2 只，冬虫夏草 5 克，生姜、葱白、胡椒粉、鸡汤、食盐各适量。

制作方法 ❶ 将冬虫夏草用温水洗净；鹌鹑宰杀后，沥净血水，去毛，剁去头和爪，由背部剖开，除去内脏，洗净后，沥去血水，再放入沸水略焯一下（约 1 分钟），捞出晾凉；生姜、葱洗净，姜切成片，葱切成节。❷ 把冬虫夏草分放，然后逐只用线缠紧与葱结一起放入大瓷碗内，鸡汤用食盐和胡椒粉调好味，倒入装鹌鹑和调料的碗内，盖严，上笼蒸约 40 分钟。

食用方法 每天 1 次，佐餐食用。

功效 滋肺补肾，强健筋骨。适用于阳气不足、腰膝酸痛、神疲少食等症。内热亢盛者不宜多食。

解析 冬虫夏草为名贵中药，性温，归肺、肾经，具有补肺益肾、止血化痰之功效，与补五脏、利湿热之鹌鹑共烹，食用后可增强滋肺补肾、强健筋骨之功效，经常食用，对体弱、神疲劳倦、阳痿有显著疗效。

丁香鸭

用料 鸭子 1 只（净重 1500 克），丁香 2 克，草豆蔻 5 克，肉桂 5 克，生姜、葱、食盐、卤汁、冰糖、香油各适量。

制作方法 ❶ 将鸭子宰杀后，去毛和内脏，洗净；将丁香、肉桂、草豆蔻放入锅内，加水适量，煎熬 2 次，每次水沸后 20 分钟滗出汁，共收药液约 3000 毫升；生姜、葱拍破待用。❷ 将药液倒入锅内，加生姜和葱，放入鸭子，在文火上煮六成熟，捞起晾凉。❸ 将卤汁放入锅内，放入鸭子，用文火卤熟后捞出，揩净浮沫。❹ 将卤汁放入锅内，加食盐、冰糖屑拌匀；再放入鸭子，置文火上，边滚动鸭子边浇卤汁，直到卤汁均匀地沾在鸭子上，色红亮时捞出，再均匀地涂上香油即成。

食用方法 每天 1 次，佐餐食用。

功效 温中和胃，暖肾助阳。适用于脾胃虚弱的胃腹冷痛、反胃、呕吐、咳嗽、水肿等症。阴虚火旺及感冒发热时不宜多服。

解析 丁香、草豆蔻、肉桂均性辛味温，归脾、肺、肾经，具有温中止呕、暖肾助阳之功效，佐以食物鸭肉滋阴养胃、利水消肿。药食共烹，食用后可起到温中和胃、利水消肿之功效，经常食用，对胃寒、水肿有较好疗效。

归参炖母鸡

用料　母鸡1只（约1500克），当归、党参各15克，葱、生姜、料酒、食盐各适量。

功效　补血壮体。适用于肝脾血虚之各种贫血。

制作方法　❶将母鸡宰杀后，去毛和内脏，洗净，将当归、党参放入鸡腹内，把鸡放入大砂锅内，加入葱、生姜、料酒、食盐，加清水适量。❷将砂锅置武火上烧沸，改用文火煨炖，直至鸡肉熟烂即成。

食用方法　吃肉、喝汤，既可佐餐，又可单独食用。

功效　温中和胃，暖肾助阳。适用于脾胃虚弱的胃腹冷痛、反胃、呕吐、咳嗽、水肿等症。

解析　当归甘温补血，黄芪甘温补气，二者合用，气血双补，与母鸡同烹，可增强补气血、生精、添髓之功，特别适用于精气血不足者冬季进补之用。

核桃仁炒韭菜

用料　韭菜250克，核桃仁50克，鲜虾150克，芝麻油、食盐、姜、葱、黄酒各适量。

制作方法　❶将韭菜洗净，切成3厘米长的节；鲜虾剥去壳，洗净；葱切成段，姜切成片。❷将锅烧热，放植物油，烧沸后，先将葱、姜下锅煸香，再放虾和韭菜、核桃仁，烹黄酒，连续翻炒，至虾熟透，加入芝麻油、盐炒匀，起锅装盘即成。

食用方法　佐餐食用。如治疗阳痿，可佐白酒食用。

功效　补肾助阳。适用于肾虚、阳痿、贫血、腰痛等症。

解析　核桃仁甘温而润，具有补肾、温肺、润肠之功效；韭菜辛温，虾仁甘温，都有补肾壮阳功效。三种性温的药食共烹，整方具有较好的温补激发肾阳之功效，比较适宜阳气偏弱的人士冬季进补选用。

八宝鸡汤

用料　母鸡1只（约1500克），党参、茯苓、炒白术、熟地黄、白芍各10克，炙甘草、川芎各3克，当归5克，葱、生姜、料酒、食盐各适量。

制作方法　❶将以上中药配齐后，装入洁净纱布袋内，扎口备用。❷将母鸡宰杀后，去毛和内脏，洗净；生姜拍破，葱切成节，待用。❸将鸡肉、药袋放入锅内，加水适量，用武火烧开，撇去浮沫，加入葱、生姜、料酒，改文火煨炖至熟烂，将药袋捞出不用，捞出鸡肉，切好，再放入锅内，加少许食盐即成。

食用方法　每天1次，佐餐食用。

功效　调补气血。适用于气血两虚、面色萎黄、食欲缺乏、四肢乏力等症。感冒发热者不宜服食。

解析　本方为中医传统补气养血之名方"八珍汤"，与母鸡同煮，以党参、白术等补气药物为君药，再以当归、熟地黄等补血药为臣药；佐以茯苓渗湿利水，以甘草为使，与鸡肉共烹成八宝鸡汤。此鸡汤较单用母鸡煮汤而言补益作用更强，但味道亦较之滋腻些，对感冒发热、有实邪及气滞者而言可能不易消化，应少食为佳。

红杞活鱼

用料　活鲫鱼3尾（约1000克），枸杞子50克，香菜、葱、醋、料酒、胡椒粉、姜末、食盐、香油、清汤、奶汤各适量。

制作方法　❶将活鲫鱼除去鳞、鳃和内脏，洗净，用开水略烫一下；在鲫鱼身上，每隔1.5厘米斜刀切成十字花刀；香菜切段；葱切成细丝。❷在锅内放油，置武火上烧热，依次投入胡椒粉、葱、姜末，随后放入清汤、食盐，同时将切过花刀的鲫鱼放在开水锅内烫约4分钟（使刀口翻过，并去腥味），取出放入汤里，将枸杞子用温水洗净后，下铁锅内，烧沸后，移文火上炖30分钟。

食用方法　每天1次，佐餐食用，吃枸杞子、鲫鱼。

功效 健脾利湿。适用于脾胃虚弱、饥而不食、精神倦怠等症。

解析 枸杞子味甘性平，归肝、肾经，补肝肾、明目；鲫鱼开胃暖中，二者同烹，食后滋肾温中，对精神倦怠者有较好疗效，脑力工作者尤宜。

归参山药猪腰

用料 猪腰子 500 克，当归、党参、山药各 10 克，酱油、醋、姜丝、蒜末、香油各适量。

制作方法 ❶ 将猪腰子切开，剔去筋膜，洗净，放入锅内。❷ 将当归、党参、山药装入纱布袋内，扎紧口，放入锅内。❸ 在锅内加水适量，清炖至猪腰子熟透，捞出猪腰子，冷却后，切成薄片，放在盘子里。将酱油、醋、姜丝、蒜末、香油等与猪腰片拌匀即成。

食用方法 每天 1 次，佐餐食用。

功效 养血，益气，补肾。适用于血损肾亏所致的心悸、气短、腰酸痛、失眠、自汗等症。

解析 当归补血，党参补气，山药健脾补肺、固肾益精，配以猪腰子补肾食物，制作成美味，是冬季养血、益气、补肾之佳肴，对血损肾亏所致的心悸、气短、腰痛、失眠有显著功效。

归参鳝鱼羹

用料 鳝鱼 500 克，当归、党参各 15 克，食盐、葱、生姜、醋、料酒各适量。

制作方法 ❶ 将当归、党参用纱布袋装好，扎紧袋口。❷ 将鳝鱼去头、骨、内脏，洗净，切成 3 厘米长的丝。❸ 将鳝鱼丝、药包放入锅内，加水适量，置武火上烧开后，再用文火煎熬 1 小时，捞出药包，加入食盐、葱、姜、料酒、醋，烧沸即成。

食用方法 分顿佐餐食用。

功效 补气补血。适用于久病体虚、疲倦乏力、贫血、消瘦等症。

解析 当归辛甘温，具有补血、活血、止痛、润肠之功效；党参甘温，益气养血；鳝鱼具有补虚损、除风湿、强筋骨之功，性味偏温。归参与鳝鱼等辅料制作成羹，温补之力较强，较宜冬季进补之用，对久病体虚、疲倦乏力、贫血等症有较好的补养作用。

当归生姜羊肉汤

用料 羊肉 500 克，当归 90 克，生姜 150 克，盐适量。

制作方法 ❶ 将当归、生姜用清水洗净后，顺切成大片；羊肉（去骨）剔去筋膜，放入沸水锅内焯去血水后，捞出晾凉，切成条，备用。❷ 取洁净砂锅，倒入清水适量，将羊肉条下入锅内，再下当归和生姜，置武火上烧沸后，撇去浮沫，改用文火炖 1 小时，至羊肉熟烂加入盐，即成。

食用方法 每天 1 次，佐餐食用。

功效 温胃补虚。适用于产后大虚脱、腹中寒疝等症。阴虚火旺者不宜多服。

解析 当归辛温，具有补血和血、调经止痛、润燥滑肠之功效；羊肉辛甘温，有益气补虚、温中暖下之功效；生姜辛温，具有发表散寒温胃的功效。三者以羊肉温补益气为主，生姜用量较多，加强温胃散寒，合以当归，共奏温补之效，是中医传统名方之一。

人参核桃膏

用料 核桃仁 50 克，人参 5 克，蜂蜜 30 毫升。

制作方法 ❶ 将人参浸润切碎，核桃炒香，剁碎，共同放入砂锅内，加水适量。❷ 将砂锅置武火上烧沸，改用文火熬煮至稠，加入蜂蜜，继续煎熬至膏状即成。

食用方法 早、晚空腹时食用，每次 8～10 克，温开水送下。

功效 益气温肾。适用于阳气不足之证。感冒发热者忌服。

解析 人参具有大补元气、固脱生津、宁心安神等功效；核桃仁有温补肺肾、润肠通便功效。二者加入蜂蜜制成膏，共奏益气温肾之功，很适宜阳气偏弱的人士冬季进补之选。

海参粥

用料 海参（水发）20克，粳米60克，姜、盐各适量。

制作方法 ❶将海参用温水泡发，洗净，切成丁；粳米淘洗干净；姜切片。❷将海参、粳米、姜同放锅内，加清水适量，置武火煮沸，再用文火煮30分钟，加入盐，搅匀即成。

食用方法 每天1次，佐餐食用。

功效 益肾润燥，滋补气血。适用于肾之精气不足、形体瘦弱、虚寒怕冷等症。

解析 海参味咸性温，有较好的补肾益精、养血润燥之功效；粳米可健脾养胃。二者煮成粥，补益之功平和而无滋腻碍胃之弊，是中老年人肾精不足、阳气偏弱者的冬季调补较佳之选。

当归羊肉羹

用料 羊肉500克，当归、黄芪、党参各25克，葱、生姜、料酒、盐各适量。

制作方法 ❶将羊肉洗净，放入锅内；将当归、黄芪、党参装入纱布袋内，扎好口，放入锅内；同时将葱、生姜、食盐、料酒投放锅内，加水适量。❷将锅置武火上烧沸，再用文火煨炖，直至羊肉熟烂即成。

食用方法 食用时加入味精，吃肉，喝汤。

功效 益气补虚，温中暖下。适用于血虚及病后气血不足和各种贫血。湿盛痰多者不宜长期服食。

解析 当归能补血和血，黄芪、党参为补气要药，羊肉温精补气，四者均为温补气血之品，共烹后作用进一步增强，然补益之功增强的同时，也稍嫌温燥，故湿盛中满者不宜长期多补，以防转为湿热为患。

木瓜汤

用料 木瓜100克，草果5克，羊肉500克，豌豆100克，粳米100克，白糖50克，食盐、胡椒粉各适量。

制作方法 ❶将草果、羊肉、豌豆、粳米淘洗干净；木瓜取汁待用（若为干木瓜则加水煮汁备用）。❷将羊肉切成2厘米见方的小块，放入锅内，再加入木瓜汁、草果、豌豆、粳米，加水适量，放置武火烧开，移文火炖熬至豌豆熟烂、肉熟，放入白糖、食盐、胡椒粉即成。

食用方法 可佐餐，也可单食。

功效 健脾除湿，舒筋活络。适用于腿足肿痛体弱、气虚等症。

解析 木瓜具有舒筋活络、化湿和胃之功效；草果有温中燥湿、除痰截疟、开郁消食功效；两者皆性温能祛湿邪，配以羊肉益气温中，再加入粳米、豌豆益胃和中，共煮成汤有较好的舒筋活络、健脾除湿之功效，适用于脾虚有湿、腿足寒肿的人士调养之用。

雪莲牛筋汤

用料 干牛筋200克，鸡脚200克，雪莲花3克，蘑菇片50克，火腿25克，绍酒、生姜、葱白、食盐、骨头汤各适量。

制作方法 ❶将牛筋用冷水洗净，加入沸水浸泡，水冷再换，反复多次，待牛筋发涨后（约2天，急用可采用蒸的方法），才能使用。将发好的牛筋修好净筋，切成指条块，下锅，加入生姜、葱白、绍酒、清水适量，用火煨透后取出，除去生姜、葱白，将牛筋放入大瓷碗内。❷鸡脚用沸水烫透，脱去黄衣，斩去爪尖，拆去大骨，洗净后，也放入大瓷碗内。❸将雪莲花淘净后，用纱布袋装好，共同放入大瓷碗内，面上再放上火腿片、蘑菇片，加入骨头汤，上笼蒸至牛筋熟软（约2小时），加入食盐，搅匀后即可。

食用方法 每天 1 次，佐餐食用。

功效 祛寒壮阳，强健筋骨。适用于风湿性关节炎痛、腰膝软弱、手足乏力、阳痿、月经不调、白带等症。

解析 雪莲花甘苦而温，能"除寒痰、壮阳道"，是一种比较稀少的西域药材；牛筋具有强筋、补肝、补血功效。再加蘑菇、鸡脚、火腿做成雪莲牛筋汤，可发挥较好的祛寒壮阳、强健筋骨之功效。

附片羊肉汤

用料 羊肉 500 克，制附片 10 克，生姜、葱、胡椒、食盐各适量。

制作方法 ❶ 将附片用纱布袋装好扎口；羊肉用清水洗净，放入沸水锅内，加生姜、葱各 25 克，煮至断红色。将羊肉捞出，剔去骨，切成块，再放入清水中，浸漂去血水。❷ 将砂锅内加入清水，置于火上，下入羊肉、生姜、胡椒，再把附片药包放入汤内。先用武火加热至沸 30 分钟后，再用文火炖至羊肉熟烂（2 ~ 3 小时），即成。

食用方法 每天 1 次，佐餐食用，附片不可食用。

功效 温肾壮阳，补中益气。适用于气血两亏、四肢厥冷、体弱面黄等症。阴虚火旺者不宜多用。

解析 附片辛温，归心、脾、肾经，具有回阳补火、温肾助阳、祛寒止痛之功效；羊肉有益气补虚、温中暖下之功效，两者均性温热，共烹后附片能助羊肉温补之功，适宜阳气偏弱的人士冬季进补之用。

壮阳狗肉汤

用料 狗肉 500 克，菟丝子 20 克，制附片 10 克，食盐、葱白、生姜、绍酒、清汤各适量。

制作方法 ❶ 将狗肉清洗干净，整块下锅内，用沸水煮透，捞入凉水内，洗净血沫，晾干，切成 2 厘米见方的块；生姜、葱白洗净，姜切成片，葱切成段。❷ 将锅置火上，放入狗肉、姜片煸炒，烹入绍酒炝锅，然后一起倒入大砂锅内。同时将菟丝子、附片用纱布包好，放入砂锅内，加清汤、食盐、葱白，置武火上烧沸，撇去浮沫，盖好盖子，用文火炖约 2 小时，待狗肉炖至熟烂，即成。

食用方法 每天 1 次，佐餐食用。

功效 补中益气，温肾助阳。适用于阳气偏衰、精神不振、腰膝酸软等症。阴虚火旺者不宜多用。

解析 附片辛、热，具有回阳补火、温肾助阳、祛寒止痛之功效；菟丝子具有补肝肾、益精髓、明目之功效；狗肉具有补中益气、温肾助阳的功效。三者共制成壮阳狗肉汤，温阳益气之功明显，适合阳气偏弱的人士冬季进补之用。

何首乌煨鸡

用料 母鸡 1 只，制首乌 30 克，食盐、生姜、料酒各适量。

制作方法 ❶ 将制首乌研成细末，备用。❷ 将母鸡宰杀洗净去内脏；用布包制首乌粉，纳入鸡腹内，放砂锅内，加水适量，煨熟。❸ 从鸡腹内取出制首乌袋，加食盐、生姜、料酒适量再煮 20 分钟即成。

食用方法 吃肉、喝汤，每天 2 次。

功效 补中益气，温肾助阳。适用于阳气偏衰、精神不振、腰膝酸软等症。

解析 制何首乌性温，具有补肝、养血、益肾、祛风之功效；鸡肉具有温中益气、补精益髓之功效。二者结合烹饪，虽然简单，但却有明显的补气养血、滋肾生精作用，是一款方便适用的冬季进补美食。

归芪蒸鸡

用料 仔母鸡 1 只（约 1000 克），炙黄芪 50

克，当归 15 克，绍酒、胡椒粉、食盐、生姜、葱各适量。

制作方法　❶将仔母鸡宰杀后，退净毛，剖腹去内脏，洗净，剁去爪，放入沸水焯透捞出，放凉水内冲净，沥净水分；当归洗净；生姜、葱洗净，姜切成大片，葱剖开，切成长段待用。❷将当归、炙黄芪装入鸡腹内，然后放入大瓷碗内（腹部向上），摆上姜片、葱段，注入清水，加入食盐、绍酒、胡椒粉，封严，上笼用沸水旺火蒸约 2 小时

取出。

食用方法　佐餐食用，亦可单食。

功效　补气生血。适用于常人冬季进补及用于气血虚亏、面色萎黄、精神不振、产后失血等症。夏季不宜食。

解析　炙黄芪甘温，具有益卫固表、利水消肿、托毒生肌的功效；当归为补血之品，与温中益气、补精益髓的母鸡肉同烹，可发挥较强的补气生血的作用，尤宜于中老年女性冬季进补之用。

5.4　立冬饮食处方

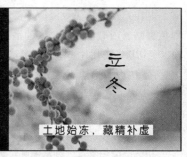

立冬是全年第 19 个节气，立冬节气过后，就意味着冬季正式来临，天气变得寒冷，阳气开始下降，草木枯黄，蛇虫潜藏，转入冬眠。此时，对人类来说，五脏属肾，需温补，寒邪易伤肾，因而要补肾。人们易罹患急性肾炎、肾虚、尿路感染等。立冬节气起居调养应以"养藏"为主，宜早睡晚起，多吃滋阴食物，并适当进补。

土地始冻，藏精补虚

5.4.1　急性肾炎

急性肾炎是急性肾小球肾炎的简称，为一种常见的肾脏疾病，是由于感染后引发变态反应而导致肾小球发生弥漫性损害的疾病。本病通常起病很急，病情发展迅速。以全身水肿、血尿、尿量减少和高血压为表现特征。随着病情进展，如没有及时治疗，还会出现心力衰竭、高血压脑病、尿毒症等严重并发症。本病多数都是因为链球菌感染（如上呼吸道感染、猩红热、皮肤感染）所导致的，大多数在链球菌感染后 1 ~ 3 周出现症状。

中医认为，急性肾炎属于"水肿"等范畴，多因外感风寒或风热，或因冒雨涉水、受湿，以及皮肤残毒内侵，以致三焦气化不利，水道失于调理，水溢情绪，外溢肌肤造成。本病经过恰当及时治疗，结果一般良好。但如失治误治，可转为慢性肾炎或肾病综合征，治疗比较困难。正确的饮食调养

对本病的恢复非常有帮助。

蔬果清热饮

用料　生萝卜 250 克，梨 250 克，荸荠 30 克，蜂蜜 30 毫升。

制作方法　❶生萝卜去皮，洗净，切丝；梨肉洗净，去皮，去核，切块；荸荠洗净，切成小块。❷将生萝卜、梨肉粒、荸荠分别投入榨汁机中，榨取汁液混匀，加入蜂蜜，拌匀即可饮用。

食用方法　每天 2 次，适量饮用。

功效　清热利尿，凉血止血。适用于急性肾炎病人。虚寒及血虚者忌饮。

荷叶绿豆汤

用料　绿豆 50 克，荷叶 20 克，百合 20 克，山楂 15 克，白糖 30 克。

制作方法 ❶百合洗净；山楂洗净，切片；荷叶洗净，切大块；绿豆去杂质，洗净。❷将绿豆、荷叶放入加有清水的锅内，煎煮 30 分钟，除去荷叶不用，加入山楂、百合、白糖，武火烧沸，文火再煎煮 30 分钟，即可饮用。

食用方法 代茶饮用。

功效 清热利尿，消暑祛湿。适用于急性肾炎病人。脾胃虚寒及便溏滑泄者慎饮。

黑豆鲤鱼汤

用料 鲤鱼 500 克，黑豆 60 克，葱 20 克，姜 15 克，精盐 3 克，胡椒粉 2 克，料酒 10 毫升。

制作方法 ❶黑豆浸泡一夜后洗净，去杂质；鲤鱼去鳞、内脏，洗净，入油锅过油；姜、葱洗净，葱切段，姜切片。❷将锅置武火上烧沸，放入黑豆，用中火炖至黑豆熟透，放入鲤鱼、姜、葱、料酒，烧沸后撇去浮沫，调入精盐、胡椒粉，即可食用。

食用方法 每天 2 次，适量食用。

功效 清热解毒，利水消肿。适用于急性肾炎病人。

薏苡仁藕骨汤

用料 猪棒骨 500 克，薏苡仁 30 克，鲜藕 30 克，荸荠 200 克，葱 6 克，姜 3 克，料酒 10 毫升，精盐 3 克，味精 2 克，胡椒粉 1 克。

制作方法 ❶薏苡仁洗净，去杂质，淘净泥沙；荸荠洗净，去皮，一切两半；鲜藕去皮，切成块；姜拍松，葱切段；猪腿骨打碎，入沸水锅中氽去血水。❷将猪腿骨、薏苡仁、荸荠、鲜藕、姜、葱、料酒同放炖锅内，加清水适量，置武火上烧沸，撇净浮沫，再用文火炖 2 小时，加入精盐、味精、胡椒粉，即可。

食用方法 每天 1 次，适量食用。

功效 清热，利湿，消肿。适用于急性肾炎病人。孕妇及脾胃虚弱者慎食。

黄精肉丝汤

用料 瘦猪肉 100 克，黄精 20 克，姜 10 克，葱 15 克，精盐 3 克，胡椒粉 2 克，料酒 10 毫升，生粉 3 克。

制作方法 ❶黄精洗净，润透，切丝；瘦猪肉洗净，切丝，加精盐、料酒、生粉腌匀；姜、葱洗净，姜切片，葱切段。❷炖锅内加入鲜汤，将瘦猪肉丝、黄精、姜、葱、料酒同放锅内，武火烧沸，文火煮 30 分钟，调入精盐、胡椒粉，即可食用。

食用方法 每天 2 次，适量食用。

功效 补肝益肾，明目降压。适用于急性肾炎病人。咳嗽及泄泻者慎食。

洋参燕窝汤

用料 西洋参、燕窝、石斛各 6 克，鸡汤 2000 毫升，冰糖 30 克。

制作方法 ❶西洋参切片；燕窝用水泡发，去燕毛及杂质；石斛洗净，润透，切片；冰糖打碎。❷将鸡汤放入炖锅内，加入西洋参、燕窝、石斛、冰糖煮沸，再用文火炖 2 小时，即可食用。

食用方法 每天 2 次，适量食用。

功效 滋阴补肾，补气。适用于急性肾炎病人。胃有寒湿者慎食。

冰糖雪蛤羹

用料 雪蛤 6 克，冰糖 20 克。

制作方法 ❶雪蛤用清水发 2 小时，用镊子夹去毛、杂，洗净；冰糖打碎。❷将雪蛤放入锅内，加水适量，用文火炖 2 小时，再加入冰糖溶化，成羹即可食用。

食用方法 每天 2 次，适量食用。

功效 滋阴补肾。适用于急性肾炎病人。感冒及便溏者慎食。

杜仲赤豆银耳羹

用料　银耳 10 克，炙杜仲 15 克，赤小豆、冰糖各 50 克。

制作方法　❶银耳洗净，用温水泡发 2 小时，撕成瓣状；赤小豆洗净；冰糖打碎；炙杜仲切小块，炒至杜仲橡胶丝断。❷将赤小豆、银耳、炙杜仲同放锅内，加水适量，武火烧沸，再用文火炖 2 小时，放入冰糖溶化后即可饮用。

食用方法　每天 2 次，适量食用。

功效　滋补肝肾，清热利水。适用于急性肾炎病人。阴虚有火者慎食。

贝母萝卜粥

用料　川贝母 20 克，萝卜、大米各 150 克。

制作方法　❶川贝母洗净，焙干，研成粉；萝卜洗净，切粒；大米淘净，放入锅内，加水适量。❷将川贝母、大米、萝卜同放锅内，武火烧沸，再用文火煮熬 40 分钟，即可。

食用方法　每天 2 次，做主食食用。

功效　清热解毒，利水止咳。适用于急性肾炎病人。湿热及咳嗽有痰者慎食。

龙眼炖鲍鱼

用料　鲍鱼 50 克，龙眼 15 克，冰糖 30 克。

制作方法　❶鲍鱼洗净，发透，切片；龙眼去杂质，洗净；冰糖打碎成屑。❷将龙眼、冰糖、鲍鱼同放炖锅内，加水适量，武火烧沸，文火炖 2 小时，即可。

食用方法　每天 2 次，单独食用。

功效　滋补肝肾，益气养血。适用于急性肾炎病人。咳嗽有痰者慎食。

洋参炖仔鸭

用料　仔鸭肉 500 克，西洋参 6 克，龙眼肉 6 克，姜 15 克，葱 20 克，料酒 30 毫升，精盐 3 克，胡椒粉、鸡精各 2 克。

制作方法　❶西洋参润软，切片；仔鸭肉洗净，切 3 厘米见方的块，入沸水锅中氽去血水；姜、葱洗净，姜切片，葱切段。❷将仔鸭肉、西洋参、龙眼肉同放锅中，加水、姜、葱、料酒，炖至仔鸭肉熟透，加精盐、鸡精、胡椒粉，即可。

食用方法　每天适量食用。

功效　润肺清热，滋补气血。适用于急性肾炎病人。胃有寒湿者慎食。

牛奶雪蛤羹

用料　雪蛤 6 克，牛奶 500 毫升，冰糖 30 克。

制作方法　❶雪蛤用清水发透，用镊子除去毛、杂；冰糖打碎。❷将雪蛤放入锅内，加水适量，文火熬 30 分钟，再加入牛奶，烧沸后放入冰糖溶化，即可食用。

食用方法　每天 2 次，适量食用。

功效　滋阴补肾。适用于急性肾炎病人。感冒及便溏者慎食。

蜂蜜雪蛤羹

用料　蜂蜜 20 毫升，燕窝 6 克，银耳 10 克，雪蛤 6 克。

制作方法　❶将银耳、燕窝分别用水发透，燕窝去毛，银耳去蒂；雪蛤用温水发 4 小时，去筋及黑色杂质，洗净。❷将燕窝、银耳、雪蛤同放锅内，加水适量，开火烧沸，文火炖 1 小时，稍凉，调入蜂蜜，即可食用。

食用方法　每天 2 次，适量食用。

功效　滋补肺肾，止咳化痰。适用于急性肾炎病人。感冒及便溏者慎食。

健脾八珍糕

用料　西洋参 6 克，茯苓、莲子、芡实、薏苡仁、白扁豆、山药、藕粉、白糖各 50 克。

制作方法　❶将以上 8 味中药同研成细粉，

调匀,加入白糖、清水,揉匀成软糕状(每块重约50克)。❷ 将制好的软糕放入蒸笼内,用武火大汽蒸 20 分钟,即可。

食用方法　每天早晚各吃 1 次。

功效　健脾补肾,除湿利水。适用于急性肾炎病人。胃有寒湿者慎食。

荷香薏苡仁鸡

用料　鸡肉 200 克,鲜荷叶 250 克,薏苡仁40 克,蘑菇 30 克,火腿 100 克,花生油 10 毫升,白糖 50 克,精盐 3 克,芝麻油 30 毫升,葱 15 克,姜 15 克,生粉 30 克,清汤 30 毫升,香料粉少许,料酒 8 毫升。

制作方法　❶ 薏苡仁拣去杂质,洗净,焙干,研成粉;鸡肉、蘑菇切成 2 毫米的薄片;火腿切成 20 片;生姜、葱洗净,切成薄片;鲜荷叶洗净,用开水稍烫一下,去掉蒂根,切成 20 块小三角形。❷ 将蘑菇用沸水煮透捞出,用凉水冲凉,鸡肉、蘑菇同放盘中,加薏米粉、精盐、白糖、料酒、芝麻油、生粉、花生油、香料粉、姜片、葱段调匀,然后将鸡肉、蘑菇分放在 20 片三角形鲜荷叶上,各加一片火腿,包成长方形包,放在盘内,加入清汤,上笼蒸约 1 小时,取出拆包,即可。

食用方法　每天 1 次,适量食用。

功效　清热祛湿,补益气血。适用于急性肾炎病人。脾胃有虚者慎食。

天花粉大米粥

用料　天花粉 50 克,大米 1000 克。

制作方法　大米淘洗干净,将大米放入锅内,加水适量,武火烧沸,文火再煮熬 1 小时后加入天花粉,即可食用。

食用方法　每天早晚各食 1 次,做主食用。

功效　清热解毒,利尿消肿。适用于急性肾炎病人。虚寒及血虚者忌食。

洋参炖鱼翅

用料　鱼翅 50 克,西洋参 50 克,鸡汤 500 毫升,料酒 20 毫升,姜 5 克,葱 10 克,精盐 3 克,鸡精 2 克。

制作方法　❶ 将鱼翅用温水洗净,撕成丝,发透;西洋参润透,切片。❷ 将鱼翅、西洋参同放炖锅内,加入鸡汤、料酒、姜、葱,煮 30 分钟,除去姜、葱,调入精盐、鸡精,即可食用。

食用方法　每天食用,佐餐或单食。

功效　滋阴补肾,益气养血。适用于急性肾炎病人。胃有寒湿者慎食。

5.4.2　尿路感染

尿路感染又称泌尿系统感染,是由于细菌侵入泌尿道,在局部产生炎症反应,绝大多数是由大肠埃希杆菌引起的。尿路感染可分为上尿路(输尿管炎、肾盂肾炎)和下尿路(尿道炎、膀胱炎)感染,下尿路感染可单独存在,而上尿路感染则常并发下尿路感染。本病常突然发病,主要表现是尿频、尿急、尿痛、腰痛、血尿及尿道烧灼感,并伴有不同程度的发热,严重者可出现尿毒症和肾衰竭。女性因为尿道短,且距离肛门近,因此是尿路感染的高发人群,女性病人是男性的 8 ~ 10 倍,尤其多发于性生活活跃期及绝经后女性。

尿路感染在中医属“淋证”“腰痛”等范畴,其主要病机为肾虚、湿热阻滞,肾和膀胱气化不利,肾虚为本,湿热阻滞为标。尿路感染急性期多属邪实,应以清除湿热为主;非急性期以及反复尿路感染的病人多为虚实夹杂,除清热利湿外,还应健脾补肾,增强机体抵抗力,避免病情反复。少食菠菜等以免形成结石。忌服辛辣刺激物如韭菜、蒜、胡椒、生姜等。发病期间忌食温性食物,如羊肉、狗肉、兔肉和油腻食物。

二参茶

用料　党参20克，西洋参10克，冰糖30克。

制作方法　❶西洋参润透，切片；党参洗净，切片；冰糖打碎。❷将西洋参、党参片、冰糖同放炖锅内，加水适量，煎煮20分钟，即可。

食用方法　每天1次，适量食用。

功效　滋阴补肾，益气。适用于尿路感染病人，慢性尿路感染者尤宜。肠胃虚弱及泄泻者慎饮。

菊花茅根茶

用料　白茅根30克，白菊花20克，白糖15克。

制作方法　❶白茅根、白菊花洗净，放入炖锅内，加水适量。❷将锅置武火上烧沸，改用文火煮25分钟，停火，过滤，去渣取汁，在药汁内加入白糖，搅匀即可。

食用方法　代茶饮用。

功效　利尿，杀菌，止血。适用于急性尿路感染病人。脾胃虚寒、溲多不渴者慎饮。

菊花茅根粥

用料　白茅根30克，菊花15克，白糖15克，香米1000克。

制作方法　❶白茅根、菊花洗净，放入锅内，加水适量，煎煮25分钟，去渣，留药液。❷香米淘洗干净，放入锅内，加入药液和适量清水，置武火上烧沸，再用文火煮55分钟，加入白糖，即可食用。

食用方法　每天1次，早餐食用。

功效　生津止渴，杀菌止血。适用于尿路感染病人。脾胃虚寒、溲多不渴者慎食。

天冬牛奶饮

用料　牛奶200毫升，天冬15克，白糖30克。

制作方法　❶天冬洗净，放入锅内，加水适量，用武火烧沸，文火煎熬20分钟，用纱布滤去天冬不用，留药液待用。❷将牛奶烧沸，同天冬药液混匀，加入白糖烧沸，即可饮用。

食用方法　适量饮用。

功效　滋阴清热，利尿消肿。适用于尿路感染病人。感冒咳嗽者慎饮。

五味解毒饮

用料　金钱草、车前子、鱼腥草、萹蓄草、鸭跖草各20克，白糖50克。

制作方法　❶将以上5味中药淘洗干净，除去泥沙，放入锅内，加水适量。❷将锅置武火上烧沸，再用文火煎煮25分钟，用纱布滤过，在药汁内加入白糖，拌匀即可。

食用方法　代茶饮用。

功效　清热解毒，利尿消肿。适用于尿路感染病人。肾虚精滑及无内湿热者慎饮。

饴糖煮百合

用料　饴糖500克，百合500克。

制作方法　❶百合洗净，放入锅内煮熟，捞起沥干水分；饴糖放入锅内，煮沸。❷将饴糖放入百合内拌匀，即可。

食用方法　每天2次。

功效　清心安神，润肺益肾。适用于急性肾炎病人。咳嗽有痰及便溏者慎食。

杞枣炖银耳

用料　枸杞子、银耳各15克，山药20克，冰糖30克。

制作方法　❶银耳用温水发透，除去杂质、蒂根及泥沙，洗净，用手撕成瓣；枸杞子洗净；山药研成粉；冰糖打碎。❷将银耳、山药、冰糖同放锅内，加水适量，用武火烧沸，再用文火炖2小时后加入枸杞子煮沸，即可。

食用方法　早晚单独食用。

功效　健脾益气，润肺滋肾。适用于急性肾炎病人。感冒发热者忌食。

蛤蜊玉米须

用料　玉米须 60 克，蛤蜊 150 克，葱、姜各 15 克，精盐、胡椒粉 2 克，料酒 10 毫升。

制作方法　❶ 蛤蜊去泥沙，洗净，切片，入沸水锅中略余；玉米须洗净，放入锅内，加水适量，煮 20 分钟，过滤。❷ 放入蛤蜊、料酒、葱、姜，煮 30 分钟，调入精盐、胡椒粉，即可。

食用方法　每天 1 次，适量食用。

功效　滋阴明目，利尿消肿。适用于急性肾炎病人。咳嗽及泄泻者慎食。

冰糖鹌蛋汤

用料　鹌鹑蛋 10 个，枸杞子 30 克，冰糖 30 克。

制作方法　❶ 枸杞子洗净，去泥沙；冰糖打碎。❷ 锅内加入清水适量，置武火上烧沸，加入冰糖溶化，鹌鹑蛋打碎下入锅内，改用文火，加入枸杞子烧沸，即可。

食用方法　每天 1 次，适量食用。

功效　滋补肝肾，补益气血。适用于尿路感染病人。肠胃虚弱及泄泻者慎食。

江鲫荸荠汤

用料　江鲫 30 克，荸荠 60 克，葱 20 克，醋 20 毫升，老抽少许，胡椒粉 2 克。

制作方法　❶ 荸荠洗净，去皮，一切两半；江鲫去鳞、内脏；葱切段。❷ 将江鲫、荸荠、醋、葱、老抽放入蒸盆内，置武火上蒸 30 分钟，调入胡椒粉即可。

食用方法　每天 2 次，适量食用。

功效　清热解毒，利尿消肿。适用于尿路感染病人。虚寒及血虚者忌食。

海胆龙眼粥

用料　海胆 1 只，龙眼肉 20 克，大米 1000 克，冰糖 30 克。

制作方法　❶ 将海胆宰杀后取肉，洗净，切粒；龙眼肉洗净；冰糖打碎；大米淘洗干净。❷ 将大米放入锅里，加水适量，放入海胆肉丁、龙眼肉、冰糖，煮熟成粥，即可。

食用方法　早晚主食食用。

功效　滋补肝肾，补益气血。适用于尿路感染病人。咳嗽有痰者慎食。

杜仲核桃炖鲟鱼

用料　鲟鱼肉 200 克，核桃肉 50 克，杜仲 15 克，葱 15 克，老抽少许，姜 15 克，精盐 5 克，料酒 10 毫升。

制作方法　❶ 核桃去壳，取肉；杜仲洗净，沥干水分，用精盐炒焦；鲟鱼肉洗净，入沸水锅中余去血水；姜、葱洗净，姜切片，葱切段。❷ 将核桃肉、料酒、姜、葱、杜仲、鲟鱼肉同放炖锅内，加水适量，用武火烧沸，文火炖 50 分钟，调入老抽，即可食用。

食用方法　每天 2 次，适量食用。

功效　补肾养肝，温中益气。适用于尿路感染病人。孕妇忌食。

红枣虫草炖鹧鸪

用料　鹧鸪 1 只，红枣 10 枚，冬虫夏草 20 克，老抽少许，姜、葱各 15 克，精盐 5 克，料酒 10 毫升，胡椒粉适量。

制作方法　❶ 冬虫夏草洗净泥沙，用酒浸泡 30 分钟；红枣洗净，去核；鹧鸪宰杀后去毛、内脏及爪，洗净，入沸水锅中余去血水；姜、葱洗净，姜切片，葱切段。❷ 将红枣、冬虫夏草、姜、葱放入鹧鸪腹内，将鹧鸪放入蒸盆，加水、料酒，将蒸盆放在蒸笼内，用武火蒸 1 小时，调入精盐、胡椒粉、老抽，即可。

食用方法　每天 1 次，适量食用。

功效　补气补血，固腰健体。适用于尿路感染病人。湿热及咳嗽有痰者慎食。

双耳炒鱼片

用料　黑鱼 1 条，白木耳、黑木耳各 10 克，黄花菜 50 克，生粉 30 克，精盐少许，葱白 20 克，料酒 20 毫升，姜 10 克，生粉 5 克，花生油 50 毫升。

制作方法　❶白木耳、黑木耳、黄花菜用温水发透，择去蒂根，除去杂质及泥沙；葱切段，姜切丝；黑鱼宰杀后剔肉切片，加生粉、料酒、精盐腌渍。❷炒勺内放花生油，置中火上烧热，下入黑鱼片、黑木耳、白木耳、黄花菜、葱、姜、翻炒，起锅时放入精盐，用湿生粉勾芡，即可食用。

食用方法　每天 2 次，适量食用。

功效　清热解毒，利尿止血。适用于尿路感染病人。咳嗽有痰者慎食。

马蹄芹菜溜鱼片

用料　黑鱼 1 条，芹菜 200 克，荸荠 1000 克，素油 50 毫升，葱 20 克，生粉 30 克，老抽少许，花生油 60 毫升，精盐 5 克，料酒 5 毫升。

制作方法　❶芹菜洗净，切成 3 厘米长的段；葱洗净，切段；荸荠去皮，一切两半；黑鱼宰杀后剔肉切片，加生粉、料酒、精盐腌渍。❷锅置火上，加入素油，烧至六成热时，加入黑鱼片，炒变色，放入荸荠、葱、芹菜，翻炒，加入湿生粉、老抽，起锅即可。

食用方法　每天 2 次，适量食用。

功效　清热利尿，降压祛脂。适用于尿路感染病人。虚寒及血虚者忌食。

翠衣熘鸡片

用料　鸡脯肉 200 克，西瓜皮（翠衣）200 克，老抽 2 克，料酒 30 毫升，葱 10 克，姜 15 克，素油 50 毫升。

制作方法　❶西瓜皮洗净，切成丝，用榨汁机榨取汁液；姜、葱洗净，姜切片，葱切段；鸡脯肉洗净，切成薄片，入温油锅中滑熟，沥净油。❷锅置武火上，放入素油，烧至六成热时，下入姜、葱、鸡脯肉片、西瓜皮汁液、老抽、料酒，翻炒均匀，即可。

食用方法　每天 1 次，适量佐餐。

功效　清热解毒，利尿消肿。适用于尿路感染病人。胃寒者忌食。

枸杞烩海星

用料　海星肉 30 克，枸杞子 20 克，冬菇 30 克，青豆 50 克，生粉 2 克，葱白 20 克，素油 50 毫升，老抽少许。

制作方法　❶海星肉洗净，切成薄片；枸杞子去杂质，洗净；冬菇洗净，切成丁；葱白切丁；青豆洗净，入沸水锅中氽片刻捞出，透凉。❷炒勺置武火上，加素油，烧至六成热时，改用中火，放入葱白煸香，加入海星肉、冬菇、青豆，翻炒，加水适量，煮透，加入枸杞子、老抽，用湿生粉勾芡，即可。

食用方法　每天 2 次，适量食用。

功效　补肝肾，健身体。适用于尿路感染病人。肠胃虚弱及泄泻者慎食。

红枣烧龟肉

用料　龟肉 200 克，红枣 10 枚，姜、葱各 10 克，素油适量，生粉 2 克，老抽少许，料酒 10 毫升，精盐 2 克。

制作方法　❶龟肉洗净，切成 3 厘米见方的块，用料酒、精盐腌渍；红枣洗净，去核；姜、葱洗净，姜切片，葱切段。❷将锅置武火上放入素油，下入龟肉、姜、葱煸炒，加入红枣、清水，沸后改用文火炖 40 分钟，调入老抽，用湿生粉勾芡，即可。

食用方法　每天 1 次，适量食用。

功效　滋阴补肾，气血双补。适用于尿路感染病人。湿热及咳嗽有痰者慎食。

蕺菜炖水鸭

用料　水鸭 500 克，蕺菜（鱼腥草）1000 克，姜 15 克，料酒 10 毫升，葱 15 克，老抽少许。

制作方法　❶水鸭去毛及内脏，洗净，入沸水锅中焯去血水；蕺菜洗净；冰糖打碎。❷将水鸭肉、姜、葱、料酒同放锅内，加清水适量，武火煮沸，撇净浮沫，转用文火炖 1 小时，放入蕺菜，用武火烧沸，放入老抽，即可。

食用方法　每天 2 次，佐餐或单食。

功效　清热解毒，利尿消肿。适用于尿路感染病人。虚寒证及阴性外疡者忌食。

杜仲炒鸡胗

用料　鸡胗 50 克，杜仲 15 克，核桃 30 克，老抽 3 毫升，生粉 5 克，姜、葱各 15 克，料酒 10 毫升。

制作方法　❶将杜仲用精盐炒焦；核桃去壳；鸡胗洗净，切成花刀形，用生粉、料酒、老抽腌渍；姜葱洗净，姜切片，葱切段。❷将杜仲、姜、葱、鸡胗、核桃仁同放蒸盆内，加水适量，置蒸笼内蒸 30 分钟，即可。

食用方法　每天 1 次，适量食用。

功效　滋补肝肾，固腰健体。适用于尿路感染病人。阴虚有火者慎食。

冬瓜鲫鱼盅

用料　鲫鱼 1 尾，冬瓜 1 个，赤小豆 30 克，莲子 30 克，薏苡仁 30 克，核桃肉 30 克，姜 10 克，精盐 3 克，鸡蛋清 1 个，生粉 5 克，料酒 10 毫升，葱 14 克。

制作方法　❶冬瓜洗净，从蒂切下为盖，挖净瓜瓤；鲫鱼洗净，去鳞及内脏，切去鱼头及鱼尾，鱼肉切成小块，用精盐、生粉、料酒、鸡蛋清腌渍；赤小豆、莲子、薏苡仁洗净，浸透，煮熟；核桃肉洗净，煮熟；姜、葱洗净，姜切片，葱切段。❷将鲫鱼、莲子、薏苡仁、核桃肉、赤小豆、姜、葱、精盐、料酒同放入冬瓜内，加水适量，盖上冬瓜盖，放入蒸盆内，置蒸笼内用武火蒸 80 分钟，即可。

食用方法　每天 1 次，适量食用。

功效　清热解毒，利尿消肿。适用于尿路感染病人。

5.4.3　体虚久病

久病体弱一般归属于中医的"肾虚"。肾虚分肾阳虚和肾阴虚两类。肾阳虚是由于身体虚弱、房劳过度、老年久病所致，主要症状为面色淡白、形寒肢冷、自汗、阳痿、滑精、早泄、不孕、带下清冷、腰膝酸软、小便清长，或遗尿、头昏耳鸣、舌苔白淡等症；肾阴虚多由于久病耗伤肾阴，或房事不节耗伤肾精，或其他脏腑之阴虚及肾虚所致，主要症状为头昏目眩、耳鸣、耳聋、遗精、口咽发干、盗汗、腰膝酸痛、舌干绛、脉细数。

适合肾虚调养的药物有鹿茸、鹿角胶、鹿鞭、海狗肾、黄狗肾、九香虫、海马、海龙、巴戟天、淫羊藿、仙茅、杜仲、锁阳、肉苁蓉、菟丝子、冬虫夏草、蛤蚧、紫河车、雪莲花等；适合肾虚调养的食物有羊肉、狗肉、猪肉、虾、牛肉、鱼类、蔬菜、水果、大米、面粉等。

枸杞核桃茶

用料　核桃仁、枸杞子、白糖各 30 克。

制作方法　❶枸杞子去杂质；核桃去壳，洗净；枸杞子、核桃仁放入汤锅内，加水适量。❷将汤锅置武火上烧沸，用文火煮 20 分钟，加入白糖搅匀，即可。

食用方法　代茶饮用。

功效　补肝肾，明眼目。适用于肾阴阳两虚

证。阴虚火旺、痰多者忌饮。

温阳补精汤

用料　海马、海龙、杜仲各 10 克，肉苁蓉 20 克，虾仁 20 克，仔公鸡 1 只，葱 20 克，姜 15 克，料酒 20 毫升，精盐 10 克，胡椒粉 2 克。

制作方法　❶ 仔公鸡洗净，切成长方形大块，入沸水锅中氽去血水，放入炖锅内。❷ 将海马、海龙、虾仁洗净后同放炖锅内，加入杜仲、肉苁蓉、料酒、葱、姜、精盐，加水适量，用武火煮沸，撇净浮沫，文火炖 1 小时，调入精盐、胡椒粉，即可。

食用方法　每天 1 次，适量食用。

功效　温中壮阳，益气补精。适用于肾阳虚、阳痿、早泄等症。阴虚火炽、脾虚寒湿者忌食。

鹿鞭壮阳汤

用料　鹿鞭 30 克，枸杞子 15 克，菟丝子 10 克，狗鞭 30 克，巴戟天 9 克，山药 20 克，猪肘 1000 克，肥母鸡 200 克，料酒 20 毫升，胡椒粉 5 克，花椒 5 克，精盐 10 克，生姜 15 克，葱白 20 克。

制作方法　❶ 鹿鞭用温水浸泡约 12 小时，发透，中途需更换几次温水，剖去粗皮杂质，刮去里面的粗皮杂质，洗干净，切成 3 厘米长的段；狗鞭用油沙炒炮，温水浸泡后刷洗干净，漂 30 分钟；山药润软，切成 2 厘米厚的瓜子片；枸杞子拣净杂质；巴戟和菟丝子一起用纱布包好。❷ 母鸡肉切成约长 3 厘米、宽 2 厘米的条块；猪肘刷洗干净，夹净残毛；姜、葱洗净泥沙，姜切片，葱切段。❸ 锅内注入适量清水，放入姜、葱、料酒和鹿鞭段，用武火煮 15 分钟，捞出鹿鞭，原汤不用，此法再反复 2 次。❹ 炖锅内放入清水、猪肘、鸡块、姜、鹿鞭、狗鞭，上炉用武火烧开，撇去泡沫，加入料酒、葱、花椒，用文火炖约 1.5 小时，除去姜、葱，将猪肘肉取出另做他用，再将山药、枸杞子、巴戟、菟丝子、精盐、胡椒粉放入锅中，改用旺火炖

至山药熟透，即可。

食用方法　每天 1 次，适量食用。

功效　温肾壮阳，补血益精。适用于肾阳虚、阳痿、遗精等症。热疾、胃火者忌食。

三鞭壮阳汤

用料　海狗鞭 30 克，牛鞭 100 克，狗鞭 30 克，鸡肉半只，菟丝子 20 克，枸杞子 15 克，肉苁蓉 20 克，料酒 20 毫升，花椒 6 克，生姜 15 克，葱白 20 克，精盐 3 克，胡椒粉 2 克，老抽适量。

制作方法　❶ 牛鞭先用温水反复浸泡，发涨后去净表皮，沿尿道对剖成两块，用清水洗净，再用冷水漂 30 分钟；狗鞭、海狗鞭用油沙炒炮，用温水浸泡 30 分钟，刷洗漂净；菟丝子、肉苁蓉、枸杞子用纱布袋装好。❷ 鸡肉切块；姜、葱洗净，葱切段，姜切片。❸ 将海狗鞭、牛鞭、狗鞭置锅中烧开，撇去浮沫，放入花椒、姜、葱、料酒、鸡块、药包。用文火煮至熟烂时，拣去汤中花椒、姜、葱，放入老抽、精盐、胡椒粉即可。

食用方法　每周 2 次，适量食用。

功效　暖肾壮阳，益精补髓。适用于肾阳虚、阳痿、早泄、遗精、形寒畏冷、神疲乏力以及妇女小腹虚寒、宫冷不孕等症。阴虚阳盛者忌食。

固精止泄汤

用料　鹿衔草 30 克，熟地黄 20 克，山药 30 克，巴戟天 15 克，枸杞子 12 克，茯苓 10 克，淫羊藿 20 克，肉桂 5 克，熟附片 15 克，五味子 12 克，鹿角胶 10 克，仔公鸡 1 只，葱 20 克，姜 15 克，料酒 30 毫升，精盐 10 克。

制作方法　❶ 将以上药物除熟附片、鹿角胶外用纱布袋装好，扎紧口，放入药罐内，每次加水适量，煎煮 30 分钟，煎煮 2 次，合并药液待用。鹿角胶另用水炖至溶化。❷ 熟附片放入炖锅内，加水适量，煎煮 1 小时，放入药液、鹿角胶液、仔公鸡、料酒、葱、姜、精盐，置武火上煮沸，再用文

火炖 80 分钟，调入精盐即可。

食用方法　每天 1 次，单独食用。5 天为 1 个疗程。

功效　补肾虚，益精血。适用于早泄病人。阴虚火旺者忌食。

雪莲花鸡汤

用料　鸡 1000 克，雪莲花 30 克，党参 30 克，峨参 15 克，薏苡仁 30 克，姜 10 克，葱 20 克，料酒 20 毫升，精盐少许。

制作方法　❶ 将党参、雪莲花、峨参、薏苡仁分别按量配齐，前 3 味洗净，党参、雪莲花切成约 4 厘米的段，峨参切成片，用纱布包好；薏苡仁用清水淘洗干净，另用纱布包好。❷ 鸡宰杀后去毛及内脏，放入沸水锅中氽去血水，放入炖锅中，加水适量，然后将药袋和洗净拍松后的生姜、葱白、料酒、精盐下入锅内，先用武火烧沸，再用文火炖 2 小时，调入精盐即可。

食用方法　每天 1 次，适量食用。

功效　补肾壮阳，调经止带。适用于肾阳虚、阳痿、早泄、遗精、形寒畏冷、神疲乏力以及妇女小腹虚寒、宫冷不孕等症。感冒发热者忌食。

核桃虾仁粥

用料　虾仁 30 克，核桃仁 30 克，大米 200 克。

制作方法　❶ 大米淘洗干净，核桃仁洗净，虾仁洗净。❷ 将大米放入锅内，加水适量，置武火上烧沸，将核桃仁、虾仁放入锅内，用文火煲 50 分钟，即可。

食用方法　每天 1 次，早餐食用。

功效　补肝肾，益智能。适用于肾阳虚证。阴虚火旺、痰多者忌食。

芝麻核桃粥

用料　黑芝麻 30 克，核桃仁 30 克，大米 150 克，冰糖 50 克。

制作方法　❶ 大米淘洗干净；黑芝麻、核桃仁洗净，同放锅内，加水适量；冰糖打碎。❷ 将锅置武火上烧沸，用文火炖 55 分钟，放入冰糖溶化后即可食用。

食用方法　每天 2 次，早晚食用。

功效　滋补肝肾，乌须黑发。用于肾阴阳两虚证。阴虚火旺、痰多者忌食。

三鞭酒醉虾

用料　三鞭酒 1000 毫升，鲜河虾 30 克。

制作方法　❶ 鲜河虾用清水洗净，待用。❷ 将鲜河虾放入三鞭酒中，令其醉 30 分钟，捞出放入沸水锅煮 3 分钟，立即捞起。❸ 剥去虾壳，虾肉放入碟中，加入少许酱油、醋，即可食用。

食用方法　每天 1 次，适量食用。

功效　补肾壮阳。适用于肾阳虚弱证。阴虚火炽、脾虚寒湿者忌食。

杜仲炒腰花

用料　猪腰子 2 只，杜仲 10 克，核桃仁 30 克，葱 20 克，姜 15 克，黑木耳 30 克，料酒 20 毫升，素油 50 毫升，精盐 3 克，生粉 2 克。

制作方法　❶ 杜仲切丝，用精盐炒焦；核桃去壳留仁；猪腰子一切两半，除去白色臊腺，切花，用生粉、精盐、料酒腌渍；黑木耳发透，去蒂；姜切丝，葱切段；核桃仁用素油炸香。❷ 将炒勺置武火上烧热，加素油，烧六成热时，先下姜、葱爆香，将腰花、黑木耳、料酒、杜仲丝同放锅内炒熟，下入炸好的核桃仁炒匀，调入精盐，用湿生粉勾芡，即可。

食用方法　每天 1 次，适量食用。

功效　补肝肾，壮亢阳。适用于肾阳虚证。阴虚有火者慎食。

双胶炖仔鸡

用料　童仔鸡 1 只，龟甲胶、鹿角胶各 10 克，生地黄 15 克，黄精 20 克，五味子 12 克，山药 15 克，山茱萸 15 克，覆盆子 12 克，当归 12 克，枸杞子 12 克，女贞子 12 克，韭菜子 12 克，料酒 10 毫升，葱 10 克，姜 15 克，精盐 6 克。

制作方法 ❶ 将以上药物分别洗净，装入纱布袋布，放入清水锅中，用中火煎熬 30 分钟后将药袋取出，再加水适量，放入药袋煎煮 30 分钟，合并两次煎液。❷ 将合并的煎液放入炖锅内，放入童仔鸡、料酒、葱、姜、精盐，炖 1 小时，即可。

食用方法 每天 1 次，适量食用。

功效 滋阴补肾，安心宁神。适用于肾阴虚证。孕妇及胃功能不全者忌食。

菟丝烩海参

用料 海参 30 克，菟丝子、桑葚各 15 克，杜仲 10 克，鲜香菇 30 克，葱 25 克，姜 15 克，料酒 20 毫升，精盐 10 克，素油 50 毫升，生粉 5 克。

制作方法 ❶ 将菟丝子、桑葚、杜仲放入纱布袋内；鲜香菇洗净，切片；海参发透，洗净，切厚片；葱切段，姜切片。❷ 将药袋放入锅内，加水适量，煎煮 30 分钟，浓缩药汁约至 200 毫升，除去药包不用。❸ 将炒勺置武火上，加素油，烧至六成热时，下入葱、姜煸香，加入海参、鲜香菇同炒，加入药汁、料酒、精盐，用文火煮 15 分钟，勾入湿生粉，即可。

食用方法 每天 1 次，适量食用。

功效 滋补肝肾，补益气血。用于肾阳虚证。肝有火者及孕妇忌食。

桑葚芝麻糕

用料 桑葚 15 克，黑芝麻、糯米粉、大米粉各 30 克，白糖 100 克。

制作方法 ❶ 桑葚洗净，放入锅内，加水适量，置武火上烧沸，用文火煮熬 20 分钟，滤去渣，留汁待用；黑芝麻洗净，沥干水分，炒香。❷ 将糯米粉、大米粉、白糖和匀，加入桑葚汁液和水适

量，揉成团，切成糕，在每块糕上撒上黑芝麻，上笼蒸 15 分钟，即可。

食用方法 每天 1 次，早餐食用。

功效 健脾胃，补肝肾。适用肾阴阳两虚证。脾胃虚弱或泄泻者慎食。

益肾催育方

用料 乌鸡 1 只，党参 30 克，枸杞子 18 克，当归 10 克，枣皮、杜仲、山药各 15 克，炙甘草 6 克，鹿茸 2 克，瘦猪肉 200 克，熟地黄 18 克，葱 20 克，胡椒粉 2 克，姜 15 克，料酒 20 毫升，精盐 10 克。

制作方法 ❶ 将以上药物洗净，放入纱布袋内；葱、姜洗净，拍松；乌鸡洗净，入沸水锅中汆去血水；瘦猪肉洗净，切大块，入沸水锅中汆去血水。❷ 将药袋、乌鸡、瘦猪肉、姜、葱、料酒同放炖锅内，加入清水，武火烧沸，撇去浮沫，改用文火炖 1.5 小时，调入精盐、胡椒粉，即可。

食用方法 每天 1 次，单独食用。5 天为 1 个疗程。

功效 补肾阳，益精气。适用于男子不育症。感冒发热者忌食。

十全固精方

用料 牡蛎、猪肉、鸽肉各 30 克，杭菊 6 克，枸杞子、黑豆衣、补骨脂、炙猬皮、莲子各 9 克，菟丝子、覆盆子各 12 克，龙骨、炒白芍、芡实各 15 克，料酒 30 毫升，葱 20 克，姜 15 克，精盐 10 克，胡椒粉适量。

制作方法 ❶ 将以上药物用纱布袋装好，扎紧口；鸽肉洗净，切大块；猪肉洗净，切大块；鸽肉、猪肉一同入沸水锅中汆去血水；葱、姜洗净，拍松。❷ 将炖锅置武火上，加入清水、药袋、鸽肉、猪肉、姜、葱、料酒，烧沸，撇去浮沫，改用文火炖 1 小时，调入精盐、胡椒粉，即可。

食用方法 每天 1 次，单独食用。5 天为 1 个

疗程。

功效 补肾固涩。适用于男子遗精、滑精等证。肠胃虚弱及泄泻者慎食。

四季滋补方

用料 公鸡 1 只，桂枝、白芍、生姜各 10 克，大枣 20 克，生龙骨 30 克，生甘草 5 克，炒蜂房、怀牛膝各 15 克，生牡蛎 30 克，料酒 30 毫升，葱 30 克，姜 10 克，精盐 10 克，胡椒粉适量。

制作方法 ❶ 将以上药物用纱布袋装好，扎紧口；葱、姜洗净，拍松；鸡宰杀后去毛及内脏，入沸水锅中汆去血水。❷ 将鸡和药包同放炖锅内，加水、姜、葱、料酒，武火烧沸，撇去浮沫，改用文火炖 3 小时，调入精盐、胡椒粉，即可。

食用方法 每天 1 次，单独食用。

功效 补肾阳，益精血。适用于肾精不足、性功能低下等症。虚寒腹痛及泄泻者慎食。

养阴祛火方

用料 鸡 1 只，龙胆草 5 克，生地黄、龟甲各 12 克，黄柏、知母、牛膝各 9 克，木通 5 克，葱 20 克，姜 10 克，胡椒粉适量，料酒 20 毫升，精盐 10 克。

制作方法 ❶ 将以上药物装入纱布袋内，扎紧口；葱、姜洗净，拍松；鸡宰杀后去毛及内脏，洗净，入沸水锅中汆去血水。❷ 将药包和鸡同放炖锅内，加水适量，加入葱、姜、精盐、料酒，武火烧沸，撇去浮沫，改用文火炖 2 小时，捞出药包，调入精盐、胡椒粉，即可。

食用方法 每天 1 次，单独食用。5 天为 1 个疗程。

功效 补肾阴，祛疲劳。适用于阴茎异常勃起症。脾虚泄泻、食欲不佳、咳嗽有痰者慎食。

巴戟烧大虾

用料 大虾 250 克，巴戟天 10 克，精盐 3 克，姜、葱各 10 克，香菜 30 克，花生油适量，生粉少许。

制作方法 ❶ 巴戟天洗净，润透，切段，入清水锅中煎 30 分钟，取汁；大虾去虾腺，洗净；香菜洗净，切段。❷ 将炒锅置旺火上，倒入花生油，加入姜、葱、大虾炒香，倒入巴戟液烧沸，撇去浮沫，调入精盐、胡椒粉，烧入味，勾入湿生粉，即可起锅装盘，撒入香菜，即可。

食用方法 适量食用，每天 1 次。

功效 补肾壮阳。适用于肾虚证。阴虚火旺者忌食。

苁蓉杜仲鸽

用料 鸽子 2 只，肉苁蓉 20 克，杜仲 15 克，葱 20 克，料酒 20 毫升，精盐 4 克。

制作方法 ❶ 将鸽子宰杀，去毛及内脏，洗净；杜仲洗净，沥干水分，用精盐略炒；葱洗净，切段；将肉苁蓉、杜仲放入鸽腹内。❷ 将精盐、料酒抹在鸽子身上，放入蒸盆内，加入葱段，上笼用武火大汽蒸 1 小时，即可。

食用方法 每天 1 次，适量食用。

功效 滋补肝肾，补益气血。适用于肾阳虚证。胃弱便溏者忌食。

巴戟蒸龙虾

用料 龙虾 200 克，巴戟天 20 克，葱 20 克，姜 10 克，料酒 15 毫升，精盐 10 克。

制作方法 ❶ 龙虾去内脏，洗净；巴戟天洗净，切片，放入清水锅中煎煮 30 分钟，去渣留汁；姜、葱洗净，葱切段，姜切丝。❷ 将龙虾放入蒸盆内，抹上精盐、料酒，放入巴戟天汁，加入葱、姜，上笼蒸 10 分钟，即可。

食用方法 每天 1 次，适量食用。

功效 补肾壮阳，固肾固腰。适用于肾阳虚证。阴虚火旺者忌食。

鹿鞭炖老龟

用料 老龟750克，鹿鞭50克，肉苁蓉20克，料酒10毫升，精盐5克，姜10克，葱10克，鸡油25毫升。

制作方法 ❶肉苁蓉用温水洗净，切成薄片；鹿鞭用温水发透，从尿道口剪开成两片，洗净，刮净内膜，切成薄片，入沸水锅中余去腥味；老龟宰杀后去头、尾、爪及内脏，入沸水锅中余去血水；姜、葱洗净，姜拍松，葱切段。❷将肉苁蓉、鹿鞭、老龟、料酒、姜、葱同放锅内，加水，置武火上烧沸，再用文火炖3小时，加入鸡油、精盐，即可。

食用方法 每天1次，适量食用。

功效 补肾壮阳。适用于肾虚阳痿病人。胃弱便溏者忌食。

鹿茸烧海参

用料 海参30克，鹿茸10克，料酒10毫升，精盐3克，姜4克，葱8克，素油35毫升，湿生粉2克，鲜汤适量。

制作方法 ❶海参用水发透，去肠杂，洗净，切薄片；鹿茸烘干，研成细粉；姜、葱洗净，姜切片，葱切段。❷将炒锅置武火上烧热，下油，烧至六成热时，下入姜、葱爆香，掺入鲜汤，下入海参，略烧，加入料酒，撒入鹿茸粉，置武火上烧沸，再用文火烧10分钟，加入精盐，勾入湿生粉，即可。

食用方法 每天1次，适量食用。

功效 补肾气，壮元阳。适用于阳痿病人。阴虚火旺者忌食。

5.5 小雪饮食处方

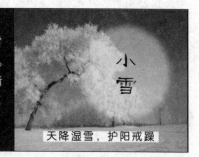

小雪是全年第20个节气。小雪时节，天已积阴，寒未深而雪未大，故名小雪。此节气天气变得更加寒冷，时而天空飘起雪花。这种气候，人们易罹患癌症（胃、肝、肺癌）、心气虚型疾病、精神分裂症等。小雪时常会出现大幅降温天气，所以要做好御寒保暖，防止心气虚弱。

天降湿雪，护阳戒躁

5.5.1 神经衰弱和贫血

西医的神经衰弱、贫血以及心律失常等心脏疾病，属于中医的心气虚型疾病。中医认为，心脏的正常搏动，血液在脉管内的正常运动，以及所主管的精神意识思维活动，均有赖于心气的鼓动和振奋。若久病体虚、劳神过度、暴病损伤正气，或禀赋不足或老年脏气亏虚，则心气不足以鼓动和振奋心脏功能，以致心神失养，血脉运行不畅，就会出现心气虚证。

心气虚证的临床表现，以心悸、汗多、动则加重、气短、神疲乏力、舌淡苔白、脉虚或结为主症，可兼见面色无华、胸闷、喜出长气等症。心气虚弱、鼓动无力、血行不畅以及心神失养为其基本病机变化。心居胸中，心气不足，心失其养，胸中阳气不振，则感心悸、气短、胸闷不舒；劳累耗气，稍事活动则心气愈虚，故诸诸劳后加重；汗为心液，心气虚则心液外泄，故多汗；心气虚常兼阳气不振，故神疲懒言、精神萎靡。气虚，不能上荣于面，而见面、舌色淡；心主脉，心气不足，则脉虚无力。若病情进一步发展，则可损伤心阳，兼见畏寒、肢冷、舌体淡胖、苔白滑等症。心气虚而血行失畅可以成为心血瘀阻的致病原因。

甘草合欢茶

用料　甘草 8 克，合欢皮 15 克，合欢花 10 克。

制作方法　❶甘草洗净，切片；合欢皮洗净，切小块；合欢花洗净。❷将甘草、合欢皮放入清水锅内，中火烧沸，煮 20 分钟，放入合欢花烧沸，滤渣取汁，即可。

食用方法　代茶饮用。

功效　益气，解郁，安神。适用于心悸气短、倦怠乏力、郁闷不舒、心神不宁等症。

人参茉莉茶

用料　老人参 6 克，茉莉花 3 克，黄芪 10 克，绿茶 3 克。

制作方法　❶将人参、黄芪洗净，润透，切片。❷将人参、黄芪、绿茶放入锅中，加入清水，中火煮 25 分钟，放入茉莉花再煮 5 分钟，滤渣取汁，即可。

食用方法　代茶饮用。

功效　补气虚，生津止渴。适用于气短、乏力、病后亏虚、自汗不已、心悸、口干等症。

红参羊奶饮

用料　羊奶 200 毫升，红参 3 克，蜂蜜 30 毫升。

制作方法　红参研磨成粉，新鲜羊奶入锅烧沸，放入红参粉稍凉，调入蜂蜜，即可。

食用方法　睡前饮用。

功效　益心力，补虚损，安神志。适用于心力虚衰、心悸、体倦乏力、神思恍惚等症。

小麦稻根茶

用料　浮小麦 50 克，糯稻米根 30 克，大枣 10 枚。

制作方法　❶浮小麦、大枣洗净；糯稻米根洗净，切段。❷将浮小麦、大枣、糯稻米根放入清水锅中，中火煎 20 分钟，去渣取汁，即可。

食用方法　代茶饮用。

功效　补气虚，固表止汗。适用于气虚不固、自汗、盗汗等症。

红参糯米酒

用料　红参 500 克，糯米 500 克，酒曲适量。

制作方法　❶将人参压成末；糯米淘洗干净，煮半熟捞出沥干；酒曲压成细末。❷将以上三物装入坛内拌匀，密封发酵，周围用棉花或稻草保温，10 天后启封，即可食用。

食用方法　适量食用。

功效　补中益气，通治诸虚。适用于面色萎黄、神疲乏力、气短懒言、音低等症。

糙糯米粥

用料　糙糯米（即半捣米）100 克，薏米 50 克，红枣 8 枚。

制作方法　按常法煮作粥。

食用方法　每天早、晚食用。

功效　滋阴补血。适用于贫血病人。

羊胫骨粥

用料　羊胫骨（即羊四肢长骨）2 根，红枣 20 枚，糯米 100 克。

制作方法　羊胫骨敲碎，加洗净的红枣和糯米煮作粥。

食用方法　一天分 2 次食完，半个月为一个疗程。

功效　补虚损。适用于再生障碍性贫血及血小板减少性紫癜病人。

龙眼莲子芡实粥

用料　龙眼 15 克，大枣 3 枚，去芯白莲子 15 克，粳米 50 克，芡实 15 克。

制作方法 把上述 5 种食物用水冲洗干净，放入清水适量，先大火烧开，去掉浮沫，用小火煮成粥。

食用方法 早、晚食用。

功效 补益心脾，养阴营血，安神益智。适用于心脾虚损、头昏失眠、惊悸怔忡、神衰健忘、夜眠不安者。

小米莲子大枣粥

用料 小米 50 克，莲子 15 克，大枣 6 枚。

制作方法 按常法煮粥。

食用方法 临睡前半小时喝 1 小碗稀粥，安然入睡。

功效 健脾和胃，镇静安眠。适用于神经衰弱、夜眠不安者。

柏子仁粥

用料 柏子仁 15 克，枸杞子 10 克，粳米 100 克，蜂蜜适量。

制作方法 先将柏子仁捣烂，枸杞子、柏子仁同粳米煮粥，待粥将熟时，兑入蜂蜜，沸时即可。

食用方法 分而食之。

功效 养心安神，健脑益智。适用于失眠、健忘等症。

百合莲子粥

用料 百合、莲子各 80 克，大米适量，冰糖、盐少许。

制作方法 百合、莲子分别洗净，与大米同放煲中。加入适量水煲至粥成，调味即可。

食用方法 分而食之。

功效 滋阴健脾，养心安神。适用于更年期失眠、烦躁、情绪不安、神经衰弱。

柿子二米粥

用料 磨盘柿 1 个，小米、大米各 100 克。

制作方法 ❶将放软的柿子处理好后，放入搅拌器中，加少量清水，搅拌成浆备用。❷把二米淘洗干净入锅中煮粥，快熟时加入柿子浆，再熬制 3 分钟即可。

食用方法 分而食之。

功效 静心安神，润肠通便。适用于失眠、神经衰弱者。

糯米薏仁粥

用料 糯米（捣半碎）100 克，薏米 50 克，红枣 10 枚。

制作方法 按常法煮作粥。

食用方法 每天 1 次，食用。

功效 补中，益气，安神。适用于神经衰弱病人。

茯苓粥

用料 茯苓末 50 克，粳米 100 克。

制作方法 先将粳米煮作粥，临熟，下茯苓末，同煮。

食用方法 分而食之。

功效 养心安神，健脾益胃。适用于失眠病人。

半夏秫米粥

用料 制半夏 10 克，秫米 25 克。

制作方法 水煎服。

食用方法 每天 1 次。

功效 和胃，化浊。适用于失眠伴有消化不良，用一般安神药无效者。

酸枣仁粥

用料 酸枣仁 15 克，粳米 100 克。

制作方法 ❶酸枣仁炒黄研末，备用。❷将粳米洗净，加水煮作粥，临熟，下酸枣末，再煮即可。

食用方法 空腹食之。

功效 宁心安神。适用于心悸、失眠多梦者。

花生仁醋粥

用料 花生仁、大米各 40 克，花生嫩叶 50 克，醋 20 ~ 30 毫升。

制作方法 先将花生仁和大米捣研为末，加花生嫩叶共捣研细末，加水一碗半，煮粥一碗，加醋。

食用方法 每晚睡前 1 次食完。

功效 健脑益智，养胃止咳。适用于神经衰弱病人。

小米鸡蛋粥

用料 小米 50 克，鸡蛋 1 个。

制作方法 把小米煮成粥，临熟打入散蛋，稍煮。

食用方法 临睡前先用热水泡脚，然后吃蛋粥。

功效 健脾养胃。适用于失眠病人。

大枣桂圆粥

用料 大枣去核 10 克，桂圆肉 10 克，大米 50 克，冰糖适量。

制作方法 先将大米加水煮粥，待沸时加入大枣、桂圆肉，煮至粥熟，加入冰糖，再沸时即成。

食用方法 每天 1 ~ 2 次。

功效 益气生津，养血安神。适用于失眠、心悸病人。

三仁粥

用料 桃仁、枣仁、柏子仁各 10 克，粳米 60 克，白糖少许。

制作方法 先将三仁捣碎，再与粳米用砂锅放清水煮粥。

食用方法 分早、晚餐食用。

功效 活血化瘀，养血安神。适用于失眠、心悸病人。

山莲葡萄粥

用料 山药、莲子、葡萄干各 30 克，粳米 1000 克，白糖适量。

制作方法 ❶山药洗净，润透，切片；莲子洗净，浸透，去心；葡萄干洗净；粳米淘洗干净。❷山药、莲子、粳米放入清水锅内，置武火上烧沸，撇去浮沫，改用文火煮 50 分钟，放入葡萄干、白糖，再煮 10 分钟，即可食用。

食用方法 早餐食用。

功效 补气益心。适用于面色无华、乏力、倦怠、形体虚弱等症。

人参升麻粥

用料 人参 5 克，升麻 3 克，粳米 30 克。

制作方法 ❶人参洗净，润透，切片；升麻洗净，切片；粳米淘洗干净。❷将人参、升麻放入清水锅内，中火煎 50 分钟，去渣取汁，粳米放入锅中煮粥即成。

食用方法 早餐食用。

功效 补气摄血，升阳举陷，养心安神。适用于面色苍白、气短懒言、心悸、肢软无力等症。

人参薤白粥

用料 人参 10 克，薤白 12 克，蛋清 1 枚，粟米 50 克。

制作方法 ❶人参洗净，润透，切片；薤白洗净；粟米淘洗干净。❷将人参放入药罐中，加入清水，中火煎 40 分钟，滤渣留汁，加入粟米，再放入蛋清、薤白，煮熟即成。

食用方法 早餐或晚餐食用。

功效 益气通阳，豁痰祛风。适用于气虚乏力、心痹作痛、胸闷烦躁、不能饮食等症。

红参黄芪粥

用料 红参 5 克，黄芪 20 克，白术 10 克，白糖 5 克，粳米 80 克。

制作方法 ❶红参、黄芪、白术洗净，润透，切片；粳米淘洗干净。❷将红参、黄芪、白术放砂锅中，加清水，中火烧沸，文火煎 30 分钟，去渣，放入粳米煮成粥，粥熟放入白糖即成。

食用方法 早餐或宵夜食用。

功效 补心气，疗虚损，养心神。适用于久病体弱、气短、自汗、气虚水肿等症。

甘草小麦粥

用料 甘草 10 克，小麦 15 克，粳米 80 克。

制作方法 ❶甘草洗净，切片；小麦、粳米洗净。❷将甘草、小麦、粳米全部倒入锅中，加入清水，中火烧沸，改用文火煲 50 分钟，即可食用。

食用方法 早餐或宵夜食用。

功效 益气，补虚，敛汗，养心安神。适用于气虚心悸、多汗、动则加重、神疲乏力等症。

洋参阿胶粥

用料 阿胶 15 克，西洋参 6 克，粳米 1000 克。

制作方法 ❶西洋参洗净，润透，切段；阿胶打碎；粳米淘洗干净。❷将西洋参、阿胶、粳米一同放入锅内，加入清水，中火烧沸，文火煲 50 分钟，即可食用。

食用方法 早餐或宵夜食用。

功效 补气，养血，安神。适用于心气虚弱、心悸、多汗、面色无华等症。

人参鸽蛋汤

用料 鸽蛋 3 个，人参 6 克，精盐 1 克。

制作方法 ❶人参洗净，润透，切片；鸽蛋打入碗内，搅散。❷人参放入锅内，加入清水，置中火上煮 30 分钟，放鸽蛋烧沸，调入精盐，即可食用。

食用方法 适量食用。

功效 益气养阴，养心安神。适用于气虚乏力、心烦、胸闷、心悸、自汗等症。

洋参甘草汤

用料 西洋参 6 克，甘草 12 克，蜂蜜 20 毫升。

制作方法 将西洋参、甘草切片，放入锅内，加入清水，中火烧沸，文火熬 30 分钟，滤渣取汁，晾凉，放入蜂蜜搅匀，即成。

食用方法 代茶饮用。

功效 补气益力，养心安神。适用于气虚乏力、心悸、心痛等症。

小麦牡蛎汤

用料 小麦 20 克，牡蛎 18 克，黄芪 15 克。

制作方法 ❶将牡蛎磨成粉；小麦、黄芪洗净，黄芪切片。❷将牡蛎粉放入锅内，加入清水，中火煎 30 分钟，放入小麦、黄芪再煎 30 分钟，去渣取汁即成。

食用方法 代茶饮用。

功效 益气固表，止汗安神。适用于气虚乏力、自汗、盗汗等症。

桂花八宝饭

用料 桂花卤 5 克，糯米 200 克，核桃仁、松子仁各 15 克，莲子、金糕条各 25 克，葡萄干、瓜子仁、青梅各 10 克，白糖 150 克，蜜枣 15 克，花生油 25 毫升，水淀粉 25 克。

制作方法 ❶糯米淘洗干净，浸泡 10 分钟，放入开水锅内煮至八成熟，捞出沥水。❷莲子洗净，浸透，去心；蜜枣、青梅、金糕条分别切丁；核桃仁、葡萄干、松子仁、瓜子仁洗净。❸将莲子、蜜枣、青梅、金糕条、核桃仁、葡萄干、松子仁、瓜子仁与熟糯米混匀，倒入花生油、白糖，放入蒸碗内，上笼蒸 40 分钟，取出扣在大盘内。❹炒锅内加入少量清水，放入白糖、桂花卤、烧沸，勾芡，浇在饭上即可。

食用方法　早、晚适量食用。

功效　补气血，养心神。适用于贫血、失眠、心悸、体质虚弱等症，健康人也可食用。

人参灵芝散

用料　人参 30 克，灵芝 60 克，丹参 90 克。

制作方法　人参、灵芝、丹参洗净，烘干，研磨成粉，混匀装入瓷瓶内即成。

食用方法　每天 2 次，每次 3 克。

功效　补气活血，通络。适用于心气虚兼瘀滞不通，如冠心病、心痹、胸闷不舒等症。

珍珠煲乳鸽

用料　乳鸽 2 只，珍珠粉 2 克，灵芝 20 克，老姜、大葱各 5 克，料酒 15 毫升，精盐 3 克。

制作方法　❶灵芝洗净，切片；乳鸽宰杀后去毛，去内脏，洗净，加精盐、料酒腌渍；老姜、大葱洗净，老姜切片，大葱切段。❷将灵芝、乳鸽放入锅内，掺入清水，置武火上烧沸，撇净浮沫，放入老姜、大葱、料酒，用文火煲 50 分钟，放入珍珠粉，调入精盐，即可食用。

食用方法　佐餐，适量食用。

功效　益气血，安神定惊。适用于惊悸、怔忡、恍惚、神志不宁等症。

合欢皮猪心

用料　猪心 1 个，合欢皮 15 克，老姜、大葱各 5 克，精盐 3 克，胡椒粉适量。

制作方法　❶合欢皮洗净，切条；猪心洗净，去血瘀，剖开入沸水锅中汆去血水；老姜、大葱洗净，姜切片，葱切段。❷将合欢皮、猪心放入炖锅中，加入清水，置武火上烧沸，撇去浮沫，放入老姜、大葱、料酒，改用文火炖 1 小时，捞出猪心切片，放入碗内，调入精盐、胡椒粉，即可。

食用方法　佐餐食用。

功效　解郁，安神。适用于心神不安、健忘失眠等症。

阿胶烧蹄筋

用料　水发蹄筋 30 克，阿胶 12 克，甘草 10 克，老姜 6 克，大葱 5 克，湿生粉 5 克，精盐 3 克，花生油 35 毫升，清汤适量。

制作方法　❶阿胶打碎，加入少许清水，入笼蒸化；甘草洗净，切片；蹄筋发透，切段；老姜、大葱洗净，老姜切片，大葱切段。❷将炒锅置旺火上，倒入花生油烧至六成热时，下老姜、大葱炒香，放入蹄筋稍炒，掺入清汤，放入甘草、精盐，中火烧透入味，倒入阿胶汁，勾入湿生粉即成。

食用方法　佐餐食用。

功效　益气补血，养心安神。适用于气血虚损、失眠多梦、心烦意乱等症。

红参炖土鸡

用料　土鸡肉半只，红参 6 克，茯神 15 克，老姜、大葱各 5 克，料酒 8 毫升，精盐 3 克，胡椒粉 1 克。

制作方法　❶红参洗净，润透，切片；茯神洗净，切片；土鸡肉洗净，切成块，入沸水锅中汆去血水；老姜、大葱洗净，老姜拍松，大葱挽结。❷将土鸡肉放入炖锅内，加入清水，放入红参、茯神，置旺火上烧沸，撇去浮沫，放入老姜、大葱、料酒，转用文火炖 1.5 小时，捞出姜、葱不用，调入精盐、胡椒粉，即可。

食用方法　适量食用。

功效　益气摄血，宁心安神。适用于气虚、倦怠乏力、心神不定、心虚血少等症。

灵芝炖牛腩

用料　牛腩 400 克，灵芝 8 克，首乌藤 15 克，姜、葱各 5 克，精盐 3 克，胡椒粉少许，料酒 8 毫升，香菜少许。

制作方法 ❶灵芝、首乌藤洗净，润透，切片；牛腩洗净，切块，入沸水锅中余去血水；姜、葱洗净，姜切片，葱切段；香菜洗净，切段。❷将牛腩放入炖锅内，加入清水，置旺火上烧沸，撇去浮沫，放入灵芝、首乌藤、姜、葱、料酒，改用文火炖 2 小时，调入精盐、胡椒粉，撒上香菜，即可。

食用方法 适量食用。

功效 益气，补血，健脾胃，养心神。适用于虚烦、失眠、多梦、心悸、倦怠乏力、脾虚体倦等症。

黄芪炖羊心

用料 羊心 1 个，黄芪 12 克，刺五加 10 克，姜、葱各 5 克，精盐 3 克，胡椒粉 2 克，香菜少许，料酒 8 毫升。

制作方法 ❶黄芪、刺五加洗净，切片；羊心洗净，切片，入沸水锅中余去血水；姜、葱洗净，姜拍松，葱挽结；香菜洗净，切段。❷将羊心放入锅内，加入清水、黄芪、刺五加烧沸，撇去浮沫，放入姜、葱、料酒，改用文火炖 1 小时，捞出姜、葱不用，调入精盐、胡椒粉，盛入碗内，撒入香菜，即可。

食用方法 适量食用。

功效 补气生阳，益心安神。适用于胸痹疼痛、中气下陷、心失所养、失眠多梦、健忘等症。

合欢烧海参

用料 海参 250 克，合欢皮 15 克，合欢花 5 克，红参 5 克，精盐 3 克，葱、姜各 5 克，生粉适量，花生油 30 毫升，火腿肉适量，香菇适量。

制作方法 ❶将红参洗净，切片；合欢皮洗净，切小块；合欢花洗净；海参发透，去肠、泥沙，洗净，切长片；姜、葱洗净，姜切片，葱切

段；火腿肉切片；香菇发透，去柄，切片。❷将炒锅置旺火上，倒入花生油烧热，下入姜、葱、火腿肉、香菇爆香后掺入鸡汤，然后放入红参、合欢皮、烧沸，加入海参，改用中火烧透入味，下入合欢花，调入精盐，用湿生粉勾芡，即可。

食用方法 佐餐，适量食用。

功效 益气摄血，解郁，养心安神。适用于气血虚衰、体倦乏力、汗出肢冷、郁闷不舒、心神失养等症。

红参蒸乌鸡

用料 乌鸡 1 只，红参 10 克，精盐 3 克，老姜、大葱各 5 克，料酒 15 毫升。

制作方法 ❶红参洗净，润透，切片；乌鸡宰杀后清理干净，加精盐、老姜、大葱、料酒腌 20 分钟。❷将红参放入鸡腹内，鸡置蒸盆中，入大汽蒸笼内旺火蒸 1 小时，取出即可。

食用方法 佐餐食用。

功效 益气摄血，养心安神。适用于气虚乏力、血不养心、失眠健忘等症。

益气狗肉汤

用料 检疫狗肉 800 克，红参 5 克，刺五加、合欢皮、茯神各 10 克，夜交藤 15 克，老姜、大葱各 10 克，精盐 3 克，料酒 10 毫升，胡椒粉 2 克，香菜少许。

制作方法 ❶狗肉洗净，切块，入沸水锅中余去血水；红参洗净，切片；夜交藤、刺五加、合欢皮、茯神洗净，切片，装入纱布袋内；姜拍松，葱挽结；香菜洗净，切段。❷将狗肉放入炖锅内，加入清水，旺火烧沸，撇净浮沫，放入红参、药袋、老姜、大葱、料酒，改用文火炖 2 小时，弃药袋、老姜、大葱，调入精盐、胡椒粉，起锅盛入碗内，撒入香菜段，即可。

食用方法 适量食用。

功效 益心气，温肾阳，安神。适用于心气不

足、心慌、失眠、肾阳虚衰、腰冷肢寒等症。

洋参烧鲟鱼

用料 鲟鱼 1 尾,西洋参 5 克,茯神 15 克,老姜、大葱各 5 克,料酒 15 毫升,精盐 3 克,花生油(实耗)45 毫升,鲜汤适量,胡椒粉适量,湿生粉 5 克。

制作方法 ❶西洋参洗净,润透,切片;茯神洗净,切片;姜、葱洗净,姜切片,葱切段;鲟鱼去鳃、内脏,洗净,鱼背上剞花刀,加入精盐、大葱、老姜、料酒腌 15 分钟。❷炒锅置旺火上倒入花生油,烧至八成热,放入鲟鱼炸透,捞出沥油;原锅再置火上,放入少许花生油、姜、葱爆香,掺入鲜汤,放入西洋参、茯神烧沸,倒入鲟鱼、料酒、精盐、胡椒粉,用中火烧透入味,捞出放入鱼盘中,湿生粉勾芡,浇在鱼身上即成。

食用方法 佐餐食用。

功效 益气补虚,宁心安神。适用于气虚体倦、心躁不安、胸闷、失眠等症。

5.5.2 胃癌、肺癌和肝癌

胃癌、肺癌和肝癌是常见的三种癌症,近十年来发病率均逐年上升,严重威胁着人们的健康和生命。

胃癌是起源于胃黏膜上皮的恶性肿瘤,好发年龄在 50 岁以上,男女发病率之比为 2∶1。由于饮食结构的改变、工作压力增大以及幽门螺杆菌感染等原因,使得胃癌呈现年轻化倾向。胃癌可发生于胃的任何部位,其中半数以上发生于胃窦部,胃大弯、胃小弯及前后壁均可受累。绝大多数胃癌属于腺癌。胃癌的病因尚不完全清楚,但与幽门螺杆菌(Hp)感染以及地域环境及饮食生活因素等多种多样的因素密切相关。早期胃癌多数病人无明显症状,少数人有上腹部不适、恶心、呕吐或是类似胃炎、溃疡病的上消化道症状,常难以引起足够的重视。随着肿瘤的生长,常有较为明确的上消化道症状,如上腹不适、进食后饱胀。随着病情进展,上腹疼痛加重,出现食欲下降、乏力、呕血、黑便等症状,晚期胃癌病人常可有贫血、消瘦、营养不良甚至恶病质等表现。

肺癌是起源于肺部支气管黏膜或腺体的恶性肿瘤,男性肺癌发病率和死亡率均占所有恶性肿瘤的第一位,女性发病率占第二位,死亡率占第二位。肺癌的病因尚不完全明确,但长期大量吸烟与肺癌的发生有非常密切的关系。肺癌的临床表现比较复杂,症状和体征的有无、轻重以及出现的早晚,取决于肿瘤发生部位、病理类型、有无转移及有无并发症,以及病人的反应程度和耐受性的差异。肺癌早期症状常较轻微,甚至可无任何不适,多数都有咳嗽、痰中带血、咯血、胸痛、胸闷、气急、声音嘶哑以及发热、消瘦、贫血等。

肝癌可分为原发性和继发性两大类。原发性肝癌是我国高发的危害极大的恶性肿瘤;继发性或称转移性肝癌系指全身多个器官起源的恶性肿瘤侵犯至肝脏,一般多见于胃、胆道、胰腺、结直肠、子宫、卵巢、乳腺、肺等器官恶性肿瘤的肝转移。原发性肝癌的病因尚不清楚,一般认为其发病是多因素、多步骤的复杂过程,受环境因素和饮食因素的双重影响,如乙型肝炎病毒和丙型肝炎病毒感染、黄曲霉素、饮水污染、酒精、肝硬化、性激素、亚硝胺类物质、微量元素等都与肝癌发病相关。早期肝癌症状通常没有特异性,中晚期肝癌的症状则较多,常见的有肝区疼痛、腹胀、食欲差、乏力、消瘦、进行性肝肿大或上腹部包块等;部分病人有低热、黄疸、腹泻及上消化道出血等。中晚期肝癌可出现并发症,常见的有上消化道出血、肝癌破裂出血、肝肾衰竭等。

中医对癌症有独特的认识,中医疗法对有些癌症有明显的疗效,尤其是中医食疗对癌症的康复有较好的辅助作用。

牛奶竹沥饮

用料　鲜牛奶 200 毫升，淡竹沥 50 克，蜂蜜 35 毫升，生姜汁 15 毫升。

制作方法　❶ 将生姜绞成汁液；鲜牛奶煮沸。❷ 将鲜牛奶、淡竹沥、蜂蜜、姜汁同放奶锅内，置文火上烧沸即成。

食用方法　每天 3 次，每次饮 50～80 毫升。

功效　补益虚损，养胃润肠，暖胃止呕。适用于胃癌病人。

人参茯苓饮

用料　人参、白术、茯苓各 15 克，炙甘草 9 克，生姜 10 克，大枣 5 枚，白糖 25 克。

制作方法　❶ 将人参、白术洗净，切片；茯苓打粉；甘草切片；生姜切片；大枣洗净去核。❷ 将以上药物放入炖杯内，加水适量，煮 25 分钟，停火，去渣。在药汁内加入白糖搅匀即成。

食用方法　每天 1 剂，分 3 次饮完。

功效　补元气，增食欲，止呕吐。适用于胃癌部位在贲门、幽门、胃体部病人。

地榆饮

用料　半夏 25 克，地榆 15 克，白糖 20 克。

制作方法　❶ 将半夏、地榆洗净放入铝锅内，加水适量。❷ 将铝锅置武火上烧沸，再用文火煮 25 分钟，停火，过滤。在药液内加入白糖搅匀即成。

食用方法　每天 3 次，每次饮 150 毫升。

功效　消癌肿，止呕吐。适用于胃癌病人。

栀子饮

用料　栀子 15 克，附子 5 克，半夏 40 克，白糖 25 克。

制作方法　❶ 将附子洗净，用清水先煮半小时去毒；栀子、半夏洗净，同时放入有附子的锅内，加水适量。❷ 将锅置武火上烧沸，再用文火煎煮 25 分钟，停火，过滤。在药液内加入白糖搅匀即成。

食用方法　每天 3 次，每次饮 150 毫升。

功效　消癌肿，止呕吐。适用于胃癌病人。

甘蔗生姜汁

用料　甘蔗 1 段（约 50 厘米），生姜 30 克。

制作方法　❶ 将甘蔗洗净，切碎，压成汁液去渣；生姜洗净，切碎，压榨成汁液去渣。❷ 将两种汁液混合，放入瓶内则成。

食用方法　每天 3 次，每次喝 20 毫升汁液。

功效　生津，止渴，止呕。适用于胃癌初期病人。

人参茯苓粥

用料　人参、白术、茯苓各 15 克，炙甘草 9 克，生姜 10 克，大枣 3 枚，白糖 30 克，大米 150 克。

制作方法　❶ 将人参、茯苓打成细粉；白术切片；生姜、甘草切片；大枣去核洗净。❷ 将以上药物同放炖锅内，加入大米和水适量。❸ 将锅置武火上烧沸，再用文火煮 30 分钟，加入白糖搅匀即成。

食用方法　每天 1 次，每次喝粥 100～500 毫升。正餐食用。

功效　养胃，消肿，补气，止呕。适用于胃癌病人。

紫藤榴粥

用料　紫藤榴、菱角、诃子、薏苡仁各 15 克，白糖 20 克。

制作方法　❶ 将紫藤榴、菱角、诃子洗净，同放入铝锅内，加水适量，煎煮 25 分钟，停火，滤去渣，留汁液待用。❷ 将大米、薏苡仁淘洗干净，放入铝锅内，加入清水适量。置武火上烧沸，再用文火煮 30 分钟，加入紫藤榴药液和白糖，搅匀即成。

食用方法 每天 1 次，每次吃粥 50 ~ 100 克，正餐食用。

功效 养胃，清热，消肿。适用于胃癌初期病人。

甘蔗生姜粥

用料 甘蔗 1 米，生姜 20 克，大米 1000 克。

制作方法 ❶ 将甘蔗去皮切碎，压榨出汁液去渣；生姜切片；大米淘洗干净。❷ 将大米、甘蔗汁液、生姜片同放锅内，加水适量，置武火上烧沸，再用文火炖煮 30 分钟即成。

食用方法 每天 1 次，每次喝粥 1000 毫升，正餐食用。

功效 生津，养胃，止呕。适用于胃癌病人。

鲜牛蒡根粥

用料 鲜牛蒡 1000 克，大米 1000 克。

制作方法 ❶ 将牛蒡洗净，切成 2 厘米厚的块状；大米淘洗干净。❷ 将大米、牛蒡共放铝锅内，加水适量，置武火上烧沸，再用文火煮 30 分钟即成。

食用方法 每天 1 次，每次喝 1000 毫升粥。

功效 养胃生津，清热消肿。适用于胃癌病人。

党参大枣鱼肚汤

用料 鱼肚 50 克，瘦猪肉 1000 克，党参 15 克，大枣 10 克，黄芪 30 克，料酒 10 毫升，盐 3 克。

制作方法 ❶ 将鱼肚发透，切 4 厘米长、2 厘米宽的条块；瘦猪肉切成 3 厘米长的片；党参切 4 厘米段；黄芪切片；大枣洗净，去核。❷ 将鱼肚、瘦肉、党参、红枣、黄芪、料酒同放炖杯内，加入适量清水，置武火上烧沸。再用文火炖煮 30 分钟，加入盐搅匀即成。

食用方法 每天 1 次，每次吃 1 杯。

功效 养胃，补气，补血。适用于胃癌病人气血虚者。

人参红枣炖猪肚

用料 猪肚 1 个，人参、茯苓、白术各 15 克，红枣 10 克，炙甘草 5 克，生姜 10 克，料酒 10 毫升，盐 6 克。

制作方法 ❶ 将猪肚洗净；人参、茯苓、白术洗净切成薄片；红枣洗净去核；甘草、生姜切片。❷ 将药物放入猪肚内，扎紧口，放入炖锅内，再加清水适量，放入料酒。❸ 将炖锅置武火上烧沸，再用文火炖煮 50 分钟，加入盐搅匀即成。

食用方法 每天 1 次，每次吃猪肚 50 ~ 100 克，佐餐食用。

功效 补气血，健脾胃。适用于胃癌病人。

人参黄芩炖水鸭

用料 水鸭 1 只，人参 6 克，黄连 3 克，甘草 5 克，黄芩、半夏各 15 克，大枣 6 枚，干姜 15 克，料酒 10 毫升，生姜 10 克，盐 6 克。

制作方法 ❶ 将以上药物洗净，放入纱布袋内；水鸭宰杀后洗净。将药物袋放入鸭腹内。放入料酒、生姜、清水适量，共放炖锅内。❷ 将炖锅置武火上烧沸。再用文火炖煮 50 分钟，加入盐搅匀即成。

食用方法 每天 1 次，每次吃鸭肉 50 ~ 80 克，喝汤，佐餐食用。

功效 补虚损，消癌肿。适用于幽门癌病人。

人参赭石炖白鸭

用料 白鸭 1 只，人参、赭石各 15 克，半夏 10 克，炙甘草 5 克，大枣 5 枚，生姜 10 克，料酒 10 毫升，盐 6 克。

制作方法 ❶ 将白鸭宰杀后，去毛、内脏及爪；药物洗净，放入纱布袋内。❷ 将药物袋放入鸭腹内，放入炖锅内加水适量，置武火上烧沸，再用文火炖煮50分钟，加入盐搅匀即成。

食用方法 每天1次，每次吃鸭肉50～100克，喝汤。

功效 补元气，消癌肿。适用于胃癌病人。

人参红枣鸭

用料 鸭1只，人参15克，红枣6枚，炙甘草5克，茯苓15克，白术15克，料酒10毫升，生姜10克，盐6克。

制作方法 ❶将鸭宰杀后，去毛、内脏及爪；人参、白术洗净切片；红枣去核洗净；甘草、生姜洗净切片；茯苓打成颗粒状。❷将鸭、药物同放炖锅内，加入料酒、生姜、适量清水。❸将锅置武火上烧沸，再用文火炖煮50分钟，加入盐搅匀即成。

食用方法 每天1次，每次吃鸭肉50～80克，佐餐食用。

功效 补虚损，止呕吐，消癌肿。适用于胃癌病人。

虫草炖白鸭

用料 白鸭1只，冬虫夏草20克，生姜10克，料酒10毫升，盐6克。

制作方法 ❶将鸭宰杀后去毛、内脏及爪；生姜洗净切片；冬虫夏草用白酒浸泡去泥沙。❷将冬虫夏草放入鸭腹内；姜拍破同放炖锅内，加水适量。❸将锅置武火上烧沸，再用文火炖煮50分钟，加入盐搅匀即成。

食用方法 每天1次，每次吃鸭肉50～80克，喝汤。

功效 补虚损，消癌肿。适用于胃癌病人。

菱角炖猪肚

用料 猪肚1个，菱角1000克，薏苡仁50克，料酒10毫升，盐6克，生姜6克。

制作方法 ❶将猪肚洗净；菱角洗净，带壳切开；薏苡仁洗净去杂质。❷将菱角、薏苡仁、生姜放入猪肚内、扎紧口，放入炖锅内、加入料酒、清水适量。置武火上烧沸，再用文火炖煮50分钟，加入盐搅匀即成。

食用方法 每天1次，每次吃猪肚、菱角、薏苡仁50～80克，喝汤，佐餐或单食。

功效 健脾胃，消癌肿。适用于胃癌病人。

大蒜酒

用料 生大蒜500克，白酒1000毫升。

制作方法 ❶将大蒜去皮，切片。❷将大蒜放入酒瓶内，加入白酒，盖上盖。密封1年即成（时间愈长愈好）。

食用方法 早晚空腹饮用，每次10～15克。

功效 活血化瘀，消肿。适用于各种癌症，既有治疗作用，又有预防效果。

高良姜煮鱼肚

用料 鱼肚50克，高良姜15克，白胡椒15克，料酒6毫升，盐3克，小白菜1000克。

制作方法 ❶将鱼肚发透，切4厘米长、2厘米宽的条状；高良姜浸泡后切丝；白胡椒打碎成细粉；小白菜洗干净。❷将鱼肚、高良姜、白胡椒、料酒放炖杯内加入清水适量。置武火上炖煮25分钟，加入盐、小白菜煮3分钟即成。

食用方法 每天1次，每次吃1杯，既可佐餐又可单食。

功效 健脾胃，消癌肿。对胃癌病人有辅助疗效。

忍冬杏仁饮

用料 忍冬藤50克，败酱草25克，生黄芪30克，瓜蒌、黄芩、甜杏仁、葶苈子各15克，陈皮10克，大枣6枚，白糖30克。

制作方法 ❶将忍冬藤洗净，切成4厘米长的段；生黄芪切片；败酱草、瓜蒌、黄芩洗净去杂质；甜杏仁去皮尖；葶苈子炒香，陈皮切 2 厘米见方小块洗净，大枣去核同放瓦锅内，加水适量。❷ 将瓦锅置武火上烧沸，再用文火煎煮 25 分钟，过滤，去渣留汁，在汁液内加入白糖，搅匀即成。

食用方法　每天 3 次，每次饮 150 毫升。

功效　益气养阴，止咳除痰。适用于肺癌病人。

三棱桃仁饮

用料　三棱、莪术、王不留行、丹参各 25 克，桃仁 20 克，海藻、石见穿各 50 克，大黄 9 克，泽兰 25 克，郁金 20 克，白糖 30 克。

制作方法　❶ 将以上药物放入瓦锅内，加水适量。❷ 将瓦锅置武火上烧沸，再用文火煎煮 25 分钟，滤去渣，留汁液，在汁液内加入白糖搅匀即成。

食用方法　每天 3 次，每次饮 1000 毫升。

功效　清肺、活血、化瘀。适用于肺癌病人。

白花蛇舌草饮

用料　白花蛇舌草 250 克，白茅根 200 克，白糖 30 克。

制作方法　❶ 将白花蛇舌草、白茅根洗净去泥沙、杂质。❷ 将白花蛇舌草、白茅根放入铝锅内，加水适量，置武火上烧沸，再用文火煎煮 25 分钟，过滤，去渣，留汁液，在汁液内加入白糖搅匀即成。

食用方法　每天 3 次，每次饮 100 毫升。

功效　清热利湿，解毒消肿。适用于肝癌病人。

半枝莲饮

用料　半枝莲、当归各 15 克，黄芪 20 克，白花蛇舌草 30 克，金银花、大黄、黄芩、炙栀子、生豨莶草各 10 克，白糖 30 克。

制作方法　❶ 将以上药物放入炖锅内，加水适量，用中火煮沸，文火煎煮 25 分钟，滤去渣，

留汁液。❷ 在汁液内加入白糖搅匀即成。

食用方法　每天 3 次，每次饮 100 毫升。

功效　活血祛瘀，清热解毒，补气消肿。适用于肝癌病人。

白芍栀子饮

用料　白芍 35 克，栀子 15 克，蒲公英 10 克，青皮 10 克，当归 25 克，牡丹皮 15 克，没药 10 克，枳壳 10 克，金银花 10 克，川贝母 15 克，茯苓 20 克，白糖 30 克。

制作方法　❶ 将以上药物洗净，去杂质，放入铝锅内，加水适量，置中火上烧沸，再用文火煎煮 25 分钟。过滤去渣，留汁液。❷ 在汁液内加入白糖搅匀，即成。

食用方法　每天 3 次，每次饮 1000 毫升。

功效　清热解毒，祛瘀消肿。适用于肝癌病人。

铁树叶饮

用料　铁树叶 250 克，红枣 10 枚，白糖 25 克。

制作方法　❶ 将铁树叶洗净，切成 4 厘米长的节；红枣洗净去核。❷ 将铁树叶放入砂锅内，加水适量，放入红枣。置中火上烧沸，再用文火煎煮 25 分钟，过滤去渣，留汁液。在汁液中加入白糖，即成。

食用方法　每天 3 次，每次饮 1000 毫升。

功效　补气血，消癌肿。适用于肝癌病人。

赤豆生姜鲤鱼汤

用料　鲤鱼 1 尾（约 500 克），赤小豆 50 克，生姜 20 克，红糖 30 克，料酒 10 毫升。

制作方法　❶ 将赤小豆淘洗干净，去泥沙杂质；生姜洗净切片；鲤鱼宰杀后去鳞、内脏、鳃；红糖切碎。❷ 将赤小豆放入炖锅内，加水适量，先炖 30 分钟，后加入鲤鱼、红糖、生姜、料酒，再炖 20 分钟，即成。

食用方法　每天1次，每次吃鱼50～80克，喝汤。

功效　补虚损，消癌肿。适用于肝癌病人。

赤小豆鲤鱼豆腐汤

用料　鲤鱼500克，豆腐250克，赤小豆50克，料酒10毫升，葱、姜各10克，盐3克。

制作方法　❶将赤小豆洗净去杂质；豆腐洗净切4厘米长、2厘米宽的块；姜切片、葱切段；鲤鱼去鳞、鳃及内脏。❷将炖锅置武火上烧沸，下入赤小豆，用文火炖煮30分钟，加入鱼、料酒、姜、葱、豆腐、盐，再煮8分钟，即成。

食用方法　每天1次，每次吃鱼、豆腐、赤小豆50～80克，喝汤。

功效　清热，利水，消肿。适用于肝癌病人。

百合烧兔肉

用料　兔肉150克，百合20克，田七15克，料酒10毫升，姜、葱各10克，素油15毫升，盐3克。

制作方法　❶将百合洗净，用水浸泡2小时备用。❷兔肉洗净，切成薄片，田七打成粉，姜切片，葱切段。❸将炒勺置武火上，加入素油，烧至六成热时，加入姜、葱、料酒、兔肉、田七、百合，兔肉变色后加入清水，再烧沸，加调味品即成。

食用方法　每天1次，每次吃兔肉、百合等50克，喝汤。

功效　凉血，祛瘀，消肿。适用于肝癌病人。

田七炖老龟

用料　乌龟1只（500克），猪瘦肉1000克，田七25克，芡实150克，料酒10毫升，生姜10克，葱10克，盐3克。

制作方法　❶将乌龟宰杀后，去内脏、头、尾，留壳及龟板；田七打碎；芡实洗净去杂质，猪瘦肉洗净，切成3厘米见方的块；姜拍破，葱切段。❷将乌龟、田七、芡实、猪瘦肉、料酒、生姜、葱同放炖锅内，加水适量，置武火上烧沸。再用文火炖煮50分钟。加入盐即成。

食用方法　每天1次，每次吃龟肉50克，喝汤。

功效　止血，散瘀，消肿。适用于肝癌病人。

芡实鳖鱼汤

用料　鳖鱼1只（500克），芡实50克，田七20克，料酒10毫升，生姜、葱各10克，盐3克，鸡油10毫升。

制作方法　❶将芡实洗净，去杂质；鳖鱼宰杀后，去内脏、头、尾；田七打碎；姜拍破，葱切段。❷将鳖鱼、田七、芡实、料酒、生姜、葱同放炖锅内，加水适量，置武火上烧沸，加入鸡油，再用文火炖煮50分钟，加入盐即成。

食用方法　每天1次，每次吃鳖鱼50～80克，喝汤。

功效　滋阴，补血，消肿。适用于肝癌病人。

白芍瘦肉汤

用料　猪瘦肉250克，白芍20克，炙甘草10克，柏子仁20克，大枣6枚，料酒10毫升，盐3克，姜、葱各10克，素油15毫升，豆粉15克。

制作方法　❶将白芍切片；甘草、柏子仁洗净；红枣洗净去核；猪瘦肉洗净切薄片。❷将水豆粉放入瘦肉碗中，拌匀，使其挂上浆。❸将锅置武火上烧热，加入素油，烧至六成热时，下入姜、葱爆锅。随即下入猪瘦肉变色时，加入清水适量。同时下入白芍、甘草、大枣、料酒、柏子仁，用文火煮25分钟，加入盐即成。

食用方法　每天1次，每次吃猪瘦肉50～100克，喝汤。

功效　养血散瘀，清热止痛。适用于肝癌病人。

白术兔肉汤

用料 兔肉 250 克，大田螺肉 50 克，白术 20 克，料酒 10 毫升，姜、葱各 10 克，盐 3 克，素油 15 毫升，水豆粉 15 克。

制作方法 ❶ 将白术切片；兔肉洗净切薄片，大田螺肉洗净切薄片，姜拍破、葱切段。❷ 将炒勺置武火上烧热，加入素油，烧至六成热时，下入姜、葱爆香，加入清水烧沸。下入用水豆粉挂了浆的兔肉片、田螺片、料酒、白术片、盐煮 25 分钟即成。

食用方法 每天 1 次，每次吃兔肉 50 ~ 80 克，佐餐食用。

功效 利水祛湿，清肝解毒。适用于晚期肝癌病人。

白茅根煮肝片

用料 猪肝 250 克，白茅根 50 克，料酒 10 毫升，生姜、葱各 10 克，盐 3 克。

制作方法 ❶ 将白茅根洗净；猪肝洗净，切薄片。❷将铝锅加入清水烧沸，加入猪肝、姜、葱、盐、料酒、白茅根煮熟，即成。

食用方法 每天 1 次，每次吃猪肝 50 ~ 80 克，喝汤，佐餐食用。

功效 清热，解毒，消肿，补肝。适用于肝癌病人。

白花蛇舌草烧鸡肝

用料 鸡肝 250 克，白花蛇舌草 50 克，料酒 10 毫升，姜、葱各 10 克，盐 3 克，素油 15 毫升。

制作方法 ❶ 将白花蛇舌草洗净，放入炖锅内，加水 30 毫升，煎煮 25 分钟，滤去渣，留汁液。❷ 将鸡肝洗净，切成 3 厘米见方的小块；姜切片，葱切段。❸ 将炒锅置武火上烧热，加入素油，烧至六成热时，下入姜、葱爆锅，然后加入鸡肝，炒变色加入料酒、白花蛇舌草药液、盐，焖至汤浓稠

即成。

食用方法 每天 1 次，每次吃鸡肝 50 ~ 80 克，佐餐食用。

功效 祛瘀，疏肝，消肿。适用于肝癌病人。

5.5.3 精神分裂症

精神分裂症是一种严重精神疾病，目前对本病的确切病因还不太清楚，不过自身的心理易感素质和外部的不良社会环境因素刺激对本病的发生和发展至关重要。本病多见于青壮年，起病比较缓慢，症状复杂多样，涉及感知、情感、思维、意志行为及认知功能等多方面的障碍以及精神活动的不协调。症状在个体之间差异很大，同一病人在不同时期也可能表现出不同症状。首先，病人一般可出现多种感知觉障碍，比如幻听、幻视、幻嗅、幻味及幻触等，而以幻听最为常见。其次，思维障碍是本病的突出症状，包括思维形式障碍和思维内容障碍。第三，病人的情感障碍比较常见，包括情感淡漠、情感反应不协调、不协调性兴奋、易激惹、抑郁及焦虑等。第四，多数病人的意志减退甚至缺乏，表现为活动减少、离群独处、行为被动、缺乏应有的积极性和主动性，对生活、工作和学习兴趣减退，不关心前途。第五，病人认知功能障碍的发生率较高，如工作记忆和短时记忆差、执行能力缺陷等。病人通常意识清楚，智力基本正常。病程一般迁延，呈反复发作、加重或恶化，有的病人最终可出现精神残疾，但不少病人经过药物治疗与心理治疗后可保持痊愈或基本痊愈状态。病人一般需要住院治疗。

精神分裂症属于中医"癫狂症"的范畴。中医认为，痰迷心窍，大脑阴阳平衡失调，是本病产生的根源。一般采用补虚、清热、活血、化痰、安神、理气等法治疗。饮食调理是在病人处于安定状态时，给其进食一些宁心安神的膳食，可以有效减轻本病的恶化和发展。

龙眼莲子饮

用料 龙眼肉 10 克，莲子 20 克，冰糖 15 克。

制作方法 ❶ 将龙眼肉去杂质，切碎；莲子去心，切碎；冰糖打碎成屑。❷ 将龙眼肉、莲子放入炖锅内，加水 500 毫升，置武火上烧沸，再用文火煮 25 分钟，加入冰糖屑即成。

食用方法 代茶饮用。

功效 补心脾，益气血。适用于心脾两虚、惊悸怔忡、健忘失眠、精神分裂等。

白术枣仁饮

用料 白术、酸枣仁、党参各 10 克，大枣 3 枚，朱砂 1 克，冰糖 20 克。

制作方法 ❶ 将白术切片，用麸皮炒至淡黄色；酸枣仁炒焦；大枣去皮、核；党参用米炒黄；冰糖打碎成屑。❷ 将白术、酸枣仁、大枣、党参、朱砂同放锅内，加水 400 毫升，置武火上烧沸，文火煮 25 分钟，加入冰糖屑即成。

食用方法 代茶饮用。

功效 补中益气，宁心安神。适用于头痛、头晕、心悸、失眠、健忘、多梦及精神分裂等。

独头蒜煮牛奶

用料 鲜牛奶 250 毫升，独头大蒜 25 克，冰糖 20 克。

制作方法 ❶ 将独头大蒜去皮，切碎；冰糖打碎成屑。❷ 将独头大蒜放入奶锅内，加入鲜牛奶，烧沸，加入冰糖屑即成。

食用方法 每天 2 次，饮用。

功效 补虚损，宁心安神。适用于虚弱劳损、反胃噎嗝及消渴、便秘、失眠、精神分裂等。

茯神百合玉米粥

用料 玉米粉 60 克，茯神 15 克，百合 20 克，冰糖、朱砂各适量。

制作方法 ❶ 将茯神用朱砂拌匀；百合用水浸泡一夜；玉米粉去杂质；冰糖打碎成屑。❷ 将茯神、百合放入锅内，加水 350 毫升，置武火上烧沸，文火煮 20 分钟，再把玉米粉徐徐倒入，边搅边倒，搅匀，煮熟，加入冰糖屑即成。

食用方法 每天 1 次，早餐食用。

功效 补心安神，降血脂。适用于心神不安及失眠、精神分裂、高血脂、高血压、膀胱结石等。

茯苓粟米粥

用料 粟米 120 克，茯苓 30 克，冰糖适量。

制作方法 ❶ 将茯苓研粉；粟米淘洗干净；冰糖打碎成屑。❷ 将粟米放入锅内，加水 600 毫升，置武火上烧沸，再用文火煮 30 分钟，加入茯苓粉、冰糖屑即成。❸ 可将粟米用龙眼肉 20 克、糯米 120 克、红枣 8 枚中的任何一种代替，都能治疗失眠。

食用方法 每天 1 次，早餐食用。

功效 滋养肾气，宁心安神。适用于胃虚失眠、精神分裂及妇女黄白带等。

茯神荞麦粥

用料 荞麦 60 克，茯神 15 克，冰糖、朱砂各适量。

制作方法 ❶ 将茯神用朱砂拌匀；荞麦研粉，过筛；冰糖打碎成屑。❷ 将茯神放入锅内，加水 350 毫升，置武火上烧沸，徐徐将荞麦粉倒入，边倒边搅匀，煮熟，下入冰糖屑即成。

食用方法 每天 1 次，早餐食用。

功效 宁心安神，清热解毒。适用于心神不安及失眠、精神分裂症、肠胃积热、自汗、偏头痛等。

茯神瘦肉汤

用料 猪瘦肉 50 克，茯神 15 克，料酒 10 毫升，葱 10 克，姜 5 克，盐 2 克，朱砂适量。

制作方法　❶ 将茯神去木，切碎用朱砂拌匀；猪瘦肉切 3 厘米见方的薄片；姜切片，葱切段。❷ 将茯神、猪瘦肉、姜、葱、料酒同放炖锅内，加水 400 毫升置武火上烧沸，再用文火炖煮 35 分钟，加入盐即成。

食用方法　每天 1 次，佐餐食用。

功效　宁心安神，滋阴润燥。适用于热病伤津及消渴、燥咳、失眠、精神分裂、便秘等。

百合炒生菜

用料　百合、生菜各 30 克，料酒 10 毫升，姜、盐各 3 克，葱 5 克，味精 2 克，素油 35 毫升。

制作方法　❶ 将百合浸泡一夜，去杂质，洗净，沥干水分；生菜去黄叶，洗净；姜切片，葱切段。❷ 将炒锅置武火上烧热，加入素油，烧至六成热时，下入姜、葱爆香，放入百合、生菜、料酒，盐、味精炒熟即成。

食用方法　每天 1 次，食用。

功效　润肺止咳，清心安神。适用于阴虚久咳、痰中带血及失眠、精神分裂、虚烦惊悸等。

菌灵芝烧猪瘦肉

用料　猪瘦肉 30 克，菌灵芝 20 克，料酒 10 毫升，葱 10 克，姜 5 克，盐 3 克，素油 35 毫升。

制作方法　❶ 将菌灵芝剁成薄片，用水 50 毫升，煮取汁液 30 毫升，猪瘦肉切 3 厘米长、2 厘米宽的块；姜切片，葱切段。❷ 将炒锅置武火上烧热，加入素油，烧至六成热时，下入姜、葱爆香，放入猪瘦肉、菌灵芝汁液、盐、料酒，烧熟即成。

食用方法　每天 1 次，食用。

功效　宁心安神。适用于失眠、心烦、精神分裂症等。

5.6　大雪饮食处方

大雪是全年第 21 个节气。时至大雪，天气越来越寒冷，"北风吹，雪花飘""千里冰封，万里银装"，寒气袭人，人们易罹患咽炎、感冒、月经不调和产后虚弱等病。大雪节气也是进补的大好时节，但不要一味地补充营养丰富的食物，而要根据地域和天气吃不同的食物。江南不太冷的地方适合用鸭、鱼温补；北方气候寒冷，可以用羊肉、牛肉补充身体元气，增加御寒能力；如果天气持续干燥，还要在滋补时增加甘润的食物，以防止身体上火。

万里飘雪，补虚护心

5.6.1　慢性咽炎

慢性咽炎是一种极为常见的疾病，为发生在咽部黏膜的弥漫性的慢性炎症。本病多发于成年人，少儿少见。其病因主要包括急性咽炎反复发作、烟酒过度及其他不良生活习惯、长期粉尘或有害气体刺激、慢性鼻窦炎分泌物刺激、过敏体质等。病人一般感觉咽部不适、干痒、胀痛及声音嘶哑，同时有咽部异物感或痰附感，咳之不出，吞之不下，有时还会引起刺激性咳嗽。以上症状在说话稍多、食用刺激性食物后、疲劳或天气变化时加重。西医对本病没有特殊有效的疗法。

慢性咽炎中医归属"喉痹"范畴，主要是由于阴虚火旺、虚火上扰、脏腑亏虚、阴阳失衡所致。适当的饮食调养对慢性咽炎有较好的效果。

贝母桔梗饮

用料　川贝母 10 克，桔梗 20 克，白糖 15 克。

制作方法　❶ 将川贝母研成细粉；桔梗润透，切片。❷ 将川贝母、桔梗同放锅内，加水适量，置武火浇沸，文火煮 25 分钟，停火，过滤，加入白糖即成。

食用方法　代茶饮用。

功效　润肺止咳，利喉消炎。适用于急、慢性咽炎病人夏季饮用。

麦冬乌梅饮

用料　乌梅 2 个，麦冬、白糖各 15 克。

制作方法　❶ 将麦冬、乌梅洗净，去心去核；大米淘洗干净。❷ 将麦冬、乌梅、大米同放锅内，加水适量，置武火烧沸，再用文火炖煮 35 分钟，加入白糖即成。

食用方法　代茶饮用。

功效　生津止渴，利喉消炎。适用于急、慢性咽炎病人秋季饮用。

清咽汤

用料　沙参 30 克，乌梅 2 个，生甘草 10 克，麦冬 20 克，丝瓜 250 克，盐 2 克，芝麻油 25 毫升。

制作方法　沙参、丝瓜、生甘草切片，乌梅去核，麦冬去心，烧成丝瓜汤食用。

食用方法　代茶饮用。

功效　清热，利咽，解毒。适用于急、慢性咽炎病人春季食用。

麦冬甘草粥

用料　麦冬 15 克，甘草 10 克，大米 1000 克。

制作方法　❶ 将麦冬洗净，去心；甘草切片；

大米淘洗干净。❷ 将麦冬、甘草、大米同放锅内，加水适量，置武火上烧沸，再用文火煮 35 分钟即成。

食用方法　每天 2 次，食用。

功效　滋阴润肺，清热消炎。适用于急、慢性咽炎病人夏季食用。

桔梗麦冬炒苦瓜

用料　苦瓜 250 克，桔梗（鲜品）1000 克，盐 2 克，姜 5 克，葱 10 克，素油 35 毫升。

制作方法　❶ 将桔梗洗净，切成 3 厘米见方的片；苦瓜洗净，去瓤，切 3 厘米见方的块；姜切片，葱切段。❷ 将炒锅置武火上烧热，加入素油，烧至六成热时，下入姜葱爆香，随即下入苦瓜、桔梗，炒熟，加入盐即成。

食用方法　每天 1 次，食用。

功效　清热解毒，利咽祛火。适用于急、慢性咽炎夏季食用。

生甘草核桃仁粥

用料　生甘草 10 克，核桃仁 20 克，大米 1000 克。

制作方法　❶ 将生甘草润透，切片；核桃仁洗净；大米淘洗干净。❷ 将生甘草、核桃仁、大米同放锅内，加水适量，置武火烧沸，文火煮 35 分钟即成。

食用方法　每天 1 次，食用。

功效　润肺止咳，清咽利喉。适用于急、慢性咽炎病人秋季食用。

玄参桔梗炖老鸭

用料　老鸭 1 只，玄参 15 克，桔梗 20 克，盐、味精各 3 克，姜 5 克，葱 10 克，料酒 10 毫升。

制作方法　❶ 将玄参润透切片；桔梗润透切片；老鸭宰杀后去毛、内脏及爪；姜切片，葱切段。❷ 将玄参、桔梗、老鸭、料酒、姜、葱同放炖锅内，加水适量，置武火烧沸，再用文火炖煮 55 分钟，加入盐即成。

食用方法　每 2 天 1 次，食用。

功效　润肺止咳，利尿消炎。适用于急、慢性咽炎病人冬季食用。

桔梗麦冬炒蛤蜊

用料　蛤蜊肉 150 克，桔梗 20 克，麦冬 15 克，料酒 10 毫升，葱 10 克，姜 5 克，芝麻油 35 毫升。

制作方法　❶ 将桔梗洗净，切片；麦冬去心，洗净；蛤蜊肉洗净，切片；姜切片，葱切段。❷ 将炒锅置武火上烧热，加入芝麻油，烧至六成热时，下入蛤蜊肉、姜、葱、料酒炒熟，加入盐、味精即成。

食用方法　每 2 天 1 次，食用。

功效　滋阴，消炎，利喉。适用于急、慢性咽炎病人冬季食用。

麦冬沙参炒田螺

用料　田螺肉 150 克，麦冬 15 克，沙参 20 克，料酒 10 毫升，盐 2 克，姜、葱各 5 克，芝麻油 35 克。

制作方法　❶ 麦冬洗净，去心；沙参润透，切片；田螺肉洗净，切片；姜切片，葱切段。❷ 将炒锅置武火上烧热，加入芝麻油，烧至六成热，下入姜、葱、田螺肉，炒变色，加入麦冬、沙参炒熟，加入盐即成。

食用方法　每 2 天 1 次，食用。

功效　润肺止咳，消炎利喉。适用于急、慢性咽炎秋季食用。

5.6.2　风寒感冒

风寒感冒与风热感冒相对，是中医对感冒的一种归类。风寒感冒是由风寒之邪外袭和肺气失宣引起的。症状为恶寒重、发热轻、无汗、头项强痛、鼻塞、流清鼻涕、咳嗽、吐白痰、口渴或口渴热

饮、脉浮紧、舌苔薄白等。适合疏风散寒的饮食。

葱白红糖饮

用料　葱白 30 克，红糖 15 克。

制作方法　将葱白切成花，放入锅内加水和红糖煮 15 分钟即可饮用。

食用方法　代茶饮用。

功效　发汗、解表，散寒通阳，解毒散结。适用于风寒感冒、腹泻等。

姜糖饮

用料　生姜、红糖各 25 克。

制作方法　❶ 将生姜洗净，切片；红糖切碎。❷ 将生姜放入锅内，加水适量，用武火烧沸，再用文火煮 25 分钟，加入红糖即成。

食用方法　代茶饮用。

功效　疏风散寒。适用于风寒感冒春季饮用。

防风生姜饮

用料　防风 10 克，生姜、红糖各 25 克。

制作方法　❶ 将防风润透，切片；生姜洗净，切片；红糖切碎。❷ 将防风、生姜同放锅内，加水适量，置武火烧沸，再用文火煮 25 分钟，加入红糖即成。

食用方法　代茶饮用。

功效　解表，散寒。适用于风寒感冒春季饮用。

生姜菊花饮

用料　菊花（干品）6 克，生姜 25 克，白糖 15 克。

制作方法　将菊花、生姜洗净，生姜切片；放入开水杯内，加白糖浸泡 10 分钟即可。

食用方法　代茶饮用。

功效　疏风，散寒，明目，解毒。适用于风寒感冒、头痛、头晕、目赤、心胸烦热等。

大葱生姜红糖饮

用料 生姜、红糖各 15 克，大葱 25 克。

制作方法 ❶将生姜洗净切片；大葱洗净，切 4 厘米长段。❷将生姜、大葱放入锅内，加水和红糖，煮 25 分钟即可。

食用方法 代茶饮用。

功效 解表，散寒，止呕，祛痰。适用于风寒感冒、呕吐、喘咳、胀满等。

桂枝红枣茶

用料 桂枝 20 克，红枣 6 枚，红糖 15 克。

制作方法 ❶将桂枝洗净，切 2 厘米长的段；红枣洗净，去核。❷将桂枝、红枣放入锅内，加水适量，用武火烧沸，文火煮 25 分钟，加入红糖即成。

食用方法 代茶饮用。

功效 解表散寒。适用于风寒感冒春季饮用。

紫苏粥

用料 紫苏叶 15 克，大米 1000 克，红糖 25 克。

制作方法 ❶将紫苏叶洗净，切碎；大米淘洗干净；红糖切碎。❷将紫苏叶、大米放入锅内，加水适量，用武火烧沸，再用文火煮 35 分钟，加入红糖即成。

食用方法 每天 2 次，食用。

功效 疏风散寒。适用于风寒感冒春季食用。

香薷莲子粥

用料 香薷 15 克，莲子 10 克，粳米 150 克。

制作方法 ❶将净香薷段碾成细粉，过筛。❷将莲子、粳米洗净放入锅内，加入香薷粉和水，煮 30 分钟即可。

食用方法 每天 2 次，食用。

功效 发汗解表，和中化湿，利水消肿。适用于风寒感冒、怕冷发热、无汗、胸闷、呕吐、腹泻、水肿、小便不利等。

糖醋生姜芽

用料 生姜芽 150 克，红糖 20 克，醋 15 毫升。

制作方法 ❶将生姜芽洗净，切成薄片。❷将生姜芽片用红糖、醋腌制 3 小时，即可。

食用方法 每天 1 次，食用。

功效 解表，散寒，止呕，祛痰。适用于风寒感冒、呕吐、喘咳、胀满等。

大葱生姜拌莴笋

用料 莴笋 30 克，生姜 20 克，大葱 75 克，盐 3 克，芝麻油 3 毫升，鸡精 2 克。

制作方法 ❶将生姜、大葱洗净，切成细丝；莴笋洗净去皮，切成细丝，用开水烫 3 分钟，捞出。❷将生姜丝放入盘内，加入莴笋丝、盐、鸡精、芝麻油，用筷子搅拌均匀，停放 30 分钟，即可。

食用方法 每天 1 次，食用。

功效 解表，散寒，止呕，祛痰。适用于风寒感冒、呕吐、喘咳、胀满等。

生姜蒸瓜条

用料 冬瓜 30 克，生姜 20 克，葱 5 克，盐 3 克，鸡精 2 克，素油 10 毫升。

制作方法 ❶将生姜洗净，切成细丝；冬瓜洗净去皮，切成 3 厘米长的条；葱切丝。❷将生姜、大葱丝、冬瓜条、盐、鸡精、素油拌在一起，装盘，放入蒸笼内用武火蒸 25 分钟，即可。

食用方法 每天 1 次，食用。

功效 解表，散寒，止呕，祛痰。适用于风寒感冒、呕吐、喘咳、胀满等。

香薷炒芹菜

用料 芹菜 30 克，香薷叶 20 克，葱、姜各 5 克，盐 3 克，鸡精 2 克，素油 30 毫升。

制作方法 ❶将净香薷，加适量清水，煮 15

分钟，停火、过滤、去渣、留汁液。❷将芹菜洗净，切成 3 厘米长的段，用开水烫至七成熟，捞出；葱切丝，姜切丝。❸将炒锅内加油、烧至七成热时，放入葱姜、爆出香味，再放入香薷液、芹菜、盐、鸡精、翻炒 3 分钟，即可。

食用方法　每天 1 次，食用。

功效　发汗解表，和中化湿，利水消肿。适用于风寒感冒、怕冷发热、无汗、胸闷呕吐、水肿、小便不利等。

大葱西红柿菠菜汤

用料　葱白、菠菜各 30 克，西红柿 200 克，盐 3 克，鸡精 2 克，素油 10 毫升。

制作方法　❶将葱白洗净切花，菠菜洗净去根，西红柿洗净切块。❷将炒锅内加入素油，烧至七成热时，放入葱白、西红柿、翻炒 2 分钟，加入清水、盐、鸡精、菠菜烧开即可。

食用方法　每天 1 次，食用。

功效　发汗解表，散寒通阳，解毒散结。适用于风寒感冒、腹泻等。

葱白姜汤面

用料　葱白 30 克，生姜 20 克，面条 200 克，盐 3 克，素油 10 毫升，鸡精 2 克。

制作方法　❶将葱白、生姜洗净，切成细丝。❷将炒锅内加入素油，烧至七成热时，放入葱白、生姜爆出香味，加水适量烧沸后，放入面条、盐、鸡精。面条熟时，停火出锅即可。

食用方法　每 2 天 1 次，食用。

功效　发汗解表，散寒，解毒散结。适用于风寒感冒、呕吐、喘咳等。

葱白炒豆芽

用料　葱白、豆芽各 30 克，盐 3 克，鸡精 2 克，素油 25 毫升。

制作方法　❶将葱白洗净，切成 3 厘米长的段；豆芽洗净。❷将炒锅内加入素油，烧至七成热时，放入葱白、豆芽，武火翻炒 3 分钟，加入盐、鸡精即可。

食用方法　每天 1 次，食用。

功效　发汗解表，散寒通阳，解毒散结。适用于风寒感冒、腹泻等。

葱白炖姜汤

用料　葱白、生姜各 30 克，红糖 15 克。

制作方法　❶将葱白洗净，切成 3 厘米长的段；生姜洗净，切成薄片。❷将葱白段和姜片一起放入锅内炖 25 分钟，加入红糖出锅，即可。

食用方法　每天 2 次，食用。

功效　发汗解表，散寒，解毒散结。适用于风寒感冒、呕吐、喘咳等。

生姜菊花粥

用料　菊花（干品）6 克，生姜 25 克，粳米 150 克，白糖 15 克。

制作方法　❶将干菊花洗净；生姜洗净，切片；粳米洗净。❷将菊花、生姜、粳米放入锅内，加水和白糖煮 30 分钟，即可。

食用方法　每天 1 次，食用。

功效　疏风，散寒，明目，解毒。适用于风寒感冒、头痛、头晕、目赤、心胸烦热等。

生姜菊花豆腐汤

用料　豆腐 30 克，菊花（干品）6 克，生姜 25 克，葱、姜各 5 克，盐 3 克，鸡精 2 克，素油 15 毫升。

制作方法　❶将干菊花洗净；生姜洗净，切片；豆腐切成 2 厘米见方的块；葱、姜切成细末。❷将炒锅内加入素油，烧至七成热时，放入葱、姜末爆出香味，放入菊花、豆腐、盐、鸡精烧 2 分钟。然后，加适量的水炖熟，即可。

食用方法　每天 1 次，食用。

功效 疏风，散寒，明目，解毒。适用于风寒感冒、头痛、头晕、目赤、心胸烦热等。

生姜拌莴苣

用料 莴苣 30 克，生姜 25 克，盐 2 克，醋 5 毫升，白糖 10 克，芝麻油 10 毫升。

制作方法 ❶ 将生姜洗净，切片；莴苣洗净，去皮，切薄片。❷ 将生姜、莴苣放入盆内，加入盐、醋、白糖、芝麻油拌匀，即成。

食用方法 每天 1 次，食用。

功效 解表，散寒，止呕。适用于风寒感冒、呕吐者及春季食用。

白芷炖香菇

用料 香菇 30 克，白芷 20 克，葱、姜各 5 克，盐 3 克，素油 20 毫升，鸡精 2 克。

制作方法 ❶ 将白芷、香菇洗净；葱切 3 厘米长的段，姜切片。❷ 将炒锅加油，烧至七成热时，放入葱、姜爆出香味，放入香菇，白芷翻炒 2 分钟，加入清水、盐、鸡精烧沸后，用微火炖 35 分钟，即可。

食用方法 每天 1 次，食用。

功效 祛风散寒，消肿镇痛。适用于风寒感冒及寒湿腹痛、眉棱骨痛。

5.6.3 月经不调和产后虚弱

月经不调是妇科常见疾病，表现为月经周期、经期、经量、经色、经血等方面的异常，可伴月经前、经期时的腹痛及全身症状。病因可能是器质性病变，也可能是功能失常。很多器质性疾病都可导致内分泌失调而致月经不调。长期的精神压抑、精神紧张、遭受重大精神刺激和心理创伤、寒冷刺激、节食、嗜烟酒等也可引起月经不调。

产后虚弱是指产妇生产后体质较差，免疫力低下，此时容易受到细菌、病毒或其他致病因子的侵犯，从而出现产褥期感染、异常恶露、阴道出血、腹痛、盗汗、易疲劳、面色萎黄、神疲乏力、头晕、心悸、失眠、乳汁不足等表现。

中医认为，月经不调主要是由于气血不畅、经络不通导致的。妇女孕期大量气血损耗，产后处于虚、瘀的状态，体虚和血虚是必然。无论月经不调还是产后虚弱，都属于身体虚亏状态，需要积极进补，饮食调养是非常好的方法。

桑寄首乌鸭蛋汤

用料 鸭蛋 2 个，首乌、桑寄生、枸杞子各 15 克，红枣（去核）6 枚，红糖 30 克。

制作方法 ❶ 将首乌洗净，浸透，切片；桑寄生、枸杞子洗净浸泡；鸭蛋煮熟去壳。❷ 将首乌、桑寄生放入锅内，加清水适量，武火煮沸后，放入鸭蛋，改用文火煮 30 分钟后，加入枸杞子、红枣、红糖煮 10 分钟即成。

食用方法 饮汤，吃蛋，每天 1 次。

功效 养血补肾，黑发悦颜。适用于血虚体弱、脱发不生、头晕目花、未老先衰、四肢麻木、孕妇血虚、胎动不安、产后乳汁不足等症。大便溏泄及有湿痰者忌用。

人参黄芪白莲汤

用料 人参、黄芪各 15 克，大枣（去核）12 枚，白莲子（去心）、枸杞子各 30 克，冰糖末 15 克。

制作方法 ❶ 将人参、黄芪洗净，切 3 厘米段；白莲子洗净，浸泡一晚；大枣去核洗净；枸杞子浸润。❷ 将人参、黄芪、大枣、枸杞子、白莲子放入砂锅内，加清水适量，置武火上烧沸后改文火煮 30 分钟，加入冰糖末即成。

食用方法 每天 1 次，于月经前连用 5 ~ 7 次。

功效 益气养血。适用于月经超前、量多、色淡、质地清稀及神疲倦怠、食欲缺乏、气短心悸、乏力、小腹有空坠感等症。有实邪、气滞、怒火盛者忌用。

川芎鸡血藤蛋汤

用料 鸡蛋 2 个，川芎 9 克，鸡血藤 30 克，精盐 3 克，胡椒粉 2 克。

制作方法 ❶ 将川芎、鸡血浸润切片；鸡蛋煮熟后去壳。❷ 将川芎、鸡血藤、鸡蛋放入锅内，加入清水适量，锅置武火上烧沸后，改用文火煮 30 分钟，加入盐、胡椒粉即成。

食用方法 每天 1 次，单独食用。

功效 活血行瘀，通经止痛。适用于妇女月经不调、经闭、痛经等症。阴虚火旺者忌食。

三味鸡蛋汤

用料 鸡蛋 2 个，益母草 1000 克，陈皮 10 克，当归 10 克，川芎 9 克。

制作方法 ❶ 将益母草洗净；陈皮浸润切丝；川芎浸润切片；当归浸润切段；鸡蛋煮熟，去壳。❷ 将益母草、陈皮、当归、川芎、鸡蛋放入砂锅中，加清水适量，煮 30 ~ 40 分钟即可。

食用方法 每天 1 次，单独食用。

功效 行气活血，补血调经。适用于血虚型月经滞后、量少色淡及小腹空痛、神疲乏力、头晕目眩、心悸不寐等症。湿热者忌服。

桑续鸡蛋汤

用料 鸡蛋 2 个，桑寄生、菟丝子各 15 克，续断 30 克，精盐 3 克。

制作方法 ❶ 将桑寄生洗净；续段洗净切段；菟丝子洗净；鸡蛋煮熟去壳备用。❷ 将桑寄生、续段、菟丝子、鸡蛋放入砂锅中，加清水适量，置武火上烧沸，改用文火煮 20 分钟后加入盐即成。

食用方法 饮汤，吃鸡蛋，每天 1 次。

功效 补益肝肾，强壮筋骨，养血安胎。适用于肝肾亏虚、胎动不安、胎漏、阴道下血、腰膝酸痛、四肢麻木、筋骨痿弱等症。阴虚火旺者忌食。

鸡蛋银耳羹

用料 鸡蛋 1 个，银耳 80 克，冰糖 80 克。

制作方法 ❶ 银耳放入盆内，加入温水适量，浸泡约 30 分钟，待其发透后，择去蒂头，择净杂质，用手将银耳分成片状，然后倒入洁净的铝锅内，加水适量，置大火烧沸后，移小火上继续熬 2 ~ 3 小时，待银耳煮烂为止。❷ 将冰糖放入另一锅中，加水适量，置小火上溶化成汁，用纱布过滤；将鸡蛋清倒入少量搅匀，倒入锅内搅拌，烧沸后撇去浮沫，将糖汁倒入银耳锅内，搅匀即可食用。

食用方法 餐后或单独食用。

功效 养阴润肺，生津，补脑强心，和血止血。适用于肺热或肺虚咳嗽、肺结核、咯血、妇女血崩、胃出血、痔疮出血等症。风寒咳嗽者忌服。

赤小豆粥

用料 赤小豆适量。

制作方法 按常法煮粥食。

食用方法 每早空腹食用。

功效 下气通乳。适用于妇女产后奶水不足。

豆浆大米粥

用料 豆浆 2 碗，大米 50 克，白糖适量。

制作方法 大米淘洗净，以豆浆煮粥。

食用方法 加白糖调服，每早空腹食用。

功效 调和脾胃，清热润燥。适用于产后体虚。

红糖阿胶糯米粥

用料 阿胶 12 克，糯米 1000 克，红糖 15 克。

制作方法 ❶ 将糯米洗净，去杂质；阿胶切小丁。❷ 将糯米放入砂锅内，加入清水适量，置于武火上烧沸，改用文火熬煮 30 分钟后，加入阿胶丁、红糖，溶化后即成。

食用方法　早餐食用。

功效　养血，止血，安胎。适用于妊娠胎动不安、先兆流产、月经过多等症。脾胃虚弱者慎服。

菟丝益智粥

用料　益智仁、菟丝子各10克，大米适量，精盐3克。

制作方法　❶益智仁、菟丝子洗净，用3层纱布包好扎紧；大米淘洗干净。❷清水注入锅中，加入大米、药包上火煲50分钟，调入精盐，即可食用。

食用方法　作早餐或夜宵食用。

功效　温脾暖肾，固气涩精。适用于遗尿、夜多小便、妇女产后小便过多等症。阴虚火旺或遗滑崩带者忌食。

苎麻根鲤鱼粥

用料　鲤鱼500克，苎麻根30克，糯米1000克，清水适量，精盐3克，姜、葱各10克。

制作方法　❶将鲤鱼去鳞，洗净，切片；苎麻根洗净，切段；糯米淘洗干净；葱、姜洗净切花。❷将清水注入锅中，置武火上，加入糯米、苎麻根煲50分钟后，加入鱼片、精盐、葱、姜，炖熟即可食用。

食用方法　早餐食用。

功效　安胎。适用于妊娠腹痛、胎动不安等症。便溏者忌食。

党参白术鱼肚粥

用料　鱼肚50克，白术、党参各10克，姜、葱各10克，精盐3克，料酒2毫升，大米适量。

制作方法　❶将白术研末；党参洗净切段；鱼肚发透，切成2厘米长段；姜切丝，葱切花；大米洗净备用。❷清水注入锅中，倒入大米、党参煲熟，下入白术、鱼肚、葱、姜、精盐、料酒，即可。

食用方法　早餐食用。

功效　健脾，益气，安胎。适用于脾胃虚弱、胎气欠安等症。阴虚燥热，郁结气滞者忌食。

枸杞肉丝糯米粥

用料　猪瘦肉60克，枸杞子20克，糯米1000克，鱼胶30克，葱、姜各5克，精盐3克，料酒、生粉适量。

制作方法　❶将枸杞子浸润发透；糯米洗净；葱（去须）洗净，切花；姜洗净，切丝；鱼胶用温油发透，用温水浸泡至软，切丝；猪瘦肉洗净，切成肉丝，用生粉、精盐、料酒腌好。❷把糯米、鱼胶放入锅内，加清水适量，文火煮成粥，放肉丝、姜、葱煮沸，加入枸杞子、精盐，即可。

食用方法　早餐食用。

功效　益气补血，滋肾健脾。适用于消瘦虚弱、不思饮食、子宫寒冷等症。脾湿痰多者不宜用。

核桃火麻粥

用料　火麻仁15克，核桃仁30克，粳米50克，精盐3克，清水适量。

制作方法　❶火麻仁洗净，加少许水捣烂；核桃仁洗净；粳米洗净去杂质备用。❷将粳米放入锅内，加清水适量，置武火上烧沸，改用文火熬煮30分钟后加入火麻仁、核桃仁、精盐煮10分钟即可。

食用方法　佐餐食用。

功效　润燥，滑肠，通淋。适用于老人肠燥便秘、妇女产后便秘、膀胱湿热、小便淋沥等症。便溏者忌食。

黄芪杜仲糯米粥

用料　黄芪30克，杜仲10克，糯米50克，精盐3克。

制作方法　❶将黄芪洗净，润透，切片；杜仲盐水炒后打粉；糯米淘洗干净。❷ 将清水注入锅中，加入水、糯米、黄芪、杜仲粉煮熟，调入精盐即可。

食用方法　早餐食用。

功效　益气补脾，安胎消肿。适用于妊娠腹痛、胎动不安等症。阴虚火旺者不宜多食。

松子核桃粥

用料　松子仁 30 克，核桃仁 50 克，大米 150 克。

制作方法　❶ 将松子仁、核桃仁洗净；大米淘洗干净。❷ 锅内注入清水，放入大米、松子仁、核桃仁煮 40 分钟即可。

食用方法　早餐食用。

功效　润肠通便，益智。适用于便秘、产后恶露排出不畅等症。便溏者忌食。

砂仁鱼肚糯米粥

用料　鱼肚 30 克，砂仁 15 克，糯米 50 克，老姜、香葱各 10 克，精盐、胡椒粉各 2 克，料酒 10 毫升。

制作方法　❶ 将鱼肚用温油发透，温水浸泡至软，切小块；糯米淘洗干净；砂仁洗净，拍破；姜拍松，葱切花。❷ 锅置于武火上，加入清水，烧沸后下入鱼肚、砂仁、姜、葱、糯米，改用文火煮 50 分钟，调入精盐、胡椒粉即可。

食用方法　早餐食用。

功效　补中益气，养血，补肾益精。适用于妇女脾肾虚弱、腰酸、白带过多等症。

蔗汁生姜番薯羹

用料　番薯 500 克，生姜 2 片，甘蔗汁 50 毫升。

制作方法　❶ 将番薯削皮，切 1 厘米小块；生姜切片。❷ 将番薯放入锅内，加水适量，置武火上烧沸，待番薯熟透变软后加入蔗汁和生姜，再煮

5 分钟即成。

食用方法　单独食用。

功效　和中补血，益气生津，宽肠胃，通便秘。适用于老人肠燥便秘、妇女便秘等症。泄泻者忌食。

杜仲黑豆煮鸡蛋

用料　鸡蛋 2 个，黑豆 1000 克，杜仲 10 克，黄酒 20 毫升。

制作方法　❶ 将黑豆洗净，浸泡一夜；鸡蛋煮熟去壳；杜仲洗净，用盐水炒后打成细末。❷ 黑豆、鸡蛋放入锅内，加入清水适量，将锅置武火上烧沸，改用文火煮 30 分钟后加入杜仲粉、黄酒即成。

食用方法　每天 1 次，单独食用。

功效　温阳祛寒，补血通经。适用于月经延期、腰酸乏力、小便清长、舌质淡红、苔薄白、脉沉细等症。阴虚火旺者忌食。

参汁枸杞蒸蛋

用料　鸡蛋 2 个，枸杞子 30 克，精盐 2 克，花生油 20 毫升。

制作方法　❶ 将枸杞子洗净，浸润备用；鸡蛋去壳打入碗内，搅拌均匀；人参洗净后，用水煎煮后，去渣留汁。❷ 将鸡蛋、人参汁、盐搅拌均匀，上面撒上枸杞子后，上笼蒸 20 分钟后加入花生油即成。

食用方法　佐餐食用。

功效　大补元气，固脱生津，安神。适用于白带过多、劳伤虚损、食少、倦怠、反胃吐食、虚咳喘促、惊悸、健忘、眩晕头痛、妇女崩漏、气血不足等症。阴虚火旺者忌食。

红花三七煮鸡蛋

用料　鸡蛋 2 个，三七 15 克，白糖 20 克。

制作方法　❶ 将三七洗净，切片；红花洗净；

鸡蛋煮熟后去壳备用。❷将红花、三七、鸡蛋放入锅中，加入清水适量，置于武火上烧沸，改用文火熬煮30分钟后加入白糖即成。

食用方法　早餐食用。

功效　活血补血，舒筋活络。适用于月经不调、经闭、贫血、腰膝酸痛等症。阴虚火旺者忌食。

砂仁蒸瓜方

用料　冬瓜30克，砂仁3克，精盐3克，料酒10毫升，姜、葱各10克，香油5毫升，豆粉5克。

制作方法　❶先将冬瓜去皮洗净，切成3厘米见方的块，置碟上加入砂仁、盐、姜、葱、料酒、香油。❷将瓜块上笼蒸20分钟后，用水芡粉勾汁，淋在瓜块上即成。

食用方法　佐餐食用。

功效　醒脾开胃，利湿止呕。适用于妊娠呕吐。阴虚有热者忌食。

盐烤芝麻

用料　黑芝麻120克，精盐30克。

制作方法　❶将芝麻去泥沙，洗净，放入锡箔纸中包好备用。❷将盐放入小砂锅内，芝麻包放入盐中，将锅置武火上烧8分钟，取出芝麻即可。

食用方法　1天内分次食完，连服数日。

功效　强身，养血，通乳。适用于产后乳汁缺乏、腰膝酸软等症。便溏者忌食。

花生焖猪脚

用料　猪脚1只（切块），花生250克，无花果50克，精盐3克，姜、葱各10克，料酒2毫升，酱油5毫升。

制作方法　❶先将猪脚烧去毛桩，洗净，剁成块；花生、无花果、姜、葱洗净；姜拍松，葱挽结。❷炖锅内注入清水，放入猪脚、无花果、花生、

姜、葱、料酒，焖3小时，然后再放入精盐、酱油即可。

食用方法　每周2次，佐餐食用。

功效　益气养血，补虚生乳。适用于产后乳汁缺乏者。

阿胶鸡蛋汤

用料　鸡蛋1个，阿胶10克，精盐3克，香油2毫升。

制作方法　❶阿胶烊化；鸡蛋去壳搅匀，倒入阿胶中，煮成蛋花汤。❷锅中放入清水，倒入蛋花汤、精盐、香油、蛋液，凝固即成。

食用方法　佐餐食用。

功效　滋阴润燥，养血安胎，宁心除烦。适用于妊娠胎动不安、烦躁不宁等症。脾胃虚弱者慎用。

阿胶鸭蛋汤

用料　鸭蛋1个，阿胶25克，红糖15克。

制作方法　❶将鸭蛋煮熟，去壳；阿胶切粒备用。❷将清水注入锅中，锅置武火上烧沸后加入阿胶、红糖煮沸，最后加入鸭蛋煮15分钟即成。

食用方法　单独食用。

功效　补气血，滋阴润肺。适用于心血虚损、心悸、燥咳、崩漏、先兆流产、产后虚弱等症。脾胃虚弱者慎用。

银耳焖鲶鱼

用料　鲶鱼1条，银耳20克，陈皮5克，精盐、胡椒粉少许，料酒12毫升，姜、葱各10克。

制作方法　❶鲶鱼开膛洗净，去鳃、内脏后剁成块，用精盐、料酒腌30分钟；银耳用清水浸透，发开去根蒂，洗净，撕成小片；陈皮用清水浸泡，洗干净，切成块。❷先将银耳、陈皮放入煲内，加入清水，置于武火上烧沸，然后改用中火继续焖40

分钟，加入鲶鱼、姜、葱、料酒、胡椒粉，捞出陈皮不用，调入精盐，即可盛碗食用。

食用方法　佐餐食用。

功效　活血祛瘀，消肿散结，补益气血。适用于跌打瘀伤或妇女产后小腹疼痛、恶露瘀血多等症。风寒咳嗽者忌食。

黄芪蒸乌鸡

用料　乌鸡 1 只，黄芪 6 克，葱、姜各 10 克，精盐 4 克，料酒 10 毫升。

制作方法　❶ 将黄芪洗净切成短段。❷ 乌鸡宰后去毛、内脏；把黄芪装入鸡腹内，放入姜、葱、料酒、盐入锅蒸 30 分钟即成。

食用方法　每周 2 次，佐餐食用。

功效　温中补虚，益气生血。适用于病后气血不足、老人体质弱、癌症手术后身体虚弱、妇科肿瘤重度虚弱等症。实证及阴虚者忌服。

归芪鸡蛋汤

用料　鸡蛋 4 个，当归 10 克，黄芪 6 克，红枣 12 枚，精盐 3 克，胡椒粉 3 克。

制作方法　❶ 鸡蛋煮熟去壳；红枣（去核）洗净；当归、黄芪洗净切片。❷ 把全部用料放入锅内，加清水适量，武火煮沸后，改文火煲 30 分钟，加精盐、胡椒粉调味成咸汤或加糖调成甜品。

食用方法　佐餐食用。

功效　益气养血，润泽肌肤。适用于气虚而产、面色萎黄、肌肤无华或妇女产后行经后血虚头晕、血虚劳热等症。湿盛中满、泄泻者忌服。

阿胶炖豆腐

用料　豆腐 250 克，阿胶 30 克，精盐 3 克，香油 1 毫升。

制作方法　❶ 将阿胶切粒；豆腐切成块。❷ 锅置武火上，注入鲜汤，下入阿胶煮沸，再下入豆腐，调入精盐烧沸后滴入香油即可。

食用方法　佐餐食用。

功效　补气血，滋阴润肺。适用于产后血虚、先兆流产等症。脾胃虚弱者慎服。

杜仲蒸羊肝

用料　羊肝 150 克，杜仲 20 克，精盐 3 克，姜、葱各 10 克，料酒 10 毫升，生粉 3 克，花生油少许。

制作方法　❶ 将杜仲切丝，用盐水炒干；羊肝去筋膜，切片，加入生粉、精盐、料酒、花生油拌匀；姜、葱洗净，姜切片，葱切段。❷ 将羊肝放入蒸盘，放入杜仲、姜、葱，将蒸盘放入蒸锅内，蒸 15 分钟即可。

食用方法　佐餐适用。

功效　补肝肾，健脾，除湿，安胎。适用于肾虚腰痛、妇女白带过多、先兆流产、胎动不安等症。阴虚火旺者忌服。

巴戟炖大肠

用料　猪大肠 250 克，巴戟天 15 克，精盐、胡椒粉各 3 克，料酒 15 毫升，陈醋 20 毫升，老姜 10 克，大葱 10 克，鸡粉 3 克。

制作方法　❶ 将巴戟天浸润后切片；猪大肠用陈醋洗净，入沸水锅中汆去血污，捞出切段。❷ 将巴戟天、猪大肠放入炖锅中，加入清水适量，放入大葱、老姜置武火上烧沸，改文火炖 2 小时，调入精盐、鸡粉、胡椒粉、料酒即可。

食用方法　每天 1 次，连服数次。

功效　补肾壮阳，补益不焦。适用于妇女子宫脱垂。阴虚火旺者忌用。

姜汁醪糟炖生蚌

用料　蚌肉 150 克，酒糟 150 克，姜汁 30 毫升，白糖 10 克。

制作方法　❶ 把蚌肉去泥沙洗净备用。❷ 酒糟放入锅中，加入适量清水，置旺火上烧沸后下入蚌肉、姜汁、白糖，煮熟即成。

食用方法　佐餐食用。

功效　热血，除湿，滋阴。适用于白带增多、月经量多、四肢寒冷等症。阴虚痰咳者忌食。

5.7　冬至饮食处方

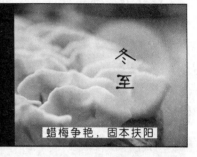

冬至是全年第 22 个节气，此节气天气严寒，是数九的季节，即从冬至这一天开始数九，共九个九，共 81 天。由于天气太冷，人们易出现冻疮、免疫力低下及身体虚弱等。冬至后宜进补偏于温热、补养阳气，以抵御寒邪，为身体储存足够的营养，提高身体素质。

蜡梅争艳，固本扶阳

5.7.1　冻疮

冻疮一般常见于初冬和早春季节，是由于气温较低引起的局部皮肤的红斑和肿胀等损害，严重的还可出现水疱和溃疡。本病的发病原因是人的皮肤在遇到寒冷（0～10℃）、潮湿或冷暖急变时，局部小动脉发生收缩，久之动脉血管麻痹而扩张，静脉淤血，从而造成局部血液循环不良而发生皮肤红斑和肿胀等。此外，患者自身的皮肤潮湿、手足多汗、鞋袜过紧、缺乏运动及长时间户外低温下工作等因素均可促使冻疮的发生。本病以儿童、妇女和末梢血液循环不良者多见，一般好发于手背、手指、面部、耳廓、足趾、足跟、足缘等部位，常呈双侧分布。病人的局部皮肤可见暗紫红色隆起的水肿性红斑，边界不清，边缘呈鲜红色，表面紧张，有光泽，质柔软，用手按压可褪色，去压后红色又逐渐恢复。局部痒感明显，遇热后瘙痒加剧。严重者皮肤局部可发生水疱，水疱破裂后可形成糜烂或溃疡，并伴有疼痛。本病通常病程缓慢，气候转暖后可自愈，但容易复发。

中医认为，冻疮虽然病在皮肤上，其实多为身体元气虚弱，阳气不足，寒邪侵袭，阳气不伸，经络阻塞，寒凝血瘀而致，因此，在治疗上常采用温经散寒、活血化瘀、消肿止痛。饮食上多吃散寒通络、调补气血、温通血脉、凉血清热解毒的食物，对冻疮痊愈十分有利。

玄参银花饮

用料　玄参 10 克，金银花 12 克，白糖 15 克，清水 30 毫升。

制作方法　❶将玄参洗净润透，切薄片；金银花洗净。❷将玄参、金银花放入锅内，加入清水，置武火上烧沸，再用文火煮 25 分钟，停火，过滤，去药渣，在药液内加入白糖，即成。

食用方法　当茶饮用。

功效　清热，解毒。适用于冻疮病人。

黄芪当归饮

用料　当归、黄芪各 10 克，白糖 15 克，清水 30 毫升。

制作方法　❶将当归、黄芪洗净润透，切薄片。❷将当归、黄芪放入锅内，加入清水，置武火上烧沸，再用文火煮 25 分钟，停火，过滤，去药渣，在药液内加入白糖即成。

食用方法　当茶饮用。

功效　补气血，温经，活脉。适用于冻疮病人。

当归赤芍饮

用料　当归、赤芍各 10 克，干姜、白糖各 15 克，清水 30 毫升。

制作方法　❶将当归、赤芍洗净润透，切薄片。❷将当归、赤芍、干姜放入锅内，加入清水，置武火上烧沸，再用文火煮 25 分钟，停火，过滤，去药渣，在药液内加入白糖即成。

食用方法　当茶饮用。

功效　散寒通络。适用于冻疮病人。

当归粥

用料　当归、赤芍各 10 克，干姜、白糖各 15 克，大米 60 克，清水适量。

制作方法　❶将当归、赤芍、干姜洗净，润透，切薄片；大米洗净。❷将当归、赤芍、干姜、大米放入锅内，加入清水，置武火上烧沸，再用文火煮 35 分钟，加入白糖即可食用。

食用方法　每天 2 次，食用。

功效　散寒通络。适用于冻疮病人。

金银花玄参粥

用料　玄参 10 克，金银花 12 克，白糖 15 克，大米 60 克，清水适量。

制作方法　❶将玄参洗净润透，切薄片；金银花、大米洗净。❷将玄参、金银花、大米放入锅内，加入清水，置武火上烧沸，再用文火煮 35 分钟，停火，加入白糖即成。

食用方法　每天 2 次，食用。

功效　清热，解毒。适用于冻疮病人。

黄芪当归粥

用料　当归、黄芪各 10 克，白糖 15 克，大米 60 克，清水适量。

制作方法　❶将当归、黄芪洗净润透，切薄片；大米洗净。❷将当归、黄芪、大米放入锅内，加入清水，置武火上烧沸，再用文火煮 35 分钟，加入白糖即可食用。

食用方法　每天 2 次，食用。

功效　补气血，温经，活脉。适用于冻疮病人。

玄参烧瘦肉

用料　猪瘦肉 500 克，玄参 10 克，姜 5 克，葱 10 克，料酒、酱油各 10 毫升，白糖 15 克，盐、鸡精各 3 克，清水适量。

制作方法　❶将玄参洗净润透，切薄片；猪瘦肉洗净，切 3 厘米见方的块。❷将炒锅置武火上烧热，加入素油，烧至六成热，加入姜、葱爆香，下入白糖、酱油、猪肉、玄参、清汤适量，用中火烧熟，加入盐、鸡精即成。

食用方法　每 2 天 1 次，食用。

功效　清热，解毒，托里。适用于冻疮病人。

归芪烧牛肉

用料　牛肉 500 克，当归 10 克，黄芪 20 克，姜 5 克，葱 10 克，料酒、酱油各 10 毫升，白糖 15 克，盐、鸡精各 3 克，清水适量。

制作方法　❶将玄参洗净润透，切薄片；牛肉洗净，切 3 厘米见方的块。❷将炒锅置武火上烧热，加入素油，烧至六成热，加入姜、葱爆香，下入白糖、酱油、牛肉、当归、黄芪、清汤适量，用中火烧熟，加入盐、鸡精即成。

食用方法　每 2 天 1 次，食用。

功效　气血双补。适用于冻疮病人。

归芪烧羊肉

用料　羊肉 500 克，当归 10 克，黄芪 20 克，姜 5 克，葱 10 克，料酒、酱油各 10 毫升，白糖 15 克，盐、鸡精各 3 克，清水适量。

制作方法　❶将玄参洗净润透，切薄片；羊肉洗净，切 3 厘米见方的块。❷将炒锅置武火上烧热，加入素油，烧至六成热，加入姜、葱爆香，下入白糖、酱油、羊肉、当归、黄芪、清汤适量，用中火烧熟，加入盐、鸡精即成。

食用方法　每2天1次，食用。

功效　补气，补血。适用于冻疮病人。

当归赤芍炖乳鸽

用料　乳鸽1只，当归、赤芍各10克，干姜15克，料酒10毫升，姜5克，葱10克，精盐3克，鸡油5毫升，清水适量。

制作方法　❶将当归、赤芍、洗净润透，切薄片；将乳鸽宰杀，去毛、洗净内脏。❷将当归、赤芍、干姜、乳鸽、料酒、姜、葱一同放入炖锅内，加入清水，鸡油，置武火上烧沸，再用文火煮45分钟，加入盐即成。

食用方法　每2天1次，食用。

功效　散寒通络。适用于冻疮病人。

黄芪当归炖乌鸡

用料　乌鸡500克，当归、黄芪各10克，姜5克，葱10克，料酒10毫升，盐3克，鸡油5毫升，清水适量。

制作方法　❶将当归、黄芪、洗净润透，切薄片；乌鸡宰杀后，去毛、内脏、爪，洗净。❷将当归、黄芪、乌鸡、姜、葱、料酒同放入锅内，加入清水，鸡油，置武火上烧沸，再用文火煮45分钟，加入盐即成。

食用方法　每2天1次，食用。

功效　补气血，温经，活脉。适用于冻疮病人。

玄参银花炖兔肉

用料　兔肉500克，玄参10克，金银花12克，姜5克，葱10克，料酒10毫升，盐、鸡精各3克，清水适量。

制作方法　❶将玄参洗净润透，切薄片；兔

肉和金银花分别洗净。❷将玄参，金银花、兔肉、料酒、姜、葱放入锅内，加入清水，置武火上烧沸，再用文火煮45分钟，加入味精、鸡精即成。

食用方法　每2天1次，食用。

功效　清热，解毒。适用于冻疮病人。

5.7.2　免疫力低下及身体虚弱

免疫力低下及身体虚弱是十分常见的现象，大致相当于中医讲的肾虚。所谓肾虚，是指肾脏精气阴阳不足。肾虚的病因是多方面的，许多因素都可以导致肾虚，如先天不足、情志失调、房劳过度、久病伤肾及年老体衰。

肾虚的症状表现为记忆力下降记忆力减退、注意力不集中、精力不足、工作效率降低、情绪难以自控、头晕、易怒、烦躁、焦虑、抑郁、缺乏自信、工作没热情、没有目标和方向、性欲降低、遗精、阳痿、早泄、月经不调、不孕、尿频、健忘、失眠、食欲不振、腰膝酸软、易疲乏力、脱发白发、牙齿松动、黑眼圈、肤色晦暗、肤质粗糙和色斑、乳房下垂、早秃等。

肾虚最常见的是肾阴虚和肾阳虚。肾阴是物质的，肾阳和肾气是功能的。肾阳虚表现的是外在的，肾阴虚表现的是内在的。肾阳虚的常见症状为腰酸、四肢发冷、畏寒、水肿，为"寒"的症状，性功能不好也会导致肾阳虚；肾阴虚的症状为"热"，主要有腰酸、燥热、盗汗、虚汗、头晕、耳鸣等。肾阳虚有和肾阴虚相同的症状，如腰膝酸软、四肢乏力、性欲减退。现代医学证明，当发生肾虚时，无论肾阴虚还是肾阳虚，都会导致人体免疫力的降低。

中医认为，肾虚多为长期积累成疾，切不可以急于求成而用大补之药进补，或者胡乱使用补肾壮阳药物，而应慢慢调理。一定要先明确诊断，从病因着手，治疗和食疗同时展开，方才有效。

补肾阳的常用中药主要有附片、肉桂、菟丝

子、淫羊藿、肉苁蓉、韭菜等；补肾阴的中药主要有熟地黄、山萸肉、何首乌、枸杞子、五味子、桑葚、麦门冬、女贞子、黄精、山药、墨旱莲等。饮食调养要选用以上中药，配合一定的食材，经烹调而成恰当食物，以具有补肾壮阳，增强体质，提高性功能和生殖力等功效。要注意，过度苦寒、冰凉的食物易伤肾，如苦瓜、猪肉、鹅肉、啤酒进食过多都伤肾。

蜂蜜桑葚膏

用料 鲜红熟桑葚 200 克，蜂蜜 50 毫升。

制作方法 ❶ 将鲜红熟桑葚洗净，放入大瓷碗中，用擀面杖擂烂，倒入白纱布滤取汁液，然后将汁液放瓦锅内熬至稍浓，加入蜂蜜，不停搅匀，煮成膏状，冷却后装瓶贮备用。❷ 食用时，1 ~ 2 汤匙，温开水送服，每天早晚各服 1 次。

食用方法 每天 1 次，食用。

功效 滋养肝肾，补益气血。适用于须发早白、病后血虚、未老先衰等症。

人参鹿肉汤

用料 鹿肉 250 克，人参、黄芪、芡实、枸杞子各 5 克，白术、茯苓、熟地黄、肉苁蓉、肉桂、白芍、益智仁、仙茅、泽泻、枣仁、山药、远志、当归、菟丝子、怀牛膝、淫羊藿、生姜各 3 克，葱适量，胡椒面适量，食盐适量。

制作方法 ❶ 将鹿肉除去筋膜，洗净，入沸水泡一下，捞出切成 1 寸左右小块，把骨头拍破待用，将以上中药用袋装好，扎口。❷ 将鹿肉放入大铝锅内，再放入药袋，加水适量，放入葱、生姜、胡椒面、食盐。❸ 将铝锅置武火上烧沸，撇去泡沫，改用文火煨炖 2 ~ 3 小时，待鹿肉烂即成。

食用方法 每天 1 次，食用。

功效 填精补肾，大补元阳。适用于体虚羸瘦、面色萎黄、四肢厥冷、腰膝酸痛、阳痿、早泄等症。

芝麻白糖

用料 芝麻 500 克，白糖适量。

制作方法 将芝麻拣净，放铁锅内用文火炒香。将芝麻晾凉，捣碎，装入瓷罐内备用。

食用方法 每次 1 汤匙，放入碗中，再加白糖适量，用开水冲服。

功效 补肝肾，乌须发，长肌肉，填精髓。适用于肺燥咳嗽、皮肤干燥及肝肾阴虚的头发早白、老人便秘等症。

莲子锅蒸

用料 湘莲 20 克，百合 15 克，扁豆 10 克，核桃仁、鲜慈姑各 15 克，玫瑰 3 克，蜜枣、蜜樱桃、瓜片各 10 克，肥儿粉 50 克，面粉 80 克，白糖 1000 克，化猪油 125 毫升。

制作方法 ❶ 将鲜慈姑去皮，切成指甲片，湘莲去皮心，扁豆去壳，加百合，装碗上笼蒸熟，取出；核桃仁泡发后，去皮，炸酥，剁碎；蜜樱桃对剖，瓜片、蜜枣切成碎丁，将以上全部混合，共成配料。❷ 将炒锅内下猪油 50 克，烧至五成热，先将面粉炒散，再加肥儿粉炒匀，注入开水适量，继续将水、面、油炒引合为一体，立即放入白糖炒匀后，投进以上的配料继续炒匀，起锅前，放入玫瑰和化猪油，炒匀即成。

食用方法 每天 1 次，食用。

功效 养心安神，健脾开胃。适用于脾胃虚弱、精神不振等症，也可做中老年人平时的保健食物。

桃酥豆泥

用料 扁豆 150 克，黑芝麻 10 克，核桃仁 5 克，白糖 120 克，猪油 125 克。

制作方法 ❶ 将扁豆淘净，入沸水煮 30 分钟，以能挤脱皮为度，捞出挤去外皮，放入碗内，加清水淹没扁豆仁，上笼蒸约 2 小时，待蒸至熟烂，取出滤水，捣成泥，以能通过漏瓢细孔为度。❷ 将黑芝麻炒香，研细待用；热锅烧红后离火，揩干净，再置火上，放入猪油，待油熟时，即倒入扁豆泥翻炒，至水分将尽时，放入白糖炒匀（炒至不粘锅瓢为度），再放入猪油、黑芝麻、白糖、核桃仁，溶化混合炒匀即成。

食用方法　每天 1 次，食用。

功效　健脾胃，补肝肾，润五脏。适用于脾虚久泻、大便燥结、肾虚、须发早白等症，也可做中老年人平时的保健食物。

琼玉膏

用料　人参 1200 克，生地黄汁 8000 毫升，白茯苓 2450 克，白沙蜜 5000 毫升。

制作方法　❶ 将人参、白茯苓（去黑皮）粉碎成细末；白沙蜜用生绢滤过，生地黄取自然汁（捣时不用铜铁器），然后将四味中药合并一处拌匀，装入瓷瓶罐内，用净纸 20 ~ 30 层封闭。❷ 用大铝锅一口，盛装净水，再将药瓷瓶罐放入铝锅内，隔水煮熬，先用武火，后用文火，经三天三夜炖熬后取出，用蜡纸数层包瓷瓶口，入水中泡，然后取出，再放入原铝锅内炖熬一天一夜，即成。

食用方法　每天空腹服，每次适量即可。

功效　补气补血，填精补髓。适用于中老年人用作平时的保健食物。

天冬膏

用料　天冬 500 克。

制作方法　将天冬和根须，捣碎，洁净白细布绞取汁液，滤过，放入罐内，用文火熬成膏。

食用方法　每天 1 匙，空腹温酒服用。

功效　健体益寿。适用于平时食用，可轻身、益气、延年。

黄精炖猪瘦肉

用料　猪瘦肉 200 克，黄精 50 克，葱、生姜、料酒、食盐各适量。

制作方法　❶ 将黄精、猪瘦肉洗净，分别切成长 3 厘米、宽 1.5 厘米的小块。❷ 将黄精和猪瘦肉块放入瓦锅内，加水适量，放入葱、生姜、食盐、料酒，隔水炖熟。

食用方法　每 2 天 1 次，吃肉喝汤。

功效　养脾阴，益心肺。适用于阴虚体质的平时调养以及心脾阴血不足所致的食少、失眠等症。

莲子百合煨瘦肉

用料　猪瘦肉 250 克，莲子、百合各 50 克，葱、生姜、食盐、料酒各适量。

制作方法　❶ 将莲子去心，用清水把莲子、百合洗净；猪瘦肉洗净，切成长 3 厘米、厚 1.5 厘米的块。❷ 将莲子、百合、猪瘦肉放入铝锅内，加水适量，再加入葱、生姜、食盐、料酒。❸ 武火烧沸，文火煨炖 1 小时即成。

食用方法　每 2 天 1 次，吃莲子、百合、猪肉，喝汤。

功效　益脾胃，养心神，润肺肾，去热止咳。适用于心脾不足的心悸、失眠以及肺阴虚的低热干咳等症。

炒鹌鹑

用料　鹌鹑 2 只，萝卜 200 克，菜油、生姜、葱、醋、食盐、料酒各适量。

制作方法　❶ 将鹌鹑放水中淹死，去毛和内脏，洗净血水，把鹌鹑切成长 1.5 厘米、宽 1.5 厘米的块；萝卜切成长 3 厘米、宽 1.5 厘米的块，备用。❷ 将锅置武火上，放上菜油烧沸，将鹌鹑先入锅内，用锅铲反复翻炒变色，再将萝卜放入混炒，然后放入葱、生姜末、料酒、醋，加水少许，煮数分钟，待鹌鹑肉熟即成。

食用方法　每 2 天 1 次，佐餐。

功效　补肾气，壮腰膝，强身体。适用于肾虚腰痛及各种虚弱症。

何首乌煮鸡蛋

用料 鸡蛋2个，何首乌1000克，葱、生姜、食盐、料酒、猪油各适量。

制作方法 ❶ 将何首乌洗净，切成长12厘米、宽1.5厘米的块；把鸡蛋、何首乌放入铝锅内，加水适量，再放入葱、生姜、食盐、料酒等调料。❷ 将锅置武火上烧沸，文火煮至蛋熟，将蛋取出用清水泡一下，将蛋壳剥去，再放入铝锅内煮2分钟。

食用方法 每天1次，吃蛋喝汤。

功效 补肝肾，益精血，抗早衰。适用于血虚体弱、头晕眼花、须发早白、未老先衰、遗精、脱发及血虚便秘等症，最适于虚不受补的病人。

柏子仁炖猪心

用料 猪心1具，柏子仁15克，葱、生姜、食盐、料酒各适量。

制作方法 ❶ 将柏子仁拣净洗干净，猪心洗净去血水，用尖刀从猪心中间开一孔，将柏子仁放入猪心内。❷ 将猪心放入铝锅内，加水适量，放入料酒、食盐、葱、生姜等调料。❸ 隔水炖约1小时，取出猪心，去柏子仁。将猪心切成薄片，放入碗中，盛上原汤，加入味精少许。

食用方法 每2天1次，吃猪心喝汤。

功效 养心安神，补血润肠。适用于心血虚的心悸怔忡、失眠以及阴血亏虚引起的便秘等症。

杞子炖羊脑

用料 羊脑1具，枸杞子30克，葱、生姜、食盐、料酒各适量。

制作方法 将枸杞子拣选洗净；羊脑洗净（注意不要把羊脑碰破）放入铝锅内，加水适量；放入食盐、葱、生姜、料酒，隔水炖熟，即成。

食用方法 每2天1次，食用。

功效 补肝肾，益脑，安神，强身。适用于肝血虚的头痛、眩晕、癫痫等以及肾气虚衰症。

芡实煮老鸭

用料 老鸭1只，芡实200克，葱、生姜、食盐、料酒各适量。

制作方法 ❶ 芡实洗净；将老鸭宰杀后，去毛和内脏，洗净血水，将芡实放入鸭腹内。❷ 将鸭放入瓦锅内，加水适量。❸ 将锅置武火烧沸，放入葱、生姜、料酒，改用文火炖熬，约2小时，至鸭肉烂即成。

食用方法 每2天1次，食用时加食盐，吃肉喝汤。

功效 益脾养胃，健脾利水，固肾涩精。适用于脾胃虚的消渴病和脾虚水肿、肾虚遗精等症。

双鞭壮阳汤

用料 牛鞭1000克，狗鞭10克，羊肉1000克，母鸡肉50克，枸杞子、菟丝子各10克，肉苁蓉6克，花椒、老生姜、料酒、猪油、食盐各适量。

制作方法 ❶ 将牛鞭加水发涨，去净表皮，顺尿道对剖成两块，用清水洗净，再用冷水漂30分钟；将狗鞭用油沙炒酥，用温水浸泡约30分钟，刷洗洁净；将羊肉洗净后，再放入沸水锅内余去血水，捞入凉水内漂洗待用。❷ 将牛鞭、狗鞭和羊肉放入铝锅内，加清水烧开，撇去浮沫；放入花椒、老生姜、料酒和母鸡肉，再烧沸后，改用文火煨炖，至六成熟时，用洁净白布滤去汤中的花椒和老生姜，再置火上；将菟丝子、肉苁蓉、枸杞子用纱布袋子装好，放入汤内，继续煨炖，至牛鞭、狗鞭酥烂时，即将牛鞭、狗鞭、羊肉捞出，牛鞭切成3厘米长的条，狗鞭切成1.5厘米长的节，羊肉切片，鸡肉切块，药包不用。把这些肉装在碗内，加食盐和猪油调味即成。

食用方法 每3天1次，吃肉喝汤，既可佐餐，又可单食。

功效 暖肾壮阳，益精补髓。适用于虚损劳伤、肾气虚衰、阳痿不举、滑精、早泄。

壮阳狗肉汤

用料 狗肉250克，附片15克，菟丝子10克，食盐、生姜、葱各适量。

制作方法 ❶将狗肉洗净，整块放入开水锅内余透，捞入凉水内洗净血沫，切成3厘米长的方块；姜、葱切好备用。❷将狗肉放入锅内，同姜片煸炒，加入料酒，然后将狗肉、姜片一起倒入砂锅内。同时将菟丝子、附片用纱布袋装好扎紧，与食盐、葱一起放入砂锅内，加清汤适量，用武火烧沸，文火煨炖，待肉熟烂后即成。

食用方法 每3天1次，服用时，拣去药包不用，吃肉喝汤。

功效 温肾助阳，补益精髓。适用于阳气虚衰、精神不振、腰膝酸软等症。

复元汤

用料 羊瘦肉500克，羊脊骨1具，山药50克，粳米1000克，肉苁蓉20克，菟丝子10克，核桃仁2个，葱白3根，生姜、花椒、料酒、胡椒粉、八角、食盐各适量。

制作方法 ❶将羊脊剁成数节，用清水洗净；羊瘦肉洗净后，余去血水，再洗净；将山药、肉苁蓉、菟丝子、核桃仁用纱布袋装好扎口；羊肉切成长3厘米、1.5厘米厚的条块；生姜、葱白拍破。❷将中药、食物和粳米同时放入砂锅内，注清水适量，武火烧沸，撇去浮沫；再放入花椒、八角、料酒，移文火继续煮，炖至肉烂为止。❸将肉、汤出锅装碗后，加胡椒粉、食盐调味即成。

食用方法 每2天1次。

功效 温补肾阳。适用于肾阳不足、肾精亏损之耳鸣眼花、腰膝无力、阳痿、早泄等症。

双耳汤

用料 银耳、黑木耳各10克，冰糖30克。

制作方法 ❶将银耳、黑木耳用温水发泡，摘除蒂柄，除去杂质，洗净，放入碗内；将冰糖放入，加水适量。❷将盛银耳、木耳的碗置蒸笼中，蒸1小时，待木耳熟透时即成。

食用方法 食用时，可分次或1次食用，吃木耳喝汤，每天2次。

功效 滋阴补肾润肺。适用于肾阴虚的血管硬化、高血压、眼底出血，以及肺阴虚的咳嗽、喘息等症。

鹿头汤

用料 鹿头1只，鹿蹄4只，荜茇5克，生姜3克，食盐、八角、小茴香、胡椒粉各适量。

制作方法 ❶将鹿头、鹿蹄除去毛桩，洗净；荜茇、生姜洗净，用刀拍破。❷将鹿头、鹿蹄放入砂锅内，加水适量，再放入荜茇、生姜、八角、小茴香，置武火上炖熬，烧开后，移文火熬熟。❸将鹿头、鹿蹄取出，剖下鹿肉，切成粗条，再置汤中烧开，放入食盐、胡椒粉即成。

食用方法 食用时，可佐餐，可单食。

功效 壮阳益精。适应于阴虚体弱、肾精亏虚所出现的腰膝酸软、畏寒怯冷、阳痿、早泄等症。

枸杞羊肾粥

用料 羊肾2对，羊肉250克，枸杞叶500克，粳米250克，葱白5克。

制作方法 ❶将羊肾洗净，去臊腺脂膜，切成细丁；葱白洗净，切成细节；羊肉洗净，一同放入铝锅内，加水适量备用。❷将枸杞叶洗净，用纱布袋装好，扎紧；粳米淘净，一同放入铝锅内，熬粥。待肉熟，米烂成粥时即成。

食用方法 服用时，吃羊肾、羊肉，喝粥。

功效 补肾填精。适用于肾精衰败、腰脊疼痛、性功能减退等症。

煨鹿尾

用料 干鹿尾70克，水发白蘑200克，冬笋

25 克，精盐、料酒、生姜、葱、鸡汤、水豆粉、猪油各适量。

制作方法 ❶ 将干鹿尾开水发涨捞出，洗净污秽，再下锅煮 10 分钟捞出，煺去毛，如不易煺净，可反复再烫，直至煺净为止。再用清水洗净，冷水泡 30 分钟，然后放入铝锅内，加水适量，用武火烧沸，文火炖熬至熟，待用。❷ 将熟鹿尾顺骨缝剁成短段；白蘑大的改成两片；冬笋切成片，用开水烫透；葱、姜块用刀拍破。❸ 将鹿尾、白蘑和冬笋用热水焯一下，除去水分。❹ 将锅内放菜油，油五成热时，下入葱、姜块，炸成金黄色，注入鸡汤。汤煮开后，捞出葱、姜块，下入料酒、食盐、鹿尾、冬笋、白蘑，移到文火上煨 2 分钟后，再移到武火上煨，并用水豆粉勾芡，淋入香油即成。

食用方法 每周 1 次食用。

功效 补肾壮阳，暖腰脊。适用于腰痛、阳痿、早泄等肾阳虚证。

姜附烧狗肉

用料 狗肉 1000 克，熟附片 30 克，生姜 150 克，大蒜、菜油、葱各适量。

制作方法 ❶ 将狗肉洗净，切成小块；将生姜煨熟备用。❷ 将熟附片放入锅内，先熬煎 2 小时，然后将狗肉、大蒜、生姜放入，加水适量炖煮，直至狗肉烂即成。

食用方法 每周 1 次，分多餐食用。

功效 温肾散寒，壮肾益精。适用于阳痿、夜多小便、畏寒、四肢冰冷等阳虚证，对身体虚寒的慢性支气管炎、慢性肾炎也有一定疗效。患感冒者禁食。

龙马童子鸡

用料 子公鸡 1 只，虾仁 15 克，海马 10 克，料酒、食盐、生姜、葱、水豆粉、清汤各适量。

制作方法 ❶ 将子公鸡宰杀后，去毛和内脏，洗净，装入大盆内备用。❷ 将海马、虾仁用温水洗净，泡 10 分钟，分放在鸡肉上，加葱段、姜块（配料用半块）、清汤适量，上笼蒸至烂熟。❸ 将子公鸡出笼后，拣去葱段和姜块，放入食盐，另用水豆粉勾芡收汁后，浇在鸡的面上，即成。

食用方法 每周 1 次，食海马、虾仁和鸡肉。

功效 温肾壮阳，益气补精。适用于阳痿、早泄、小便频数、崩漏带下等症。

红烧鹿肉

用料 鹿肉 500 克，水发玉兰片 25 克，香菜、酱油、绍酒、精盐、白糖、花椒水、葱、生姜、水豆粉、菜油、鸡汤各适量。

制作方法 ❶ 将鹿肉洗净，切块；玉兰片切成象眼片；调料备齐待用。❷ 将铁锅内放入菜油，烧热时，将鹿肉下油锅内，炸至火红色时捞出。❸ 将锅内放茶油，用葱、姜爆锅，下酱油、花椒水、精盐、料酒、白糖、鸡汤，再下鹿肉，烧开后，放文火上煨炖，至肉煨熟烂时，移到武火上烧开，勾芡粉，淋芝麻油，撒上香菜段，即成。

食用方法 每周 1 次，食用。

功效 补五脏，调血脉，治虚劳，壮阳益精，暖腰脊。适用于肾阳不足所致的腰膝酸软、阳痿、早泄、畏寒肢冷等症。

鸡肠饼

用料 公鸡肠 1 具，面粉 250 克，菜油 30 克，食盐、葱、生姜、大蒜各适量。

制作方法 ❶ 将公鸡肠洗净破开，放入锅内，加火焙干，然后粉碎成细粉待用。❷ 将面粉放入盆内，再将鸡肠粉倒入，混合均匀，加水适量，和成面粉团。❸ 将调料放入面粉团内，做成饼子，烙熟即成。

食用方法 每 3 天 1 次，食用。

功效 补肾缩尿。适用于中老年人尿频、多尿等症。

杜仲猪腰

用料　猪腰 4 个，杜仲 15 克。

制作方法　❶将生杜仲切成长 3 厘米、宽 1.5 厘米的段片，备用。❷用竹片将猪腰破开，呈钱包形。然后把切好的杜仲片，装入猪腰内。外用草纸打湿，将猪腰包裹数层。❸将草纸包好的猪腰，放入柴灰火中慢慢烧烤，烧熟后取出，除去草纸即成。

食用方法　每周 1 次，吃猪腰，不放盐。

功效　壮腰补肾。适用于肾虚腰痛及肾炎、肾盂肾炎后所出现的腰部酸痛等症。

白羊肾羹

用料　白羊肾 2 对，羊脂 200 克，肉苁蓉 50 克，荜茇、青果各 10 克，陈皮 5 克，胡椒 10 克，食盐、葱、酱油、酵母面各适量。

制作方法　❶将白羊肾、羊脂洗净，放入铝锅内，将肉苁蓉、陈皮、荜茇、草果、胡椒装入纱布袋内，扎住口，放入锅内，加水适量。❷将铝锅置灶上，用武火烧沸，文火炖熬，待羊肾熟透时，放入葱、食盐、酵母面，如常法做羹。

食用方法　每周 1 次，吃羊肾喝羹。

功效　壮肾，暖脾胃。适用于肾虚阳痿、腰膝无力、脾虚食少、胃寒腹痛等症。

核桃鸭子

用料　老鸭 1 只，鸡肉泥 1000 克，核桃仁 200 克，荸荠 150 克，油菜末、葱、生姜、食盐、鸡蛋清、料酒、湿玉米粉、花生油各适量。

制作方法　❶将老鸭宰杀，去毛，开膛去内脏，洗净，用开水氽一遍，装入盆内，加入葱、生姜、食盐、料酒少许，上笼蒸熟透取出晾凉后，将老鸭去骨，切成两块，另用鸡肉泥、鸡蛋清、湿玉米粉、料酒、盐调成糊；再把核桃仁、荸荠剁碎，加入糊内，淋在鸭子内膛肉上。❷将鸭子放入锅

内，用干净温油炸酥，捞出沥去余油，用刀切成长条块，摆在盘内，四周撒些油菜末，即可。

食用方法　每周 1 次，食用。

功效　补肾固精，温肺定喘，润肠。适用于肾虚咳嗽、腰痛、阳痿、大便燥结、肾虚石淋等症。

罗汉大虾

用料　对虾 12 个，鱼泥 60 克，鸡蛋清 1 个，豆苗 12 棵，火腿末、油菜末各 3 克，油菜叶 150 克，清汤 150 毫升，料酒 12 毫升，玉米粉、白糖各 15 克，熟猪油 45 克，姜丝 6 克，食盐适量。

制作方法　❶将对虾去头、皮、肠子，留下尾巴，片开，剁断虾筋，挤干水分，撒些味精。先两面蘸玉米粉，再放在鸡蛋清（已打在碗中）中蘸一下，最后把背面蘸上面包渣，码在盘子里。❷将鱼泥用蛋清、玉米粉、盐、熟猪油拌成糊，抹在对虾上，在糊面中间放一根火腿丝，两旁各放一黄瓜皮丝，外面再各放一根火腿丝。然后用筷子按一遍。❸将对虾用干净温油炸熟。盘中先铺好生菜叶，把对虾剁成两段，对齐码成圆圈，即可。

食用方法　每周 1 次，食用。

功效　补肾兴阳，强筋壮骨。适用于肾阳虚的阳痿、早泄、性欲减退以及卒中后偏瘫、骨质疏松症。

枸杞肉丝

用料　猪瘦肉 500 克，枸杞子 1000 克，青笋 1000 克，猪油 1000 克，食盐、白糖、料酒、芝麻油、水豆粉、酱油各适量。

制作方法　❶将猪瘦肉洗净，去筋膜，切成 6 厘米长的丝，青笋切成同样长的细丝，枸杞子洗净待用。❷将炒锅加猪油烧热，再将肉丝、笋丝同时下锅化散，烹入料酒，加入白糖、酱油、食盐、味精搅匀，投入枸杞子，翻炒几下，淋入芝麻油（香油），炒熟即成。

食用方法　每 3 天 1 次，食用。

功效　滋阴补肾。适用于体弱乏力、肾虚目眩、视物模糊等症。

肉苁蓉炖羊肾

用料　羊肾 1 对，肉苁蓉 30 克，胡椒粉、食盐各适量。

制作方法　❶ 先将肉苁蓉切片，备用。❷ 将羊肾、肉苁蓉一起放入砂锅内，加清水适量，文火炖熟。❸ 将羊肾炖熟后，倒入碗中，加胡椒粉、食盐少许，调味至可口，便可食用。

食用方法　每周 1 次，食用。

功效　补肾，益精，壮阳。适用于肾虚腰疼、足膝痿弱、耳聋、便秘、阳痿、夜多小便。

冬虫夏草炖黄雀

用料　黄雀 12 只，冬虫夏草 6 克，生姜 2 片。

制作方法　❶ 将黄雀去毛和内脏，洗净，切块。❷ 将冬虫夏草、生姜片和黄雀块放入瓦锅内，加水适量，慢火炖 2 ~ 3 小时，以黄雀肉烂为度。❸ 煮好后，将药和肉一起服食。

食用方法　每周 1 次，将药和肉一起服食。

功效　补脑兴阳，填精益髓。适用于中老年人阳气衰败、肾精亏损所出现的身体虚弱、阳痿、早泄、性功能低下等症。

红杞蒸鸡

用料　子母鸡 1 只，枸杞子 15 克，料酒、胡椒粉、生姜、葱、食盐各适量。

制作方法　❶ 将子母鸡宰杀后，去毛和内脏，洗净；将葱切段，姜切片备用。❷ 将子母鸡肉放入锅内，用沸水汆透，捞出放入凉水内冲洗干净，沥尽水分，再把枸杞子装入鸡腹内，然后放入盆里（腹部朝上），把葱、生姜放入盆内，加入清汤、食盐、料酒、胡椒粉，将盆盖好，用湿绵纸封住盆口，在沸水武火上笼蒸 2 小时取出。❸ 将盆口绵纸揭去，拣去姜片、葱段不用，即成。

食用方法　每周 1 次，食用。

功效　滋补肝肾。适用于男女肾虚、神经衰弱等症。

5.8　小寒饮食处方

小寒是全年第 23 个节气。此节气天气虽然很冷了，但还未达到极点，故称小寒。天气寒冷对上呼吸道影响很大，寒邪易伤人体阳气，故人们易罹患咳嗽、急慢性肠炎、胃及十二指肠溃疡等。"春夏养阳，秋冬养阴"，小寒养生应顺应自然界收藏之势，收藏阴精，使精气内聚，以润五脏。

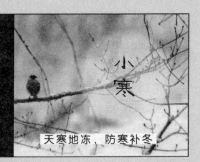

天寒地冻，防寒补冬

5.8.1　慢性支气管炎、支气管哮喘及咽喉炎

慢性支气管炎是发生于气管和支气管黏膜及其周围组织的慢性炎症性疾病，咳嗽和咳痰是其主要表现。导致本病的原因至今还不完全清楚，一般认为与香烟、烟雾、粉尘、刺激性气体等有害气体的长期刺激，细菌、病毒、支原体等微生物的反复感染，以及免疫、年龄和气候等因素的影响等有关。

支气管哮喘是一种慢性变态反应性炎症性的

呼吸道疾病。呼吸道的这种慢性炎症由多种炎性细胞引起，可导致气道的高反应性，最终发生气道的可逆性气流受限。本病的主要症状是反复发作的喘息、胸闷、呼吸困难、气促、咳嗽等，一般在夜间或清晨的时候发作，症状会越来越重。如果不及时处理，最后可出现呼吸困难、呼吸衰竭、窒息等严重后果。

咽喉炎是咽部及喉部受到病毒或细菌感染而导致的一种炎症性病变，可分为急性咽喉炎、慢性咽喉炎。急性咽喉炎是咽喉黏膜、黏膜下组织及淋巴组织的急性炎症，常是上呼吸道感染的一部分，可单独发生，也可继发于急性鼻炎，多发于秋冬及冬春之交。慢性咽喉炎为咽喉部黏膜、黏膜下及淋巴组织的慢性炎症，多见于成年人，一般病程较长，症状顽固，不易治愈。

止咳、祛痰、平喘是慢性支气管炎、支气管哮喘及咽喉炎治疗的主要方法，选用止咳、祛痰、平喘中药配合合适的食材，经烹调而成的食物，可起到较好的辅助治疗效果。

止咳、祛痰、平喘的常用中药有丝瓜花、金银花、麻黄、马勃、柿霜、杏仁、地龙、款冬花、橘皮、甘草、瓜蒌、南天星、柚子、红花、桑葚、白术、半夏、紫菀、黄精、松子仁、核桃仁、甜杏仁、白果、牛蒡子、苏叶、桔梗、细辛等。

清咽饮

用料　乌梅肉、生甘草、沙参、麦冬、桔梗、玄参各 50 克。

制作方法　将上述中药捣碎，混合均匀备用。

食用方法　取出 15 克，放入茶杯中，以沸水冲泡 1 小时，随时饮用，每天 3 次。

功效　清咽利喉。适用于急、慢性咽炎、喉炎等症。

丝瓜花蜜饮

用料　丝瓜花 10 克，蜂蜜 15 毫升。

制作方法　将丝瓜花洗净，放入茶盅内，加开水冲泡，盖上盖，浸泡 10 分钟后，倒入蜂蜜搅匀即成。

食用方法　拣去丝瓜花不用，趁热饮用，每天 3 次。

功效　清肺平喘。适用于肺热型支气管炎，症见咳吐黄痰、喘息、胸痛、口燥等。

猪油蜜膏

用料　猪油 1000 克，蜂蜜 1000 毫升。

制作方法　将猪油放入搪瓷缸内，加蜂蜜，置文火上煎熬至沸，停火晾凉。将猪油与蜂蜜搅拌均匀，即成。

食用方法　每次 1 汤匙，每天 2 次。

功效　补虚润燥，止咳祛痰。适用于肺燥咳嗽、肠燥便秘、身体瘦弱等症。

蜜饯百合

用料　干百合 1000 克，蜂蜜 150 毫升。

制作方法　将干百合洗净，放入大搪瓷碗内，加入蜂蜜，置沸水上笼蒸 1 小时，趁热调均匀，晾凉后，装入瓶（罐）内，即成。

食用方法　每天早、晚各服 1 汤匙。

功效　润肺止咳。适用于肺痨久咳、咳浓痰、低热烦闷等症。

马勃糖

用料　马勃粉 200 克，白砂糖 500 克。

制作方法　❶ 将白砂糖放在铝锅中，加水少许，置文火上，煎熬至稠时，加入马勃粉，拌均匀，停火。❷ 把糖倒在涂有熟菜油的搪瓷盘中，待冷后，把糖擀平，以刀划成小块。

食用方法　每次 1 小块，用嘴含化，每天 3 次。

功效　清肺平喘。适用于肺热咳嗽、咽喉肿痛、咯血、鼻齿出血等症。

柿霜糖

用料　柿霜、白砂糖各 15 克。

制作方法　❶ 将柿饼表面白霜与白砂糖一同放入铝锅内，加水少许。❷ 置文火上熔炼，待稠后停火。将糖倒入涂有熟菜油的搪瓷盘中，稍凉，擀平，用刀划成小块，即成糖块。

食用方法　每次 1 块，每天 3 次，经常食用。

功效　清肺平喘，化痰止咳。适用于肺热燥咳、口舌生疮、咯血、消渴等症。

紫云三仙

用料　水发香菇 60 克，豆腐皮 3 张，冬笋、荸荠各 150 克，面粉 10 克，五香粉 0.3 克，花生油 1000 毫升（耗油 30 毫升），嫩姜 10 克，酱油 10 毫升，芫荽适量。

制作方法　❶ 香菇去蒂，洗净，切成长 3 厘米、宽 0.3 厘米的细条；冬笋切成宽 0.3 厘米的条状；荸荠去皮，先切片，每片再切成 3 片后切条；嫩姜切细丝；面粉放在碗中，加清水 150 毫升，酱油 3 毫升，味精 1 克，苏打粉搅匀成面糊。❷ 将炒锅放在中火上，注入菜油 10 克，烧热，下香菇稍煸，再加入冬笋、荸荠，翻炒至刚熟透（不要炒得太烂）时，加入酱油、五香粉少量拌匀，取出备用。❸ 将豆腐皮切成长 7.5 厘米、宽 3 厘米的小张，每次取豆腐皮 1 张，放上香菇、冬笋、荸荠、嫩姜各 1 条，排列整齐，然后卷实，合口处先用面粉糊粘合，再将整个卷子放入面粉糊中蘸匀。❹ 将炒锅放在中火上，下菜油烧到八成热，下卷子生坯，炸至酥脆，倒进漏勺沥去油，趁热配些芫荽即成。

食用方法　每周 1 次，食用。

功效　清热，化痰，消积。适用于温病消渴、黄疸、热淋、痞积、目赤、咽喉肿痛等症。

止咳梨膏糖

用料　川贝母、杏仁、前胡、制半夏各 30 克，

百部 50 克，款冬花 20 克，生甘草 10 克，雪梨 1000 克，橘红粉 30 克，香橼粉 10 克，白糖 500 克。

制作方法　❶ 将梨切碎，与百部、前胡、杏仁、川贝母、制半夏、茯苓、款冬花、生甘草一起放入大药罐内，加水适量煎熬。每 20 分钟取药液，共取 4 次，将 4 次的药液同时倒入铝锅内。❷ 将铝锅置武火上烧沸，再改用文火煎熬浓缩至煎煮液较稠厚时，加白糖调匀，继续煎熬，直至黏稠时，投入橘红粉和香橼粉，搅匀。再以文火熬至药液挑起成丝状时，停火。❸ 将药糖倒在涂有熟菜油的搪瓷盘中，待稍冷，将其压平，用刀划成小块即成。将梨膏糖放入糖盒内保存备用。

食用方法　每次 1 小块，每天 3 次食用。

功效　祛痰利肺，止咳平喘。适用于各种类型的咳嗽等症。

糖橘饼

用料　广柑、白糖各 500 克。

制作方法　❶ 将广柑去皮、核，放在小锅内，加入白糖，腌渍一日，待广柑肉浸透糖后，再以文火熬至汁稠，停火。❷ 将每瓣广柑肉用小锅铲压平成饼，再拌入白糖 250 克，放于盘中，通风阴干，装入瓷罐内即成。

食用方法　每次 5～8 瓣，每天 3 次食用。

功效　祛痰化湿。适用于咳嗽多痰、痰涎清稀、饭后腹胀、舌苔白腻等症。

冰糖黄精汤

用料　黄精 30 克，冰糖 50 克。

制作方法　❶ 将黄精洗净，用冷水发泡，置铝锅内，再放入冰糖屑，加水适量。❷ 将锅置炉上，用武火煎煮，后用文火煨熬，直至黄精烂为止。

食用方法　每天 2 次，吃黄精，喝汤。

功效　补虚止咳，润肺平喘。适用于肺脾阴虚所致的咳嗽痰少、干咳无痰、咯血、食少等症。

姜汁糖

用料　白糖 30 克，生姜 50 克。

制作方法　❶ 将白糖放入铝锅中，加水适量，用文火煎熬浓稠；生姜洗净，用白布包裹，绞汁放入白糖液中，搅拌均匀，继续煎熬至起丝状时，停火。❷ 将姜汁糖倒在表面涂有熟菜油的大搪瓷盘中，晾凉，用刀划成小块，装糖盒内备用。

食用方法　早、晚空腹时各服 3 块。

功效　健脾和胃，祛痰止嗽。适用于慢性支气管炎咳嗽、痰多、食欲缺乏等症。

猪肺粥

用料　猪肺 500 克，薏苡仁 50 克，大米 1000 克，葱、生姜、食盐、料酒各适量。

制作方法　❶ 将猪肺洗净，加水适量，投入料酒，煮七成熟，捞出，用刀切成丁状备用。❷ 将薏苡仁、大米淘净，连同猪肺丁一起放入铝锅内，并放入葱、生姜、食盐、料酒，置武火烧沸，文火煨熬，米熟烂即成。

食用方法　当饭吃。

功效　肺虚久咳。适用于肺气虚的久咳、多痰、咯血等症。

松子仁糖蘸

用料　松子仁 250 克，白砂糖 500 克。

制作方法　❶ 将白砂糖放在锅内，加水少许，使其溶化，然后置文火煎熬，直至能挑起糖丝时，停火。❷ 趁热将松子仁投入白糖锅内，拌匀，立即倒在涂过熟菜油的搪瓷盘中，擀平后，用刀划成小块，放入糖盒内保存备用。

食用方法　每次 1 块，每天 3 次食用。

功效　润肺健脾，止血止咳。适用于肺脾两虚的慢性支气管炎咳喘、支气管扩张咯血等病。

蜜饯双仁

用料　甜杏仁、核桃仁各 250 克，蜂蜜 500 毫升。

制作方法　❶ 将甜杏仁洗净，放入铝锅内，加水适量，先用武火烧沸，后用文火煎熬 1 小时。❷ 将核桃仁切碎，倒入盛白糖的铝锅内，待黏稠时，加入蜂蜜，搅匀，再烧沸即成。❸ 将蜜饯双仁放入糖罐内备用。

食用方法　每次 3 克，每天 2 次食用。

功效　补肾益肺，止咳平喘。适用于肺肾两虚久咳、久喘等症。

糖溜白果

用料　水发白果 150 克，白糖 100 克，淀粉 25 克，清水 250 毫升，碱适量。

制作方法　❶ 将白果砸破剥去外壳，放入锅内，加清水、碱（适量）烧开，用炊帚刷去皮，捏去白果心，装入碗内，加清水，上笼蒸熟，取出。❷ 将锅内加清水，放入白果、白糖，置火上烧开，撇去浮沫，勾上芡，倒入盘内即成。

食用方法　每 2 天 1 次，食用。

功效　敛肺气，定喘嗽，止带浊，缩小便。适用于气虚所致的哮喘、痰嗽、白带多、白浊、遗精、淋病、小便频数等症。

戒烟糖

用料　白人参 30 克，远志、地龙各 90 克，鱼腥草 1000 克，白糖 200 克。

制作方法　❶ 将白人参、远志、地龙、鱼腥草淘洗干净，装在药包内，用绳扎口，放入铝锅或药罐内，加水适量，置武火上烧开，移文火上熬 20 分钟，取第 1 次药液；然后再加水熬 20 分钟，取第 2 次药液；如法取第 3 次药液，最后将 3 次药液倒入铝锅中，继续用文火煎熬浓缩，待药液稠厚时，加白糖，搅拌均匀，继续煎熬起丝状时，停火。❷ 将糖倒在涂有熟菜油的搪瓷盘中，晾凉，用刀划成小块，装糖盒内备用。

食用方法　早、晚各服 3 ~ 4 块食用。

功效　醒脑提神，戒烟止嗽。适用于吸烟引起的咳嗽、多痰等症，对戒烟有一定疗效。

罗汉果煲猪肺

用料　猪肺 250 克，罗汉果 1 个。

制作方法　❶ 选成熟的罗汉果备用。❷ 将猪肺切成小块，挤出泡沫，洗净。然后放入砂锅中，加水适量。❸ 将罗汉果切成薄片，放入盛猪肺的砂锅中同煮，肺熟即可服食。

食用方法　每 3 天 1 次，食用。

功效　清热化痰，润肺止咳。适用于肺热及肺燥咳嗽、咳痰不利、吐痰黄稠、咽干口燥等症。

蜜饯柚肉

用料　鲜柚肉 500 克，蜂蜜 250 毫升，白酒适量。

制作方法　❶ 将鲜柚肉去核，切块，放入瓷罐中，加白酒适量，盖上盖，严封罐口，浸泡一夜。❷ 次日将柚肉倒入铝锅中，煎熬至稠时，加入蜂蜜，拌匀即成。晾凉后，装入瓷罐备用。

食用方法　每次 3 克，每天 3 次食用。

功效　燥湿化痰。适用于痰湿咳嗽、食欲缺乏等症。

冰糖麻雀

用料　麻雀 1 只，冰糖 15 克。

制作方法　❶ 将麻雀去毛、内脏，洗净。❷ 将冰糖和洗净的麻雀放入瓦锅内，加清水适量，放入有水的锅内，隔水炖熟。

食用方法　每天 1 次，连服半个月。

功效　补肺壮阳，止咳祛痰。适用于老年人慢性支气管炎、哮喘及阳痿等症。

5.8.2　急性及慢性肠炎

肠炎是由细菌、病毒、真菌和寄生虫等引起的小肠或结肠的炎症，通常表现为腹痛、腹泻、稀水便或黏液脓血便，有的病人还有发热及里急后重等表现。肠炎可分为急性和慢性两类。慢性肠炎病程一般在 2 个月以上，常见的有慢性细菌性痢疾、慢性阿米巴痢疾、血吸虫病、非特异性溃疡性结肠炎和局限性肠炎等，主要症状为长期慢性或反复发作的腹痛、腹泻及消化不良等，重者可有黏液便或水样便。腹泻程度轻重不一，轻者每天排便 3 ~ 4 次，或腹泻便秘交替出现；重者可每 1 ~ 2 小时一次，甚至出现大便失禁。大便多呈糊状，混有大量黏液，常带脓血。急性肠炎以夏、秋两季发病率较高，通常因进食不洁、生冷或刺激性食物而诱发，潜伏期为 12 ~ 36 小时。主要症状有恶心、呕吐、腹泻等。

中医认为，肠炎属于"胃脘痛""泄泻""痢疾"范畴，多由饮食失节、损伤脾胃、情志不畅、肝郁气滞或脾胃虚弱、中气不运所致。

乌梅饮

用料　乌梅 30 克，白糖 20 克。

制作方法　❶ 将乌梅洗净去核，切片。❷ 将乌梅放入炖锅内加水适量，用中火煮 20 分钟，加入白糖。

食用方法　当茶饮用。

功效　消炎，止泻。适用于急性肠炎病人。

白术饮

用料　白术、人参、干姜、炙甘草各 15 克，白糖 20 克。

制作方法　❶ 将白术、人参、干姜、炙甘草切片，洗净，放入炖锅内，加水适量，烧沸，文火煮 15 分钟，去渣。❷ 在药液内加入白糖搅匀即成。

食用方法　当茶饮用。

功效　益中气，止吐泻。适用于胃肠虚弱、腹冷、下痢肠炎病人。

葛根饮

用料　葛根、麻黄各 10 克，白芍、生姜各 15 克，桂枝 9 克，甘草 5 克，大枣 3 枚，白糖 20 克。

制作方法　❶ 将以上药物装入炖锅内，加水适量，煎煮 25 分钟，去渣留汁液。❷ 在汁液中加入白糖搅匀即成。

食用方法　当茶饮用。

功效　清热解毒，止痢止痛。适用于有恶寒、发热的下痢肠炎病人。

大黄饮

用料　大黄、甘草、桂枝各 5 克，白芍 10 克，大枣 4 枚，生姜 6 克，白糖 30 克。

制作方法　❶ 将大黄、白芍、甘草、大枣、生姜、桂枝放入炖锅内，加水适量。❷ 将炖锅置武火上烧沸，再用文火煎煮 25 分钟，去渣，留汁液，加入白糖搅匀即成。

食用方法　当茶饮用。

功效　消炎，止痛，止泻。适用于下痢次数较多、量少、腹痛肠炎病人。

三黄饮

用料　大黄、木香、槟榔各 10 克，黄连 6 克，黄芩、当归各 15 克，白芍、白糖各 30 克，肉桂 3 克，甘草 5 克。

制作方法　❶ 将以上药物放入炖锅内，加水适量，煮 25 分钟，去渣留汁液。❷ 在药液内加入白糖搅匀即成。

食用方法　当茶饮用。

功效　清热解毒，消炎止泻，生津止渴。适用于泄泻频繁、腹部膨满、食欲不佳、高热口渴的肠炎病人。

柴胡饮

用料　柴胡 20 克，黄芩、半夏、白芍各 15 克，枳实、生姜、大黄各 10 克，大枣 4 枚。

制作方法　❶ 将以上药物放入炖锅内，加入清水适量，置武火上煎煮 25 分钟，停火，过滤去渣，留药液。❷ 在药液中加入白糖搅匀即成。

食用方法　当茶饮用。

功效　生津止渴，止泄泻，止呕吐。适用于胸胁苦满、心下痞硬的下痢肠炎病人。

党参白术饮

用料　党参、白术、炙甘草、山药各 50 克，白扁豆 40 克，莲子、桔梗、薏苡仁、缩砂仁各 25 克。

制作方法　❶ 将以上药物洗干净，放入铝锅内，加水适量。❷ 将锅置武火上烧沸，再用文火煮 40 分钟，停火，滤去渣，冷却后装入茶瓶内即成。

食用方法　当茶饮用。

功效　补脾胃，止泄泻。适用于慢性肠炎病人。

大枣附子饮

用料　大枣、茯苓各 15 克，半夏 20 克，干姜、人参、黄连各 10 克，附子 5 克，甘草 6 克，白糖 30 克。

制作方法　❶ 附子洗净，先煮 30 分钟，去水待用。❷ 将煮过的附子和上述药物装入锅内，加水适量，置武火上烧沸，再用文火煎煮 30 分钟，停火，滤去渣，加入白糖搅匀即成。

食用方法　当茶饮用。

功效　消炎止泻。适用于慢性肠炎、久泻不止病人。

藿香饮

用料　藿香、木香、甘草各 5 克，菖根、茯苓、白术、白糖各 20 克，人参 15 克。

制作方法 ❶ 将以上药物放入炖锅内，加水适量，煎煮 25 分钟，去渣，留药液。❷ 在药液内加入白糖拌匀即成。

食用方法 当茶饮用。

功效 清热解毒，止泄泻，止呕吐。适用于水样下痢、呕吐、发热的肠炎病人。

大腹皮饮

用料 大腹皮、桔梗、厚朴各 10 克，白芷、甘草各 5 克，藿香、紫苏、白术、半夏曲、茯苓各 15 克，陈皮 6 克，白糖 30 克。

制作方法 ❶ 将以上药物放入炖锅内，加水适量，煎煮 25 分钟，去渣，留药液。❷ 在药液内，加入白糖搅匀即成。

食用方法 当茶饮用。

功效 消炎止痛。适用于肠炎病人。

车前子茶

用料 车前子 30 克，白糖 25 克。

制作方法 ❶ 将车前子洗净，放入炖锅内，加水 30 克。❷ 将炖锅置武火上烧沸，再用文火煎煮 25 分钟，停火，滤去渣。在药液内加入白糖搅匀即成。

食用方法 当茶饮用。

功效 止疼痛，止泄泻。适用于腹泻肠炎病人。

猪苓茶

用料 猪苓、白糖各 20 克，桂枝 10 克，茯苓 25 克，白术 15 克。

制作方法 ❶ 将以上 4 味中药洗净，放入炖锅内，加水适量，用中火煎煮 25 分钟，去渣留药液。❷ 在药液中加入白糖搅匀，即成。

食用方法 当茶饮用。

功效 暖肠胃，止腹泻。适用于口渴、腹痛、

呕吐的肠炎病人。

川芎当归茶

用料 川芎、人参、白茯苓、当归、白术、白芍、桂枝各 5 克，粟米 50 克。

制作方法 ❶ 将以上药物洗净；粟米淘洗干净，放入锅内，加水适量。❷ 将锅置武火上烧沸，再用文火煮 30 分钟，去渣即成。

食用方法 当茶饮用。

功效 消炎止泻。适用于直肠溃疡病人。

人参山楂茶

用料 人参、山楂、白术、莲子、山药各 10 克，茯苓 15 克，陈皮、泽泻、甘草各 6 克，白糖 30 克。

制作方法 ❶ 将以上药物洗净，放入锅内，加水适量。❷ 将锅置武火上烧沸，再用文火煮 25 分钟，停火，滤去渣，加入白糖搅匀即成。

食用方法 当茶饮用。

功效 补脾胃，止泄泻。适用于营养不良、皮肤缺乏光泽的肠炎病人。

半夏粥

用料 半夏、黄芩、大枣各 6 克，干姜、炙甘草、黄连、人参各 5 克，白糖 20 克，大米 1000 克。

制作方法 ❶ 将以上药物放入药罐内，加水适量，煎煮 20 分钟，去渣留汁液。❷ 将药液放入铝锅内，大米淘洗干净，放入药汁内，再加清水适量，置武火上煮 30 分钟，加入白糖即成。

食用方法 每天 1 次，食用。

功效 止呕吐，止下痢，消炎。适用于恶心、呕吐、下痢的肠炎病人。

山药芡实粥

用料 山药 50 克，芡实 30 克，大米 1000 克，

胡椒粉 6 克，盐 3 克。

制作方法 ❶ 将山药切片洗净，芡实去杂质洗净，大米淘洗干净。❷ 将大米、山药、芡实放入锅内，加水适量，置武火上烧沸，再用文火煮 40 分钟，加入胡椒粉、食盐搅匀即成。

食用方法 每天 1 次，食用。

功效 暖脾胃，止泄泻。适用于肠炎泄泻病人。

莲米芡实粥

用料 莲子、芡实各 20 克，大米 150 克。

制作方法 ❶ 将莲子去皮心，洗净；芡实去杂质洗净；大米淘洗干净。❷ 将大米、芡实、莲子同放锅内，加水适量，置武火上烧沸，再用文火煮 50 分钟即成。

食用方法 每天 1 次，食用。

功效 补脾胃，止泄泻。适用于肠炎脾虚泄泻病人。

五味芡实粥

用料 五味子 10 克，芡实、莲子各 30 克，山药、白糖各 20 克，大米 1000 克。

制作方法 ❶ 将五味子、芡实、莲子洗净，莲子去皮心；大米淘洗干净；山药打成细粉。❷ 将大米、五味子、芡实、莲子同放锅内，加水适量，置武火上烧沸，文火煮 30 分钟，撒入山药粉、白糖，再烧煮 5 分钟即成。

食用方法 每天 1 次，食用。

功效 补肾虚，止泄泻。适用于脾肾阳虚病人。

骨碎猪肾汤

用料 猪腰子 1 对，骨碎补 15 克，料酒、生姜各 10 克，胡椒粉、盐各 3 克。

制作方法 ❶ 将骨碎补洗净；猪腰子一切两半，去筋膜臊腺，洗净，切成腰花或腰片；生姜切

片。❷ 将猪腰片、生姜、料酒、骨碎补、胡椒粉、盐放入炖锅内，加水适量，用中火煮 25 分钟即成。

食用方法 每天 1 次，饮用。

功效 补脾肾，止泄泻。适用于脾肾虚弱肠炎病人。

山楂莱菔子粥

用料 山楂 20 克，莱菔子 10 克，大米 150 克，红糖 15 克。

制作方法 ❶ 将山楂洗净切成薄片；莱菔子洗净，炒黄；大米淘洗干净。❷ 将山楂、莱菔子、大米同放锅内，加水适量，置武火上烧沸，再用文火煮 30 分钟即成。

食用方法 每天 1 次，食用。

功效 消食积，祛瘀滞。适用于急性肠炎病人。

石菖蒲饼

用料 石菖蒲、胡芦巴各 10 克，皂角、盐各 3 克，面粉 250 克，素油 30 毫升。

制作方法 ❶ 将石菖蒲、胡芦巴、皂角打成细粉。❷ 把面粉放入盆内，加入药粉、水揉成面团，分成 20 克一个的剂子，用擀面杖擀成薄饼。❸ 将炒锅置武火上烧热，加入素油，放入薄饼，先烙黄一面，再翻过来烙黄另一面，熟透即成。

食用方法 每天 1 次，食用。

功效 消炎止泄。适用于腹痛和急性肠炎病人。

芡实炖老鸭

用料 老鸭 1 只，芡实、山药各 30 克，盐、胡椒粉各 6 克，料酒、生姜各 10 克。

制作方法 ❶ 将老鸭宰杀去毛桩、内脏及爪，放入沸水锅内汆去血水；芡实去杂质洗净；山药发透切薄片；生姜拍破。❷ 将老鸭、芡实、山药、生姜、料酒同放入炖锅内，加水适量，置武火上烧

沸，再用文火炖煮 2 小时，加入盐即成。

食用方法　每 2 天 1 次，食用。

功效　补脾胃，止泄泻。适用于腹泻肠炎病人。

5.8.3　胃及十二指肠溃疡

胃及十二指肠溃疡也称为消化性溃疡，是由于消化液（包括胃酸、胃蛋白酶等）分泌过多以及胃肠黏膜分泌的保护黏膜的抗自消化物质减少而导致的消化道溃疡，因为一般主要发生于胃和十二指肠，故称胃及十二指肠溃疡。本病很常见，发病率较高，多发生于青壮年人。主要症状包括规律性腹痛、嗳气、反酸、恶心、呕吐、胃中烧灼感，甚至呕血、便血等，有的病人还可并发消化道大出血、急性穿孔和幽门梗阻。

中医认为，胃及十二指肠溃疡属"胃脘痛""吞酸""嘈杂"等范畴，多因忧思恼怒，肝郁气滞，气郁化火，横逆犯胃；或饮食不节，过食生冷、油腻、辛辣、厚味之品损伤脾胃，脾失健运，胃失和降所致。其发病与肝、脾、胃等脏腑功能失调有关。由于胃及十二指肠溃疡病程长，反复发作，缠绵难愈，因而临床表现也较为复杂，多分为肝气犯胃、脾胃虚寒、胃阴损伤、气滞血瘀等证。

若出现上述症状，除请医生诊断治疗外，也可用饮食进行自我调养，效果不错。

蜂蜜羊奶

用料　羊奶 250 毫升，蜂蜜 30 毫升。

制作方法　❶将羊奶放入炖杯内；蜂蜜炼熟。❷将羊奶炖杯置武火上烧沸，加入炼蜜搅匀即成。

食用方法　每天 1 次，饮用。

功效　滋阴补虚，生津止渴。适用于胃阴亏虚病人。

良姜粥

用料　良姜 15 克，大米 150 克。

制作方法　❶将良姜打成细粉，大米淘洗干净。❷把大米、良姜放入锅内，加水适量，先用武火烧沸，再用文火煮 40 分钟，下入良姜末烧沸即成。

食用方法　每天 1 次，食用。

功效　暖脾胃，止疼痛。适用于寒邪犯胃之胃及十二指肠溃疡病人。

荜茇桂心粥

用料　荜茇、胡椒、桂心各 3 克，大米 150 克，盐 1 克。

制作方法　❶将荜茇、胡椒、桂心打成细粉；大米淘洗干净。❷将大米、胡椒粉、荜茇、桂心粉同放锅内，加水适量，用武火烧沸，文火煮熟成粥，下入盐搅匀即成。

食用方法　每天 1 次，食用。

功效　温中散寒，止痛。适用于胃及十二指肠溃疡、脘腹冷痛、呕吐吞酸等。

吴茱萸粥

用料　吴茱萸末 5 克，大米 150 克，葱 10 克，盐 3 克。

制作方法　❶将大米淘洗干净，葱切花，同放入锅内，加水适量。❷将锅置武火上烧沸，下入吴茱萸末，再用文火炖煮 40 分钟，加入盐拌匀即成。

食用方法　每天 1 次，食用。

功效　暖脾胃，止疼痛。适用于胃及十二指肠溃疡病人。

薤白粥

用料　薤白 10 克，大米 150 克，盐少许。

制作方法　❶将薤白洗净，大米淘洗干净。❷将大米、薤白放入铝锅内，加水适量，用武火烧沸，再用文火煮熟成粥，加入盐搅匀即成。

食用方法　每天 1 次，食用。

功效 疏肝气，止胃痛。适用于胃及十二指肠溃疡病人。

槟榔粥

用料 槟榔、莱菔子各 10 克，大米 150 克，白糖 20 克。

制作方法 ❶ 将槟榔打碎，莱菔子炒香，大米淘洗干净，同放锅内，加水适量。❷ 将锅置武火上烧沸，再用文火煮成粥，加入白糖搅匀即成。

食用方法 每天 1 次，食用。

功效 助消化，化积食。适用于胃及十二指肠溃疡病人。

山药肉丸汤

用料 猪瘦肉 150 克，山药 15 克，姜、葱各 10 克，料酒 10 毫升，盐 3 克，素油 30 毫升。

制作方法 ❶ 将山药打成细粉；猪瘦肉洗净，剁肉泥；姜切细末，葱切花。❷ 将姜、葱、山药粉放入肉泥内，加入盐拌匀，如常规制作肉丸。❸ 将炒锅置武火上烧热，加入素油，六成热时，加入上汤烧沸，下入肉丸煮熟，即成。

食用方法 每天 1 次，食用。

功效 补脾胃，益气血。适用于胃及十二指肠溃疡病人。

白胡椒火腿汤

用料 火腿肉 50 克，白胡椒 15 克，青菜叶 150 克，盐少许。

制作方法 ❶ 将白胡椒打成细粉；火腿肉切薄片；青菜叶洗净。❷ 将火腿、白胡椒粉放入锅内，加水适量，烧沸，放入青菜叶，再烧沸加盐调味即成。

食用方法 每天 1 次，食用。

功效 暖胃，补血，止疼。适用于寒邪犯胃之胃及十二指肠溃疡病人。

红糖烧豆腐

用料 豆腐 250 克，红糖 30 克。

制作方法 ❶ 将红糖碾成末；豆腐洗净，切成 4 厘米长、2 厘米宽的块。❷ 将红糖、豆腐放入铝锅内，加水适量，烧沸，文火煮 20 分钟即成。

食用方法 每天 1 次，食用。

功效 疏肝，和胃，止痛。适用于肝胃郁结证和胃及十二指肠溃疡病人。

冰糖鱼肚

用料 鱼肚 50 克，冰糖 20 克。

制作方法 ❶ 将鱼肚发透，切 3 厘米见方的块；冰糖打碎。❷ 将鱼肚置炖锅内，加水适量，放武火上炖煮 30 分钟，然后投入冰糖屑，待冰糖溶化，搅匀即成。

食用方法 每 2 天 1 次，食用。

功效 补脾胃。适用于胃十二指肠溃疡病人。

草果烧牛肉

用料 牛肉 150 克，草果 1 个，姜、葱各 10 克，料酒 10 毫升，盐 3 克，马铃薯 50 克，素油 30 毫升。

制作方法 ❶ 草果去心留皮，切成颗粒；牛肉洗净，切成 2 厘米见方的块；马铃薯洗净去皮，切成 3 厘米见方的块，姜切丝，葱切花。❷ 将炒勺置武火上烧热，加入素油，六成热时，下入姜、葱爆锅，下入牛肉块、草果、炒变色，加入上汤和马铃薯，先用武火烧沸，再用文火烧熟，加入盐调味即成。

食用方法 每 2 天 1 次，食用。

功效 温胃止疼，补气补血。适用于寒邪犯胃之胃及十二指肠溃疡病人。

金橘根煲猪肚

用料　猪肚 1 只，金橘根 30 克，料酒 15 毫升，盐 3 克，姜 6 克，葱 10 克。

制作方法　❶ 将金橘根洗净，切薄片；猪肚洗净切 4 厘米见方的块；姜拍破，葱切段。❷ 将猪肚、金橘根、姜、葱、料酒放入炖锅内加水适量，置武火上烧沸，再用文火炖煮 50 分钟，加入盐搅匀即成。

食用方法　每 3 天 1 次，食用。

功效　疏肝理气，止胃疼痛。适用于胃及十二指肠溃疡病人。

砂仁煲猪肚

用料　猪肚 1 只，砂仁、姜各 10 克，葱、料酒各 15 克，盐 3 克。

制作方法　❶ 将砂仁打成细粉；猪肚洗净，切成 4 厘米见方的块；姜拍破，葱切段。❷ 将猪肚、姜、葱、料酒和砂仁放入锅内，加水适量，置武火上烧沸，再倒入瓷煲内，用文火煲 50 分钟，加入盐搅匀即成。

食用方法　每 3 天 1 次，食用。

功效　暖胃，止痛，止呕。适用于寒邪犯胃之胃及十二指肠溃疡病人。

5.9　大寒饮食处方

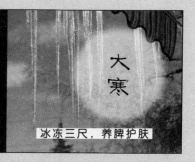

大寒是全年第 24 个节气，也是农历年中的最后一个节气。此节气天气最寒冷，在这寒冷节气，滋补身体非常必要。如果营养不够，热量不能御寒，人们易罹患气虚血虚病、肝肾虚损、心神不安等疾病。大寒是进补的好时节，饮食宜减咸增苦，以养心气。还宜热食，以防损害脾胃阳气，但燥热之物不可多吃。

大寒

冰冻三尺，养脾护肤

5.9.1　养心安神

心血虚证主要表现为心悸心累，心跳的特点为心中空虚感，且多伴有短气、胸闷，动则心跳，短气加重，有时还会出现心痛，即一般说的心绞痛。舌质淡白或淡紫，苔白润，脉细弱无力。

中医在临床辨证时，十分强调分辨气虚、血虚、阴虚、阳虚等症候。但对于心气虚、心血虚有时不易辨别，不少患慢性病的人常常既有心气虚，又有心血虚，即同时出现心气血虚的表现。

养心安神类饮食具有养心神、补心气、安心神、益心智以及镇静、止惊、增强记忆力等功效，适用于心血虚或心气虚所致的心悸心累、失眠多梦、记忆力减退等症。

养心安神常用的食物主要有猪心、羊心、鹿心等，中医是根据"以心补心"的原理而多采用动物心脏作为食材。

百合粥

用料　百合 60 克，大米 250 克，白糖 100 克。

制作方法　❶ 将大米淘净，放入锅内，再放入洗净的百合，加水适量。❷ 将锅置武火上烧沸，再改用文火煨熬，待百合与米熟烂时，加入白糖拌匀即成。

食用方法　每天食 3 ~ 5 次，吃百合喝粥。

功效　润肺止咳，清心安神。适用于肺痨久咳、咳痰、咯血及虚烦惊悸、神志恍惚等症。

枣仁粥

用料 酸枣仁 60 克，大米 400 克。

制作方法 ❶ 将酸枣仁炒熟，放入铝锅内，加水适量，煎熬，取其药液备用。❷ 将大米淘洗干净，放入锅内，再把药液倒入煎煮，待米熟烂时即成。

食用方法 每次食粥 1 小碗，每天 3 次。

功效 养阴，补心，安神。适用于心脾两虚的心烦不眠等症。

葱枣汤

用料 大红枣 20 枚，葱白 7 根。

制作方法 ❶ 将红枣洗净，用水泡发；将葱白（连须）洗净备用。❷ 将红枣放入锅内，加水适量，用武火烧沸，约 20 分钟后，再加入葱白，继续用文火煎熬 10 分钟即成。

食用方法 每天 1 次，吃枣喝汤。

功效 安心神，益心气。适用于心气虚的神经衰弱、失眠多梦、记忆力减退等症。

藕丝羹

用料 嫩鲜藕 500 克，鸡蛋清 3 个，京糕 1000 克，蜜枣 1000 克，青梅 1000 克，白糖 200 克，湿玉米粉 25 克。

制作方法 ❶ 将嫩鲜藕洗净泥土，削掉皮，切成 4.5 厘米长的细丝，放入开水锅氽一下，捞出；京糕、蜜枣、青梅等均切成与藕同样的细丝。❷ 把鸡蛋清放在碗内，加入相当鸡蛋清分量一半的水，蛋清与水混在一起，用筷子打匀，倒在大盘内，放到屉中，用武火蒸 5 分钟，即成为 3 厘米厚的白色固体蛋羹，然后把各种丝分为 5 条摆在蛋羹上，两端为藕丝，中间为京糕、蜜枣、青梅丝。❸ 把炒锅放在武火上，放入开水 200 克，再倒入白糖，水开锅后，加入湿玉米粉，勾成白色甜汁，浇到菜上即可。

食用方法 每天 1 次，食用。

功效 补心益脾，止血安神。适用于心脾不足的心悸怔忡、失眠多梦、食欲缺乏、神疲肢倦，也可用于各种出血症。

玉竹心子

用料 玉竹 50 克，猪心 500 克，生姜、葱、食盐、花椒、白糖、香油、卤汁各适量。

制作方法 ❶ 玉竹拣去杂质，切成米节，用水稍润，煎熬 2 次，收取药液约 1500 毫升；生姜、葱洗净，分别切片、节待用。❷ 将猪心破开，洗净血水，与药液、生姜、葱、花椒同置锅内，在火上煮到六成熟时，捞出稍晾凉。❸ 将猪心放在卤汁锅内，用文火煮熟捞起，撇净浮沫。❹ 在锅内加卤汁适量，放入食盐、白糖和香油适量，加热成浓汁，将其均匀地涂在猪心里外即成。

食用方法 每天 1 次，食用。

功效 安神宁心，养阴生津。适用于热病伤阴的干咳烦渴或心血不足、心阴亏损的心烦不眠等症。

糖渍龙眼

用料 鲜龙眼 500 克，白糖 50 克。

制作方法 ❶ 将鲜龙眼去皮和核，放入碗中，加白糖，反复上笼蒸、晾 3 次，致使色泽变黑。❷ 将变黑的龙眼拌白糖少许，装入瓶中即成。

食用方法 每次食龙眼肉 4 ~ 5 粒，每天 2 次。

功效 养心血，安心神。适用于病后体弱以及心血不足的失眠、心悸、健忘等症。

龙眼淮药糕

用料 山药 500 克，龙眼肉 25 克，熟莲子 25 克，熟面粉 1000 克，青梅 25 克，白糖 200 克，蛋糕 25 克，京糕 25 克，瓜子仁 25 克，猪油、蜂蜜、樱桃、李子各适量。

制作方法 ❶ 将山药打成细粉，加熟面粉和水，揉成山药面团，青梅切成柳叶片；蛋糕切成菱形片；樱桃、瓜子仁洗净；京糕切成 3 厘米长的丝。❷将山药面团揉成圆形，放在平盘内，按成圆饼，将莲子摆在圆饼的周围，樱桃摆在圆饼的第二圈，龙眼肉摆在第三圈，蛋糕摆在第四圈，瓜子仁摆在第五圈，青梅片在当中摆成花叶形，将余下的蛋糕切成小丁备用。❸用一张大绵纸盖在山药圆饼上面，上笼蒸约 15 分钟，然后取出，揭去绵纸，把京糕丝摆在圆糕中间呈菊花形，撒上蛋糕丁作花蕊。❹将炒勺内放清水，加蜂蜜、白糖，用武火熬化，撇去浮沫，再倒入淀粉勾芡汁，最后加猪油，浇在淮药糕上即成。

食用方法　每天 1 次，食用。

功效　补心安神，健脾和胃。适用于心血虚、心气不足所致的失眠、心悸以及脾虚食少等症。

玫瑰花烤羊心

用料　羊心 50 克，鲜玫瑰花 50 克，食盐 50 克。

制作方法　❶将鲜玫瑰花（或干品 15 克）放入小锅中，加入食盐，煎煮 10 分钟，待冷备用。❷将羊心洗净，切成长 4.5 厘米、宽 3 厘米的小块，穿在烤签（或竹签）上，边烤边蘸玫瑰盐水，反复在明火上烤炙，烤熟稍嫩即可。

食用方法　每 2 天 1 次，边烤熟边食。

功效　补心安神。适用于心血亏虚、惊悸失眠、郁闷不乐等症。

烩全鹿

用料　鹿心 1 个，鹿肝 1 个，鹿肺 1 具，鹿肚 1 个，鹿肠 1 具，料酒、胡椒粉、湿玉米粉、香菜、鸡油、食盐、清汤各适量。

制作方法　❶将鹿五脏洗干净，煮熟，待冷后，用刀切成宽 1 厘米、长 3 厘米的片，混合而成什锦片。❷食用时，先用开水将什锦片余一下。将锅放炉上加清汤 500 毫升，烧开后，下入什锦片，

并加入料酒、胡椒粉、食盐少许。然后再下玉米粉，待汤变浓稠时，撒入香菜段，淋上鸡油 15 毫升，起锅倒入碗中即成。

食用方法　每 3 天 1 次，食用。

功效　补五脏，调血脉。适用于心悸、失眠等症。

5.9.2　气血双补

气血双补类饮食是选用补气、补血中药，配合一定的食材，经烹调而成的食物，具有既补气又补血的作用，适用于气血两虚的证候。

十全大补汤

用料　党参、炙黄芪、炒白术各 10 克，肉桂 3 克，熟地黄 15 克，炒川芎 6 克，当归 15 克，酒白芍 10 克，茯苓 10 克，炙甘草 6 克，墨鱼 50 克，猪肉 500 克，猪肚 50 克，生姜 30 克，猪杂骨、葱、料酒、花椒、食盐适量。

制作方法　❶将以上中药装入洁净的纱布袋内，扎口备用。❷将猪肉、墨鱼、猪肚洗净；猪杂骨洗净，捶破；生姜拍破备用。❸将猪肉、墨鱼、猪肚、猪杂骨、药袋放入锅内，加水适量，放入生姜、花椒、料酒、食盐，置武火上烧沸，后用文火煨炖，待猪肉熟烂时，捞起切条，再放入汤中。捞出药袋不用。

食用方法　将汤和肉装入碗内，食肉喝汤，早晚各吃 1 碗，每天 2 次，全部服完后，隔 5 天再服。

功效　双补气血。适用于气血俱虚或久病体虚、面色萎黄、精神倦怠、腰膝乏力等症。风寒感冒者禁食。

八宝鸡汤

用料　母鸡 1 只（2500 克），猪肉 750 克，猪杂骨 750 克，党参、茯苓、炒白术、白芍各 5 克，炙甘草 2.5 克，熟地黄、当归各 7.5 克，川芎 3 克，葱、生姜、料酒、食盐各适量。

制作方法 ❶ 将以上中药配齐后，装入洁净纱布袋内，扎口备用。❷ 将母鸡宰杀后，去毛和内脏，洗净；猪肉洗净，杂骨捶破；生姜拍破，葱切成节待用。❸ 将鸡肉、猪肉、药袋、杂骨放入铝锅内，加水适量，先用武火烧开，撇去浮沫，加入葱、生姜、料酒，改用文火煨炖至烂，将药袋捞出不用，捞出鸡肉、猪肉，切好，再放入锅内，加少许食盐即成。

食用方法 每天1次，食用。

功效 调补气血。适用于气血两虚、面色萎黄、食欲缺乏、四肢乏力等症。

归参鳝鱼羹

用料 鳝鱼500克，当归、党参各15克，料酒、葱、生姜、蒜、食盐、酱油各适量。

制作方法 ❶ 将鳝鱼剖背脊后，去骨、内脏、头、尾，切丝备用。❷ 将当归、党参装入纱布袋内扎口，将鳝鱼置铝锅内，放入药袋，再放入料酒、葱、生姜、蒜、食盐，加水适量。❸ 将锅置炉上，先用武火烧沸，撇去浮沫；再用文火煎熬1小时，捞出药袋不用，即成。

食用方法 每天1次，可分餐食用，吃鱼，喝汤。

功效 补益气血。适用于气血不足、久病体弱、疲倦乏力、面黄肌瘦等症。

牛肉胶冻

用料 牛肉1000克，黄酒250毫升。

制作方法 ❶ 将牛肉洗净，切成小块，放入大锅内，加水适量，煎煮，每小时取肉汁1次，加水再煮，共取肉汁4次，合并肉汁液，以文火继续煎熬，至黏稠时为度，再加入黄酒，至稠时停火。❷ 将黏稠液倒入盆内冷藏。

食用方法 每天1次，取牛肉胶冻吃。

功效 补气益血，健脾安中。适用于气血虚弱消瘦、少食消渴、精神倦怠等症。

参归炖猪心

用料 猪心1具，党参50克，当归10克，食盐适量。

制作方法 ❶ 将猪心去油脂，洗净。❷ 选择上好党参，最好用潞党参；当归用秦归的归头或归身。❸ 将党参、当归和猪心放入砂锅内，加水适量，用文火炖至鸡心烂即成。

食用方法 每3天1次，食用时可放少许食盐。

功效 补心血，益心气。适用于心血虚心气不足所致心悸怔忡、失眠多梦等症。

参芪鸭条

用料 老鸭1只，猪瘦肉1000克，党参、黄芪各15克，陈皮10克，食盐、料酒、酱油、姜片、葱段、熟菜油各适量。

制作方法 ❶ 将老鸭宰杀后，去毛和内脏，洗净，在鸭皮上用酱油抹匀，下八成熟菜油锅炸至皮色金黄捞出，用温水洗去油腻，盛入砂锅内（锅底垫上瓦碟），加水适量。❷ 将猪瘦肉切块，下沸水氽一下捞起，洗净血污，放入砂锅内，加入党参、黄芪、陈皮、食盐、料酒、酱油、姜片、葱段；再将砂锅放于炉上，用文火焖到老鸭时取出；滗出原汤，滤净待用。❸ 将鸭子剔去大骨，切成长4.5厘米、宽1.5厘米条块，放入大汤碗内摆好，倾入原汤即成。

食用方法 每3天1次，食用。

功效 益气活血。适用于脾胃虚弱所致一切气衰血虚证。

5.9.3 滋补肝肾

肝肾阴虚除了具有肾阴虚的症状外，还同时具有肝阴虚的症状，如头晕目眩、视物昏花或双目胀痛、干涩，头发早白或易脱落，性急易怒，多噩梦，两胁疼痛；若虚风内动，还可见手足麻木、震颤，甚或半身不遂。脑动脉硬化、高血压、脑血管意外后的偏瘫、震颤性麻痹、中心性视网膜炎、青光眼等病都可出现肝肾阴虚症候。

滋补肝肾类饮食是选用滋补肝肾的中药，配合一定的食材，经烹调而成的食物，具有滋肾养肝、强筋壮骨、乌发明目、熄风镇静的功效，适用于肝肾阴虚和虚风内动等证。

滋补肝肾常用的中药主要有枸杞子、山茱萸、熟地黄、天冬、女贞子、银耳、白芍、首乌、桑葚、杜仲以及天麻、钩藤、川芎等。

罗布麻速溶饮

用料　罗布麻叶 500 克，白糖 500 克。

制作方法　❶ 将洗净的罗布麻叶放入锅内，加水适量，煎煮。每隔 20 分钟取药液 1 次，再加水煎煮，共取药液 3 次，然后去渣，合并煎液，继续以文火煎煮浓缩到将要干锅时，停火。❷ 待浓缩液晾凉后，拌入干燥白糖把药液吸净，混合均匀，晒干，压碎，装入玻璃瓶（或瓷罐）内备用。

食用方法　每次取药 10 克，以沸水冲化后饮用。

功效　熄风，镇静，镇咳。适用于中老年人慢性支气管炎、高血压、冠心病、神经衰弱等症。

银杞明目汤

用料　水发银耳 15 克，枸杞子 5 克，鸡肝 1000 克，茉莉花 24 朵，料酒、姜汁、食盐、水豆粉、清汤均适量。

制作方法　❶ 将鸡肝洗净，切成薄片，放入碗内，加水豆粉、料酒、姜汁、食盐拌匀待用。❷ 将银耳洗净，撕成小片，用清水浸泡待用；茉莉花择去花蒂，洗净，放入盘内；枸杞子洗净，待用。❸ 将汤勺置火上，放入清汤，加入料酒、姜汁和食盐，随即下入银耳、鸡肝、枸杞子烧沸，撇去浮沫，待鸡肝刚熟，装入碗内，将茉莉花撒入碗内即成。

食用方法　每天 1 次，饮用。

功效　补肝益肾，明目美颜。适用于肝肾阴虚的视物模糊、两眼昏花、面色憔悴等症。

乌发汤

用料　熟地黄、山药、菟丝子各 3 克，牡丹皮 1.5 克，枣皮 2 克，泽泻 1.5 克，当归 1 克，红花 1 克，天麻 1.5 克，制首乌 5 克，侧柏叶 1 克，黑豆 5 克，黑芝麻 5 克，核桃仁 3 克，羊肉 500 克，羊头 1 个，羊骨 500 克。

制作方法　❶ 将羊骨、羊头打破；羊肉洗净，入沸水锅内氽去血水，同羊骨、羊头块放入锅内（羊骨垫底）。❷ 将以上药物用纱布袋装好扎口，放入锅内，并放入葱、生姜和白胡椒，加适量清水。❸ 将锅置炉上，先用武火将汤烧开，撇去浮沫，捞出羊肉切片后，再放入锅中，用文火炖 1.5 小时，待羊肉炖至熟透即成。将药包捞出不用。

食用方法　每天 1 次，服用时可加入味精、食盐、调料，吃肉喝汤。

功效　滋肝补肾，补血养气，乌须黑发。适用于脱发、头发早白等症。

喇嘛酒方

用料　核桃仁、龙眼肉各 200 克，豨莶草 25 克，枸杞子、首乌、熟地黄各 50 克，白术、白芍、茯苓、牡丹皮各 25 克，砂仁、乌药各 15 克。

制作方法　❶ 将以上中药用绢袋装好，扎紧袋口备用。❷ 将醇酒 2500 毫升装入瓷瓶内，然后放入药袋，隔水煎 2 小时，待冷，再加入烧酒 7.5 升，密封浸泡 7 天后即成。

食用方法　根据本人酒量酌饮，早、晚各服 1 次，每次不超过 30 毫升。

功效　养肝肾，补气血，强筋骨。适用于脑卒中后半身不遂及身体虚弱之风湿筋骨痛、肢体麻木等症。

定风酒方

用料　天冬 50 克，麦冬、生地黄、熟地黄、川芎、牛膝、秦艽、五加皮各 25 克，川桂枝 15 克，白酒 10 升，白蜂蜜 500 毫升，红砂糖 500 克，陈米醋 500 毫升。

制作方法 ❶ 将以上中药装入绢袋内，扎紧，备用。❷ 将白酒 10 升装入瓷瓶（罐）内，再放入白蜂蜜、红砂糖和陈米醋，搅匀，然后放入药包，用豆腐皮封口，压上大砖，隔水蒸煮 3 小时，瓷瓶（罐）要大，以免酒沸溢出，取出埋土中 7 天即成。

食用方法 根据本人酒量酌饮，早、晚各服 1 次，每次不超过 30 毫升。

功效 滋养肝肾，补血熄风，强筋壮骨。适用于肝肾阴虚所出现的肢体麻木、筋骨疼痛、上重下轻、下肢软弱无力等症。

葛粉羹

用料 葛粉 250 克，荆芥穗 50 克，淡豆豉 150 克。

制作方法 将葛粉捣碎成细粉末；把荆芥穗和淡豆豉用水煮 6～7 沸，去渣取汁，再将葛粉作面条放入淡豆豉汁中煮熟。

食用方法 每天 1 次，空腹食之。

功效 滋肝，祛风，开窍。适用于脑卒中后言语謇涩、神志昏聩、手足不遂，也可用于预防中老年人脑血管硬化、脑卒中等症。

清脑羹

用料 银耳、炙杜仲各 10 克，冰糖 50 克。

制作方法 ❶ 将银耳放入盆内，加温水适量，浸泡 30 分钟，然后拣去杂质、蒂头，洗去泥沙，撕成片状。❷ 将冰糖放入锅内，加水溶化后，熬至微黄色时，滤去渣待用。❸ 将炙杜仲放入锅内，加水煎熬 3 次，取药液 1000 毫升。❹ 将药液倒入锅内，加银耳和清水适量，置武火上烧沸，再用文火烧熬 3～4 小时，使银耳烂，再冲入冰糖溶液。❺ 起锅时，加少许猪油，使银耳羹更加滋润可口。

食用方法 每天 1 次，空腹食之。

功效 补肝肾，壮腰膝。适用于肝肾阴虚所致头昏头痛、腰膝酸软等症。

芹菜粥

用料 芹菜连根 120 克，粳米 250 克，食盐适量。

制作方法 ❶ 将芹菜连根洗净，切成 2 厘米长的段，放入锅内；把粳米淘净，放入锅内，加水适量，置灶上用武火烧开，移文火上煎熬至粳米烂成粥，停火。❷ 在粥内放食盐即成。

食用方法 每天 1 次，当饭吃。

功效 清肝热，降血压。适用于高血压、头晕、头痛等症。

杜仲腰花

用料 猪腰子 250 克，炙杜仲 12 克，料酒 25 毫升，葱、食盐、酱油、醋、大蒜、生姜、白糖、花椒、猪油、菜油、水豆粉各适量。

制作方法 ❶ 将猪腰子对剖两半，片去腰臊筋膜，切成腰花；将炙杜仲放锅内，加清水适量，熬成药液 50 毫升；将姜切成片，葱切成节备用。❷ 用药液汁的一半，加料酒、水豆粉和食盐，拌入腰花内，再加白糖，调料混匀待用。❸ 将锅放在炉上，在武火上烧热，倒入猪油和菜油至八成热，放入花椒，投入腰花、葱、生姜、蒜快速炒散，即成。

食用方法 每 3 天 1 次，食之。

功效 补肝肾，降血压。适用于肾虚腰痛、步履不稳、老年耳聋、高血压等症。

玄参炖猪肝

用料 猪肝 500 克，玄参 15 克，菜油、葱、生姜、酱油、白糖、黄酒、水豆粉各适量。

制作方法 ❶ 将猪肝洗净，与玄参同放入锅内，加水适量，煮 1 小时，捞出猪肝，切成小片备用。❷ 将锅内加菜油，放入葱、生姜，稍炒一下，再放入猪肝片中。❸将酱油、白糖、料酒少许，兑加原汤少许，收汁，勾入水豆粉（汤汁明透）。❹将明透汤汁倒入猪肝片中，拌匀即成。

食用方法　每 3 天 1 次，食之。

功效　养肝明目。适用于肝阴不足所致目干涩、昏花、夜盲及慢性肝病等症。

天麻鱼头

用料　鲜鲤鱼 1 尾（1500 克），天麻 25 克，川芎、茯苓各 10 克，酱油、料酒、食盐、白糖、胡椒粉、香油、葱、生姜、水豆粉各适量。

制作方法　❶将鲜鲤鱼去鳞、鳃和内脏，洗净，装入盆内；将川芎、茯苓切成大片，用第 2 次米泔水泡上，再将天麻放入泡过川芎、茯苓的米泔水中浸泡 4 ~ 6 小时，捞出天麻置米饭上蒸透，切成片待用。❷将天麻片放入鱼头和鱼腹内，置盆内，然后放入葱、生姜，加入适量清水后，上笼蒸约 30 分钟。❸将鱼蒸好后，拣去葱和生姜。另用水豆粉、清汤、白糖、食盐、胡椒粉、香油烧开勾芡，浇在天麻鱼上即成。

食用方法　每 3 天 1 次，食之。

功效　平肝熄风，定惊止痛，行气活血。适用于虚火头疼、眼黑肢麻、神经衰弱、高血压头晕等症。